JN303585

睡眠心理学

堀　忠雄　編著

北大路書房

はじめに

　本書は精神生理学の立場から睡眠研究を展望し，人間の眠りと夢の仕組みとはたらきを記述したものである。「睡眠心理学」という学問は多くの読者にとっては馴染みのない名前であろう。これまでも生理心理学の一領域として睡眠心理学という学問名が使われたこともあるが，単行本の形をとって発刊されるのは本書がはじめてである。睡眠心理学は心理学の一領域であるとともに，睡眠学の一領域に位置づけることができる。睡眠に関連する専門書はさまざまな分野から出版されているが，心理学の論理と用語で書かれたものはほとんど見当たらない。そこで実験心理学的研究に焦点を絞り，事実として確認された知見に基づいて知識の体系化を試みた。睡眠心理学とはどのような学問で，どのような知見を蓄積してきたかを考え，目次立てをしてみると17章になった。これでもかなり多いと思えたが，企画構成を進めるうちにさらに4章ほどふえて全21章の大部になってしまった。睡眠心理学は多くの隣接科学と連携しており，生理学，精神医学，医用電子工学，生物学などの知識が必要である。本書はこれらの隣接科学の専門書を読まなくても理解ができるように解説や補足を行なった。そのことが章を分割したり，追加することになったが，専門外の先端的知識を苦労なく理解することができると思う。さらに理解を深めたいときには，引用されている著書や論文を読んでいただきたい。
　本書を読み進めていくうちに，睡眠心理学は独立した学問としての体系をなしていることが納得できると思う。本書の発刊が端緒となり，睡眠心理学が1つの科学として統合され，さらに洗練化されていくことになれば望外の幸せである。
　本書の企画と執筆者の割り振りなどは，ほとんどすべてを林　光緒先生が行なってくださった。各章の原稿にすべて目を通し，難解なところは平易な表現になるよう推敲を重ねてくださった。是非，共同編者になってくださるようにと懇請したが固辞されたので，私を編者として発刊することになった。記して感謝申し上げたい。
　また出版にあたっては北大路書房の編集部　薄木敏之氏に暖かい励ましと発刊に向けて多くの助言をいただいた。心より感謝申し上げたい。

2008年1月10日

堀　忠雄

目次

1章 睡眠心理学とは·· 1
1節 心理学における睡眠研究　1
1．睡眠の定義　1
2．睡眠段階の判定と睡眠ポリグラム　1
3．睡眠ポリグラムと睡眠深度　3
4．入眠時の心像体験　4
5．夢見研究　5
6．眠気と生体リズム　6
2節 睡眠学の創設と研究推進　8
3節 睡眠心理学の課題　9

2章 睡眠の評価法（1）──睡眠調査・活動量──···························· 12
1節 一晩の睡眠の評価　12
1．OSA 睡眠調査票　12
2．OSA 睡眠調査票 MA 版　13
3．入眠感調査票　14
4．Post-Sleep Inventory　16
2節 睡眠・生活習慣の評価　16
1．東京都神経科学総合研究所生活習慣調査（Tokyo Metropolitan Institute for Neurosciences-life habit inventory: TMIN-LHI)　17
2．文部科学研究費基盤研究（A）の研究班で開発された睡眠習慣調査票　17
3．朝型−夜型質問紙（morningness-eveningness questionnaire: MEQ）　17
4．生活習慣の規則性尺度（social rhythm metric: SRM）　19
3節 睡眠障害・睡眠健康の評価　24
1．ピッツバーグ睡眠質問票（Pittsburgh sleep quality index: PSQI）　24
2．MSQ（mini sleep questionnaire）　24
3．セントマリー病院睡眠質問票　24
4．睡眠健康調査票　27
4節 睡眠日誌と活動量の測定　29
1．睡眠日誌　29
2．活動量の測定：アクチグラフィ　30
3．活動量の測定機器と測定結果の評価　32
4．活動量と睡眠日誌との併用　33

3章 睡眠の評価法（2）──睡眠ポリグラム──······································ 35
1節 実験室・検査室での記録　35
1．実験および検査の際の事前留意事項　35
2．測定環境　36
3．実験・検査の際の留意事項と手順　37
4．フィールド研究や家庭での睡眠記録に有効な携帯型ポリグラフ　37
2節 電極の配置と計測　38
1．脳波計の取り扱い　38

2．電極　39
　　3．電極の配置　39
　　4．眼球運動の計測　41
　　5．筋電位の計測　42
　3節　睡眠段階　42
　　1．覚醒　42
　　2．睡眠段階1　43
　　3．睡眠段階2　45
　　4．睡眠段階3と4　47
　　5．レム睡眠　49
　　6．体動　51
　　7．睡眠変数　51
4章　睡眠中の生理機能の変化………………………………………………………　55
　1節　睡眠段階と睡眠経過　55
　　1．一晩の睡眠経過の特徴　55
　　2．睡眠の恒常性と概日性　57
　2節　体温と睡眠　58
　　1．入眠期における末梢血管の拡張　58
　　2．徐波睡眠中の発汗作用　59
　　3．体温の概日リズム　59
　3節　睡眠中の自律神経系活動　60
　　1．循環器系　60
　　2．呼吸器系　63
　　3．筋交感神経系活動　63
　　4．皮膚電気活動　63
　4節　睡眠中の内分泌活動　65
　　1．成長ホルモン　65
　　2．コルチゾールと副腎皮質刺激ホルモン　65
　　3．メラトニン　66
　　4．プロラクチンと黄体形成ホルモン　66
　　5．甲状腺刺激ホルモン　67
　5節　睡眠と覚醒の神経調節　67
　　1．覚醒の神経調節　67
　　2．睡眠の神経調節　68
　　3．レム睡眠の神経調節　69
5章　睡眠の個人差……………………………………………………………………　71
　1節　長時間睡眠者と短時間睡眠者　71
　　1．睡眠の量による分類：長時間睡眠者と短時間睡眠者　71
　　2．長時間睡眠者と短時間睡眠者の睡眠内容　73
　　3．長時間睡眠者と短時間睡眠者の性格特性　74
　　4．長時間睡眠者と短時間睡眠者の心理的・身体的問題　74
　2節　安眠型と不眠型　76
　　1．睡眠の質による分類：安眠型と不眠型　76
　　2．安眠型と不眠型の睡眠内容　76
　　3．安眠型と不眠型の性格特性　77
　　4．安眠型と不眠型の心理的・身体的問題　77
　3節　朝型と夜型　78

- 1．睡眠の位相（時間帯）による分類：朝型と夜型　78
- 2．朝型と夜型の睡眠内容　79
- 3．朝型と夜型の性格特性　80
- 4．朝型と夜型による心理的・身体的問題　80

4節　規則型と不規則型　81
- 1．睡眠習慣の規則性による分類：規則型と不規則型　81
- 2．規則型と不規則型の睡眠内容　82
- 3．規則型と不規則型の性格特性　82
- 4．規則型と不規則型による心理的・身体的問題　82

6章　生体リズムと睡眠　84

1節　概日リズム（サーカディアンリズム）　84
- 1．生体リズムの種類　84
- 2．内因性リズムと外因性リズム　84
- 3．同調因子　85
- 4．光と概日リズム　86
- 5．ヒトの概日リズムの周期　86
- 6．内的脱同調　87
- 7．時差症状　88
- 8．夜勤と交代制勤務　90
- 9．ブルーマンデー　90

2節　インフラディアンリズム　92
- 1．1週間のリズム　92
- 2．1か月のリズム　93
- 3．1年のリズム　93

3節　ウルトラディアンリズム　94
- 1．BRACとウルトラディアンリズム　94
- 2．覚醒水準におけるウルトラディアンリズム　95
- 3．ウルトラディアンリズムにおけるマスキング　96
- 4．大脳半球機能差と交替賦活仮説　96
- 5．認知活動におけるウルトラディアンリズム　97
- 6．半日リズムとウルトラディアンリズム　98

7章　睡眠―覚醒リズムと発達　101

1節　新生児・乳幼児の睡眠―覚醒リズム　101
- 1．睡眠―覚醒リズム　101
- 2．睡眠時間　101
- 3．睡眠構造　102
- 4．新生児の睡眠―覚醒リズム　103
- 5．乳幼児の睡眠―覚醒リズム　105

2節　児童・生徒の睡眠―覚醒リズム　105
- 1．夜型化　105
- 2．夜型化の弊害　107
- 3．仮眠（居眠りや昼寝）　108

3節　成人の睡眠―覚醒リズム　108
- 1．現代人の睡眠　108
- 2．労働者を取り巻く環境　109
- 3．女性に特有の睡眠問題　110

4節　高齢者の睡眠―覚醒リズム　111

  1．高齢者の睡眠問題　111
  2．高齢者のライフスタイル　112
  3．ライフスタイルと睡眠問題　112
  4．適応　113

8章　入眠期の精神生理学 ……………………………………………………………114
 1節　入眠期とは　114
  1．入眠期の特徴　114
  2．入眠期の開始と終了　115
 2節　入眠期と標準判定基準　115
  1．標準判定基準における入眠期　115
  2．入眠期研究に標準判定基準を用いることの問題点　116
 3節　入眠期の脳波　119
  1．定性的な手法による入眠期の分類　119
  2．定量的な分析方法による入眠期脳波の特徴　123

9章　入眠期の主観的体験 ……………………………………………………………130
 1節　睡眠感　130
  1．覚醒感と睡眠感　130
  2．入眠期の脳波段階と睡眠感　130
  3．覚醒水準と睡眠感　131
 2節　入眠時心像　132
  1．入眠時心像と入眠時幻覚　132
  2．入眠時心像の研究法　132
  3．入眠時心像の特徴　133
  4．入眠時心像と脳波活動　136
  5．入眠時心像と情報処理過程　137

10章　レム睡眠と夢 ……………………………………………………………………141
 1節　レム睡眠中の夢　141
  1．急速眼球運動の発見　141
  2．レム・ノンレム睡眠の特徴と心理的体験　142
  3．ノンレム睡眠とレム睡眠の夢　143
  4．レム睡眠中の夢の鮮明度　143
  5．レム睡眠中の神経機構と夢見体験　144
 2節　レム睡眠中の眼球運動と視覚情報処理　145
  1．レム睡眠中の脳機能イメージング　145
  2．夢見体験と急速眼球運動　147
  3．レム睡眠中の視覚情報処理　147
 3節　明晰夢　152
  1．明晰夢と睡眠ポリグラム　152
  2．明晰夢とアルファ波　153
 4節　金縛り体験　154
  1．金縛り体験とは　154
  2．ナルコレプシー患者における入眠時幻覚　154
  3．金縛り体験中の睡眠ポリグラム　155
  4．金縛り体験の発生要因　155

11章　睡眠中の情報処理過程 …………………………………………………………158
 1節　睡眠中の応答　158
 2節　事象関連電位の計測　159

1．事象関連電位（ERP） 159
    2．代表的な ERP 成分 160
  3節　睡眠中の見張り番機構 161
    1．見張り番機構 161
    2．ノンレム睡眠中の見張り番機構 161
    3．レム睡眠中の見張り番機構 164
    4．レム睡眠中の急速眼球運動の有無による処理過程の違い 165
    5．睡眠構造と見張り番機構 166
  4節　睡眠中の言語情報処理 167
    1．睡眠中のカクテルパーティ効果 167
    2．意味的逸脱の検出 167

12章　睡眠と記憶 170
  1節　睡眠と記憶 170
    1．宣言的記憶と手続的記憶 170
    2．睡眠と干渉説 170
    3．睡眠による記憶の促進効果 171
    4．運動技能における睡眠の効果 171
    5．断眠と運動技能学習 173
  2節　ノンレム睡眠と記憶 173
    1．ノンレム睡眠と手続的記憶 173
    2．ノンレム睡眠と宣言的記憶 174
  3節　レム睡眠と記憶 175
  4節　連続処理仮説 176
    1．連続処理仮説とは 176
    2．連続処理仮説と徐波睡眠 177
    3．連続処理仮説とレム睡眠 177
    4．2段階仮説 178
  5節　睡眠中の脳波活動と記憶 179
    1．睡眠紡錘波と宣言的記憶 179
    2．睡眠紡錘波と手続的記憶 180
    3．デルタ波と記憶 181

13章　ストレスと不眠 182
  1節　不眠症とは 182
    1．はじめに 182
    2．不眠の定義 183
    3．不眠症の分類 183
    4．不眠は気のせい？ 183
    5．不眠モデル 184
  2節　ストレスと不眠 185
    1．ストレスとは 185
    2．職場でのストレスと不眠 186
    3．就床前のストレスと不眠 187
    4．性格特性と不眠 188
    5．強すぎるストレスと不眠 189
  3節　第1夜効果 190
    1．第1夜効果と睡眠構造の変容 190
    2．入眠期における第1夜効果 191

3．終わりに　194
14章　就寝前の活動と睡眠環境……………………………………………………195
　1節　就寝前の活動と睡眠環境の考え方　195
　2節　生体リズムを考慮した寝室環境および就寝前活動　197
　　　1．温度と湿度　197
　　　2．照明と睡眠　199
　3節　運動と入浴による体温上昇と睡眠　201
　　　1．運動と睡眠　201
　　　2．入浴と睡眠　202
　　　3．加温と睡眠　203
　4節　就寝前活動とリラクセーション　204
　　　1．睡眠儀式　204
　　　2．音楽と睡眠　205
　5節　睡眠環境と快適性　208
15章　睡眠改善法（1）──不眠の行動療法・認知行動的介入技法──…………210
　1節　不眠の行動療法　210
　2節　認知行動的介入　211
　　　1．睡眠衛生教育　212
　　　2．弛緩法　214
　　　3．刺激制御法　216
　　　4．睡眠時間制限法　217
　　　5．逆説的志向　219
　　　6．認知療法・認知再構成法　219
　　　7．不眠の認知行動療法　220
　3節　時間生物学的治療法　223
　4節　アセスメントの重要性と介入上の課題　223
16章　睡眠改善法（2）──地域・教育現場における認知行動的介入の応用──……225
　1節　高齢者の睡眠改善　225
　　　1．高齢期のライフスタイルの見直しの重要性　225
　　　2．沖縄の高齢者に学ぶ　226
　　　3．地域高齢者における短い昼寝と夕方の軽運動の睡眠改善効果　226
　　　4．高齢者の睡眠と心身健康，加齢に伴う個人差の増大　227
　　　5．睡眠健康活動のシステム化：認知・行動学的介入と自己調節法の普及　230
　　　6．睡眠健康改善支援ツールの提供と人材の活用　234
　2節　教育現場における睡眠改善技術の応用　234
　　　1．夜型化と睡眠時間の短縮化，不規則化の進行　234
　　　2．遅刻と欠席日数の増加への対処：生活習慣チェックリストと睡眠日誌の活用　235
　　　3．健康維持と能力発揮のためのスリープマネージメント　235
　　　4．不規則な睡眠と習慣行動の改善　238
17章　覚醒と起床後の眠気……………………………………………………242
　1節　覚醒の種類と，覚醒の生じやすさ　242
　2節　睡眠慣性　244
　3節　睡眠慣性の予防法　246
　4節　自己覚醒法　246
　5節　終わりに　250
18章　覚醒と眠気の評価法……………………………………………………251
　1節　眠気の自己評定法　251

1．SSS（Stanford sleepiness scale）　251
  2．KSS（Kwansei-gakuin sleepiness scale）　252
  3．KSS（Karolinska sleepiness scale）　253
  4．VAS（visual analog scale）　253
  5．POMS（profile of mood states）　254
  6．自覚症調べ　254
  7．ESS（epworth sleepiness scale）　254
 2節　眠気の客観的・他覚的測定方法　255
  1．MSLT（multiple sleep latency test）　255
  2．MWT（maintenance of wakefulness test）　257
  3．SPT（sleep propensity test）　257
 3節　眠気の生理学的測定法　258
  1．脳波　258
  2．事象関連電位（event related potential: ERP）　259
  3．緩徐眼球運動（slow eye movement: SEM）　260
 4節　作業成績の測定　261
  1．作業成績と動機づけ　261
  2．反応の計測　262
  3．ヴィジランス課題（vigilance task）　263
  4．認知課題　265

19章　日中の眠気 ···················· 267
 1節　眠気の定義　267
 2節　覚醒水準と眠気　268
  1．覚醒（arousal）　269
  2．ヴィジランス（vigilance）　269
  3．アラートネス（alertness）　270
 3節　眠気と居眠り事故　270
  1．居眠り事故の発生率　270
  2．居眠り事故の発生時刻　271
  3．眠気による人的・経済的損失　272
 4節　眠気の要因：睡眠不足と昼食　272
  1．睡眠不足と日中の眠気　272
  2．食事と午後の眠気　274
 5節　眠気の要因：眠気の時間特性　275
  1．24時間の睡眠傾向　275
  2．24時間リズムの眠気　276
  3．12時間リズムの眠気　276
  4．2時間リズムの眠気　277

20章　断眠と睡眠延長 ···················· 279
 1節　睡眠不足は事故の危険性を高める　279
 2節　断眠が行動に及ぼす影響：断眠の急性効果　281
 3節　夜更かしは健康を損なう：断眠の慢性効果　284
 4節　睡眠延長は健康を損なうか　286
 5節　終わりに　287

21章　仮眠の効果 ···················· 288
 1節　仮眠の定義と種類　288
 2節　午後の眠気対策としての短時間仮眠法　289

3節　効果的な短時間仮眠のとり方　291
　1．効果的な仮眠の長さ　291
　2．効果的な仮眠時刻　292
　3．仮眠の習慣　293
4節　仮眠による悪影響　295
　1．起床後の睡眠慣性　295
　2．夜間の入眠困難　296
5節　仮眠後の睡眠慣性の低減法　297
　1．カフェイン　297
　2．高照度光　298
　3．洗顔　299
　4．音楽　299
　5．自己覚醒法　299
6節　夜勤における仮眠の効果　300

引用文献　303
索　　引　341

1章

睡眠心理学とは

1節　心理学における睡眠研究

1．睡眠の定義

　睡眠心理学の系譜をたどるためには，睡眠を定義しておく必要がある。睡眠は誰もが体験し，わかりきった現象のように思われるが，いざ定義するとなるとなかなかむずかしい。誰もが満足する定義は不可能であるが，ここでは多くの研究領域で広く支持されている Kleitman（1963）の定義を参考に，以下のようにまとめた。「睡眠は人間や動物の内部的な必要から発生する，意識の一時的低下現象である」と定義し，補足として「必ず覚醒可能なこと」という条件をつけ加えることにする。このように定義すると，催眠や薬物による睡眠とよく似た意識の低下現象は，内部的な必要性に起因していないので，睡眠とは別のものであるということになる。また，必ず覚醒可能なことという条件から，麻酔と昏睡が除外される。さらに冬眠，夏眠，休眠などの特殊な不活動状態も覚醒が著しく困難であるところから，睡眠とは別のものということになる。

2．睡眠段階の判定と睡眠ポリグラム

　脳波は眠りの深さが変化すると，これに対応して周波数や振幅，波形などが変化する。このような脳波の変化に着目して Loomis ら（1937）は睡眠脳波の測定と睡眠段階の分類を提案した。アルファ波が連続する状態を覚醒とし，紡錘波，K複合（K-complex），デルタ波に着目して睡眠状態を4段階に分類している。同じ年に発表され

た Blake & Gerard（1937）もアルファ波とデルタ波に着目して，睡眠段階を軽睡眠，中等度睡眠，深睡眠の3段階に分類している。さらに入眠期に現われる脳波パターンとよく似た低振幅脳波パターンが，睡眠中にも比較的安定して持続することがあり，これを零段階（null stage）とよんで注目している。この零段階こそが後に定義されるレム睡眠である。さらにこの13年後に提案されたGibbs & Gibbs（1950）の分類では，この特徴的な低振幅脳波パターンは「早朝睡眠（early morning sleep）」と命名されている。早朝に持続が延長するレム睡眠の特徴に気がついていることがわかる。しかし脳波パターンの変化だけではこれ以上の分類は限界に達していた。

　Aserinsky & Kleitman（1953）は，幼児の睡眠行動観察から，急速な眼球運動（rapid eye movement: REM）を伴う睡眠状態があることを発見し，これをレム睡眠（REM sleep）と命名した。このレム睡眠の脳波パターンは，まさしく低振幅でさまざまな周波数の波が混在する零段階を示していた。それではなぜそれまでの研究者は眼球運動を見過ごしてきたのであろうか。入眠期にはゆっくりとした眼球運動（slow eye movement: SEM）が起こるが，入眠後，間もなくしてこの運動は停止する。そこで睡眠中には眼球運動はほとんどないか，あったとしても睡眠が浅くなったときにセム（SEM）が起こると考えられていた。一方，レム（REM）は覚醒期でも緊張興奮状態で多発することから，睡眠中には起こるはずがないと考えられていた。ところがレム睡眠では起こりえないと思われたことが，実際には起きていたわけである。その後，Jouvet & Michel（1959）は，ネコのレム睡眠では，姿勢を保つための抗重力筋の筋緊張が消失することを発見した。脳波と眼球運動は覚醒状態に近いのに覚醒閾は高く，行動的には深い睡眠状態を示すことから，この状態を逆説睡眠（paradoxical sleep）と命名した。図1-1は，覚醒，ノンレム睡眠，レム睡眠でのネコの姿勢の変化を示したものである（Jouvet, 1967）。

　これらの発見に触発されて多くの研究者が睡眠研究に参加し，新たに提案された睡

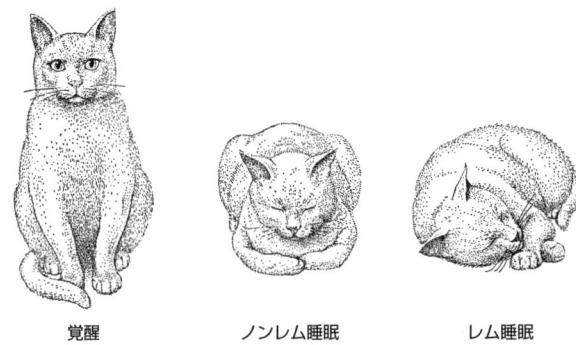

覚醒　　　　　　ノンレム睡眠　　　　レム睡眠
図1-1　ネコの姿勢変化（Jouvet, 1967）

眠段階の分類と名称は40を超えるまでに膨れ上がり，知見の照合も困難な状態となった。そこで，1967年に睡眠精神生理学会（Association for the Psychophysiological Study of Sleep: APSS）は，用語の統一と標準的な睡眠の測定法，定量化を視野に入れた睡眠段階判定基準，および判定マニュアルの策定に着手した。完成したものがRechtschaffen & Kales（1968）の『睡眠脳波アトラス：標準用語，手技，判定法』（清野訳，1971）である。これより睡眠記録は脳波のほかに水平眼球運動と抗重力筋（オトガイ筋）の筋電位を同時記録することが必須となった（3章図3-1参照）。これらの指標を同時記録したものが睡眠ポリグラムあるいはポリソムノグラム（polysomnogram: PSG）である。意識状態は覚醒，ノンレム睡眠，レム睡眠の3つに分けられ，ノンレム睡眠はさらに4段階に分類されることになった。

3．睡眠ポリグラムと睡眠深度

　図1-2は睡眠中に2種類の音刺激を呈示して弁別実験を行なったときの正反応率（弁別刺激に対する反応）と誤反応率（中性刺激に対する反応）を睡眠段階ごとに分けて集計したものである（Williams, 1967）。2種類の音の一方だけボタン押し反応するように教示したとき，（a）の刺激の弁別は，睡眠段階2で30％以下に低下し，段階3と4，およびレム睡眠ではほとんど反応できていない。次に，弁別刺激に対して4秒以内にボタン押し反応がないときには火災報知機の音が鳴り，足に電撃を受ける条件（b）で実験を行なうと，レム睡眠での正反応率が70％水準に上昇する。同じ音刺激でも警報音と電撃で刺激を強化すると，反応率が向上するが，特に強化を受けない中性音に対する誤答率はほとんど変わらない。レム睡眠中には注意の効果が明瞭に現われ，注意した刺激は鋭敏に検出されるが，無視した刺激はほとんど影響を受けないことがわかる。一方，ノンレム睡眠は条件間でほとんど変化を示さず，注意の効果は認められない。

　ところが，ボタン押し反応の代わりに脳波の覚醒反応を指標にして睡眠中の認知機能の水準を測った研究をみると，ノンレム睡眠中にもかなり高い認知機能が維持されていることがわかる。刺激に対する脳電位反応の1つにK複合という振幅の

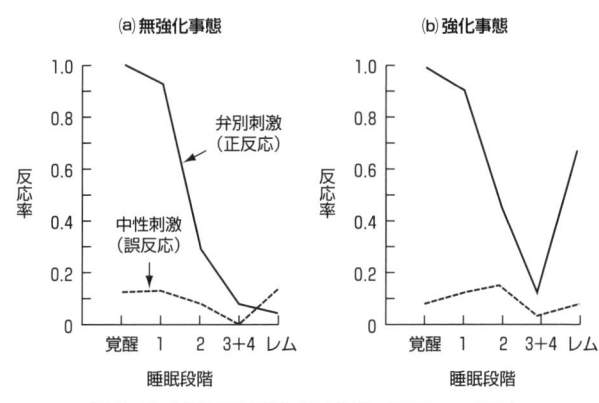

図1-2　睡眠時の弁別反応と強化（Williams, 1967）

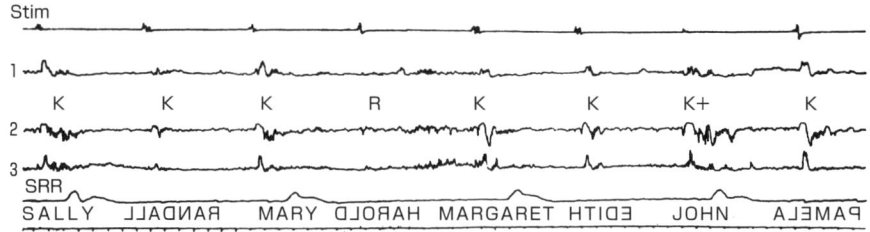

図1-3 言語刺激の意味性とK複合（Oswald et al., 1960）
段階2における有意味刺激（順読みSALLY…）と無意味刺激（逆読みJJADИAЯ…）とに対するK複合の出現状態。Stim：刺激，1～3：脳波，SRR：皮膚抵抗反射。

大きな電位変動がある。このK複合はノンレム睡眠の段階2～3にかけて出現する。ボタン押し反応の代わりに，K複合を指標にして言語刺激に対する反応を調べると，意味のある単語には明瞭なK複合が現われるが，無意味な単語にはK複合は出現しないか，出現しても振幅が低く不明瞭となる（Oswald et al., 1960）。図1-3を見ると，人の名前を順読みした場合にはK複合（K，K+）が出現するが，録音テープを逆再生させた場合（鏡映文字）にはK複合は出現しないか（R），出現しても小さなK複合（K）であった。逆再生は，順再生と物理的な刺激特性は変わらないが，言語としてのまとまりが崩壊しているので，無意味な音列である。この結果から，ノンレム睡眠中にも意味理解の言語機能が関与していることがわかる。また，自分の名前を呼ばれたときは，他人の名前を呼ばれたときよりも大きなK複合が出現することも確かめられている（Beh & Barrat, 1965）。

これらの研究から，睡眠中の環境モニタ機構には，かなり高度な認知機能が組み込まれており，ノンレム睡眠中にもそれが機能していることが示唆される。この環境モニタ機構は覚醒中に作動していたシステムが引き続き睡眠中も作動するのか，睡眠中には覚醒中のそれとは別のシステムが起動するのか，その詳細は事象関連電位（event-related potential: ERP）を用いた研究の課題として引き継がれている。

4．入眠時の心像体験

覚醒から睡眠に移行する状態を入眠期（sleep onset period）とよぶが，この時期には閉眼中にもかかわらず，色のついた光線や幾何学模様が見える。これが入眠時幻覚（hypnagogic hallucination）である。

Saint-Denys（1867）は，これらの幾何学模様の幻視を画集にして遺している。これがあまりに有名になったため，入眠時幻覚は単純で抽象的な模様であるという思い込みが強いが，単純な構造の幻視のほか，人や動物，風景などの映像や，風の音や人の声なども現われる。また急に谷底に墜落するような落下感や，上空に吹き上げられた

り，浮遊したりする身体感覚も起こる（Foulkes et al., 1966; Mavromatis, 1987）。

　また，入眠期には，手足を縛られたような金縛り感と，誰かが上からのしかかってくる圧迫感と恐怖に襲われることがある。いわゆる金縛り現象である。ごく最近になって，落下感や浮遊感は，通常の覚醒からノンレム睡眠の段階1へ移行する際に生起する体験であり，金縛り感は入眠後20分以内に出現した特異なレム睡眠（入眠時レム睡眠期，sleep onset REM period: SOREMP）で生起する夢見体験であることがわかってきた。

　ところで，実態を伴わない知覚体験を幻覚とよび，入眠期に起こるこのような知覚体験も入眠時幻覚とよんできた。しかし，幻覚という用語に抵抗を感じる人も多い。「入眠時幻覚の実験に参加してください」という募集をかけてもほとんどの場合敬遠されて，協力は得られない。そこで幻覚という用語によらず入眠期の心像体験（hypnagogic imagery），あるいは入眠期の精神活動（mental activity at sleep onset）とよぶことが多い。また「入眠時幻覚を伴う睡眠麻痺（isolated sleep paralysis with or without hypnagogic hallucinations）」が学術用語としては正しいが，同様の理由で「金縛り感」あるいは「金縛り体験」とよぶことが多い。入眠期研究ではこれらの心理的体験が生起する機序の解明が急がれている。

5．夢見研究

　"dream"の日本語を「夢」とすると，"dreaming"に対応する日本語は何であろうかという議論があり，松本（1972）は「夢見」を提案した。夢は「見る」だけでなく「聞く」や「嗅ぐ」もあるのだから，「見る」に統一するのは無理があるという意見もあったが，日本睡眠学会が編纂した『睡眠学ハンドブック』（1994）では「夢見」が索引にも採択されており，本書もこれに従うことにする。

　Dement & Kleitman（1957）は，ノンレム睡眠とレム睡眠で実験参加者を起こして夢見体験を聴取している。その結果，夢見体験の想起率は，ノンレム睡眠が7％であるのに対し，レム睡眠では80％であった。なぜ彼らは，レム睡眠で夢見体験の再生率が高くなると考えることができたのであろうか。Kleitman（1963）は，その著書の中で，1892年にLadd, G. T.が「夢を見ている人は覚醒しているときと同じように，鮮やかな夢の視覚映像を目で追うであろう」と述べていることを引用している。さらに，Jacobson（1938）が「人は夢を見ているときにしばしば目が活動的になる。そこで，寝ている人の瞼の下で眼球が動くのが見えたら，その人を起こして聞いてみるとよい。いま夢の中で何かを見ていたと答えるだろう」と述べていることを引用している。

　夢を見ている人は，夢の映像を目で追うため眼球運動が起こるという走査仮説は，Dement & Kleitman（1957）にもふれられているが，Dementら（1967）で明確に記述されるようになる。この仮説はすでに75年前にLaddが，30年前にJacobsonが提唱し

ており，ここに来てようやく実証されたかに思われた。ところが，先天性の全盲者の夢見体験には視覚心像が現われないにもかかわらず，レム睡眠中に眼球運動が起こることが確かめられた（Gross et al., 1965）。このことから，「夢に現われた映像を目で追うため眼球運動が起こる」という走査仮説は，否定されることになった。

眼球運動と夢見の関係は二転三転するが，現在は眼球運動が刺激となって後頭葉の視覚野を賦活し，眼球運動のたびに夢の視覚心像が生成され，これが合成されたものが夢見であるという活性化・合成仮説（Hobson & MaCarley, 1977）が提唱されている。この仮説に従うと，眼球運動のたびに視覚心像がランダムに生成されることになり，それぞれ独立に心像が続出することになる。これでは夢としてのまとまりが維持できずに支離滅裂なものとなって，日常的な夢見体験が説明できない。そこでOkuma（1992）は，文脈を管理する過程として連想過程を導入し，感覚映像・自由連想仮説を提唱している。眼球運動により視覚心像が生成されるところまでは活性化・合成仮説と同じであるが，次の眼球運動が起こるときには連想過程があらかじめ連想関係にある記憶表象を準備する。そこで次発の眼球運動で取り出される心像は，先発の眼球運動で取り出された心像と程度の差はあれ連想関係にあるので，文脈を維持することが可能となる。

これらの仮説はいずれも，眼球運動と夢見の関係は，眼球運動が原因で夢見はその結果ということになり，走査仮説とは因果関係がまったく逆になっている。夢見研究は今まさに新たなパラダイムシフトが始まろうとしているところである。

6．眠気と生体リズム

眠気と居眠りの研究は入眠期研究（Ogilvie & Harsh, 1994）でさまざまな試みが行なわれてきた。また，断眠中には強い眠気が発生し，ついにはこらえきれずに居眠りが発生することが断眠研究（藤沢・保野，1994）や交代制夜勤（斉藤，1979）の研究で知見が蓄積されている。眠気が強まると，居眠りが発生する以前に反応時間の延長や認知機能の低下が現われ，高危険作業であれば居眠りが始まる前に事故は起こってしまう。事故防止策として覚醒を高め眠気を抑える技術の開発や，眠気の発生を予測し予防措置を組み込んだ作業休憩計画の検討が進められた（高橋，2001）。

眠気が原因で起こったと考えられるヒューマンエラーは，業種や職種に関係なく特定の時間帯に集中していることがわかった。事故の60％以上が夜の2時から翌朝の6時までに発生しており，これは24時間周期の概日リズム（サーカディアンリズム：circadian rhythm）の睡眠期に当たるところから，生体リズムの影響が思いのほか強いことが改めて認識された。

次に注目されたのは午後2時のピークである。昼寝（siesta）の習慣がない国では，午後2時は真昼の活動期であり居眠りが発生するとすれば，それは睡眠不足か単調環

境による一時的なものと考えられていた。生体リズムの影響を調べる研究では，時間の手がかりがない恒常環境室で実験が行なわれるが，初期の研究では昼寝は禁じられていた。それを解除し，寝たいときにはいつでも寝てよいという条件で睡眠覚醒リズムを調べると，図1-4のように夜間睡眠と夜間睡眠のちょうど中間に昼寝の時間帯があることがわかってきた（Zulley & Campbell, 1985）。この報告をきっかけに，昼寝は怠惰な行為ではなく生理的な行動であるという認識が広まり，日中の眠気や昼寝（仮眠）の研究が積極的に行なわれるようになった。その結果，午後2時の眠気と居眠り事故の原因は12時間周期の概半日リズム（サーカセミディアンリズム：circasemidian rhythm）が強く関与しており，予測と制御が可能であることが指摘されるようになった。さらに概日リズムと概半日リズムのほかに2時間周期の眠気のリズム（ウルトラディアンリズム：ultradian rhythm）も存在することが指摘され，24時間の眠気変動曲線は図1-5のように3つのリズムの合成曲線で表わすようになった

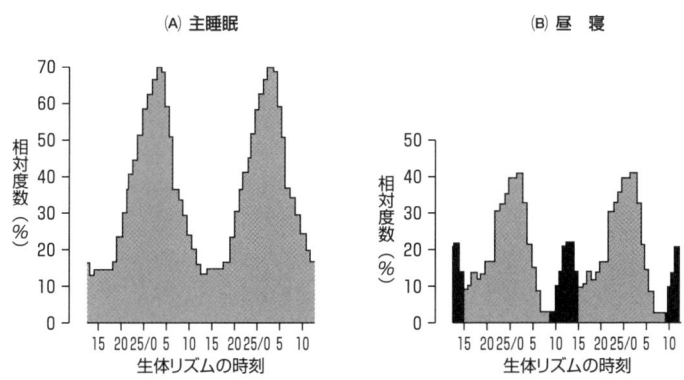

図1-4　恒常環境での自由睡眠条件での主観的主睡眠と主観的昼寝の分布
（Zulley & Campbell, 1985 を改変）

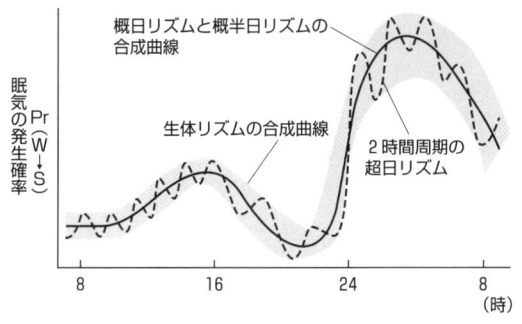

図1-5　眠気変動曲線と3つの生体リズム（Lavie, 1985）

(Lavie, 1985)。

　日中の居眠りには生体リズムが関与していること，そのため意欲や動機を操作するだけではこの問題は解決しないという認識の芽ばえと受容は，1980年代に入って間もなくのことであり，ごく最近になって起こったパラダイムシフトの1つである。日中の短時間仮眠は，認知症の発病を抑制する効果があるという報告（Asada et al., 2000）がなされ，事故防止にとどまらず精神保健の向上のためにも効果的な仮眠法の確立が急がれている。

2節　睡眠学の創設と研究推進

　第18期日本学術会議は「社会のための学術」を基本認識として，学術活動の活性化と有機的な連携を研究連絡会議にうながした。これを受けて精神医学，生理学，呼吸器学，環境保健学，行動科学の5つの研究連絡会議が協同してワーキンググループを立ち上げ，睡眠に関連するあらゆる研究分野を取り込んだ「睡眠学（somnology）」の創設と，研究推進の提言を行なった。この提言は，2002年5月に日本学術会議で承認され，広域複合科学として「睡眠学」が誕生した。学問の垣根を低くして風通しをよくし，相互に交流を深めるところから新しい共同研究の芽を育てようという壮大な計画である。睡眠学は「睡眠科学」「睡眠医歯薬学」「睡眠社会学」の3つの領域から構成されている。

　「睡眠科学」は，睡眠の機能や機序の解明を目指す基礎科学の領域で，神経生理学，薬理学，生化学，分子生物学，脳型コンピュータおよび心理学がおもな専門領域であったが，さらに多くの専門領域の参加が期待されている。心理学は睡眠中の認知や記憶，夢見の仕組み，さらには日中に習得した記憶が固定される仕組みの解明などで貢献が期待されている。

　「睡眠医歯薬学」は，睡眠障害の病理と臨床に取り組む領域で，精神医学，内科学，小児科学，脳外科学などの臨床医学に加え，最近では睡眠時無呼吸症候群の治療でマウスピースの装着など歯科学的な処置に効果があることがわかり，歯科学の積極的な参加が実現している。薬学は，医学と連携して疾患対応型の研究を展開しており，より自然な睡眠が得られる睡眠薬の開発が進められている。この領域には心理療法や行動療法の実践など臨床心理学の参加が強く望まれているが，わが国の現状では解決すべき事柄が多く，研究の充実とあわせて優れた心理臨床家の育成が緊急の課題となっている。

　「睡眠社会学」は，社会生活とのかかわりから睡眠の諸問題に取り組む領域で，夜型社会がもたらす睡眠障害の実態やその対応策の提言，24時間型の社会生活を支える交代制夜勤や，大陸間の東西飛行に伴う健康障害（夜勤病，時差症）などの問題に取

り組む領域である。また，睡眠に適した環境とはどのような条件を満たしているのか，その判断基準の策定や，環境調整の方策を提案するのもこの領域である。これまで公衆衛生学，産業医学，精神医学，人間工学，労働科学，心理学が対応してきたが，児童・生徒の睡眠障害の増加に対して小児科学や保健学，教育学が緊急課題として取り組んでいる。また居眠り事故の多発と災害規模の拡大に対し，危機管理学や防災学の専門集団も睡眠研究者と協力して対応策を検討するようになってきている。生体リズムの研究により，強い眠気や居眠りの発生しやすい時間帯があることがわかり，眠気が原因となる事故の予測と予防が検討されるようになった。事故防止シミュレーター・システムの開発はこの領域の重要課題となっており，コンピュータ科学が中心的な役割を担っている。心理学はほとんどすべての課題解決に貢献が求められており，その社会的責務は重く大きい。

3節　睡眠心理学の課題

　既存の学問の垣根を下げ，学際的な研究集団を育成する目的で睡眠学が誕生した。そのような流れの中で睡眠心理学（Sleep Psychology）を標榜することは，時代に逆行するように映るかもしれない。しかし，学際的なプロジェクトを立ち上げるときに重要なことは，メンバーのそれぞれが問題解決に必要な知識と技術をもっているかである。すでに述べたように，心理学が睡眠学で貢献すべき領域は広く多岐にわたっている。この期待に応えうる人材を養成するためには，睡眠にかかわる心理学の諸領域を課題別に再編成し，系統的な教育研究システムを構築することが重要である。そこで睡眠心理学の名のもとに心理学的な研究方法を用いた睡眠研究を課題別に整理し，現状の把握と整備すべき分野を明確にすることは，隣接科学と緊密な連携を保つためにも有意義なことである。

　睡眠心理学という名称は単行本として発刊されるのは本書が最初であるが，名称そのものは，宮田（1997）が監修した『新生理心理学　第2巻：生理心理学の応用分野』の第2部で，「睡眠心理学への応用」という表題がつけられている。その中で藤沢（1997）が，「睡眠心理学の歴史と発展」という総説をまとめており，睡眠研究の対象として11の研究課題をあげている。①意識：主観的睡眠深度，眠気，②感覚：感覚刺激と反応性，③時間判断，④欲求，⑤記憶・学習，⑥作業効果および能率，⑦睡眠感，熟眠感，不眠，⑧睡眠行動の異常性：入眠時幻覚，金縛り感，寝ぼけ，夜尿，夜驚，⑨年齢発達と眠り，⑩環境と眠り，⑪障害児・者の眠り，である。この論文は生理心理学の立場から書かれたものであるが，睡眠心理学では，生理指標に限定せず，睡眠習慣調査票や睡眠日誌，睡眠感に関する質問票，主観的な眠気の評価尺度などの活用と，さらなる洗練化を必要としている。

これまでの睡眠研究は睡眠ポリグラムの記録が重視され，これらの測定技術に習熟した研究者によって進められてきた。睡眠ポリグラムの情報は重要であり，そのことは今後も変わらないと思われるが，記録方法の制約から睡眠ポリグラムの記録が可能な現象は限られており，これを補う指標の導入は重要である。腕時計ほどの軽量小型の動作計（actigram）は，参加者に負担をかけずに一定の加速度以上の動作を長期間連続記録し，動作の頻度から睡眠期と覚醒期を判別することができる。この動作計では，睡眠段階の変化を追うことはむずかしいが，睡眠日誌と組み合わせると生活習慣や睡眠－覚醒リズムの解析も可能である。睡眠心理学は，事実に立脚した科学（evidence based science）として発展することが重要であるが，根拠とするデータはポリグラフィ記録に限らず，研究目的に適した方法で測定したデータの活用が望ましい。

　本書では睡眠心理学の研究対象を，20の課題にまとめた。

①睡眠評価法(1)　睡眠調査・活動量：睡眠感，睡眠習慣，睡眠健康，睡眠日誌
②睡眠評価法(2)　睡眠ポリグラム：測定環境，電極配置，睡眠段階判定
③睡眠中の生理的変化：睡眠経過，睡眠周期，自律神経系活動，内分泌活動，睡眠覚醒調節機構
④睡眠の個人差：睡眠時間，熟睡度，睡眠位相，睡眠の規則性
⑤生体リズムと睡眠：生体リズムの種類，眠りと眠気の生体リズム，リズム障害と睡眠障害
⑥睡眠覚醒リズムと発達：睡眠の発達，生活習慣の夜型化
⑦入眠期の精神生理学：入眠期の測定と評価，入眠期の脳波段階分類
⑧入眠期の主観的体験：睡眠感，入眠時心像，心象体験と環境認知
⑨レム睡眠と夢：夢見体験，夢見と脳の活性化，明晰夢，金縛り体験
⑩睡眠中の情報処理過程：事象関連電位，睡眠中の見張り番機構
⑪睡眠と記憶：記憶の種類，睡眠の記憶促進効果，連続処理仮説
⑫ストレスと不眠：不眠症のタイプ，不眠症の認知的モデル，第1夜効果
⑬睡眠改善法(1)：睡眠環境，就床前の体温制御，リラクセーション
⑭睡眠改善法(2)：不眠の行動療法，認知行動的介入，睡眠評価
⑮睡眠改善法(3)：高齢者の睡眠改善プログラム，自己調節法，睡眠健康教育
⑯覚醒と起床後の眠気の制御：覚醒法の種類，睡眠慣性の低減，自己覚醒法
⑰覚醒と眠気の評価法：眠気の測定評価，パフォーマンス成績の評価
⑱日中の眠気：眠気の定義，居眠り事故，生体リズムと眠気
⑲断眠と睡眠延長：睡眠不足と居眠り事故，睡眠時間と健康，寿命
⑳仮眠の効果：短時間仮眠法，眠気の予防とパフォーマンスの向上，睡眠慣性の低減

　本書は，睡眠学の3領域に対応させる構成にはなっていない。それぞれの課題が3

つの領域にかかわりをもち，その研究成果は相互に影響しながら，睡眠学が果たすべき社会的貢献に参加していることが理解できるであろう。

　紙数の制約から宇宙（無重量環境）や高所（低圧環境），深海（高圧環境）など極限環境での睡眠や，救助活動に従事する人のための超短縮睡眠スケジュールなどは割愛せざるをえなかった。また障害児・者の睡眠など心理臨床にかかわる領域もごくわずかしかふれることができなかった。これらの課題は他書（堀，1988，2001；日本睡眠学会，1994；太田ら，1999；高橋，2003）を参照されたい。

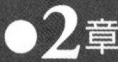

睡眠の評価法（1）
──睡眠調査・活動量──

　快適な睡眠や快適な覚醒を確保するための具体的な対策やその効果性の解明は，睡眠科学や睡眠臨床に携わる研究者，医師，心理士等にとって社会的ニーズに応えるべき重要課題である．本章では，一晩の睡眠の状態や睡眠・生活習慣を心理的・行動的側面からとらえる評価法を紹介する．

1節　一晩の睡眠の評価

　ここでは，睡眠研究や睡眠臨床でよく用いられている睡眠の自覚的な評価尺度を紹介する．

1．OSA 睡眠調査票

　わが国では，睡眠内省や自覚的な睡眠の質を調べる質問票として，OSA 睡眠感調査票（小栗ら，1985）が標準化され，広く活用されている．就床前の調査と起床直後の31項目の睡眠感調査より構成されている．睡眠感は，①眠気，②睡眠維持，③気がかり，④直感的睡眠内省，⑤入眠，の5因子に分類され，得点化されている（白川・田中，1999）．
　この調査票は，わが国において項目分析から弁別力の検証と，妥当性および信頼性の検討を経て作成されたものである．睡眠実験施設，臨床などにおいて睡眠ポリグラフィ変量と対応させて薬効評価や総合的な睡眠研究の一環として組み込まれ，比較的多用されている．
　就床前調査の目的は，①最低限の日中行動，②一般的な生活態度，および③就床前の身体的，精神的状態，を把握することにある．①の最低限の日中行動に関しては，

既往症，薬物常用，飲酒，過労，昼寝，徹夜の有無についての質問項目，②一般的な生活態度に関しては，起床，就床時刻，睡眠時間，起床場所，覚醒手段についての質問項目からなっている。③就床前の身体的，精神的状態に関しては，就床前の体調，眠気，気分，心配事について，評定尺度でそれらの程度を回答するように構成されている。

起床時調査は，先述の5因子の睡眠感のほか，応用面として，薬物の副作用や持ち越し効果，断眠実験での変容を把握するために，頭痛，立ちくらみ，口の渇きなど身体的愁訴の有無とその程度を問う項目が含まれている。この起床時の調査は，実験・検査時の睡眠についての質問であり，睡眠感に関する各項目の反応形式は，両極性6件法（31項目）が採用されている。各尺度は項目分析による妥当性の検証のほか，反応比率に応じて重みづけを行なっているので睡眠感を得点化することが可能である。

2. OSA 睡眠調査票 MA 版

睡眠感に関しては，16項目の簡易版（MA版，OSA-MA: middle age and aged）も作成されている（山本ら，1999）。中高年でも，反応しやすいよう反応形式は4件法が採用されている（表2-1）。実験室や検査室のみならず，長期的なフィールド研究に

表2-1 OSA-MA版（山本ら，1999）

質問項目	尺度値			
	非常に	やや	やや	非常に
1．疲れが残っている	0	13	22	32
2．集中力がある	35	22	12	0
3．ぐっすり眠れた	30	18	9	0
4．解放感がある	33	21	11	0
5．身体がだるい	0	12	21	32
6．食欲がある	33	20	9	0
7．寝つくまでにウトウトしていた状態が多かった	0	11	19	30
8．頭がはっきりしている	32	20	10	0
9．悪夢が多かった	0	8	15	29
10．寝付きがよかった	27	15	9	0
11．不快な気分である	0	11	22	34
12．しょっちゅう夢をみた	0	10	18	30
13．睡眠中にしょっちゅう目が覚めた	0	11	18	29
14．いますぐ，調査にテキパキと答えられる	29	18	10	0
15．睡眠時間が長かった	34	23	12	0
16．眠りが浅かった	0	11	21	32

得点が高いほど，睡眠感に及ぼす影響が良好ということを示す。
上記，各質問項目の尺度値を平均し，各因子の得点化を算出する。
　（起床時眠気）の因子得点は質問項目（2，4，8，14），（入眠と睡眠維持）の因子は質問項目（3，7，10，13，16），（夢み）の因子は質問項目（9，12），（疲労回復）の因子は質問項目（1，5，11），（睡眠時間）の因子は質問項目（6，15）の尺度値を用いて算出する。

も適しており,地域保健や教育,産業などの領域で活用されている。実験のスケジュール,記入期間に応じて,従来のOSA睡眠調査票との使い分けが可能である。睡眠障害の抽出よりも睡眠の心理的な側面(睡眠感)の解析に重点が置かれているため,健常者の睡眠の質的評価に向いている。項目数が少ないため,手帳式にして,日々の睡眠感や日中の眠気(18章参照)を記録することも可能で,交代勤務者の睡眠管理にも有効である。パソコンで,個人の睡眠感プロフィールも容易に描けるようにソフト化もされている。

3.入眠感調査票

入眠感調査票(山本ら,2003)は,入眠感や寝つきの良し悪しを調べる質問票として,近年,枕や寝具の評価など生活場面で多く使われている(表2-2)。入眠感は,眠りにつくときの心配事や不安など,就眠時の精神的・身体的状態に関する要因と,眠りにつくときの臭いや音,明るさなど,就眠環境に関する要因が直接的に関与していることが指摘されている(山本ら,2003)。入眠内省に関する9項目のほかに,就床環境など入眠に影響を及ぼすと考えられる要因(26項目,5因子に関する項目)も含まれている。また,一般の睡眠習慣調査だけでは,とらえにくい入眠過程の心理的側面を重視している利点があり,目的にあわせた多様な使い方が期待できる。

表2-2 入眠感調査票 (山本ら,2003)

就床前調査(入眠影響要因項目)
次の質問についてあてはまるもの1カ所に○印をつけてください
1)日中,強い緊張やストレスを感じる場面が多かった
2)日中,気がかりになることが多かった
3)日中,精神的に疲労を感じる場面が多かった
4)日中,労働や運動などの身体的な疲労が多かった
5)最近,1週間の睡眠時間は規則的である
6)最近,1週間の就床時刻は規則的である
7)最近,1週間の起床時刻は規則的である
8)昨夜の睡眠時間は自分にとって充分である
9)最近1週間の睡眠は充分である
10)今日,1日の体調はよかった
11)日中の眠気は非常に強かった
12)現在,体調がよい
13)現在,身体が疲れている
14)現在,リラックスしている
15)昨夜の睡眠は熟眠できた

*回答形式は以下のとおり。
(1)非常にあてはまる,(2)あてはまる,(3)あてはまらない,(4)まったくあてはまらない
1)~4)が日中の精神的・身体的状態に関する項目(A)
5)~7)が睡眠習慣に関する項目(B)
8)~15)が前夜の睡眠状態と現在の体調に関する項目(C)
(A)~(C)の3つの要因について,各質問項目の尺度値を平均する。

1節 一晩の睡眠の評価

起床時調査項目（影響要因質問項目）
 1）眠りにつくとき，寝室内の温度，湿度は
 2）眠りにつくとき，寝室内の光りや明るさは
 3）眠りにつくとき，外の騒音，震動は
 4）眠りにつくとき，寝室内の音が
 5）眠りにつくとき，においが
 6）眠りにつくとき，手足が火照った
 7）眠りにつくとき，身体の痛み，痒み（かゆみ），肩こりを感じた
 8）眠りにつくとき，胃重感など身体の違和感を感じた
 9）眠りにつくとき，手足がビクッとした
 10）眠りにつくとき，自分の心配事や不安について考えていた
 11）眠りにつくとき，寝室の環境が気になった

＊回答形式は以下のとおり。
 1）〜5）（1）気になった，（2）少し気になった，（3）ほとんど気にならなかった，（4）気にならなかった
 6）〜11）（1）非常にあてはまる，（2）あてはまる，（3）あてはまらない，（4）まったくあてはまらない
1）〜5）が就眠環境に関する項目（A）
6）〜11）が就眠時の精神的・身体的状態に関する項目（B）
（A），（B）の2つの要因について，各質問項目の尺度値を平均する。

入眠影響要因の得点化

質問項目	尺度値			
	4	3	2	1
就床前調査（入眠影響要因項目）				
1）日中，強い緊張やストレスを感じる場面が多かった	38	25	12	0
2）日中，気がかりになることが多かった	39	25	13	0
3）日中，精神的に疲労を感じる場面が多かった	39	25	12	0
4）日中，労働や運動などの身体的な疲労が多かった	38	24	11	0
5）最近，1週間の睡眠時間は規則的である	0	12	25	40
6）最近，1週間の就床時刻は規則的である	0	11	24	40
7）最近，1週間の起床時刻は規則的である	0	9	23	39
8）昨夜の睡眠時間は自分にとって充分である	0	11	22	34
9）最近1週間の睡眠は充分である	0	12	23	35
10）今日，1日の体調はよかった	0	14	30	49
11）日中の眠気は非常に強かった	39	26	13	0
12）現在，体調がよい	0	16	30	46
13）現在，身体が疲れている	41	27	14	0
14）現在，リラックスしている	0	12	26	42
15）昨夜の睡眠は熟眠できた	0	10	21	34
起床時調査（影響要因質問項目）				
1）眠りにつくとき，寝室内の温度，湿度が気になった	38	25	12	0
2）眠りにつくとき，寝室内の光りや明るさが気になった	39	25	13	0
3）眠りにつくとき，外の騒音，震動が気になった	39	25	12	0
4）眠りにつくとき，寝室内の音が気になった	38	24	11	0
5）眠りにつくとき，においが気になった	0	12	25	40
6）眠りにつくとき，手足が火照った	0	11	24	40
7）眠りにつくとき，身体の痛み，痒み（かゆみ），肩こりを感じた	0	9	23	39
8）眠りにつくとき，胃重感など身体の違和感を感じた	0	11	22	34
9）眠りにつくとき，手足がビクッとした	0	12	23	35
10）眠りにつくとき，自分の心配事や不安について考えていた	0	14	30	49
11）眠りにつくとき，寝室の環境が気になった	0	10	21	34

尺度値が高いほど入眠に及ぼす影響が良好ということを示す。
各因子項目の尺度値を平均し，影響要因因子得点を算出する。

起床時調査項目（入眠内省尺度）
1) 布団に入ってから眠りにつくまでの時間は短かった
2) 眠りにつくとき夢をみた
3) 昨夜はなかなか寝付けなかった
4) 昨夜はいつ眠りについたのかわからない
5) 布団にはいるとすぐ，強い眠気に襲われた
6) 眠りにつくまで，寝返りが多かった
7) 眠りにつくまで，うとうとしている状態が多かった
8) 布団にはいるとすぐに眠りに入った
9) 眠りについてもすぐに目が覚めた

＊回答形式は以下のとおり。
（1）非常にあてはまる，（2）あてはまる，（3）あてはまらない，（4）まったくあてはまらない

入眠内省尺度の得点化

質問項目	尺度値			
	4	3	2	1
1．布団に入ってから眠るまでの時間は短かった	0	9	21	34
2．眠りにつくとき夢をみた	31	18	8	0
3．昨夜はなかなか寝付けなかった	35	21	10	0
4．昨夜はいつ眠りについていたかわからない	0	9	20	32
5．布団に入るとすぐ，強い眠気に襲われた	0	12	22	34
6．眠りにつくまで，寝返りが多かった	37	24	12	0
7．眠りにつくまでうとうとしている状態が多かった	38	24	12	0
8．布団に入るとすぐ眠りに入った	0	10	20	32
9．眠りについてもすぐに目が覚めた	34	20	10	0

得点が高いほど，入眠に及ぼす影響が良好ということを示す。
各質問項目の尺度値を平均し，入眠内省尺度の得点を算出する。

4．Post-Sleep Inventory

　就床前，睡眠中，覚醒直後の状態について起床直後に評定させるものである。両極13件法で，29項目7因子（起床時の状態のほか，精神状態や睡眠中の状態など）から構成されている。たとえば，「すぐ眠れた」と「なかなか眠れなかった」という語句が対で示されている。項目の弁別力があり，尺度の妥当性（0.73）が保証されている（Webb et al., 1976）。この尺度は，Bonnet & Johnson（1978）の覚醒閾値や，Webbら（1976）の朝型・夜型の研究に応用されている。

2節　睡眠・生活習慣の評価

　ここでは，児童・生徒・学生・社会人に対し広く実施されている質問票，および睡眠日誌，アクチグラフ（活動量計）について紹介する。

1. 東京都神経科学総合研究所式生活習慣調査 (Tokyo Metropolitan Institute for Neurosciences-life habit inventory: TMIN-LHI)

　個人の睡眠に関する習慣は多様である。この質問紙は，睡眠習慣および生活習慣の不規則性，熟眠型と不眠型，睡眠時間（長短眠型），睡眠障害，ナルコレプシーなどを調べることができる質問票である（宮下，1994）。この調査票を用いた研究としては，年代別，発達による睡眠習慣の変化をとらえたものなどがある。52項目の質問よりなり，5段階選択肢法と時刻記入法を併用した構成になっている。生活条件や生活習慣など，睡眠障害に関連した因子があり，スクリーニングにも役立つが，52項目と項目数が多いため，それぞれの研究目的にあう項目を選択して実施，分析されることもある。

2. 文部科学研究費基盤研究（A）の研究班で開発された睡眠習慣調査票

　この質問紙は，日本を代表する睡眠心理学者たちが共同参画した文部科学研究費基盤研究（A）の研究班で開発され，使用許可を必要としない公開された質問紙である（表2-3）。学童期前児童から高齢者まで共通の測定項目を用い，健常者の基準値が公開されている質問紙が開発されている。昼夜や日中の眠気を含む睡眠習慣，睡眠環境と睡眠の自己評価および喫煙，飲酒，食事習慣，運動習慣などの生活習慣に関する質問項目から構成されている。この質問紙を用いた調査は，幼児，小学生，中学生，高校生，大学生，成人および高齢者に対し実施され，年齢層ごとの基準値も公開されている（堀，1998）。これらの結果を参考とすることで自分が対象としている集団や個人が，基準値となる生活習慣とどの程度離れているかなどを把握するのに有効である。

3. 朝型－夜型質問紙
(morningness-eveningness questionnaire: MEQ)

　これは，個人のもつ概日リズム特性に由来する朝型あるいは夜型の生活パターンを評価するための自記式質問紙である。現在は，Horne & Östberg（1976）による改訂版が各国語に翻訳されている。本邦では，石原ら（1986）がMEQを翻訳し，日本人の反応をもとに標準化された生体リズムのタイプを測定する朝型－夜型尺度を作成している。朝型－夜型尺度の検査は，生活スタイルのリズム志向を検討するのに有効で，概日リズム睡眠障害者の診断に有能な情報を与える。朝型－夜型と性格特性や交代制勤務との関係についても多くの研究が行なわれている。

　日本語版MEQでは，生活特性や睡眠習慣などに関する19項目の具体的質問項目に

表2-3 睡眠習慣調査票（堀，1998）

あまり特別な場合は考えずに，ここ1ヶ月くらいの，ふつうの生活について考えてください．

1. 寝床（ベッド・ふとん）に入って眠ろうとする時刻は，だいたい，いつごろですか．
    平日は，だいたい午前・午後＿＿時＿＿分ごろ　　休日の前は，だいたい午前・午後＿＿時＿＿分ごろ
    　　　　　　　（※休日とは，1日とくに予定がなく，のんびりできる日とします．）
    平日で早いときは，だいたい午前・午後＿＿時＿＿分ごろ
    平日で遅いときは，だいたい午前・午後＿＿時＿＿分ごろ
2. 平日で，ふだんより早く眠るときは，1ヶ月にだいたい何回くらいありますか．　　1ヶ月に，だいたい＿＿回くらい
3. 平日で，ふだんより遅く眠るときは，1ヶ月にだいたい何回くらいありますか．　　1ヶ月に，だいたい＿＿回くらい
4. 朝，目覚める時刻は，だいたい，いつごろですか．
    平日の朝は，だいたい午前・午後＿＿時＿＿分ごろ　　休日の朝は，だいたい午前・午後＿＿時＿＿分ごろ
    　　　　　　　（※休日とは，1日とくに予定がなく，のんびりできる日とします．）
    平日で早いときは，だいたい午前・午後＿＿時＿＿分ごろ
    平日で遅いときは，だいたい午前・午後＿＿時＿＿分ごろ
5. 平日で，ふだんより早く目覚めるときは，1ヶ月にだいたい何回くらいありますか．　1ヶ月に，だいたい＿＿回くらい
6. 平日で，ふだんより遅く目覚めるときは，1ヶ月にだいたい何回くらいありますか．　1ヶ月に，だいたい＿＿回くらい
7. ふだん，寝床（ベッド・ふとん）に入って寝ようとしてから寝つくまで，だいたい，どのくらいかかりますか．
    だいたい＿＿分くらい
8. 夜中（睡眠中）に，だいたい何回くらい目が覚めますか．（平均して考えてください．）
    （　）ほとんど目が覚めない　　　（　）1晩あたり，だいたい＿＿回くらい目が覚める
9. 朝，目覚めて，寝床から起き出すまでに，だいたい，どのくらいかかりますか．　だいたい＿＿分くらい
10. 睡眠時間は，だいたい，どのくらいですか．
    平日は，だいたい＿＿時間＿＿分くらい　　　休日の前は，だいたい＿＿時間＿＿分くらい
    平日で長いときは，だいたい＿＿時間＿＿分くらい　平日で短いときは，だいたい＿＿時間＿＿分くらい
11. 睡眠時間がふだんより長いときは，1ヶ月にだいたい何回くらいありますか．　1ヶ月に，だいたい＿＿回くらい
12. 睡眠時間がふだんより短いときは，1ヶ月にだいたい何回くらいありますか．　1ヶ月に，だいたい＿＿回くらい
13. 日中，横になって眠ること（昼寝）が，1週間に何日くらいありますか．
    （　）ほとんどない　　　（　）1週間に，だいたい＿＿日くらいある
    1日の中では，だいたい，いつごろですか．多い順に答えてください．
    午前・午後＿＿時＿＿分くらいから，＿＿分間くらい　午前・午後＿＿時＿＿分くらいから，＿＿分間くらい
    午前・午後＿＿時＿＿分くらいから，＿＿分間くらい　午前・午後＿＿時＿＿分くらいから，＿＿分間くらい
14. 居眠りや，うたた寝をすることが，1週間に何日くらいありますか．
    （　）ほとんどない　　　（　）1週間に，だいたい＿＿日くらいある
    1日の中では，だいたい，いつごろですか．多い順に答えてください．
    午前・午後＿＿時＿＿分くらいから，＿＿分間くらい　午前・午後＿＿時＿＿分くらいから，＿＿分間くらい
    午前・午後＿＿時＿＿分くらいから，＿＿分間くらい　午前・午後＿＿時＿＿分くらいから，＿＿分間くらい
15. 眠くなることが，1週間に何日くらいありますか．
    （　）ほとんどない　　　（　）1週間に，だいたい＿＿日くらいある
    1日のなかでは，だいたい，いつごろですか．多い順に答えてください．
    午前・午後＿＿時＿＿分くらいから，＿＿分間くらい　午前・午後＿＿時＿＿分くらいから，＿＿分間くらい
    午前・午後＿＿時＿＿分くらいから，＿＿分間くらい　午前・午後＿＿時＿＿分くらいから，＿＿分間くらい
16. ふだんの眠りの深さはいかがですか．
    （　）深い　（　）やや深い　（　）どちらでもない　（　）やや浅い　（　）浅い
17. 朝，目覚めたときの気分や，きげんはいかがですか．
    （　）よい　（　）ややよい　（　）どちらでもない　（　）やや悪い　（　）悪い
18. 食事の習慣についておたずねします．朝食，昼食，夕食，夜食を食べますか．
    その時刻は，だいたい，いつごろですか．
    朝食：（　）必ずとる　　　　　　だいたい，午前・午後＿＿時＿＿分ごろ
    　　　（　）とらないことがある
    　　　（　）とらないことが多い
    昼食：（　）必ずとる　　　　　　だいたい，午前・午後＿＿時＿＿分ごろ
    　　　（　）とらないことがある
    　　　（　）とらないことが多い
    夕食：（　）必ずとる　　　　　　だいたい，午前・午後＿＿時＿＿分ごろ
    　　　（　）とらないことがある
    　　　（　）とらないことが多い

夜食：（　）必ずとる　　　　　　だいたい，午前・午後＿＿時＿＿分ごろ
　　　（　）とらないことがある
　　　（　）とらないことが多い
19. 何かスポーツ（1回30分以上の運動）をしていますか．
　　　（　）めったにしない　　　　　（　）1週間に＿＿回くらいしている
20. ここ1ヶ月の間に，深夜の勤務やアルバイト（午後11：00～午前6：00にかかる勤務やアルバイト）をしましたか．
　　　（　）していない　　　　　　　（　）＿＿回くらいした
21. 現在の生活習慣になって，どのくらいたちますか．　　だいたい，＿＿年＿＿ケ月くらい

　答えることで総合点を算出し判定を行なう（表2-4）。これによれば，16～30点が明らかな夜型，31～41点がほぼ夜型，42～58点が中間型，59～69点がほぼ朝型，70～86点が明らかな朝型となっている。

　詳細な各項目の採点については，表2-5を参照のこと。項目1，2，10，17，18については，時間帯の下にあるスケールに基づいて点数化する。ただし項目7は選択した最後の番号で点数化する。項目4，5，6，7，14，16については，解答した番号と同様に1点→2点→3点→4点と点数を与え，項目12は，0→2→3→5と点数を与え得点化する。一方，項目3，8，9，13，15は，解答した番号と反転させ，4→3→2→1と点数を与える。また，項目11，19は，6→4→2→0の順で得点を与える。以上のように各項目についての得点を合計して，朝型−夜型得点を算出する。

4．生活習慣の規則性尺度（social rhythm metric: SRM）

　Monkら（1990）は，睡眠習慣だけでなく，食事，外出，運動なども含めた社会生活全体の規則性を測るSRMを開発した。SRMは，2週間以上，毎晩就床前に，起床，食事，外出，運動，就床などの17項目について，その日に行なった時刻を記入するものである。しかし，項目数が多すぎること，また人によっては該当しない項目も多く含まれていることから，後にMonkら（2002）は，ほとんどの人が毎日行なっている5項目だけで規則性を測定する簡便な方法（SRM-5）を開発した。SRM-5は，旧来のSRM-17と相関が高く，妥当性と信頼性も検討されており，生活の規則性を簡便に測定する方法として有効である。

　SRM-5では，①起床時刻，②その日，他者と最初に接触した時刻（対面でも電話などでも可），③就業・授業・家事・ボランティア活動・子どもや家族の世話など，社会的活動を開始した時刻，④夕食の時刻，⑤就床時刻，の5項目の活動を2週間，毎日，就床前に記入してもらう。その日，これらの活動を行なわなかった場合は，該当なしの項目に印をつける（表2-6）。

　SRM得点の求め方は，項目ごとに以下の①～④までを計算する。①項目ごとに2週間の平均時刻と標準偏差（SD）を求める。②平均±1.5 SDの範囲外にあった日は，はずれ値として除外し，残りの日について再び平均時刻を求める。③上記の②で求めた平均時刻±45分以内に活動を行なった日が何日あったか，1週間あたりに換算した

表2-4 朝型-夜型質問紙（MEQ）(Horne & Östberg, 1976；石原ら, 1986)

1. あなたの体調が最高と思われる生活リズムだけを考えてください。そのうえで、1日のスケジュールを本当に思い通りに組むことができるとしたら、あなたは何時に起きますか。

   〔注〕下のタイム・スケールをみて、番号で答えてください。

番号→	1	2	3	4	5	6	7	8	9	10	11	12	13	14	15	16	17	18	19	20	21	22	23	24	25	26	27	28
	5時				6				7				8				9				10				11				12時

   午前

2. あなたの体調が最高と思われる生活リズムだけを考えてください。そのうえで、夜のすごし方を本当に思い通りに計画できるとしたら、あなたは何時に寝ますか。

   〔注〕下のタイム・スケールをみて、番号で答えてください。

番号→	1	2	3	4	5	6	7	8	9	10	11	12	13	14	15	16	17	18	19	20	21	22	23	24	25	26	27	28
	8時				9				10				11				0				1				2				3時

   午後　　　　　　　　　　　　　　　　午前

3. 朝、ある特定の時刻に起きなければならないとき、どの程度目覚まし時計に頼りますか。
   (1) まったく頼らない　　(2) あまり頼らない
   (3) わりに頼る　　　　　(4) たいへん頼る

4. ふだんあなたは、朝、目が覚めてから容易に起きることができますか。
   (1) まったく容易でない　(2) あまり容易でない
   (3) わりに容易である　　(4) たいへん容易である

5. ふだん、起床後30分間の目覚めぐあいは、どの程度ですか。
   (1) まったく目覚めていない　(2) あまり目覚めていない
   (3) わりに目覚めている　　　(4) たいへん目覚めている

6. ふだん、起床後30分間の食欲は、どの程度ですか。
   (1) まったく食欲がない　(2) あまり食欲がない
   (3) わりに食欲がある　　(4) たいへん食欲がある

7. ふだん、起床後30分間のけだるさは、どの程度ですか。
   (1) たいへんけだるい　　　　　　(2) どちらかといえばけだるい
   (3) どちらかといえばそう快である　(4) たいへんそう快である

8. 次の日、まったく予定がないとすれば、あなたは寝る時刻をいつもに比べてどうしますか。
   (1) 遅くすることはほとんどない（まったくない）
   (2) 遅くしても1時間以内
   (3) 1～2時間遅くする
   (4) 2時間以上遅くする

9. 何か運動をしようと思っていました。友人が、「それならば、週2回1時間ずつて、時刻は、午前7時から午前8時までが一番いい」と、助言してくれました。あなたの体調が最高と思われる生活リズムだけを考えると、それをどの程度やりぬけると思いますか。
   (1) 完全に実行できるだろうと思う
   (2) わりに実行できるだろうと思う
   (3) 実行するのは難しいだろうと思う
   (4) 実行するのはたいへん難しいだろうと思う

10. あなたは、夜、何時になると疲れを感じ、眠くなりますか。
    〔注〕下のタイム・スケール をみて、番号で答えてください。

番号→	1	2	3	4	5	6	7	8	9	10	11	12	13	14	15	16	17	18	19	20	21	22	23	24	25	26	27	28
	8時				9				10				11				0				1				2				3時

    午後　　　　　　　　　　　　　　　　午前

2節　睡眠・生活習慣の評価

11. 精神的にたいへん疲れるうえ、2時間もかかるとわかっているテストを受けようと思います。最高の成績をあげたいといとします。1日のスケジュールを本当に思い通りに組むことができ、あなたの体調が最高と思われる生活リズムだけを考えると、次のうちどの時間帯を選びますか。
   (1) 午前8時～午前10時　　(2) 午前11時～午後1時
   (3) 午後3時～午後5時　　(4) 午後7時～午後9時

12. 午後11時に寝ることにすれば、あなたは、そのときどの程度疲れていると思いますか。
   (1) まったく疲れていないと思う　　(2) あまり疲れていないと思う
   (3) わりに疲れていると思う　　(4) たいへん疲れていると思う

13. ある理由で寝るのがいつもより何時間か遅くなったが、翌朝は特定の時刻に起きる必要がない場合、あなたは次のどれにあてはまりますか。
   (1) いつもの時刻に目覚め、それ以上眠らないだろう
   (2) いつもの時刻に目覚めるが、その後うとうとするだろう
   (3) いつもの時刻に目覚めるが、また眠るだろう
   (4) いつもの時刻より遅くまで目覚めないだろう

14. ある夜、夜警のため午前4時から午前6時まで起きていなければならないが、次の日はまったく予定がないとします。あなたは次のどれにもっともよくあてはまりますか。
   (1) 夜警が終わるまで寝ないだろう
   (2) 夜警前に仮眠をとり、夜警後に眠るだろう
   (3) 夜警前に十分眠り、夜警後に仮眠をとるだろう
   (4) 夜警前にできる限り眠るだろう

15. きつい肉体作業を2時間し続けなければなりません。1日のスケジュールを本当に思い通りに組むことができ、あなたの体調が最高と思われる生活リズムだけを考えると、次のうちどの時間帯を選びますか。
   (1) 午前8時～午前10時　　(2) 午前11時～午後1時
   (3) 午後3時～午後5時　　(4) 午後7時～午後9時

16. きつい運動をしようと思っていたところ友人が、「それならば、週2回1時間ずつ、時刻は午後10時から午後11時までが一番いい。」と、助言してくれました。あなたの体調が最高と思われる生活リズムだけを考えると、それをどの程度やりぬけると思いますか。
   (1) 完全に実行できるだろうと思う
   (2) わりに実行できるだろうと思う
   (3) 実行するのは難しいだろうと思う
   (4) 実行するのはたいへん難しいだろうと思う

17. 仕事をする時間帯を、あなたが自身で選ぶことができるとします。おもしろうえ、できればそれに応じて報酬がある仕事を5時間連続して（休憩を含む）行うとき、どの時間帯を選びますか。
   (注) 下のタイム・スケジュールをみて、連続5時間を選び、それらの番号を回答用紙に直接記入してください。

   番号｜24｜1｜2｜3｜4｜5｜6｜7｜8｜9｜10｜11｜12｜13｜14｜15｜16｜17｜18｜19｜20｜21｜22｜23｜24｜
   12時　　1　2　3　4　5　6　7　8　9　10 11 12　1　2　3　4　5　6　7　8　9 10 11 12時
   真夜中　　　　　　　　　　　　　　　　　正午　　　　　　　　　　　　　　　　真夜中

18. 1日のどの時間帯に体調が最高であると思いますか。1つの時間帯だけを選んでください。
   (注) 下のタイム・スケジュールをみて、番号で答えてください。

   番号｜24｜1｜2｜3｜4｜5｜6｜7｜8｜9｜10｜11｜12｜13｜14｜15｜16｜17｜18｜19｜20｜21｜22｜23｜24｜
   12時　　1　2　3　4　5　6　7　8　9 10 11 12　1　2　3　4　5　6　7　8　9 10 11 12時
   真夜中　　　　　　　　　　　　　　　　　正午　　　　　　　　　　　　　　　　真夜中

19. 「朝型」か「夜型」かと尋ねられたら、あなたは次のうちのどれにあてはまりますか。
   (1) 明らかに「朝型」
   (2) 「夜型」というよりむしろ「朝型」
   (3) 「朝型」というよりむしろ「夜型」
   (4) 明らかに「夜型」

21

2章 睡眠の評価法（1）――睡眠調査・活動量――

表2-5 朝型・夜型質問紙 採点表

1. あなたの体調が最高と思われる生活リズムだけを考えてください。そのうえで、1日のスケジュールを本当に思い通りに組むことができるとしたら、あなたは何時に起きますか。
（注）下のタイム・スケールをみて、番号で答えてください。

番号 → |1|2|3|4|5|6|7|8|9|10|11|12|13|14|15|16|17|18|19|20|21|22|23|24|25|26|27|28| 12時
　　　　　5時　　　6　　　7　　　8　　　9　　　10　　　11
　　　　　午前
　　　　　　　　　　6:30　　7:45　　9:45　　　　　11:00

2. あなたの体調が最高と思われる生活リズムだけを考えてください。そのうえで、夜のすごし方を本当に思い通りに計画できるとしたら、あなたは何時に寝ますか。
（注）下のタイム・スケールをみて、番号で答えてください。

番号 → |1|2|3|4|5|6|7|8|9|10|11|12|13|14|15|16|17|18|19|20|21|22|23|24|25|26|27|28| 3時
　　　　　8時　　　9　　　10　　　11　　　12　　　1　　　2
　　　　　午後　　　　　　　　　　　　　午前
　　　　　　　　　9:00　　10:15　　12:30　　1:45

10. あなたは、夜、何時になると疲れを感じ、眠くなりますか。
（注）下のタイム・スケールをみて、番号で答えてください。

番号 → |1|2|3|4|5|6|7|8|9|10|11|12|13|14|15|16|17|18|19|20|21|22|23|24|25|26|27|28| 3時
　　　　　8時　　　9　　　10　　　11　　　12　　　1　　　2
　　　　　午後　　　　　　　　　　　　　午前
　　　　　　　　　9:00　　10:15　　12:45　　2:00

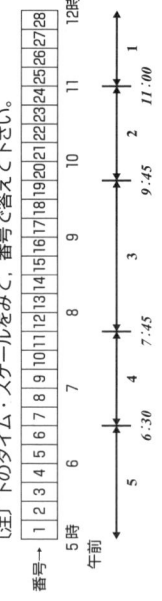

17. 仕事をする時間帯を、あなた自身で選ぶことができるとします。おもしろい、できばえに応じて報酬がある仕事を5時間連続して（休憩を含む）行なうとき、どの時間帯を選びますか。連続5時間を選び、それらの番号を回答用紙に直接記入してください。

番号 |24|1|2|3|4|5|6|7|8|9|10|11|12|13|14|15|16|17|18|19|20|21|22|23|24|
　　　12時　　　　　　　　　　　　　正午　　　　　　　　　　　12時
　　　真夜中　　　　　　　　　　　　　　　　　　　　　　　　　真夜中
　　　　　　1　　　　5　　　　4　　　　3　　　　2　　　　1
　　　　4:00　　8:00　9:00　　　　2:00　5:00

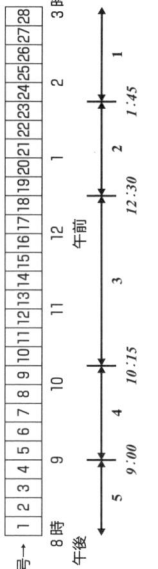

18. 1日のどの時間帯に体調が最高であると思いますか。1つの時間帯だけを選んでください。
（注）下のタイム・スケールをみて、番号で答えてください。

番号 |24|1|2|3|4|5|6|7|8|9|10|11|12|13|14|15|16|17|18|19|20|21|22|23|24|
　　　12時　　　　　　　　　　　　　正午　　　　　　　　　　　12時
　　　真夜中　　　　　　　　　　　　　　　　　　　　　　　　　真夜中
　　　　　　1　　　　　4　　　3　　　　　2　　　　　1
　　　　5:00　8:00 10:00　　　　5:00　　　　10:00

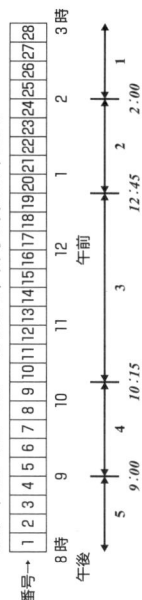

2節 睡眠・生活習慣の評価

表2-6 SRM-5の見本 (Monk et al., 2002)

2週間の間毎日、1日の終わりに下記の項目を記入してください。まず、曜日（日、月、火、水、木、金、土）、日付（月/日/年）を記入してください。そして活動ごとに、開始時刻を記入してください。その時、それが朝か夕方かがわかるように「午前」か「午後」に○をしてください。もし、特定の活動をしていないなければ、「しなかった」という所にチェックをしてください。

曜日	日付	起床時刻	その日、他者と最初に接触した時刻（対面でも電話でもどちらも可）	就業・授業・家事・ボランティア活動・子どもや家族の世話など、社会的活動を開始した時刻	夕食の時刻	就床時刻
	／／	時刻　：　　午前・午後　□しなかった	時刻　：　　午前・午後　□しなかった	時刻　：　　午前・午後　□しなかった	時刻　：　　午前・午後　□しなかった	時刻　：　　午前・午後　□しなかった
	／／	時刻　：　　午前・午後　□しなかった	時刻　：　　午前・午後　□しなかった	時刻　：　　午前・午後　□しなかった	時刻　：　　午前・午後　□しなかった	時刻　：　　午前・午後　□しなかった
	／／	時刻　：　　午前・午後　□しなかった	時刻　：　　午前・午後　□しなかった	時刻　：　　午前・午後　□しなかった	時刻　：　　午前・午後　□しなかった	時刻　：　　午前・午後　□しなかった
	／／	時刻　：　　午前・午後　□しなかった	時刻　：　　午前・午後　□しなかった	時刻　：　　午前・午後　□しなかった	時刻　：　　午前・午後　□しなかった	時刻　：　　午前・午後　□しなかった
	／／	時刻　：　　午前・午後　□しなかった	時刻　：　　午前・午後　□しなかった	時刻　：　　午前・午後　□しなかった	時刻　：　　午前・午後　□しなかった	時刻　：　　午前・午後　□しなかった
	／／	時刻　：　　午前・午後　□しなかった	時刻　：　　午前・午後　□しなかった	時刻　：　　午前・午後　□しなかった	時刻　：　　午前・午後　□しなかった	時刻　：　　午前・午後　□しなかった
	／／	時刻　：　　午前・午後　□しなかった	時刻　：　　午前・午後　□しなかった	時刻　：　　午前・午後　□しなかった	時刻　：　　午前・午後　□しなかった	時刻　：　　午前・午後　□しなかった

合計日数を求める。続いて，④各項目の中で，それぞれの活動を行なった日が1週間あたり3日に満たない活動項目は除外し，残りの項目で③の平均値を求めると，これがSRM得点となる。つまり，平均時刻±45分以内に活動が行なわれていた日数が1週間の中で多いほど，生活が規則正しいことを示す。得点の最大値は7，最小値は0となる。

3節 睡眠障害・睡眠健康の評価

睡眠の質と量に関する自覚症状は個人差が大きい。睡眠障害や睡眠健康の評価にわが国でよく用いられている質問票について以下に示す。

1．ピッツバーグ睡眠質問票 (Pittsburgh sleep quality index: PSQI)

現在，睡眠障害の臨床場面や睡眠障害に関する研究では，最も多く使われている質問票で，おもだった睡眠障害のスクリーニングに有効とされている（表2-7）。最近，1か月間の睡眠の質について，19項目の自覚症状に関する質問と5項目の同室就寝者への質問から構成されている（Buysse et al., 1989）。ほとんどの質問は1か月間の睡眠障害の症状の頻度を4段階で評価する。各項目のスコア化と総合評価点が算出できる（表2-8）。ナーシングホームの利用者など，自記式で記入が困難な人のために，半構造化面接による版もつくられている。本邦では，翻訳された日本語版（土井ら，1998）が用いられている。不眠を評価する質問紙として高い信頼性を得ているが，不規則なライフスタイルや交代制勤務に起因する不眠，概日リズム障害などの評価には不向きである。

2．MSQ (mini sleep questionnaire)

睡眠愁訴についての総合評価を行なうものである。取り上げられた10項目の具体的睡眠愁訴について，その頻度を，1）まったくない～7）つねにある，の7段階で評価する。項目は，①睡眠の位相後退，②中途覚醒，③睡眠薬の使用，④日中の眠気，⑤起床時の疲労感，⑥習慣的いびき，⑦早朝覚醒，⑧起床時の頭痛，⑨慢性的疲労感，⑩眠った気がしない睡眠の10項目である（Alster et al., 1993）。

3．セントマリー病院睡眠質問票

入院中の患者の睡眠の問題を評価する14項目の自記式評価尺度（Ellis et al., 1981）で，昨夜の睡眠についての評価を行なう点が特徴である。不眠の診断に有用とされる。質問数も少ないことから，患者の日々の寝つきや睡眠の質を評価するのに向いている

表2-7 ピッツバーグ睡眠質問票日本語版（土井ら，1998）

過去1ヶ月間におけるあなたの通常の睡眠の習慣についておたずねします。
過去1ヶ月間について大部分の日の昼と夜を考えて，以下のすべての質問項目にできる限り正確にお答えください。

問1　過去1ヶ月間において，通常何時ごろ寝床につきましたか？
　　　就寝時刻　　（1．午前　　2．午後）　　時　　分ごろ

問2　過去1ヶ月間において，寝床についてから眠るまでにどれくらい時間を要しましたか？
　　　約　　　　分

問3　過去1ヶ月間において，通常何時ごろ起床しましたか？
　　　起床時刻　　（1．午前　　2．午後）　　時　　分ごろ

問4　過去1ヶ月間において，実際の睡眠時間は何時間くらいでしたか？
　　　これは，あなたが寝床の中にいた時間とは異なる場合があるかもしれません。
　　　睡眠時間　　　1日平均　　約　　時間　　分

過去1ヶ月間において，どれくらいの頻度で，以下の理由のために睡眠が困難でしたか？　最も当てはまるものに1つ○印をつけてください。

問5a．寝床についてから30分以内に眠ることができなかったから。
　　　　1．なし　　2．1週間に1回未満　　3．1週間に1-2回　　4．1週間に3回以上

問5b．夜間または早朝に目が覚めたから。
　　　　1．なし　　2．1週間に1回未満　　3．1週間に1-2回　　4．1週間に3回以上

問5c．トイレに起きたから。
　　　　1．なし　　2．1週間に1回未満　　3．1週間に1-2回　　4．1週間に3回以上

問5d．息苦しかったから。
　　　　1．なし　　2．1週間に1回未満　　3．1週間に1-2回　　4．1週間に3回以上

問5e．咳が出たり，大きないびきをかいたから。
　　　　1．なし　　2．1週間に1回未満　　3．1週間に1-2回　　4．1週間に3回以上

問5f．ひどく寒く感じたから。
　　　　1．なし　　2．1週間に1回未満　　3．1週間に1-2回　　4．1週間に3回以上

問5g．ひどく暑く感じたから。
　　　　1．なし　　2．1週間に1回未満　　3．1週間に1-2回　　4．1週間に3回以上

問5h．悪い夢をみたから。
　　　　1．なし　　2．1週間に1回未満　　3．1週間に1-2回　　4．1週間に3回以上

問5i．痛みがあったから。
　　　　1．なし　　2．1週間に1回未満　　3．1週間に1-2回　　4．1週間に3回以上

問5j．上記以外の理由があれば，次の空欄に記載してください。
　　　　理由（　　　　　　　　　　　　　　　　　　　　　　　　　　　　　　）
　　　　そういったことのために，過去1ヶ月において，どのくらいの頻度で睡眠が困難でしたか？
　　　　1．なし　　2．1週間に1回未満　　3．1週間に1-2回　　4．1週間に3回以上

問6　過去1ヶ月間において，ご自分の睡眠の質を全体として，どのように評価しますか？
　　　1．非常によい　　2．かなりよい　　3．かなりわるい　　4．非常にわるい

問7　過去1ヶ月間において，どのくらいの頻度で，眠るために薬を服用しましたか？（医師から処方された薬，薬屋で買った薬）
　　　1．なし　　2．1週間に1回未満　　3．1週間に1-2回　　4．1週間に3回以上

問8　過去1ヶ月間において，どのくらいの頻度で，車の運転中や食事中や社会活動中など眠ってはいけない時に，おきていられなくなり困ったことがありましたか？
　　　1．なし　　2．1週間に1回未満　　3．1週間に1-2回　　4．1週間に3回以上

問9　過去1ヶ月間において，物事をやり遂げるのに必要な意欲を持続するうえで，どのくらい問題がありましたか？
　　　1．全く問題なし　　2．ほんのわずかだけ問題があった　　3．いくらかの問題があった　　4．非常に大きな問題があった

表2-8 ピッツバーグ睡眠質問票（PSQI）の採点方法

睡眠の質（C1）
問6. 過去1ヶ月間における主観的な睡眠の質の評価
- 非常によい　　0点
- かなりよい　　1点
- かなりわるい　2点
- 非常にわるい　3点　　　　C1得点　　　点

入眠時間（C2）
①問2. 過去1ヶ月間における、寝床についてから眠るまでにかかった時間
- 16分未満　　　　　0点
- 16分以上31分未満　1点
- 31分以上61分未満　2点
- 61分を超える　　　3点　　Q2得点　　　点

②問5a. 寝床についてから30分以内に眠ることができなかったため睡眠に困難があった
- なし　　　　　　0点
- 1週間に1回未満　1点
- 1週間に1～2回　 2点
- 1週間に3回以上　3点　　Q5a得点　　　点

③①と②の合計点を算出
5a合計　　Q2、Q

④C2得点：③のQ2、Q5aの合計点より以下のように決定
- 0　　　0点
- 1～2　 1点
- 3～4　 2点
- 5～6　 3点　　　　　　C2得点　　　点

睡眠時間（C3）
問4. 過去1ヶ月間における、実睡眠時間　　睡眠時間　　　時間
- 7時間を超える　　　　　　0点
- 6時間を超え7時間以下　　 1点
- 5時間以上6時間以下　　　 2点
- 5時間未満　　　　　　　　3点　　C3得点　　　点

睡眠効率（C4）
①問4. 過去1ヶ月間における、実睡眠時間　　睡眠時間　　　時間
②問3. 過去1ヶ月間における起床時刻と問1. 過去1ヶ月間における就床時刻の差（床内時間）を算出　　床内時間　　　時間
③睡眠効率を算出
睡眠効率（％）＝実睡眠時間（①）/床内時間（②）×100　　睡眠効率　　　％

④C4得点：③の睡眠効率より以下のように決定
- 85%以上　　　　　　　0点
- 75%以上85%未満　　　 1点
- 65%以上75%未満　　　 2点
- 65%未満　　　　　　　3点　　　C4得点　　　点

睡眠困難（C5）
①問5bからjを以下のように得点化する
- なし　　　　　　0点
- 1週間に1回未満　1点
- 1週間に1～2回　 2点
- 1週間に3回以上　3点

Q5b得点	点
Q5c得点	点
Q5d得点	点
Q5e得点	点
Q5f得点	点
Q5g得点	点
Q5h得点	点
Q5i得点	点
Q5j得点	点

②問5bからjの得点を合計　　Q5b～j合計

③C5得点：②の合計点より以下のように決定
- 0　　　　0点
- 1～9　　 1点
- 10～18　 2点
- 19～27　 3点　　　　C5得点　　　点

睡眠剤の使用（C6）
問7. 過去1ヶ月間における睡眠薬使用の頻度
- なし　　　　　　0点
- 1週間に1回未満　1点
- 1週間に1～2回　 2点
- 1週間に3回以上　3点　　　C6得点　　　点

日中覚醒困難（C7）
①問8. 過去1ヶ月間における、日中の過眠
- なし　　　　　　0点
- 1週間に1回未満　1点
- 1週間に1～2回　 2点
- 1週間に3回以上　3点　　　Q8得点　　　点

②問9. 過去1ヶ月間における、意欲の持続
- 全く問題なし　　　　　　　　　　　　　　0点
- ほんのわずかだけ問題があった　　　　　　1点
- いくらかの問題があった　　　　　　　　　2点
- 非常に大きな問題があった　　　　　　　　3点　　Q9得点　　　点

③Q8得点（①）とQ9得点（②）を合計　　Q8、9合計

④C7得点：（③）より以下のように決定
- 0　　　0点
- 1～2　 1点
- 3～4　 2点
- 5～6　 3点　　　　C7得点　　　点

ピッツバーグ睡眠質問票総合得点（PSQIG）：0～21点
以上のC1からC7までの得点を合計（C1＋C2＋C3＋C4＋C5＋C6＋C7）
PSQIG得点　　　点

(Leigh et al., 1988)。東京医科歯科大学神経精神医学教室では，適切な日本語になるよう慎重に配慮した上で，日本語版を作成し診療に用いている（内山ら，1999）。

4．睡眠健康調査票

おもに健常者を対象として，日常生活下における総合的な睡眠健康の良否を調べる質問票である。睡眠関連愁訴の自覚の有無にかかわらず，睡眠健康の危険度を算出することができる。白川ら（1998）は，睡眠習慣と睡眠問題に関する調査票の中から，睡眠問題因子として6因子（睡眠維持障害，睡眠時異常行動，睡眠位相後退，睡眠時無呼吸，起床困難，入眠障害），16項目を抽出した。これを得点化し，睡眠健康危険度得点とした。各因子得点が高いほど睡眠健康が阻害されていることを示す。各項目は3点満点で，問題がある場合を3点，問題がまったくない場合を0点とする。因子ごとに合計得点を求め，各因子のリスク得点と総合的な睡眠健康危険度得点を算出する。他者と比較可能であるだけでなく，個人の変動を定期的にとらえることもできる。

地域高齢者を対象とした睡眠改善指導の研究では，14項目，5因子版の簡易版（表2-9）も使用されている（Tanaka & Shirakawa, 2004）。簡易版は，幼児から高齢者まで共通する項目が用いられているため，幅広い年齢層で用いることができる。実際に，教育現場や地域保健現場で多く用いられており，中学生と高校生，高齢者においては，数千人規模の標準値がある。また，睡眠に問題があると感じていない対象者においても，睡眠状態を回答させることで睡眠障害に対する危険度を算出することができることから，フィールド研究や実験室実験における参加者スクリーニングとしても利用可能である。ただし，スクリーニングとして使用する場合は，認知症やうつ病の評価スケールと併用することが重要である。パソコンで，個人の睡眠感プロフィールも容易に描けるようソフト化もされている。

表2-9　睡眠健康危険度得点および各リスク得点の算出法（Tanaka & Shirakawa, 2004）

睡眠健康に関する各因子のリスク得点については，各関連質問項目の得点の平均値を求め算出する。各質問項目は睡眠内容に問題があると考えられる反応を高得点とし，問題がまったくない場合には，得点は0点とする。さらに，その各リスク得点の合計得点を睡眠健康危険度得点とする。

1）睡眠維持障害関連リスク得点	（1）中途覚醒，（2）熟眠感，（3）夜間頻尿，（4）早朝覚醒
2）睡眠随伴症状関連リスク得点	（5）寝ぼけ，（6）金縛り，（7）恐怖性入眠時幻覚，（8）むずむず脚・四肢運動異常
3）睡眠時無呼吸関連リスク得点	（10）いびき，（11）睡眠時無呼吸
4）起床困難関連リスク得点	（12）起床困難，（14）床離れ（目覚め後，床から離れるまでに要する時間）
5）入眠障害関連リスク得点	（9）睡眠薬，（13）入眠潜時

項目（1）（中途覚醒） 睡眠中に，何回くらい目が覚めますか？
　　　　（1）目が覚めない　（2）1晩あたり，_____回くらい目が覚める
　　　　得点は，中途覚醒がない場合は0点とし，中途覚醒の回数1回につき1点を加え，4回以上は4点とする。
　　　　集計された得点に3／4を乗じ，他の項目得点との整合性をとる。最高点は3点である。
項目（2）（熟眠感） ふだんの眠りの深さはいかがですか？
　　　　（1）熟睡できる　（2）だいたい熟睡できる　（3）どちらでもない　（4）だいたい浅い
　　　　（5）浅い
　　　　「熟睡できる」に反応した場合は0点とし，「浅い」と反応した場合は4点とする。集計された得点に3／4を乗じる。
項目（3）（夜間頻尿） 夜中に何回くらいトイレに行きますか？
　　　　（1）行かない　（2）一晩に_____回くらい行く
　　　　質問項目（1）と同様の方法で得点を付与する。
項目（4）（早朝覚醒） 朝，早く目を覚ましすぎることがありますか？
　　　　（1）しょっちゅう　（2）ときどき　（3）たまに　（4）いいえ
　　　　「いいえ」と答えた場合は0点とし，「しょっちゅう」と答えた場合は3点を与える。最高得点は3点となる。

　　　　　　質問項目（5）～（12）は，質問項目（4）と同様の方法で得点を付与する。
項目（5）（寝ぼけ） 夜中に寝ぼけるといわれたことがありますか？
　　　　（1）しょっちゅう　（2）ときどき　（3）たまに　（4）いいえ
項目（6）（金縛り） 夜眠っているときなどに「かなしばり」にあうことがありますか？
　　　　（1）しょっちゅう　（2）ときどき　（3）たまに　（4）いいえ
項目（7）（恐怖性入眠時幻覚） 夜寝入りばなにありありとした恐い夢を見ることがありますか？
　　　　（1）しょっちゅう　（2）ときどき　（3）たまに　（4）いいえ
項目（8）（むずむず脚，四肢運動異常） 夜中に足をぴくぴくさせたり蹴っていると人から言われたり，あるいは眠くなると足がムズムズして不快になることがありますか？
　　　　（1）しょっちゅう　（2）ときどき　（3）たまに　（4）いいえ
項目（9）（睡眠薬） 寝つけなくて，睡眠薬や安定剤を飲むことがありますか？
　　　　（1）しょっちゅう　（2）ときどき　（3）たまに　（4）いいえ
項目（10）（いびき） あなたはいびきをかきますか？
　　　　（1）しょっちゅう　（2）ときどき　（3）たまに　（4）いいえ
項目（11）（睡眠時無呼吸） 眠っている時に息が止まることがあると人から言われたことがありますか？
　　　　（1）しょっちゅう　（2）ときどき　（3）たまに　（4）いいえ
項目（12）（起床困難） 起きなくてはならない時刻に起きることが出来ますか？
　　　　（1）しょっちゅう　（2）ときどき　（3）たまに　（4）いいえ
項目（13）（入眠潜時） ふだん，寝床（ベッド・ふとん）に入ってから寝つくまで，どのくらいかかりますか？
　　　　だいたい_____分くらい　入眠潜時が10分以下の場合は0点，10分を越え20分以下の場合は1点，20分を越え30分以下の場合は2点，30分を越えた場合は3点とする。
項目（14）（床離れ） 朝，目覚めて，寝床から起き出すのに，だいたいどのくらいかかりますか？
　　　　だいたい_____分くらい　離床時間が10分以下の場合は0点，10分を越え20分以下の場合は1点，20分を越え30分以下の場合は2点，30分を越えた場合は3点とする。

4節 睡眠日誌と活動量の測定

1. 睡眠日誌

　睡眠日誌は，参加者の生活制限をすることなく，日常のままの生活習慣や生活リズムを調べることができることから，睡眠－覚醒リズムや不眠を把握するための方法としてよく利用されている。不眠を主訴とする高齢者の中には，寝床に入る時刻が早すぎたり，昼間睡眠をとりすぎている場合も少なくない。睡眠位相後退症候群では，入眠困難性が強く自覚され，覚醒時刻の遅延が見過ごされていることもある。このような特徴は，睡眠日誌から容易に判断できる（Weitzman et al., 1981）。

　睡眠日誌をつける期間は目的により異なるが，不眠症状の把握においては少なくとも1～2週間程度の記録が必要である。睡眠日誌の書式はさまざまなものがあり，特に限定されるものではないが，就床時刻・起床時刻を記録することは必須である（宮下，1994）。図2-1に，睡眠日誌の例を示した（実践例は16章参照）。食事や服薬の有

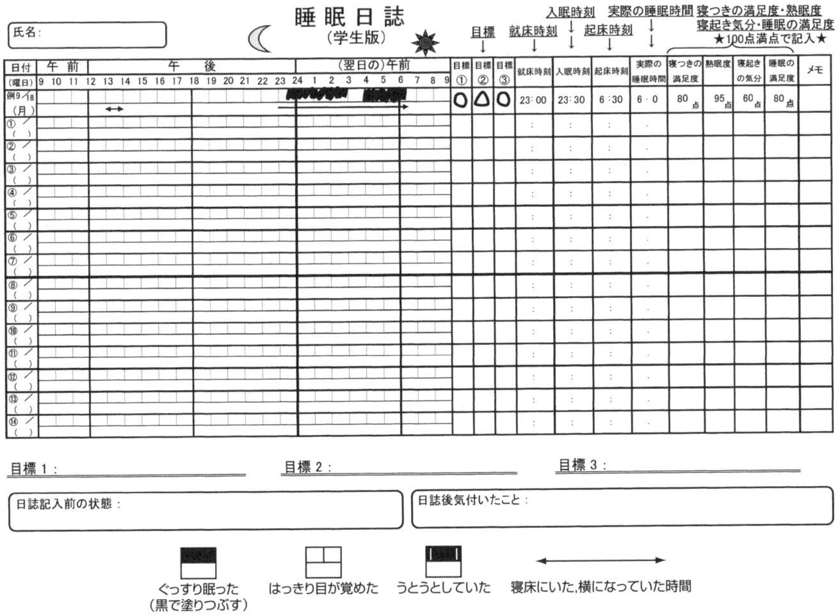

図2-1　睡眠日誌の例

就床・起床時刻など睡眠日誌に必須な事項のほかに，習慣行動についての改善目標および，日々の達成度を記入する項目で構成されている（16章参照）。

無と時刻，排泄時刻，夜間睡眠以外での昼寝，眠気の強かった時間帯などの記入を求める場合もあるが，長期間にわたって睡眠日誌の記録を求める場合は，対象者の負担を軽減するために，睡眠－覚醒期間と食事時刻の記録程度にとどめておくことが望ましい。

　一方，実験室・検査室で睡眠ポリグラムを測定する際，参加者の日常の就床時刻・起床時刻にあわせて開始と終了の時刻を決定する場合や，測定の前日まで規則的な睡眠覚醒スケジュールが維持できていたかどうかを確認する場合にも，睡眠日誌を使用する。その際，睡眠日誌は，睡眠ポリグラムを測定する前の1～2週間程度記録してもらう。睡眠日誌から，就床時刻や，昼寝，覚醒時刻の遅延などを評価することができる。

　また，睡眠日誌は，概日リズム障害や認知症における睡眠覚醒スケジュール障害の診断および治療効果の判定には重要である。信頼性の高いデータを得るためには，患者や観察者の協力が必須である。1日のある決まった時刻に記録することが望ましい。毎日記録するのでなく，数日前までさかのぼって過去の記憶をたどりながら記録するようでは，信頼性は著しく低下する。睡眠は日常的な現象なので，睡眠日誌を毎日つけていないと，数日前の睡眠現象でも想起できないこともある。したがって，睡眠日誌が必要な記録であることを本人自身に十分理解してもらうことが重要である。

　睡眠日誌の解析が可能なソフトも市販されている。測定指標として，睡眠の分断回数，24時間の平均睡眠時間，就床時刻・起床時刻の平均と変動および位相，χ^2ペリオドグラムなどによる睡眠覚醒スケジュールの周期解析などが用いられる（白川・田中，1999；田中，2000）。

2．活動量の測定：アクチグラフィ

　上述のように，毎日の睡眠状況については，睡眠日誌や，起床時の評価によって本人自身や観察者が評価できるようになってきた。しかし，このような方法では，寝つきの速さである入眠潜時や，就床中に実際に眠っている時間など，睡眠内容を客観的に判断することがむずかしい。また，睡眠時無呼吸症候群や周期性四肢運動障害のような疾患は，本人が自覚できないことが多く，睡眠日誌や起床時の評価では，必ずしも中途覚醒や運動症状の程度を的確にとらえることができない。そこで，これらの問題を解決する方法として，近年，アクチグラフィが用いられるようになってきた。なお，3章で述べられるように，本書では，測定機器をグラフ（graph），測定方法をグラフィ（graphy），測定結果をグラム（gram）とする。したがって，本章では，活動量計をアクチグラフ（actigraph），活動量の測定方法をアクチグラフィ（actigraphy），測定された活動量をアクチグラム（actigram）とよぶことにする。

　アクチグラフィは，圧センサを用いて加速度圧を計測することにより，活動量を連

続して測定する方法である。アクチグラフの形状は，腕時計に似ており，一般的には，非利き手の手首に装着する。乳幼児の場合には，足首に装着することが多い。小型軽量で，装着による違和感が少ないため，第1夜効果（13章参照）がほとんど出現しないという利点もある。単位時間あたりの活動量が経時的に記録されるため，睡眠−覚醒リズムに加えて，日中の仮眠や夜間睡眠中の中途覚醒についても情報を収集することができる。このように，参加者の日常行動を長期間観察したり，数夜にわたる睡眠状態を調べたりするのに適している（図2-2，および16章参照）。

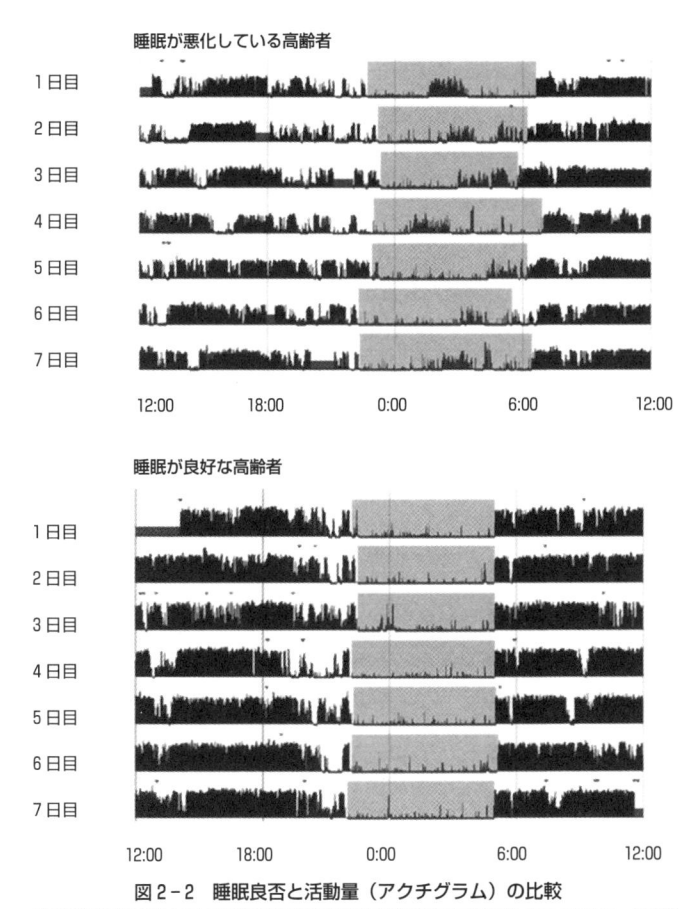

図2-2 睡眠良否と活動量（アクチグラム）の比較

図は睡眠健康の悪化している高齢者と睡眠良好な高齢者の活動量を比較したものである。睡眠健康の良否は睡眠健康危険度得点を用いて測定した。腕時計用の活動量計（アクチグラム）を1週間連続して着用してもらい，昼と夜の活動量を調べた。横軸中央の数値0：00が夜中の0時である。黒い部分が高いほど活動量が多いことを示し，極端に活動性が低い部分は睡眠や居眠りを表わしている。灰色の部分は夜間睡眠と判定された区間である。

これまで臨床場面では，このような目的のためには睡眠日誌や看護記録などが用いられてきたが，アクチグラフィを併用することによって，より客観性のある情報を得ることができる．不眠症では，毎晩眠れない日が続くことは少なく，比較的よく眠れる日もある．アクチグラフィは，このような日々の睡眠状態の変動を評価するのに適している（Sadeh et al., 1995）．不眠症の治療においては，就床時刻・起床時刻を毎日一定にすることや昼寝の禁止など，睡眠衛生が遵守されているか（コンプライアンスが維持されているか）を観察したり，睡眠薬による長期的な治療効果，たとえば睡眠薬の急な中断や不規則な使用によって反跳現象が起こっていないかを確かめたりする場合にも用いられる．

ただし，アクチグラフィによる睡眠－覚醒の判定と，睡眠ポリグラムによる判定とでは，一般に，睡眠障害患者よりも健常者において一致率が高い傾向にある．健常者では，睡眠ポリグラムとの一致率は90％以上と高く（Sadeh et al., 1995），睡眠障害患者では，78〜85％と報告されている（Kushida et al., 2001）．

最近，アクチグラフィは，多方面で用いられるようになってきた．これまでも新生児から高齢者にいたる幅広い年齢層における概日リズムの測定や，交代制勤務従事者や認知症患者，がん患者の睡眠を調べるのに用いられてきたが，スリープマネージメントの効果の評価（16章参照）やADHD研究，疲労研究，保育園児の昼寝が夜間睡眠に与える影響（田中，2007）などにも応用されている．

3．活動量の測定機器と測定結果の評価

現在，国内で販売されているアクチグラフには，Actigraph（A. M. I 社製，サニタ商事）や，Actiwatch（Mini-Mitter 社製，アイティーシー社），ActiTrac（IM System 社製，光電メディカル社）などがある．イベントマーカーがついている機種では，就床時や起床時，作業開始時などにマーカーを押して，これらの時刻を記録することができる．光検知センサがついている機種では，日常生活下で参加者が浴びた光量と24時間の活動量との相関を検討することもできる．また，最近では，非拘束的に音型センサや温度型センサと組み合わせて，約3週間，寝室環境と活動量を同時測定することも可能になっている（図2-3）．

これらの機器は腕時計ぐらいの大きさと重量（10〜35 g）である．内蔵のバッテリで駆動し，計測したデータは内部メモリに保存され，長期間連続して記録することが

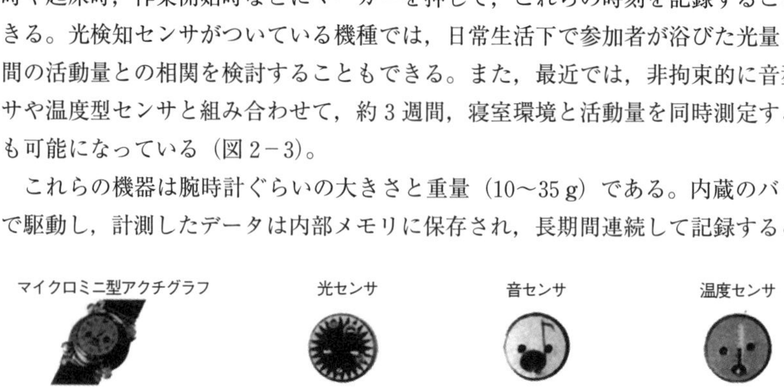

図2-3　アクチグラフと光・音・温度センサ

できる．記録したデータは，専用のインターフェースを介して，パソコンに取り込まれ，活動量を経時的にグラフ表示したり，総活動量などの集計が行なわれる．さらに専用のソフトによって活動量のリズム解析や，活動量から推定した睡眠－覚醒の自動判定を行なうこともできる．

睡眠－覚醒の自動判定では，覚醒時には活動量が多く，睡眠時には活動量が少ないことを利用し，特定のアルゴリズムを用いて推定する．アルゴリズムは，機種によって多少の違いはあるが，ある区間とその前後の区間の活動量にそれぞれ重みづけをしたあとに活動量を積算し，特定の閾値と比較する．積算した活動量が閾値よりも大きければ覚醒，小さければ睡眠と判定される．このアルゴリズムには，Coleら（1992）の方法が有名である．

自動判定したデータを用いて，夜間睡眠だけでなく，日中の睡眠や，夜間睡眠の睡眠効率も算出できる．単位時間を30秒間または，1分間に設定し，単位時間ごとに集積されたデータを付属のソフトを用いて総活動量として求めたり，5分ごと，10分ごとの累積した値に数値化したりすることも可能である．

4．活動量と睡眠日誌との併用

アクチグラムから睡眠－覚醒を推定する際には，次のような場合があることに留意しなければならない．睡眠中にアクチグラフを装着した腕が胸腹部の上に乗っているときは，呼吸運動による活動量が記録されることがある．また，眠れなくてもベッドで静かに横になっている実験参加者では，睡眠が過大に評価され，逆に睡眠中に体動の多い実験参加者では，睡眠は過小に評価されてしまう．レム睡眠行動障害や周期性四肢運動障害のような体動を伴う睡眠障害では，睡眠中に異常行動が出現している時間は覚醒とみなされるおそれもある．

測定部位としては，アーチファクトの混入を避ける目的で，非利き腕の手首に装着して測定することが多い（Sadeh et al., 1995）が，認知症高齢者の場合には上腕につけたり，衣服の袖に固定するなどの工夫が必要であり，計測する参加者や患者の状態にあわせて測定方法を考慮することが必要である．1991年以降には，乳幼児の睡眠の評価にも用いられるようになり，測定部位としては左足首が選択されている．測定中は，本体を水に濡らさないよう注意し，入浴するときははずしておく．

入浴などでアクチグラフをはずしていた時間が睡眠と判定されたり，乗り物で移動中に眠っていた時間が覚醒と判定されるおそれがあるため，測定中は睡眠日誌も同時に記録して，これらのイベントを記載しておく必要がある．このように睡眠日誌をあわせて実施すると，得られる情報量も多く有効に利用できる．乳児における睡眠障害のスクリーニングでは，睡眠日誌は，時間の経過とともに両親の記入漏れが多くなるため，アクチグラフを併用することが望ましいとの報告（Sadeh et al., 2007）もある．

日常の睡眠－覚醒リズムを長期にわたり把握するにはアクチグラフを用いれば精度の高いデータを得られるが，質問票や睡眠日誌は多人数を同時にデータ収集することが可能であり，研究の目的にあわせて，ツールを選択することも重要である。睡眠日誌やアクチグラフ，習慣行動チェックリスト（16章参照）と併用することで，長期的なフィールド研究の定期的評価も可能であり，地域保健現場や教育現場などで活用されている。

今後，睡眠研究や睡眠心理学において睡眠の評価法に関する課題として，以下のようなものを実現することが必要であろう。すなわち，①睡眠に関する心理・行動的評価の自動評価システムの構築，②インターネットを用いた睡眠習慣，睡眠健康のデータベース化，③調査結果の現場へのフィードバック・システム，④睡眠が心身に及ぼす影響について各種身体機能や脳・精神機能に対する個別的評価や総合的評価が可能な新しい調査票の開発，があげられる。これらの実現にあたっては，評価尺度を共有化，共通化することやデータ公開が前提であり，詳細な吟味や検討が必要である。

●3章

睡眠の評価法（2）
――睡眠ポリグラム――

　睡眠ポリグラフィによる睡眠段階判定は，睡眠の質を評価する方法として広く用いられている。睡眠－覚醒に関する生体現象を複数の生理的指標を用いて同時に記録する多現象記録法を睡眠ポリグラフィとよぶ。よく似た言葉に，ポリグラフィ（polygraphy），ポリグラフ（polygraph），ポリグラム（polygram）がある。ポリグラフィは記録方法，ポリグラフは測定装置，ポリグラムは記録されたデータを意味する。

　睡眠ポリグラフィによって記録されたデータは，睡眠ポリグラム，または，ポリソムノグラム（polysomnogram: PSG）とよばれる。ポリソムノグラムは，ポリグラム（polygram）に，睡眠を意味するソムノ（somno）という言葉を挿入してつくられた言葉である。なお本書では，睡眠ポリグラムという言葉で統一されている。

　本章では，睡眠ポリグラムを測定する際の留意点と睡眠段階判定について解説する。

1節　実験室・検査室での記録

1．実験および検査の際の事前留意事項

　インフォームドコンセントは必須であるが，記録測定当日は，昼寝や激しい運動，飲酒を禁止する。測定前3時間は，入浴やカフェイン含有飲料の摂取，および過度の喫煙も制限する。また，薬物の影響にも考慮が必要である。さらに，睡眠記録をとる時間帯も，研究目的や睡眠障害の種類，検査目的などによって異なってくる。一般に，就眠許可から起床までの記録時間帯の決定は，測定前の1〜2週間の睡眠日誌（2章参照）を参考にして決めるのが望ましい。そうすることで，本人のサーカディアンリズムを極力歪めることなく，測定を行なうことが可能となる。また，できるだけ普段

の睡眠に近い状態が記録できることが重要である。さらに，パジャマなど，参加者が日頃使い慣れたものを用いるようにするのが望ましい。

　一方，実験研究を行なう際には，予備実験を必ず行ない，手順書や機器操作マニュアルの作成・修正を行なうことが必須である。また，実験目的にあわせて，参加者のスクリーニング等を行なうために，生活習慣調査や性格特性，心身健康に関する質問紙を行なっておくことも重要である。さらに，実験研究の際は，操作要因（たとえば，就床前の状態不安の程度）以外の睡眠に影響を及ぼす要因（サーカディアンリズムや就床前の覚醒時間の長さ，カフェインやアルコール，日中の運動や就床前の食事などの影響）を統制するよう配慮し，実験目的にあわせた精度の高いデータの収集に努めることが大切である。

2．測定環境

　睡眠内容と環境は密接に関係しており，種々の要因で睡眠内容は変化する。測定結果の信頼性を高めるためには，参加者が睡眠をとる部屋（測定室）は，防音設備（室内での騒音レベルは40 dB以下）や電気的シールドを備えていることに加え，エアコンや，照度が段階的に調節可能な照明機器，さらには，測定室内外で双方向の通話ができるインターホンを備えることが望ましい。ビデオカメラ（赤外線カメラが望ましい）とマイクロホンがあれば，睡眠中の寝返りや姿勢，睡眠中の異常行動，四肢の動きなどの画像や，寝言，いびきなどの音声を同時にモニタすることができる。さらにビデオレコーダを用いれば，画像，音声ともに保存することが可能である。このとき画像に時刻をスーパーインポーズしておけば，あとでポリグラフ記録と照合することができる。

　測定室内の温度，湿度は一定に保ち（温度22〜24℃，湿度50%程度），睡眠中に大きな変動がないことが重要である。また，睡眠中の室内の照度は10ルクス以下にする。真っ暗にすると参加者が不安をいだく場合があるが，このような場合は，わずかな明かりがあったほうがよい。その際，天井灯が眩しく感じる場合には，足元灯をつけるようにする。

　寝具は，入眠後発汗が多くなるので，吸湿性のよい寝具を使用し，静電気が起きにくい素材のものを使用する。枕の高さは，本人の好みにあうような高さに調節し，熱放散のよい素材のものを用意する。気道を確保でき，頸椎に負担がかからない程度の高さが理想的である。ベッドはやわらかすぎて腰が沈むものは避ける。また，十分寝返りができる程度のスペースと反発力のある硬さが必要である。

　測定室の壁には，赤や黄色のような興奮作用のある壁紙は避け，青系統のパステルカラーが心理的には望ましい（白川・田中，1999）。また，測定室のスペースも十分に確保し，心理的圧迫感を与えぬような工夫が必要である。

3. 実験・検査の際の留意事項と手順

　実験開始の3時間前には，来室してもらうことが望ましい。就床前の条件統制を可能にするとともに，質問紙への記入や，実験内容によっては，テストバッテリーに関する説明や練習が可能になる（実験日以前に行なっておくことも重要）。これらの作業を行なうか否かは，就床前状態調査や睡眠感調査，認知課題を組み合わせた実験を行なう際，データの精度や実験の成功失敗を大きく左右する。一方，実験者は，機器の事前動作チェックや，測定手順，チェックポイントについて，文書でマニュアル化しておくことが必須となる。

　参加者が初めて睡眠実験に参加する場合は，睡眠環境の変化によって，中途覚醒や睡眠段階移行の増加，レム睡眠や徐波睡眠の減少などがみられることがあり，これを第1夜効果（first night effect）という（13章参照）。このため，特に睡眠内容を正確に評価したいときは，2夜または3夜連続して睡眠記録を行なうことが必要である。1夜目は，実験順応夜として分析から除外し，2夜目以降のデータを分析に用いる。また，サプリメントや飲食物等の効果を検討する際は，特に，個人により反応性が異なる場合が多く，実験参加者内デザインが望ましい。実験順応夜や本実験夜から各2日間以上の間隔（wash out 期間）を設けること，対照条件や比較条件間でカウンターバランスをとりながらデータを収集することが必要である。

　一方，睡眠ポリグラムを測定するための電極配置については，後述するが，すべての電極を装着したら，インピーダンス（電極接触抵抗）を確認することも重要である。10 kΩ以下にすることが必須であるが，記録が長時間に及ぶと，しだいにインピーダンスが増加することが多いので，記録開始時は 5 kΩ以下にすることが望ましい。

　次に，記録状態をチェックし，ベースラインとなる記録をとるために，表3-1の例のような一定の手順で実験参加者に指示を与える。

表3-1　測定開始前に与える指示手順の例（ASDA, 1992）

1）仰向けになって，リラックスしてください。
2）1分間，目を開けておいてください。
3）眠らないで1分間，目を開けておいてください。
4）目を開けたまま左，右，左，右，前を見てください。次に，下，上，下，上，前を見てください。パチパチと5回，まばたきをはっきりとしてください。
5）歯を噛み締めてください（または，大きく，あくびをするか，しっかり肩に力を入れる）。
6）その後，消灯をもって実験開始する旨を伝え，部屋の明かりを消して記録を開始する。

4. フィールド研究や家庭での睡眠記録に有効な携帯型ポリグラフ

　研究の目的によっては，日常生活下で睡眠ポリグラムを測定することが必要になる

こともある。現在，日常生活下で家庭における睡眠状態を客観的にとらえるために，携帯型長時間睡眠ポリグラム記録装置や解析ソフトが開発され，フィールド研究や臨床場面に応用されている。欠点としては，装置の故障や電極のはずれなど，トラブルに敏速に対応できないことや，行動の観察やアーチファクトの鑑別に必要な電気的な記録環境の把握などが困難であることがあげられる。しかし，実験室や病室で測定する場合に比べて実験参加者や患者の負担が非常に少ないことに加え，日常的な環境下における自然な睡眠を測定することができること，さらに，測定者が徹夜でモニタを行なう必要がないことなど，有用な点も多い。睡眠研究を多面的に発展させる手法として，その有用性が期待されている。

2節　電極の配置と計測

睡眠ポリグラム（polysomnogram: PSG）の基本的な電極配置を図3-1に示す。睡眠段階の判定には，脳波（electroencephalogram: EEG），眼電図（electrooculogram: EOG），筋電図（electromyogram: EMG）の同時記録が不可欠である。

1．脳波計の取り扱い

記録には，チャネルごとに時定数，感度，フィルタを調整することができる8チャネル以上の多用途脳波計を用いることが望ましい。後述するように，脳波の計測には，左右の中心部（C_3, C_4）と後頭部（O_1, O_2）の4チャネル，眼電図には，左右の眼球運動2チャネル，筋電図には1チャネルの合計7チャネルが必要であり，これに心電図の計測も加えれば，最低限8チャネルが必要となる。

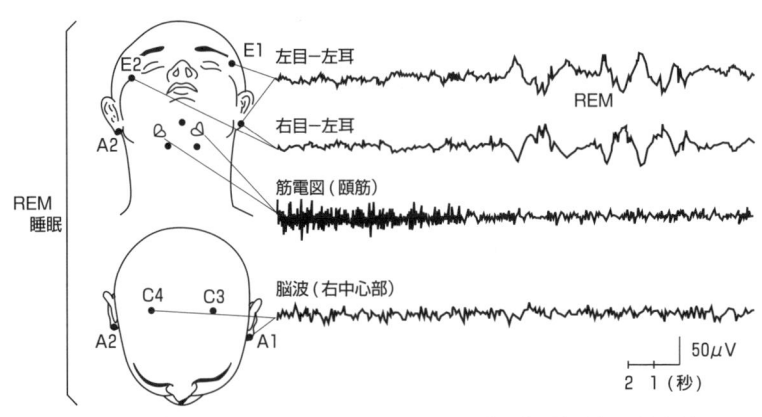

図3-1　睡眠ポリグラムの記録に必要な脳波，眼球運動，筋電位の測定部位
（Rechtschaffen & Kales, 1968）

表3-2にアンプ（増幅器）の設定条件を示す。特に脳波では，睡眠段階3と4を判定するときに徐波の振幅が重要な指標となるため，感度は正確に調節する必要がある。また，睡眠段階の判定には必要ではないが，心電図や呼吸運動を計測する際は，時定数が心電図で0.1〜1.5秒，呼吸運動で1〜3秒とする。感度はともに50マイクロボルト（μV）あたり1mmとなるようにするが，これは記録を見ながら適宜調節する（早河，1999）。

脳波計の紙送り速度は，1.0 cm/秒以上が望ましい（Rechtschaffen & Kales, 1968）。

表3-2 増幅器の設定と記録条件
(Rechtschaffen & Kales, 1968)

生体現象	時定数（秒）	感度 (mm/50μV)
脳波	0.3	5〜10
眼球運動	0.3〜1.5	≦7.5
筋電図（オトガイ筋）	≦0.03	10〜25

2．電極

電極（electrode）は通常，脳波検査用の銀・塩化銀皿電極（Ag/Ag-Cl電極）を用いる。電極のリード線は直接脳波計の電極ボックスにつないでもよいが，携帯型の中継電極ボックスにつないで，このボックスと脳波計の電極ボックスを取りはずし可能なコネクタで接続すれば，実験参加者がトイレなどに移動する際に便利でありトラブルも少ない。睡眠遊行のような睡眠時随伴症の検査を行なう際など，参加者を無拘束の状態で測定するには，テレメータ（無線装置）が適している。

3．電極の配置

生体の電気活動を計測するには，生体に電極を2個配置し，その2点間の電位差を測定する。基準電極法では，測定したい箇所に電極（探査電極）を装着するとともに，耳朶や鼻尖など電位変動が0に近い箇所に基準となる電極（基準電極）を装着する。睡眠ポリグラムを記録する際，脳波の測定と眼球運動の測定には，頭皮と顔面に探査電極，耳朶に基準電極を装着する。また，筋電図の測定には，筋肉の両側に電極を置く双極導出法が用いられている。

睡眠段階の判定には，国際式10-20電極配置法（大熊，1999）による左右中心部（C_3, C_4）の脳波が用いられている。これは，鼻根と後頭結節を結ぶ正中線と，左右の耳介前点を結ぶ冠状線上に，それぞれ順番に10％，20％と分割していく方法である（図3-2）。正中線上を，頭の前から前頭極（Fp），前頭（F），中心（C），頭頂（P），後頭（O）とする。部位の名称は，これらの頭皮上の位置の略号のあとに，正中線（z-line）上ならzの記号をつける（Czなど）。左脳の部位には奇数，右脳の部位には偶数をつけ，鼻根・後頭結節・左右耳介から10％の位置に1（左脳）か2（右脳），そこから20％の位置に3（左脳）か4（右脳）をつける（C_3など）。

中心部に装着する探査電極と，耳朶に装着する基準電極は，それぞれ左右を入れ替

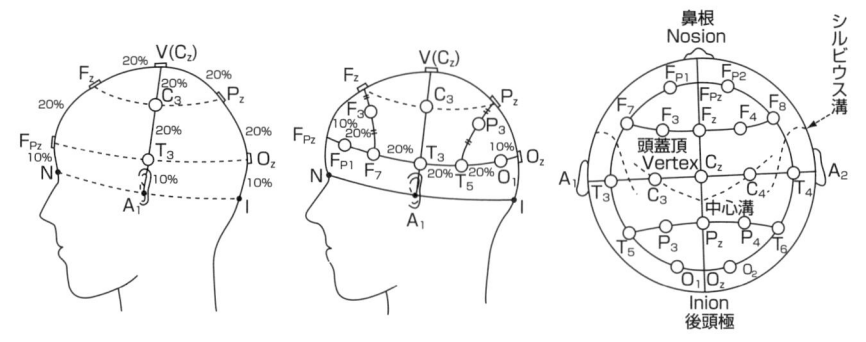

図3-2　国際式10-20電極配置法（大熊，1999）

えてつなぎ，左中心部（C_3）－右耳朶（A_2），右中心部（C_4）－左耳朶（A_1）となるよう電極を配置する（図3-1）。左右の2部位を測定するのは，睡眠中に電極がはずれたり，脳波以外のノイズ（これをアーチファクトとよぶ）が混入して脳波の判読が困難になったりした場合でも，睡眠段階が判定できるようにするためである。ただし，睡眠段階の判定には，一晩を通して左右どちらか一方の脳波記録を用いるようにする。

中心部（C_3, C_4）は，睡眠段階判定の指標となる睡眠紡錘波やK複合波を観察するのに適している。しかし，覚醒の指標であるアルファ波は，中心部では観察しにくい場合がある。たとえば，アルファ波の出現率が中心部で50％未満の人や，中途覚醒が多い人では，覚醒と睡眠段階1との判別が困難になる。アルファ波は，頭頂部から後頭部にかけて優勢に出現するため，覚醒と睡眠段階1の判定には，後頭部（O_1, O_2）の脳波を参考にするとよい。その場合には，左後頭部（O_1）－A_2，または，右後頭部（O_2）－A_1からの記録を同時に行なうことが必要となる。

左右の中心部（C_3, C_4）と後頭部（O_1, O_2）に装着する電極の位置を決めるには，ゴム紐と水性ペンを用いると便利である。位置の決め方は，まず，①両耳の耳介前点（耳の穴の前にあるくぼみ）を紐で結んだ中心部に印をつける。この印は頭皮の正中線を通ることになる。②続いて，①でつけた位置の上を通り，鼻根（nasion）と後頭結節（inion）を真っすぐに結び，その中心点に印をつける。この位置が頭の中心（Cz）となる。鼻根は鼻の付け根で，鼻と額の間のいちばん低い場所である。後頭結節は，頭蓋骨が頚骨の上に乗っている場所で，首のすぐ上の小さな突起がある場所である。ここで，後頭極から鼻根までの距離を100％として，後頭極から鼻根に向かって10％の位置（後頭部：Oz）にも印をつけておく。③中心（Cz）の上を通るようにして，再び両方の耳介前点を紐で結ぶ。この距離を100％として，左右の耳介前点からそれぞれ10％の位置（左側頭：T_3，右側頭：T_4）にも印をつけておく。左右側頭と中心（Cz）との中点（すなわち，左右側頭から20％の位置）に印をつける。ここが睡眠

段階判定に必要な左中心（C_3）と右中心（C_4）である。④後頭部（Oz）の上を通るようにして左右側頭（T_3, T_4）を紐で結び，この距離を100％とする。後頭から左右側頭に向けて10％の位置が，それぞれ左後頭（O_1）と右後頭（O_2）になる。

　脳波を測定する際の基準電極は，脳波の影響が少なく，体動や心電図などの混入が少ない場所として，左右の耳朶（A_1, A_2）に装着するのが一般的である。耳朶の背面に装着すると睡眠姿勢の影響を受けにくい（白川・田中，1999）。

　頭皮上電極の装着は，5％コロジオン溶液で直接装着したり，ガーゼに染み込ませて電極上から押さえたりして装着する。コロジオンの取りはずしにはアセトンが用いられる。また，耳朶に装着する電極や，後述の眼電図，表面筋電図を測定するための電極，およびボディアース用の電極は，外科用バンソウコウを用いると簡便に装着できる。

　また，交流電流によるアーチファクト（交流障害）を除去するために，ボディアース用の電極を1個装着する。どこに置いてもよいが，装着のしやすさや，あまり邪魔にならないことから額に装着することが多い。

4．眼球運動の計測

　レム睡眠の判定基準の1つは，急速眼球運動（rapid eye movement: REM）が出現することである。このため，睡眠段階の判定には，眼球運動の計測が不可欠である。また，アルファ波が消失して睡眠段階1と判定される前から緩徐眼球運動（slow eye movement: SEM）が現われるため，眼球運動を計測しておけば，入眠の予測もある程度可能である。睡眠中の眼球運動は，このREMとSEMがおもなものである。

　眼球運動の計測には，片方の眼の目尻（眼窩外側縁）の斜め上約1cmの位置と，反対側の眼の斜め下約1cmの位置に電極を装着し，眼電図を測定する。脳波の測定と同様，左（A_1）または，右（A_2）の耳朶を基準として，左右の眼球運動を2チャネル記録する（図3-1）。

　レム睡眠中の眼球運動や入眠期の緩徐眼球運動は，ほとんど左右同期しているため，両目がほぼ同じ方向に動く。眼球は，瞳孔側がプラス，網膜側がマイナスに帯電しているため，左右に眼が動くと，両眼の左右に装着した電極は，片方の電位がプラスに向かえば，反対側がマイナスに向かう。そのため，眼電図は，左右の2チャネルで上下反対向きの方向に振れることになる。しかし，発汗や電極のつけ方，装置などが原因で発生するアーチファクトでは，振れは同じ向きとなるため，眼球運動とアーチファクトの区別は容易である。

　また，時定数が短いときには速い眼球運動が強調されるが，遅い運動は遮断される。これを避けるには，長い時定数を用いることが必要である。また，時定数を長くすると，入眠期の緩徐眼球運動の観察が容易となる。

REMとSEMの判定基準については，測定条件によって異なるが，それぞれの波形には大きな特徴がある。REMは，眼球運動が速く，開始点と終了点で急激に速度が変化する。SEMは，REMのような速い動きはみられず，緩やかなサイン波様の変化を示す。

5．筋電位の計測

　筋電位の計測には，あごのオトガイ筋またはオトガイ下筋の表面筋電位を用いる。これらの筋の左右両端2か所に電極をつけ，双極導出して計測する（図3-1）。

　レム睡眠中は，抗重力筋に脱力が起こるため，筋電位が著しく低下する。抗重力筋が脱力していることが，レム睡眠の判定基準の1つとなっているため，レム睡眠とノンレム睡眠を区別するためには，なるべく感度をあげて記録することが必要である。

　時定数は，短いほど基線動揺が除去できるので筋放電の記録が読みやすくなる。

3節　睡眠段階

　睡眠段階の判定には，Rechtschaffen & Kales（1968）の標準判定基準が用いられており，睡眠ポリグラムを20秒間ないし30秒間ごとに判定する。しかし，この判定基準は，視察判定を前提に作成されたため，いくぶん曖昧な判定基準を含んでおり，判定者によって睡眠段階の判定が異なる場合がある。一方，睡眠段階の判定には，かなりの熟練を要すため，コンピュータによる自動判定への期待が高まっているが，判定基準に曖昧な部分を含んだままでは自動判定をする際に大きな支障となる。これらの問題点を改善するため，日本睡眠学会は，睡眠段階の判定基準に補足定義と修正を加えた（日本睡眠学会コンピュータ委員会，1999；JSSR，2001）。さらに，これらの判定基準をもとに，睡眠段階の判読法を学ぶための「学習用PSGチャート　睡眠ポリグラフ記録の判読法と読解」（日本睡眠学会コンピュータ委員会，1999）も発行されている。

　以下に各睡眠段階の判定基準を示す。（なお，図3-3～図3-9の睡眠ポリグラムは，本章の分担執筆者である林氏より提供していただいたものである。）

1．覚醒

　正常成人では，リラックスした姿勢で目を閉じていると，周波数8～13Hzの律動的な脳波が頭頂部から後頭部に優勢に出現する（図3-3）。これをアルファ波（α波：alpha wave）とよぶ。アルファ波は連続して出現することから，アルファ律動（alpha rhythm）ともよばれている。アルファ波は，緊張が高い場合や，何かに注意を払った

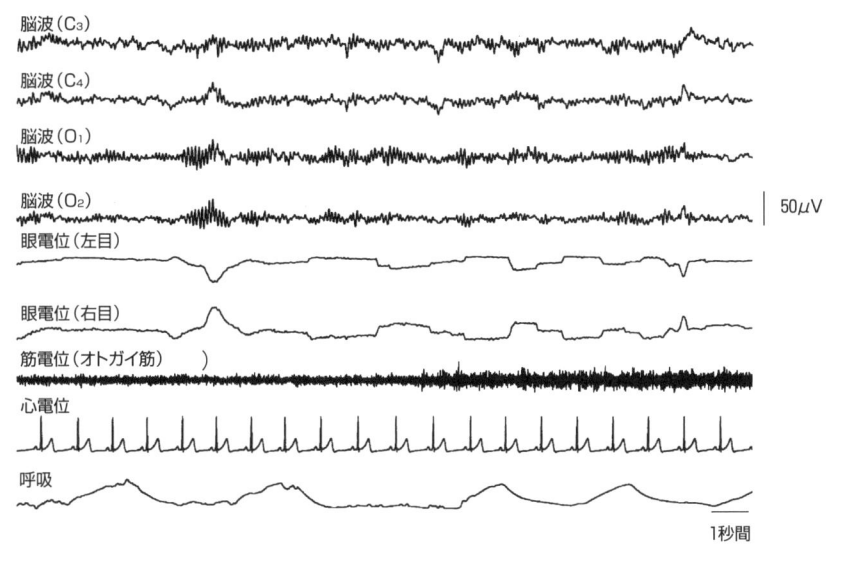

図3-3 覚醒中のポリグラム
後頭部の脳波に律動的な波形であるアルファ波が出現している。

り，暗算などの精神作業を遂行したりしている最中に減衰するが，逆に，眠気を覚え入眠期に入った場合にも減衰する。このようにアルファ波は，覚醒水準が中等度のとき最もよく出現し，覚醒水準が高すぎても低すぎても出現率は低下するという逆U字型の出現様式を示す。刺激や認知活動などによる覚醒水準の上昇に伴ってアルファ波が減衰する現象は，アルファ減衰（alpha attenuation）とよばれており，このときは，周波数が14 Hz以上の不規則な低振幅の波形であるベータ波（β波：beta wave）が出現している。

以上の現象は，目を閉じている際に生じるが，目を開けたときもアルファ波は減衰する。ただし，眠気が非常に強い場合には，目を開けていてもアルファ波が出現することがあり，開眼中のアルファ波を眠気の指標として用いることもある（18章参照）。

2．睡眠段階1

目を閉じた状態でしばらくいると，やがて覚醒水準が低下し，アルファ波は消失する。覚醒（stage wake）と睡眠段階1（sleep stage 1）の判定は，基本的には，アルファ波が存在するかどうかである。アルファ波が出現していれば覚醒（図3-3），消失していれば睡眠段階1となる（図3-4）。

判定区間のうち，アルファ波が出現している箇所（覚醒）と，消失している箇所（睡眠段階1）が混在している場合は，覚醒と睡眠段階1のどちらが多くの時間を占

3章 睡眠の評価法（2）——睡眠ポリグラム——

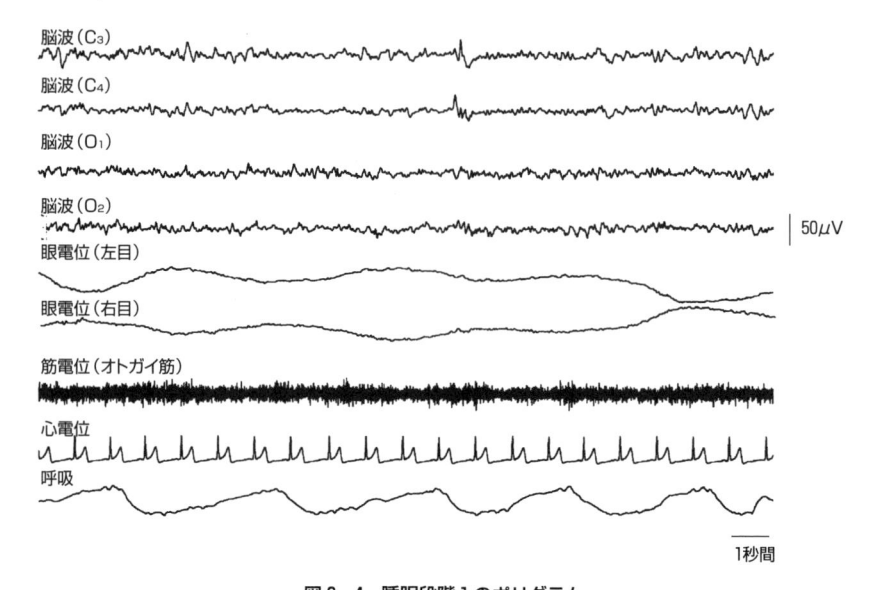

図3-4 睡眠段階1のポリグラム
アルファ波は消失し，ゆっくりとした眼球運動がみられる。

めるかで段階判定を行なう。アルファ波が区間の50％以上出現している場合は，覚醒のほうが長いので覚醒と判定し，50％未満の場合は，睡眠段階1のほうが長いので睡眠段階1と判定する。このように，判定区間のうち，アルファ波が50％以上か未満かで，覚醒と睡眠段階1の判別を行なう。

　睡眠段階1の脳波の特徴は，低振幅でさまざまな周波数の脳波が混在することである（Rechtschaffen & Kales, 1968）。このような脳波特徴は，レム睡眠にもみられる。レム睡眠では，後述するように，急速眼球運動が存在すること，筋電位が最低レベルにあることから，睡眠段階1との区別は比較的容易である。しかし，寝返りなどによりレム睡眠からいったん覚醒し，直後に再入眠した場合は，睡眠段階1とレム睡眠の判別が困難な場合がある。覚醒直後にアルファ波が長く続く場合や，緩徐眼球運動がみられるとき，また，中心部の脳波に頭蓋頂鋭波（8章参照）が出現する場合は，睡眠段階1と判定する。これらは，睡眠段階1に特徴的に現われる現象だからである。これに対して，シータ波がノコギリの波のように連続して出現する鋸歯状波が出現した場合は，レム睡眠と判定する（日本睡眠学会コンピュータ委員会，1999）。鋸歯状波については，後述する。

　アルファ波が消失する前後から，自分の意思とは無関係に眼球がゆっくりとした振子運動を起こすようになる。これを緩徐眼球運動（slow eye movement: SEM）とよ

ぶ。図3-4にも，SEMが出現している。SEMは，睡眠段階1の開始前から出現しはじめ，睡眠段階1に優勢に出現する。しかし，紡錘波の出現とともに消失する。

アルファ波が消失してしばらく経過すると，脳波上に4～7Hzのシータ波（θ波：theta wave）が出現する。しかし，シータ波は，睡眠段階の判定には用いられない。その後，頭頂部を中心として鋭波が出現するようになる（8章図8-2参照）。この鋭波を頭蓋頂鋭波（vertex sharp wave）とよぶ。瘤波（hump）とよばれる場合もあるが，この言葉は使用しないよう勧告されている（堀ら，1999）。さらに睡眠が進行すると，やがて睡眠紡錘波が出現し，睡眠段階2へと移行する。

一方，覚醒から睡眠段階1にかけての入眠期には，夢によく似た心理的体験である入眠時心像（hypnagogic imagery）がしばしば発生し，特にシータ波が出現する時期に頻発することが報告されている（Hori et al., 1994，9章参照）。しかし，睡眠段階1は，眠ったという睡眠感が乏しいこと（Webb, 1980），外部刺激に対して応答可能であること（Williams, 1967）などから，睡眠に含めないという論議もある（Johnson, 1973）。なお，入眠期における生理的変化と心理的体験については，8章と9章で詳細に述べられている。

3．睡眠段階2

睡眠段階2（sleep stage 2）になると，緩徐眼球運動は止まり，呼吸が規則正しくなる（Ogilvie & Wilkinson, 1984）。外部刺激への応答も低下し，眠ったという感覚である睡眠感も，睡眠段階2で多く発生するようになる（Webb, 1980）。睡眠段階2を特徴づけるのは，紡錘波（sleep spindle，図3-5）とK複合（K-complex，図3-6）の出現である。これらの脳波のいずれかが1つでも出現すれば，その区間を睡眠段階2と判定する。

睡眠紡錘波は，12Hz以上16Hz未満の周波数で振幅10マイクロボルト（μV）の脳波が連続して6つあるいは，0.5秒以上出現するものを指す。形は，通常，紡錘形をしているが，この基準を満たせば必ずしも紡錘形でなくてもかまわない（日本睡眠学会コンピュータ委員会，1999）。紡錘波には，周波数の遅いもの（slow spindle）と速いもの（fast spindle）の2種類あることが知られている（Ueda et al., 2001）。slow spindleは，周波数が約12Hzで，頭の前方（前頭部）を中心として現われる。睡眠初期に現われやすく，脳波の徐波化のトリガーとなることが指摘されている（Ueda et al., 2001，8章参照）。これに対してfast spindleは，周波数が約14Hzで，頭の後方（頭頂部）を中心として現われる。睡眠後半の睡眠段階2のときに優勢に出現する。最近，fast spindleは，手続的記憶の定着に関連していることが報告されている（Fogel & Smith, 2006; Tamaki, in press，12章参照）。

K複合は，高振幅の陰性電位の鋭波に始まり，直後に大振幅の陽性徐波が続く。持

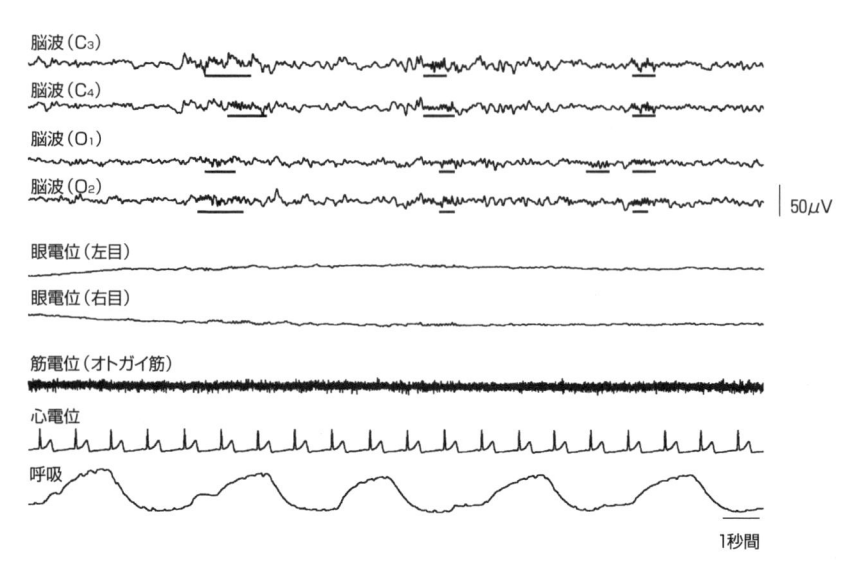

3章 睡眠の評価法（2）——睡眠ポリグラム——

図3-5　睡眠段階2のポリグラム（1）
下線部に睡眠紡錘波が出現している。

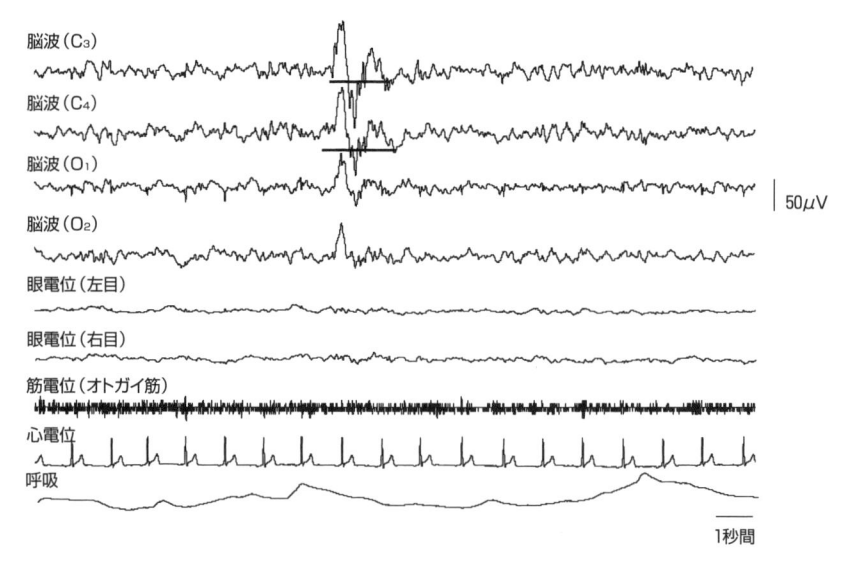

図3-6　睡眠段階2のポリグラム（2）
下線部にK複合が出現している。

続は，0.5秒以上，振幅は陰性成分と陽性成分の頂点間で200μV以上であり，背景脳波から際立って明瞭に観察することができる（日本睡眠学会コンピュータ委員会，1999）。K複合は，紡錘波を伴う場合も多いが，紡錘波を伴わない場合でもK複合と判定する。K複合は，音刺激など外部刺激を呈示しても誘発されることから（1章図1-3参照），外的・内的刺激に対する誘発反応であると考えることができる。種々の刺激に対して，目覚めるべきか，寝続けるべきかという睡眠中の見張り番機構（堀，2000）を反映していると考えられる（11章参照）。

このように，覚醒から睡眠段階2へといたるまでに脳波は多彩な変化を示すが，睡眠段階の標準的判定基準（Rechtschaffen & Kales, 1968）では，覚醒，睡眠段階1および睡眠段階2の判定には，アルファ波と睡眠紡錘波，K複合しか用いていない。そこで，Horiら（1994）は，入眠期を9段階に分類する新しい脳波段階を提唱している（8章参照）。

なお，睡眠紡錘波やK複合は，睡眠段階3と4の最中にもしばしば出現する。睡眠段階の判定では，より深い睡眠段階の判定が優先されるため，後述するようにデルタ波（delta wave）が出現している場合は，たとえ睡眠紡錘波やK複合が出現していたとしても，デルタ波の量によって睡眠段階2〜4を判定する。

4．睡眠段階3と4

脳波記録の中に，2Hz以下で高振幅のデルタ波が出現するようになると，参加者はすでに深い睡眠状態にあり，名前を呼んでもなかなか目覚めなくなっている。周波数が0.5〜2.0Hz，振幅が75μV以上の高振幅デルタ波（高振幅大徐波）が，判定区間の20％以上を占めると睡眠段階3（sleep stage 3，図3-7），50％以上を占めると睡眠段階4（sleep stage 4，図3-8）と判定される。たとえデルタ波が出現していたとしても，判定区間の20％未満の場合は，睡眠段階2と判定する。睡眠段階3と4は，デルタ波（徐波）の量によって判定されることから，両者を合わせて徐波睡眠（slow wave sleep: SWS）とよぶことも多い。

徐波睡眠中，外部刺激に対する応答性は著しく低下する。睡眠中に聴覚弁別課題を行なったWilliams（1967）によれば，徐波睡眠中の応答率は10％程度であった（1章図1-2参照）。このように徐波睡眠は，深睡眠（deep sleep）と考えることができる。これに対して，Williams（1967）のデータにおいて，応答性が30％から場合によっては50％程度まで上昇する睡眠段階2は，一般に浅睡眠（light sleep）と考えられている。行動反応が90％程度出現する睡眠段階1については，睡眠に含めないとする研究者もいる（8章参照）。

ところで，シータ波とデルタ波は，アルファ波よりも周波数が低いため，一般には両者ともに徐波（slow wave）とよばれているが，睡眠段階の判定にはシータ波は用

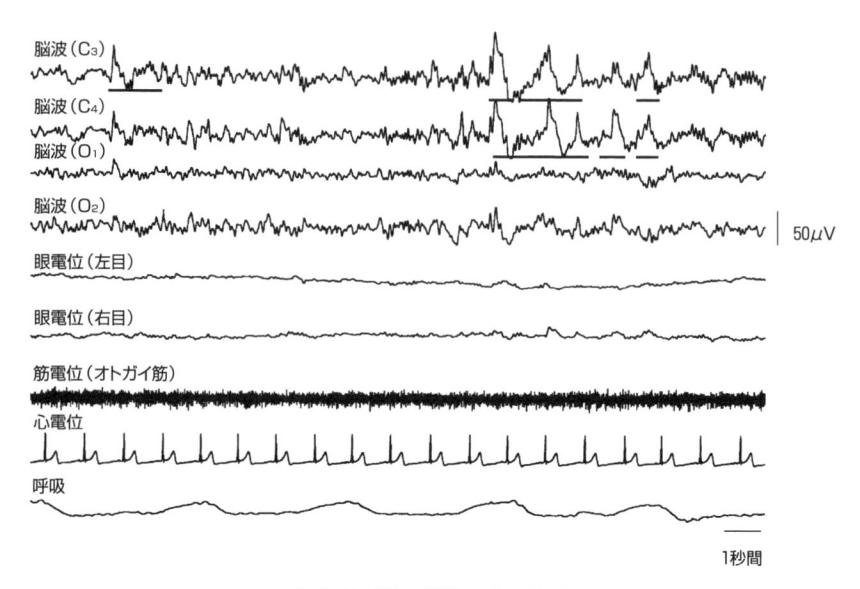

図3-7　睡眠段階3のポリグラム
下線部にデルタ波が出現しているが，全区間の50%には達していない。

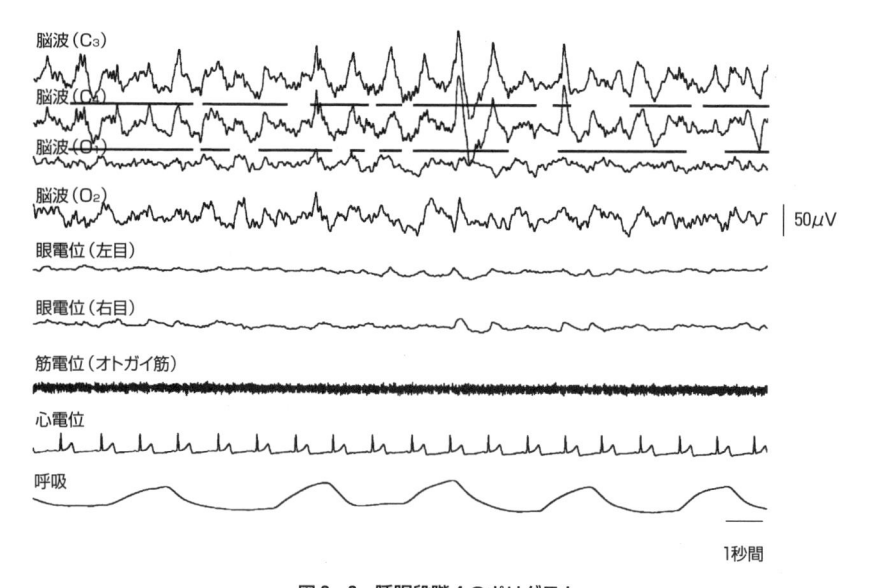

図3-8　睡眠段階4のポリグラム
下線部にデルタ波が出現しており，全区間の50%以上を占めている。

いないため，睡眠脳波においては，徐波といえば通例，デルタ波を指す。

5．レム睡眠

　レム睡眠（stage REM）の判定は，脳波と眼球運動，オトガイ筋の筋電位がそれぞれ，以下の基準を満たすことが必要となる。

　レム睡眠の脳波は，睡眠段階1と同様，低振幅でさまざまな周波数の波が混在し，睡眠段階1と類似していることが必要となる。睡眠紡錘波やK複合，デルタ波が含まれている場合は，レム睡眠とは判定しない。また，睡眠段階1にしばしば発生する頭蓋頂鋭波がみられるときも，レム睡眠とは判定できない。

　レム睡眠中は，骨格筋の緊張が著しく低下するため，筋電位は一晩のうちの最低水準にまで低下する。0.5秒未満の一瞬の筋電位の増加は攣縮（twitch）とし，これが含まれていたとしても，判定には影響しない。しかし，レム睡眠中に，筋電位の増加が0.5秒以上続く場合は，レム睡眠が終了したと判定する。

　脳波と筋電位が上記の基準を満たしている区間中に，急速眼球運動（rapid eye movement: REM）が1回でも出現すれば，その区間のすべてをレム睡眠と判定する。REMの判定には，両方の眼球が同時に，急速に動くことが必要である（図3-9）。

　レム睡眠に対して，睡眠段階1～4は，レム睡眠でないという意味で，ノンレム（Non-REM，略してNREM）睡眠と名づけられている。

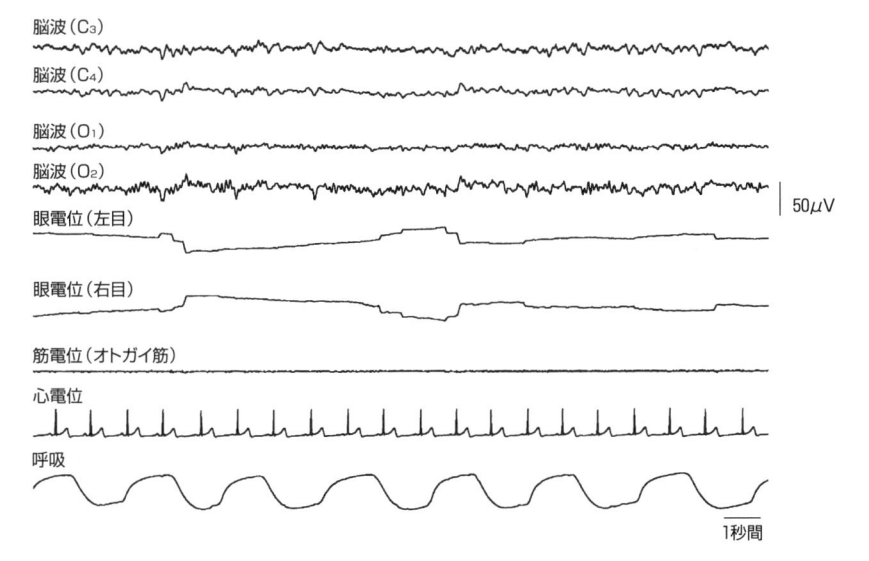

図3-9　レム睡眠のポリグラム
脳波は睡眠段階1と同様である。急速眼球運動がみられ，筋電位は著しく低い。

レム睡眠中には，しばしばアルファ波が出現する。一般にアルファ波が判定区間の50％以上を占めれば覚醒と判定されるが，覚醒中は抗重力筋の筋緊張がみられるのに対し，レム睡眠中は抗重力筋の筋緊張が著しく低下するため，オトガイ筋の筋電位をみれば，覚醒とレム睡眠の判定が容易につく。アルファ波が出現していたとしても，筋電位が一晩のうちの最低水準にまで低下していればレム睡眠，筋電位が認められれば覚醒である。なお，夜間の金縛り体験中には，しばしば高振幅のアルファ波が出現する。中途覚醒後に再入眠する際，通常の睡眠経過ではノンレム睡眠から睡眠が始まるが，金縛り体験では，レム睡眠から睡眠が開始する。入眠期に発生するレム睡眠は，入眠時レム睡眠期（sleep onset REM period: SOREMP）とよばれている。金縛り体験では，レム睡眠中であるため筋緊張が著しく低下し体はまったく動かないが，覚醒時と同様のアルファ波が出現していることから意識レベルがきわめて鮮明であり，起床後もその体験をありありと思い出すことができる（10章参照）。

一方，レム睡眠を特徴づける脳波として鋸歯状波（sawtooth wave）がある（図3-10）。鋸歯状波は，レム睡眠中の急速眼球運動が現われる直前に多く発生する。Takaharaら（2006）は，Horiら（1994）が入眠期の脳波に適用した脳波段階をレム睡眠中の脳波にも適用し，レム睡眠中の脳波を，①アルファ波連続期，②アルファ波不連続期（≧50％），③アルファ波不連続期（＜50％），④平坦期，⑤シータ波期，そして⑥鋸歯状波期，の6段階に区分した。入眠期の脳波には頭蓋頂鋭波や睡眠紡錘波が出現するが，これらの脳波はレム睡眠中には出現しないため，Horiらの入眠期における9段階よりも少ない区分になっている。Takaharaらは，12名の実験参加者の睡眠ポリグラムから得られたレム睡眠の脳波を，5秒ごとにこの6段階に区分した。判定された計5,881区間のうち，鋸歯状波が出現した区間は，全体の1.6％であった。レム睡眠中のアルファ波は，比較的出現率が低く，①～③の段階を足し合わせても，全体の3％にすぎなかった。最も出現率が高かったのは，シータ波期で，全体の57.8％，次いで34.9％が平坦期であり，体動が2.6％含まれていた。

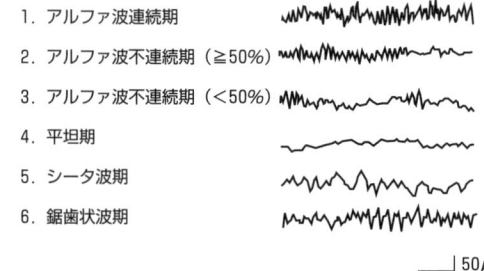

レム睡眠中は，急速眼球運動が頻発する時期と，ほとんど出現しない時期がある。急速眼球運動は，一過性に出現するため，頻発する時期を phasic 期，ほとんどみられない時期を tonic 期とよぶ。生理学用語としては，"phasic" "tonic" ともに，もともと筋収縮を示す用語であり，

脳波段階
1. アルファ波連続期
2. アルファ波不連続期（≧50％）
3. アルファ波不連続期（＜50％）
4. 平坦期
5. シータ波期
6. 鋸歯状波期

50μV
1秒間

図3-10 レム睡眠中の脳波段階（Takahara et al., 2006）

"phasic"は，相動（性），"tonic"は，持続（性）と訳される。しかし，レム睡眠中のphasic期，tonic期は，相動期，持続期とよぶことはあまりなく，日本でも英語のまま用いられていることが多い。

10章に述べられているように，私たちが睡眠中に見る夢らしい夢は，レム睡眠中に見ているが，phasic期で起こすと夢を見ていたという報告率が高まり，夢の内容の明晰度も高くなることが報告されている（大熊，1968）。

6．体動

寝返りや体動によって，脳波の記録に筋電位によるアーチファクトが判定区間の50％以上混入した区間は，運動時間（movement time: MT）と判定する。ただし，その前後にアルファ波が出現しており，覚醒と判定される場合は，この区間も覚醒と判定する。

7．睡眠変数

睡眠変数を用いることによって，睡眠の内容（睡眠構築）を量的に表わすことができ，他のデータとの比較が可能になる。入眠潜時や睡眠効率，中途覚醒時間など，睡眠研究や睡眠臨床でよく用いられる睡眠変数と算出方法を，図3-11と表3-3に示した。

入眠潜時（sleep latency）とは，就床（記録開始）から入眠までに要した時間を示し，睡眠潜時ともよばれることもある。睡眠変数を求めるためにはまず，入眠時期を判定することが必要であるが，標準判定基準（Rechtschaffen & Kales, 1968）には，入眠の定義が記載されていない。日本睡眠学会コンピュータ委員会（1999）による補

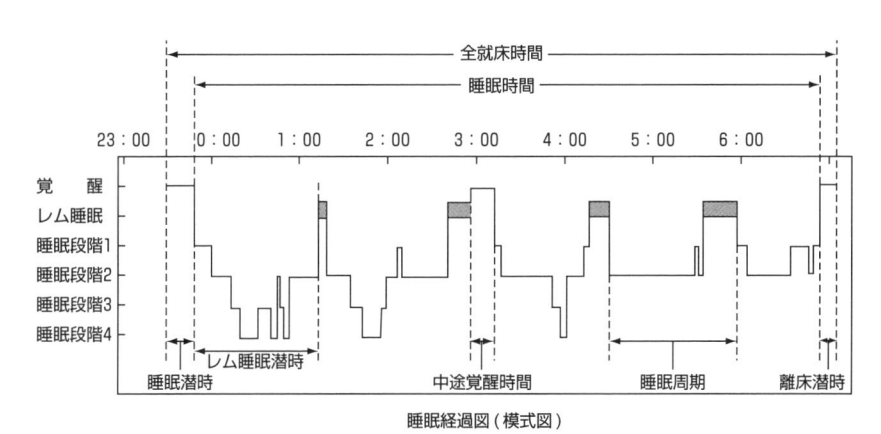

睡眠経過図（模式図）

図3-11　睡眠変数の算出方法（早河，1999）

3章 睡眠の評価法（2）――睡眠ポリグラム――

表3-3 睡眠変数（日本睡眠学会コンピュータ委員会, 1999）

1. 睡眠全体に関する変数
   1) 総(全)記録時間（total recording period: TRP）：記録開始から終了までの時間
   2) 総(全)就床時間（total time in bed: TIB）：就床から起床までの時間
   3) 総(全)睡眠時間（total sleep time: TST）：TIB から総覚醒時間を差し引いた時間
   4) 睡眠効率（sleep efficiency）（%）：就床中，眠っていた時間の割合（TST/TIB×100）
   5) 睡眠期間（sleep period time: SPT）：入眠から翌朝の最後の覚醒までの時間
   6) 入眠(睡眠)潜時（sleep latency）：就床から入眠までの時間
2. 睡眠段階に関する変数
   7) 睡眠段階潜時：就床から各睡眠段階が最初に出現するまでの時間
   8) 睡眠段階出現時間：全記録時間において，各睡眠段階の占める時間
   9) 各睡眠段階出現率（%）：各睡眠段階の総和/(TST or SPT)×100
      (1) TST における各睡眠段階率（%）：各睡眠段階の総和/TST×100
          （%stage 1, %stage 2, %stage 3, %stage 4, %stage REM）
      (2) SPT における各睡眠段階出現率（%）：各睡眠段階の総和/SPT×100
          （%stage W, %stage 1, %stage 2, %stage 3, %stage 4, %stage REM）
   10) 睡眠段階移行数（stage shifts）：各睡眠段階が移行した回数
3. 中途覚醒に関する変数
   11) 中途覚醒時間（waking time after sleep onset: WASO）：入眠後の睡眠時間（睡眠期間：SPT）内での覚醒時間の総和
   12) 覚醒回数（number of arousals）：睡眠時間（睡眠期間：SPT）内での覚醒回数
4. レム睡眠に関する変数
   13) レム潜時（REM latency）：入眠からレム睡眠の出現するまでに要した時間
   14) レム活動（REM activity）：単位時間内に急速眼球運動が1回以上出現したら，これをレム出現とみなし，その出現単位総数をいう
   15) レム密度（REM density）：レム睡眠中における1分あたりの急速眼球運動の出現率
   16) レム睡眠段階数（number of REM periods）：睡眠期間（SPT）内でのレム睡眠の出現回数
   17) レム睡眠間隔（REM sleep interval）：レム睡眠が終わった時点から次のレム睡眠が始まるまでの時間
   18) 睡眠周期（sleep cycle）：入眠から最初のレム睡眠の終わりまで，その後はレム睡眠の終了から次のレム睡眠の終了までの時間

足定義では，「消灯または，就寝後，はじめて睡眠段階（1, 2, 3, 4, REM）のいずれかと判定された期間を入眠とする。ただし，研究目的によって，この原則に従わない場合はその旨を明記するべきである。その場合（中略），入眠とする睡眠段階，条件とする持続時間，条件とする睡眠経過などを明記することが望ましい」としている。

睡眠効率（sleep efficiency）とは，総就床時間（time in bed: TIB）に占める総睡眠時間（total sleep time: TST）の割合を示したものである。つまり，TST÷TIB×100（%）として算出する。総就床時間は，就床から起床までの時間を示す。つまり，床に就いていた時間の長さの合計時間を意味する。総睡眠時間は，入眠から翌朝の最後の覚醒までの時間のうち，中途覚醒を除いた時間を指す。中途覚醒（wake time after sleep onset: WASO; intermittent awakening）は，睡眠期間（sleep period time: SPT）内での覚醒時間を示す。これは，睡眠の評価をする上で，きわめて重要な指標である。

睡眠期間は，入眠から翌朝の最後の覚醒までの時間を指す．

また，記録開始から終了までの時間である全記録時間（total recording period: TRP）における各睡眠段階の出現時間や各睡眠段階の出現率も，睡眠構築を客観的に検討するためによく用いられている．各睡眠段階が占める時間（TS1（time stage 1），TS2, TS3, TS4, TSR）についてもよく用いられている．各睡眠段階の出現率（%）は，全睡眠時間に占める各睡眠段階の出現時間の割合を示すが（%S1, %S2, %S3, %S4,

表3-4 各年代の第1夜と第2夜の睡眠変数の比較（Hirshkowitz et al,. 1992を改変）

主な睡眠変数の年齢別の標準値（第1夜）

睡眠変数	年齢（歳）									
	20〜29 (n=44)		30〜39 (n=23)		40〜49 (n=49)		50〜59 (n=41)		60≦ (n=29)	
	Mean	SD	Mean	SD	Mean	SD	Mean	SD	Mean	SD
総就床時間	404.9	44.1	393.1	58.2	404.2	49.4	393.0	51.1	395.7	42.8
総睡眠時間	347.3	62.5	340.0	70.8	329.4	54.6	331.6	63.6	298.4	61.3
出現時間：覚醒	57.6	61.0	53.1	48.3	74.9	46.7	61.4	44.7	97.3	50.5
：段階1	16.4	11.5	13.1	8.2	21.9	13.0	22.0	13.0	24.4	14.1
：段階2	197.0	42.4	195.8	48.2	208.8	50.2	212.6	48.6	202.5	44.7
：徐波睡眠	61.9	22.1	58.4	28.5	34.6	31.3	27.9	26.3	19.3	16.4
：レム睡眠	72.0	29.2	72.7	35.9	64.2	27.5	69.0	24.7	52.2	23.9
入眠潜時	11.8	13.1	13.4	10.1	14.2	14.0	8.7	11.4	15.3	14.9
睡眠効率（%）	86.2	14.2	86.4	11.6	81.7	10.8	84.3	11.1	75.4	13.2
中途覚醒回数	9.6	8.2	7.7	4.2	11.6	5.3	11.4	4.5	14.1	6.7
睡眠段階移行数	47.1	23.6	39.9	11.8	46.7	18.8	46.3	12.7	50.8	21.9
レム睡眠回数	3.3	1.0	3.4	1.0	3.5	0.9	3.8	0.9	3.6	1.3

（注）時間はすべて"分"で表記している．

主な睡眠変数の年齢別の標準値（第2夜）

睡眠変数	年齢（歳）									
	20〜29 (n=44)		30〜39 (n=23)		40〜49 (n=49)		50〜59 (n=41)		60≦ (n=29)	
	Mean	SD	Mean	SD	Mean	SD	Mean	SD	Mean	SD
総就床時間	397.3	44.5	397.5	49.7	411.7	50.0	405.5	56.4	406.6	45.8
総睡眠時間	374.9	44.5	375.8	52.9	370.2	52.4	366.6	58.0	348.8	51.5
出現時間：覚醒	22.4	19.9	21.7	15.2	41.5	42.6	38.9	30.0	57.9	32.8
：段階1	11.5	8.1	10.0	8.8	18.0	12.4	19.1	15.4	16.7	11.6
：段階2	201.8	46.0	209.7	42.7	224.3	53.3	232.2	63.3	235.3	46.4
：徐波睡眠	72.9	23.1	63.5	30.0	44.1	33.6	31.7	26.6	30.3	27.4
：レム睡眠	88.8	27.3	92.7	31.9	83.8	30.0	83.6	27.6	66.5	29.8
入眠潜時	6.3	6.9	10.0	10.3	8.4	9.7	6.1	7.7	8.2	7.7
睡眠効率（%）	94.4	4.7	94.4	4.1	90.2	9.8	90.4	7.1	85.8	7.9
中途覚醒回数	6.3	6.3	4.7	3.7	8.4	5.8	9.7	5.2	12.3	6.7
睡眠段階移行数	44.4	23.6	36.2	14.8	43.5	18.2	45.1	16.3	47.2	14.2
レム睡眠回数	3.6	0.8	3.6	0.8	3.8	0.9	4.1	0.9	3.8	1.2

（注）時間はすべて"分"で表記している．

%SREM），覚醒段階を含めた出現率も含め検討されることもある。この場合は，覚醒段階も含めて，睡眠期間に占める各睡眠段階の出現時間の割合を求める（%SW，%S1，%S2，%S3，%S4，%SREM）。

レム潜時（REM latency）は，入眠からREM睡眠が出現するまでに要した時間を示す。レム密度（REM density）とは，1分間などの単位時間内に急速眼球運動が1回以上出現した場合をレムの出現とみなし，その出現単位数をレム睡眠の単位時間の総数で除した比率をいう。あるいは単位時間あたりの急速眼球運動の出現頻度をいう場合もある。レム睡眠段階数（number of REM periods）は，睡眠期間内でのレム睡眠の出現回数を表わす。レム睡眠の中断が15分以上あれば，2回にカウントするが，レム睡眠の中断が15分未満の場合は，1回とカウントする。

睡眠周期（sleep cycle）の時間は，レム睡眠の終了から次のレム睡眠の終了までの時間とする。ただし，第1周期については，入眠から最初のレム睡眠の終わりまでの時間とする。

13章に記載されているように，実験参加者が初めて睡眠実験に参加する場合は，中途覚醒や睡眠段階移行数が増加したり，レム睡眠や徐波睡眠が減少したりする傾向がみられる（第1夜効果）。そこで，おもな睡眠変数の年齢別の標準値を第1夜と第2夜に分けて，前頁の表3-4に示した（Hirshkowitz et al., 1992）。

●4章

睡眠中の生理機能の変化

本章では,一晩の睡眠の経過と,自律神経系活動や内分泌活動など,睡眠中に起こる生理的変化について解説する。

1節 睡眠段階と睡眠経過

1. 一晩の睡眠経過の特徴

前章で述べられているように,睡眠の経過は,睡眠ポリグラム(polysomnogram: PSG)を記録し,睡眠段階を判定することで調べることができる。図4-1は,一晩の睡眠ポリグラムを睡眠段階ごとに判定し,その経過図を描いたものである(Dement & Kleitman, 1957)。ここでは3名の睡眠経過が描かれている。この図から,全員に共通する以下の特徴をみることができる。

(1) 睡眠周期

まず,第1の特徴は,ノンレム睡眠(睡眠段階1~4)とレム睡眠が周期的に交代して出現するということである。1回のノンレム睡眠とレム睡眠を合わせると,その長さは,約90分になる。これを睡眠周期(sleep cycle)とよぶ。図4-2は,5夜連続して記録した20名の参加者の睡眠周期をヒストグラムにして表わしたものである(阿住, 1982)。1夜目は,初めて実験室で眠るという軽度のストレスがかかり,睡眠周期が安定していないが(第1夜効果,13章参照),2夜目以降では,81~100分の周期が最も出現頻度が高くなっている。このように睡眠周期は,約90分の周期をもつことから,一晩に6~8時間眠れば,睡眠周期は4~5回出現することになる。睡眠周期の出現順に,第1(睡眠)周期,第2(睡眠)周期~とよばれている。

4章 睡眠中の生理機能の変化

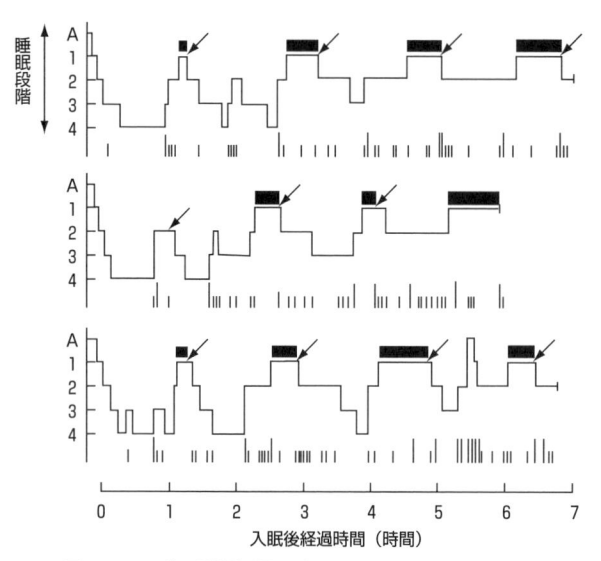

図4-1　3名の睡眠経過図（Dement & Kleitman, 1957）
黒い四角はレム睡眠，矢印はレム睡眠が終了した時点を示している。縦の細い棒は体動を示し，長い棒は，寝返りなど大きな体動があったことを示し，短い棒は，体の一部の小さな動きがあったことを示している。縦軸のAは覚醒（awake）を示している。

（2）徐波睡眠の時間分布

夜間睡眠の第2の特徴は，睡眠段階3や4といった深睡眠，いわゆる徐波睡眠（slow wave sleep: SWS）が，睡眠の前半に集中して出現するということである。徐波睡眠の出現率は，最初の1時間で50％以上に達し，最初の3時間（第2睡眠周期まで）で一晩のうちの80〜90％に達する（阿住，1994，図4-3）。睡眠の後半は，徐波睡眠の出現量は短く，主として睡眠段階2とレム睡眠が多く出現するようになる。

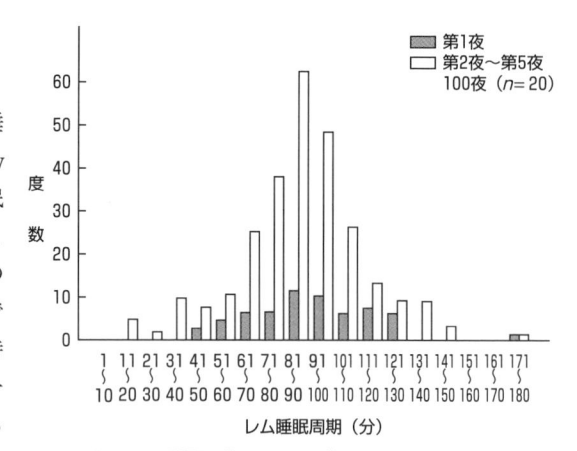

図4-2　睡眠周期のヒストグラム（阿住，1982）
20名の5夜連続の睡眠記録における睡眠周期を示している。1夜目は，実験室効果による影響（第1夜効果）が混入しやすいため，第1夜とそれ以降（第2〜5夜）に分けて表示している。

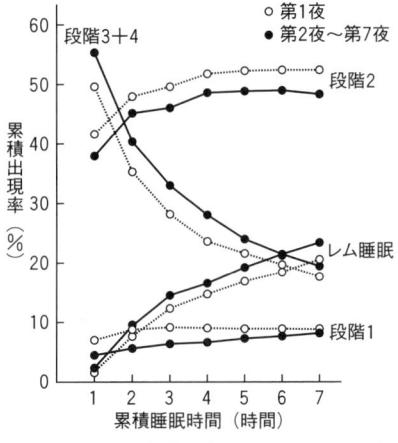

図4-3 各睡眠段階の時間経過(阿住,1994)
1時間ごとの出現時間を示している。図4-2と同様、第1夜とそれ以降(第2〜第7夜)に分けて表示している。

図4-4 時間手がかりのない恒常環境下で観察された体温リズムとレム睡眠の関係
(Czeisler et al., 1980)
恒常条件下では、睡眠覚醒リズムは、1日につき約1時間後退していくので、横軸は時刻ではなく、最低体温の時点を0°とする体温の概日リズムの位相(0〜360°)で表現している。上図は、睡眠中のレム睡眠の割合を示し、下図は、深部体温を華氏(°F)で示している。

(3) レム睡眠と体温

第3の特徴は、レム睡眠は、睡眠の前半は短く、睡眠の中盤以降に長くなるということである。レム睡眠の出現量は、体温の概日リズムと関連する。図4-4は、時間手がかりのない恒常環境下で観察された睡眠中のレム睡眠の長さと体温リズムを示したものである(Czeisler et al., 1980)。体温が高いとレム睡眠は短く、体温が低いとレム睡眠は長くなる。通常の就床直後では、まだ体温が十分低下していないので、レム睡眠は短くなり、早朝の最低体温付近ではレム睡眠の出現量は最大になる。

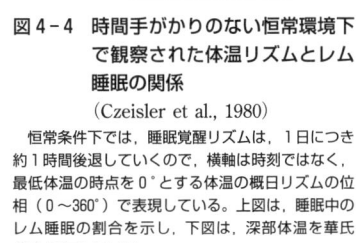

(4) 睡眠段階の出現量

一晩のうち、それぞれの睡眠段階が占める割合は、年齢によっても多少異なるが、成人ではおおよそ睡眠段階1が5％、睡眠段階2が50％、徐波睡眠(睡眠段階3＋4)が20％、レム睡眠が25％程度である(阿住,1994；Williams et al., 1974)。

2. 睡眠の恒常性と概日性

徐波睡眠は、ホメオスタシス(恒常性)の影響を受けており、その量は、睡眠をとるまでの覚醒時間が長くなると増大し、睡眠の経過とともに減少していく(Knowles et al., 1986、図4-5)。昼寝をすると夜に眠れなくなることがあるが、これは、長い昼

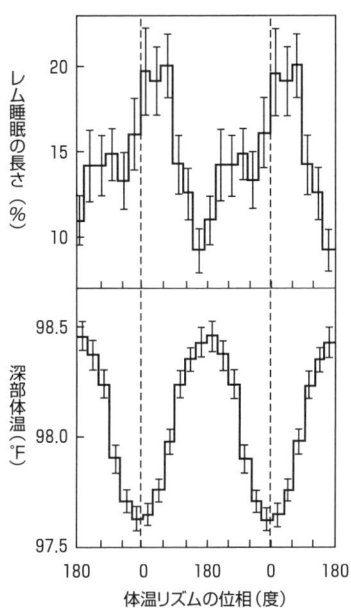

寝の最中に徐波睡眠が出現したためである。昼寝をするまでの覚醒中に一定量蓄えられた徐波睡眠は，昼寝が長くなるとその量が減少していく。昼寝から目覚めたあとから，改めてその量が増加していくが，夜間睡眠までの時間が短いために，蓄積される量が少なく，夜間睡眠中の徐波睡眠の量が大きく減少してしまう。その結果，寝つきが悪く，浅い睡眠となる。宮下ら（1978）は，日中に2時間の仮眠をとったとしても，仮眠をとる時刻によって夜間睡眠への影響が異なることを報告している。午前中の仮眠では，夜間睡眠にはほとんど影響がないが，午後に2時間の仮眠をとると，その夜の徐波睡眠量が減少すること，その影響は，午後2時～4時の仮眠よりも午後7時～9時の仮眠のほうが大きい（21章図21-4参照）。つまり，仮眠をとったあと，夜間睡眠をとるまでの時間が短いほど，夜間睡眠に悪影響を及ぼす。

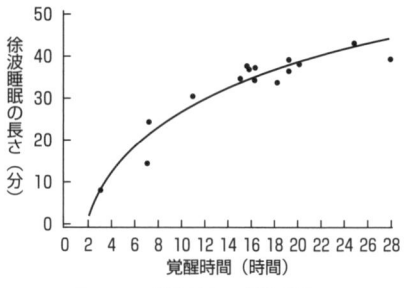

図4-5 覚醒時間と徐波睡眠
(Knowles et al., 1986)
横軸は，睡眠をとる前の覚醒時間を表わし，縦軸は，睡眠開始後1時間の間に出現した徐波睡眠の長さを表わしている。

一方，先述のようにレム睡眠の長さは，体温の概日リズムの影響を受け，体温が高いとレム睡眠は短く，体温が低いとレム睡眠は長くなる。

このように，徐波睡眠とレム睡眠は，それぞれ恒常性と概日性の影響を受けているが，いずれの時間帯においても，睡眠中の90分周期は維持されている。第1睡眠周期では，90分間のうち，徐波睡眠が最も多くを占め，その他のノンレム睡眠やレム睡眠は短くなる。第4や第5睡眠周期では，90分間のうち，大半がレム睡眠と睡眠段階2が占める。

2節　体温と睡眠

睡眠の開始時には体温が低下する。睡眠時における体温低下には，概日リズム，副交感神経系の亢進，および徐波睡眠がかかわっている。

1．入眠期における末梢血管の拡張

睡眠中は，交感神経系活動が抑制され，副交感神経系活動が亢進する。眠くなり，眠りはじめると副交感神経系活動が亢進するため，末梢の血管が拡張する。入眠期には，手足の皮膚の血管が拡張するため，放熱が盛んになり，一時的に手足の皮膚温は上昇する。このようにして手の皮膚温は，入眠期に約1.5℃上昇する（松本ら，1975）。乳幼児が眠くなると手足が温かくなるのは，このためである。このような放熱作用は，

2. 徐波睡眠中の発汗作用

発汗は，緊張時や情動興奮時に手掌と足底で起こる精神性発汗と，暑さに伴って手掌と足底を除く全身の皮膚で起こる温熱性発汗に分けられる。精神性発汗は，覚醒中に起こり，睡眠中には起こらない。温熱性発汗は，覚醒中だけでなく，睡眠中にも発生し，入眠後，手背や胸部で活発化する。睡眠中の温熱性発汗は，大脳皮質からの抑制解除により発生するため，徐波睡眠中に最も活発化する。逆にレム睡眠中には，著しく減少する（小川，1986，図4-6）。発汗は，体温を低下させるのに最も効率がよい。徐波睡眠は，睡眠の初期に集中して出現するため，次項で述べる概日リズムによる体温の低下とともに，徐波睡眠中の発汗によってさらに体温が低下することになる。

3. 体温の概日リズム

体温は，24時間周期の概日リズムを示す。午前4時～5時頃に最低，午後7時～8時頃に最高となる（Krauchi & Wirz-Justice, 1994; Dijk & Edgar, 1999）。図4-7を見ればわかるように，体温の概日リズムは，覚醒度の変化と対応している。

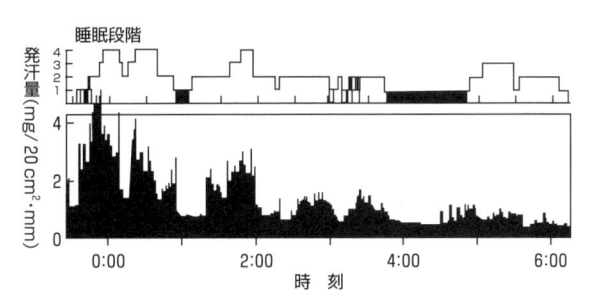

図4-6 前胸部における睡眠中の発汗（小川，1986）
上図の睡眠段階は，汗腺活動の変化と対応づけがしやすいように，上に行くほど睡眠が深くなるように描かれている。このため，一般的な睡眠経過図（図4-1など）とは，上下逆転している。睡眠経過図の黒い箇所は，レム睡眠を示している。

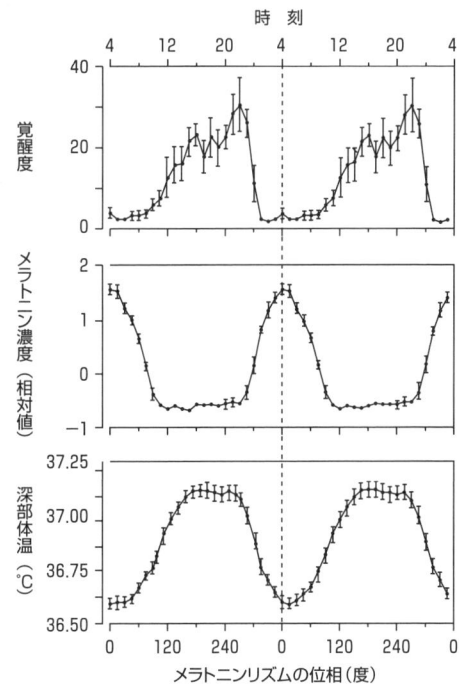

図4-7 体温リズムと覚醒度，血漿中のメラトニン濃度の関係（Dijk & Edgar, 1999）
横軸は，図の最上段に実時刻を，最下段にメラトニンが最も分泌される時点を0°とするメラトニンの概日リズムの位相（0°～360°）を標記している。

午後7時〜8時頃の最高体温付近では覚醒度が高く，眠ろうとしてもほとんど眠れない。夜勤従事者が，夜勤前に仮眠をとろうとしてこの時刻に眠ろうとしてもほとんど眠れないのは，体温が高いためである。Lavie（1986）は，この時刻を睡眠禁止時刻（forbidden zone）とよんでいる（19章参照）。午後9時以降，体温は徐々に低下していく。通常，体温は睡眠開始の2〜3時間前から下降しはじめ，およそ1日の平均体温付近まで低下しはじめた頃に睡眠が始まる。睡眠の開始とともに急速に低下し（Murphy & Campbell, 1997），夜間睡眠の中間付近で最低となり，その後，徐々に上昇していく。最低体温時からおよそ2〜3時間経過して体温があるレベルまで上昇することで私たちは目覚める（Gillberg & Åkerstedt, 1982）。

3節 睡眠中の自律神経系活動

ノンレム睡眠中は，交感神経系活動が低下し，副交感神経系が優位となるため，心臓血管系の活動は落ち着き，体温や代謝も低下する。夜間睡眠全体でみると，就床時から第2〜3睡眠周期に現われる最低体温時に向けての体温下降期では，心拍数や血圧は低下していき，最低体温時から起床に向けての体温上昇期では，心拍数や血圧は上昇していく。しかし，このようなノンレム睡眠中の変化とは異なり，レム睡眠中では，心拍数や呼吸数，血圧など自律神経系活動が激しく動揺するため，「自律神経系の嵐」ともよばれている。

1．循環器系
（1）心拍（脈拍）

心拍数は，入眠後，急速に減少する。個人差もあるが，覚醒時に脈拍が少ない人では，徐波睡眠中に1日の最低レベルまで低下することも多い。およそ第2〜3睡眠周期の体温低下期に体温は低下していき，最低体温期以降は上昇していく。しかし，レム睡眠中は，その前後のノンレム睡眠より1分間あたり約10拍高くなり，1分間あたりの拍動数も不規則になる（Snyder, 1964, 図4-8）。このため，睡眠中における心拍数の変化は，体温や代謝系に反映される概日リズムに，睡眠周期のウルトラディアンリズムが重畳する形になる。

近年，心電図のR波の間隔（R-R間隔）の変動（心拍変動）が自律神経系機能を反映する指標として用いられるようになってきた。心拍変動は，約3秒周期の呼吸性不整脈と，約10秒の周期をもつ動脈圧の変動と並行した血圧調節系リズム（mayer wave）の影響を受ける。そこで心拍変動をスペクトル分析すると，呼吸性不整脈を反映する約 $0.3\,Hz$（$0.15〜0.50\,Hz$）のピークと，血圧変動を反映する約 $0.1\,Hz$（$0.07〜0.14\,Hz$）のピークが現われる。前者をHF（high frequency）成分とよび，後者をLF

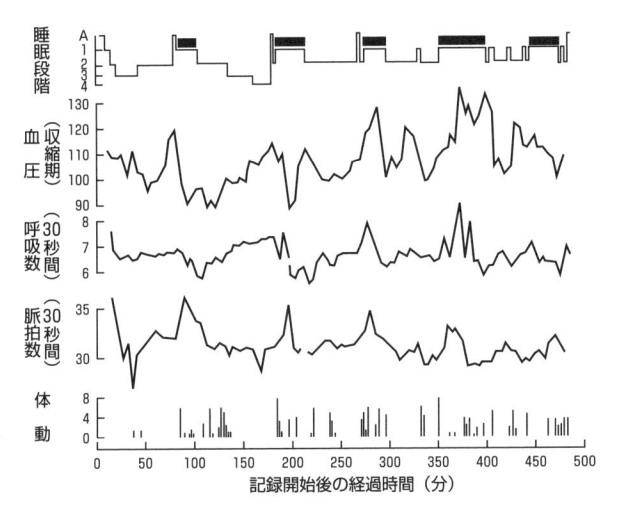

図4-8 夜間睡眠中の血圧，呼吸，脈拍，体動（Snyder, 1964）
収縮期血圧，30秒間あたりの呼吸数と脈拍数は，5分間の値の平均値を示している。睡眠段階の黒い横棒はレム睡眠，縦軸の「A」は覚醒（awake）を示す。最下段の体動は，粗体動を示す。

(low frequency) 成分とよぶ。呼吸性不整脈は迷走神経機能を反映することから，心拍変動スペクトルのHF成分が迷走神経活動の指標として用いられている。ただし，HF成分は呼吸パターンが変わると変化するため，HF成分を求めるためには，呼吸が一定に保たれることが必要となる。血圧調節系リズムは迷走神経と交感神経の両方を媒介していることから，交感神経系活動の指標としては，LF成分とHF成分の比（LF/HF）が用いられている。

ノンレム睡眠中は，副交感神経系活動が優勢であるため，HF成分は入眠とともに上昇し，徐波睡眠中に最高値を示す（Baharav et al., 1995; Elsenbruch et al., 1999）。これに対してレム睡眠中は交感神経系活動が優勢であるため，HF成分が低下し，LF/HF比が著しく上昇する（Scholz et al., 1997; Elsenbruch et al., 1999）。レム睡眠中の交感神経系活動は，女性よりも男性のほうが高く，男性ではHF成分がより低く，LF/HF比がより高い（Elsenbruch et al., 1999; Valladares et al., 2007）。

（2）血圧

血圧も入眠とともに低下し，睡眠の後半で上昇するという日内リズムを示す。ノンレム睡眠中は比較的安定しており，変動幅は3 mmHg程度である。特に徐波睡眠中の血圧が最も低く，睡眠中では安定している（奥平，1994）。しかし，心拍数と同様，レム睡眠中に上昇し，ばらつきも大きくなる。その前後のノンレム睡眠と比較して収縮期血圧は4〜5 mmHg上昇する（図4-8）。

（3）脳血流量

　最近，脳の神経活動のイメージング技術として，ポジトロン断層撮影法（positron emission tomography: PET）や機能的磁気共鳴画像法（functional magnetic resonance imaging: fMRI）などが開発され，脳内の局所血流量の変化から脳機能を調べる研究が盛んに行なわれるようになった（10章参照）。

　ノンレム睡眠中は，覚醒中やレム睡眠中と比べて脳全体で血流量が低下する。局所的には，橋の背側部，中脳，視床，大脳基底核，前脳基底部，視床下部前部，前前頭皮質，帯状回前部，楔前部で血流量が低下する。徐波睡眠中では，特に前頭部と頭頂部の大脳皮質，視床の血流量が低下する。前頭部では，背外側前頭前野と眼窩前頭皮質の血流量低下が著しい（Maquet, 2000; Dang-Vu et al., 2007）。前頭前野にあるこの2つの脳領域は，意思決定にかかわる領域であり，覚醒中に最も活動性が高い。背外側前頭前野は，ワーキングメモリの中央実行系として，注意制御と実行機能を担っている（苧坂，2002）。眼窩前頭皮質は，報酬系にかかわる感覚情報や情動に関する種々の情報を統合し，報酬の価値評価を担っていると考えられている（Wallis, 2007）。

　ノンレム睡眠中に局所脳血流量が減少する背外側前頭前野や楔前部のほか，帯状回後部や下頭頂小葉では，レム睡眠中にも脳血流量は減少する。しかし，その他の多くの脳部位では，脳血流量が増加し，代謝量も増加する。覚醒中やノンレム睡眠と比べて，橋被蓋，視床，扁桃体，海馬，帯状回前部，側頭・後頭部，前脳基底部，小脳，尾状核で脳血流量が増加する（Dang-Vu et al., 2007）。レム睡眠の発現に関与する橋被蓋や，記憶に関与する海馬，情動に関与する扁桃体，側頭・後頭部における視覚野などの脳部位が活性化することは，レム睡眠中に現われる夢が，鮮明な視覚心像を伴うものであり，しばしば強い情動を伴うことを説明することができる。また，夢内容がしばしば奇怪で非現実的であるにもかかわらず，夢を見ている最中，夢を見ている本人はそのことにまったく気づいていないことは，レム睡眠中に前頭前野の活動が低下していることと関連している（10章参照）。

（4）陰茎勃起

　男性では，平均してレム睡眠の開始2.5分前から陰茎が勃起し，レム睡眠終了の40秒前から萎縮しはじめる（Fisher et al., 1965）。この現象は，夢の内容とは無関係であり，乳幼児や高齢者でも認められる。インポテンス（勃起不全）は，神経系や血管系の器質的障害によって起こる器質性のものと，心因性の影響によって起こる機能性のものがある。器質性インポテンスの場合は，覚醒中だけでなくレム睡眠中にも陰茎勃起は起こらないが，機能性インポテンスの場合は，レム睡眠中には陰茎勃起が起こる。そこで，ワイヤーやストレインゲージを用いて睡眠中の陰茎周径を測定すれば，これらの鑑別ができる。

2. 呼吸器系

　睡眠中の呼吸数は，1分間あたり10〜20回であり，一晩を通しての変動は比較的少ない。呼吸運動は，覚醒中には腹部優勢であるが，入眠とともに胸部優勢となる（Ogilvie et al., 1984）。入眠期は，意識水準が動揺するとともに，呼吸中枢における換気と炭酸ガス濃度感受性の動揺が起こるため，呼吸数が周期的に増大・減少をくり返すが（奥平，1994），睡眠段階2以降のノンレム睡眠中には安定し，呼吸運動は規則的になる。しかし，レム睡眠中は，ノンレム睡眠中より呼吸数が10〜20％増加するとともに，心拍や血圧と同様，不規則な変動を示す（21章図21-6参照）。

3. 筋交感神経系活動

　自律神経系活動を調べる方法として，心拍や血圧などが測定されているが，これらは，互いに拮抗する交感神経系と副交感神経系の両方の作用を受けているため，どちらか一方の活動だけを調べることは困難である。しかし，微小電極を用いて骨格筋の交感神経節後の遠心性線維の神経発射を調べることで，交感神経系活動を直接調べることができる。筋交感神経系活動は，主として骨格筋内の血管平滑筋を支配する血管収縮性神経の発射活動からなっている（奥平，1994）。筋交感神経系活動の指標として1分間あたりの群発発射の出現頻度を用いると同一個人内で再現性が高い（清水，2002）。

　筋交感神経系活動は，入眠とともに低下し，睡眠段階が進むにつれてさらに低下していく。徐波睡眠中に最低となり，覚醒時の50％以下になる（清水，2002，図4-9）。レム睡眠中では，覚醒時と同程度となり，特に急速眼球運動が出現するときに一過性に上昇する。睡眠中に聴覚刺激を呈示して覚醒反応を起こさせると筋交感神経系活動が一過性に上昇したあと，血圧も一過性に上昇する。しかし，覚醒中にこれと同様の聴覚刺激を呈示しても，筋交感神経系の興奮や一過性の血圧の上昇はみられない（Shimizu et al., 1992）。

4. 皮膚電気活動

　汗腺活動に伴って生じる電気的変化を測定したものが皮膚電気活動である。汗腺活動

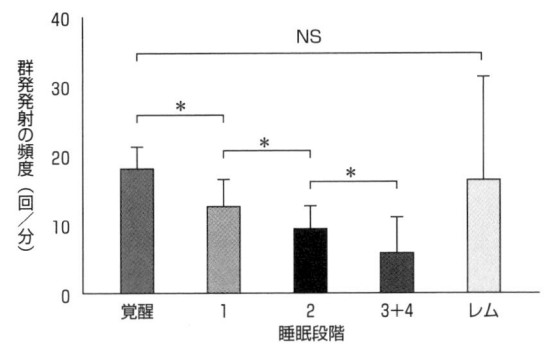

図4-9　睡眠中の筋交感神経系の活動（清水，2002）
各睡眠段階における1分間あたりの群発発射の出現頻度を示している。
* $p<.05$，NS 有意差なし。

は，交感神経系活動の支配を受けている。皮膚電気活動は，種々の刺激によって生じる一過性の皮膚電気反応と，基線に相当する持続性の長い変動である皮膚電気水準に分けられる。皮膚電気活動の測定法としては，手掌や手指に装着した電極に微弱な電流を流し，皮膚の電気抵抗や電気伝導度（コンダクタンス）を調べる通電法と，電流を流さず電極間の電位差を測定する電位法がある。電位法によって測定された皮膚電気反応を皮膚電位反応，皮膚電気水準を皮膚電位水準とよぶ（新美，1986）。

覚醒水準の変化によって皮膚電位水準も変化する。消灯から睡眠紡錘波が出現するまでの手掌の皮膚電位水準を測定すると，入眠期における覚醒水準の低下に伴って皮膚電位水準も急激に低下する。このような皮膚電位水準の低下は，入眠期に特徴的に現われる緩徐眼球運動の出現，アルファ波の消失（睡眠段階1の開始），頭蓋頂鋭波の出現，紡錘波の出現（睡眠段階2の開始）に対応している（宮下，1986）。

一方，2節で述べたように，睡眠中には精神性発汗は起こらないため，睡眠中，手掌や指尖では皮膚電位反応は生じない。先述のように手掌の皮膚電位水準は，入眠とともに急激に低下したあと，睡眠の経過とともに漸次低下していき，起床とともに急激に上昇する。また，先行するノンレム睡眠に比べ，レム睡眠中に低下する（Hori et al., 1970, 図4-10）。しかし，徐波睡眠中には温熱性発汗が起こるため，手背で皮膚電位反応が生じる。デルタ波の出現量が多いほど皮膚電位反応が多くなることから，

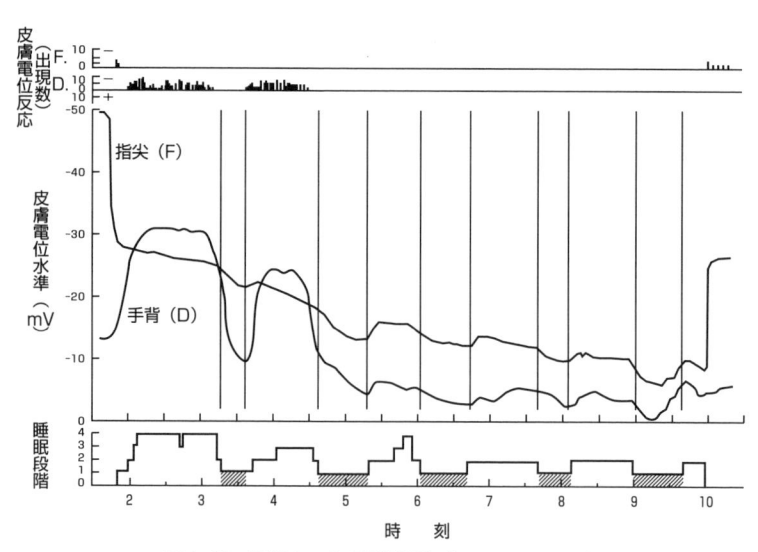

図4-10 睡眠中の皮膚電位活動（Hori et al., 1970）

上図は指尖と手背の皮膚電位反応，中図は指尖と手背の皮膚電位水準，下図は睡眠経過図を示している。下図の睡眠段階は，皮膚電気活動の変化と対応づけがしやすいように，上に行くほど睡眠が深くなるように描かれている。このため，一般的な睡眠経過図（図4-1など）とは，上下逆転している。睡眠段階の0は覚醒，斜線の箇所はレム睡眠を示している。

徐波睡眠における温熱性発汗は，大脳皮質からの抑制解除によって発生すると考えることができる。さらに，手背の皮膚電位水準は，手掌の場合と同様，睡眠の経過とともに低下し，先行するノンレム睡眠に比ベレム睡眠中に低下するが，入眠直後の徐波睡眠中には著明に上昇し，レム睡眠中に著しく低下する（図4-10）。

4節　睡眠中の内分泌活動

内分泌機能の分析には，血中ホルモン濃度を測定する方法が用いられる。ホルモン分泌には，成長ホルモンやプロラクチンのように，睡眠に依存して増加・減少するものと，メラトニンやコルチゾールのように，概日リズムをもつものがある。

1．成長ホルモン

脳下垂体前葉から分泌される成長ホルモンは，成長作用と，タンパク質合成を促進する同化作用があり，体の成長や修復，疲労回復に重要な役割を果たしている。成長ホルモンは，1日の中で1〜3時間ごとにスパイク状に分泌されるが，第1睡眠周期の徐波睡眠期に最大の分泌量を示す（図4-11）。デルタ波が出現して数分後に，血中の成長ホルモン濃度が上昇することから，デルタ波の出現が成長ホルモン分泌の契機となっていると考えられている（高橋・高橋，1978）。

2．コルチゾールと副腎皮質刺激ホルモン

副腎皮質から分泌されるコルチゾールは，抗ストレス作用をもつ。血糖値の上昇のほか，抗炎症，免疫促進などの

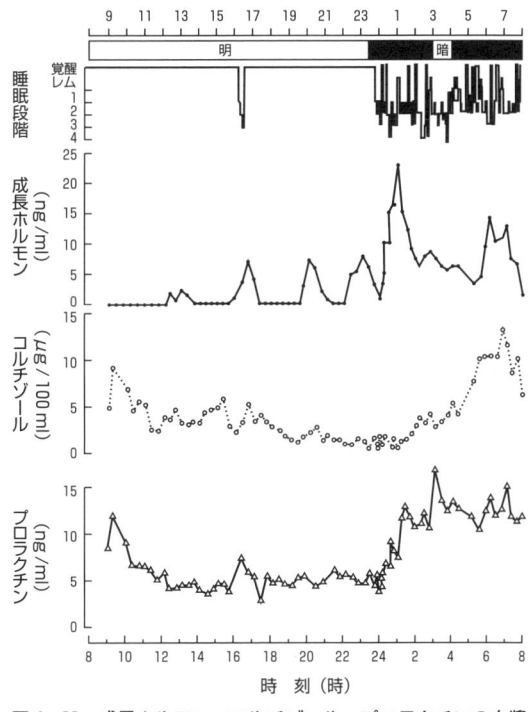

図4-11　**成長ホルモン，コルチゾール，プロラクチンの血漿濃度の変化**（高橋・高橋，1978）
健常な22歳男性の24時間にわたる変化を示している。

作用をもつ。ストレス事態では、脳下垂体前葉から副腎皮質刺激ホルモン（ACTH）が迅速に合成され、これによりコルチゾールが分泌される。このため、コルチゾールは、しばしばストレスの指標として測定されている。

コルチゾールは、睡眠の初期では最低レベルにあり、睡眠の後半に向かって分泌量が増大し、朝の起床前後で最大となる概日リズムを示す（高橋・高橋、1978、図4-11）。しかし、徐波睡眠中、特に入眠直後に分泌が抑制されるため、睡眠依存性も存在する（高橋、1994）。

ACTHも、これと同様の変動を示すが、就床前に起床時刻を予告されると、予定起床時刻の60分前から分泌量が急激に増加する（Born et al., 1999）。この結果は、目覚まし時計などを用いなくても、起床前から覚醒への準備が行なわれていることを示している（17章参照）。

3．メラトニン

松果体から分泌されるメラトニンは、若干の催眠作用と、概日リズムを調整する作用をもっている（Scheer et al., 2005）。メラトニンは、明瞭な概日リズムを示し、日中に抑制され、夜間に増加する。血中のメラトニン分泌は、習慣的な入眠時刻の1～2時間前から上昇しはじめ、最低体温の1～2時間前に最大値に達し、その後減少する（橋本・本間、1999）。

図4-7に示されているように、夜間のメラトニン分泌量の変化は、体温や覚醒度の変化と対応しており、メラトニン分泌量が増加するとともに、体温と覚醒度が低下する。夜間に3,000ルクス以上の高照度光にさらされるとメラトニン分泌が抑制され、体温、覚醒度ともに上昇するが、室内照明に相当する100～200ルクス程度の照明があっても、夜間のメラトニン分泌が抑制され、覚醒度が上昇する（Cajochen et al., 2000; Zeitzer et al., 2000）。

一方、断眠中でも夜間にはメラトニンが分泌されること、昼寝中にはメラトニンが分泌されないことから、睡眠依存性はないと考えられている（Weitzman et al., 1978）。

4．プロラクチンと黄体形成ホルモン

プロラクチン（黄体刺激ホルモン）は、性腺刺激ホルモンの1つであり、下垂体前葉から分泌される。成長ホルモンと同様、入眠直後から分泌が開始されるが、睡眠の後半に向かって上昇し、翌朝の覚醒後に急速に低下する（高橋・高橋、1978、図4-11）。プロラクチンは、成長ホルモンと同様、睡眠依存性が高く、夜間覚醒によって分泌量は低下し、昼寝でも分泌量が上昇する（Sassin et al., 1972; 1973）。

一方、黄体形成ホルモンも下垂体前葉から分泌される。黄体形成ホルモンは、女性では排卵と黄体の形成を促進し、男性では男性ホルモンであるテストステロンの分泌

を促進する。このホルモンは，第2次性徴期に限り，夜間睡眠中に分泌量が増大するが，成人すると睡眠中でも覚醒中でも，分泌量は変わらなくなる（Cauter, 2005）。

5．甲状腺刺激ホルモン

下垂体前葉から分泌される甲状腺刺激ホルモンは，甲状腺に作用し，全身の細胞の代謝率を高める甲状腺ホルモンの分泌を促進する。甲状腺刺激ホルモンの血中濃度は，夜間睡眠が始まる2～3時間前から上昇しはじめ，入眠直前に最高値を示し，睡眠開始とともに低下していくという概日リズムを示す（Parker et al., 1976）。この入眠直前のピークは，就床時刻が早まると前進し，遅らせると後退する（Parker et al., 1976）。しかし，断眠すると，夜間中，血中濃度は上昇を続け，早朝に最大値を示した後，低下していく（Parker et al., 1987）。これらの結果から，甲状腺刺激ホルモンは，概日リズムと睡眠依存性の両方の影響を受けており，睡眠によって甲状腺刺激ホルモンの分泌が抑制されることがわかる。

5節　睡眠と覚醒の神経調節

1．覚醒の神経調節

外背側被蓋核または脚橋被蓋核を起源とするコリン作動性神経系は，視床を介して大脳皮質全体を賦活し，脳波を脱同期化する（Jones, 2005）。この神経系は，ノンレム睡眠中に活動が低下するが，レム睡眠中に再び活動が高まる。このように上行性に作用して大脳皮質全体を賦活するものとして，青斑核を起源とするノルアドレナリン作動性神経系，背側縫線核を起源とするセロトニン作動性神経系，結節乳頭核（tuberomammillary nucleus: TMN）を起源とするヒスタミン作動性神経系があるが，これらの神経活動はいずれも覚醒中に活動性が高く，ノンレム睡眠中に低下，レム睡眠中には活動を停止する（本多，2007，表4-1）。これらの神経系は，後述する睡眠調節系と拮抗して覚醒調節系として作用している（本多，2006，図4-12）。なかでも結節乳頭核は，覚醒中枢として最も重要であると考えられている。

最近，摂食調節作用を有する神経ペプチドであるオレキシンが，睡眠覚醒調節に関与することが明らかにされている。日中の過度の眠気と睡眠発作を主症状とし，強い情動によって筋緊張が突然喪失するナルコレプシー患者では，脳脊髄液中のオレキシン濃度が測定限界以下であり（Nishino et al., 2000），オレキシン神経に欠損がある。オレキシン神経系の起始核は，視床下部外側部にあり，表4-1にあげたコリン系，ノルアドレナリン系，ヒスタミン系の覚醒調節神経系に投射されている。オレキシンをラットやマウスの脳室に投与すると強い覚醒効果が現われるが，結節乳頭核に投与し

4章 睡眠中の生理機能の変化

表4-1 睡眠・覚醒調節にかかわる神経活動 (本多, 2007)

起始核	神経伝達物質	覚醒	ノンレム睡眠	レム睡眠
脚橋被蓋核	アセチルコリン	↑↑↑	↑	↑↑↑
外背側被蓋核	アセチルコリン	−	↑	↑↑↑
青斑核	ノルアドレナリン	↑↑↑	↑	−
背側縫線核	セロトニン	↑↑↑	↑	−
結節乳頭核	ヒスタミン	↑↑↑	↑	−

↑↑↑：高活動, ↑：低活動, −：活動停止

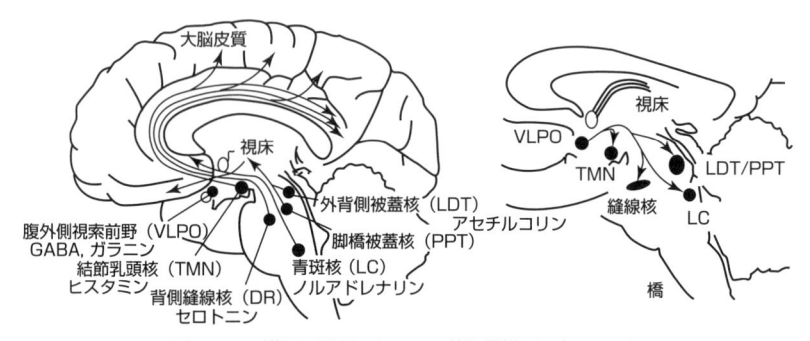

図4-12 覚醒の発現にかかわる神経機構 (本多, 2006)

左図は，青斑核，背側縫線核，結節乳頭核，外背側被蓋核，脚橋被蓋核を起源とする上行性覚醒調整系を示している。右図は，睡眠中，これらの上行性覚醒調整系がノンレム睡眠の発現中枢である腹外側視索前野 (VLPO) により抑制されることを示している。

たほうがさらに効果が高い (裏出, 2006)。オレキシンには1型と2型の2種類の受容体が存在するが，結節乳頭核にはオレキシン2型の受容体が存在し，オレキシンによる覚醒効果の発現は，この2型によるヒスタミン作動性ニューロンの活性化が関与していると考えられている (本多, 2007)。

また，結節乳頭核のヒスタミン神経細胞には，プロスタグランジン E_2 の受容体である EP_4 受容体が存在しており，プロスタグランジン E_2 は EP_4 受容体を刺激することによりヒスタミン神経系の活性化をうながして覚醒を誘発する (裏出ら, 2004, 図4-13右)。

2. 睡眠の神経調節

睡眠の神経調節には，視床下部の前部から後部にいたる脳底の神経組織がかかわっている (裏出ら, 2004, 図4-13)。睡眠の開始には，プロスタグランジン D_2 (PGD_2) が大きな役割をはたしている。脳を包むくも膜細胞にはプロスタグランジン D_2 合成酵素が存在しており，くも膜全体でプロスタグランジン D_2 が産生され，脳脊髄液中に放出される。プロスタグランジン D_2 の受容体であるD型プロスタノイド受容体

5節 睡眠と覚醒の神経調節

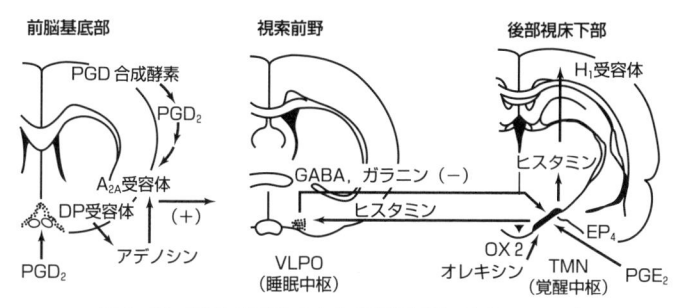

図4-13 睡眠の発現にかかわる神経伝達 (裏出ら, 2004)
睡眠の発現は, 前脳基底部 (左図) から視索前野にある腹外側視索前野 (VLPO) (中図) へ情報が伝達されると同時に, 視床下部の後部にある結節乳頭核 (TMN) (右図) が抑制されることによって生じる. 覚醒中には, TMN が VLPO を抑制する.

(DP受容体) は, 視交叉の両側から視床下部後部にいたる前脳基底部のくも膜細胞に局所的に存在し, プロスタグランジン D_2 に応答してアデノシンを放出する (図4-13左).

視床下部の腹外側視索前野 (ventrolateral preoptic area: VLPO) はノンレム睡眠の発現中枢と考えられている. この VLPO には, アデノシン A_{2A} 受容体が存在し, 前脳基底部の DP 受容体から放出されたアデノシンに応答してノンレム睡眠を誘発し (図4-13中), c-Fos 蛋白質の発現を活性化する (Scammell et al., 2001). なお, c-Fos は, 遺伝子発現による神経活動のマーカーとして知られている.

VLPO からは, GABA やガラニンを分泌する神経線維が出ており, これらは, 覚醒中枢である結節乳頭核を抑制するほか (図4-13右), 覚醒調節系の縫線核, 青斑核, 被蓋核も同時に抑制する (図4-12).

3. レム睡眠の神経調節

睡眠ポリグラムに現われるレム睡眠の特徴である急速眼球運動, 皮質脳波の速波化, 筋緊張の消失の実行系は, 橋・延髄に存在する (内田・融, 1994, 図4-14). 急速眼球運動の出現には, 外転神経核が関与している. 脳波の速波化は, 橋・延髄網様体が関与している. 網様体の活動が視床と視床下部, および前脳基底部に投射され, 皮質脳波を速波化する. また, 筋緊張の消失には, 青斑核 α とこれに隣接する青斑核 α 傍核 (peri-α), さらに延髄網様体に存在する大細胞網様核が関与している.

青斑核 α を破壊されたネコは, レム睡眠中に筋緊張が消失せず, 歩き回ったり, 目標もなく飛びかかったり, 毛づくろいをしたり, 全身の毛を逆立てたりするなど, あたかも夢を見ているような行動 (夢幻様行動) をとる (Sastre & Jouvet, 1979). これらの行動から, ネコも夢を見ていると考えられている.

また, ネコの脳に電極を埋め込み, 深部脳波を測定すると, レム睡眠中には急速眼

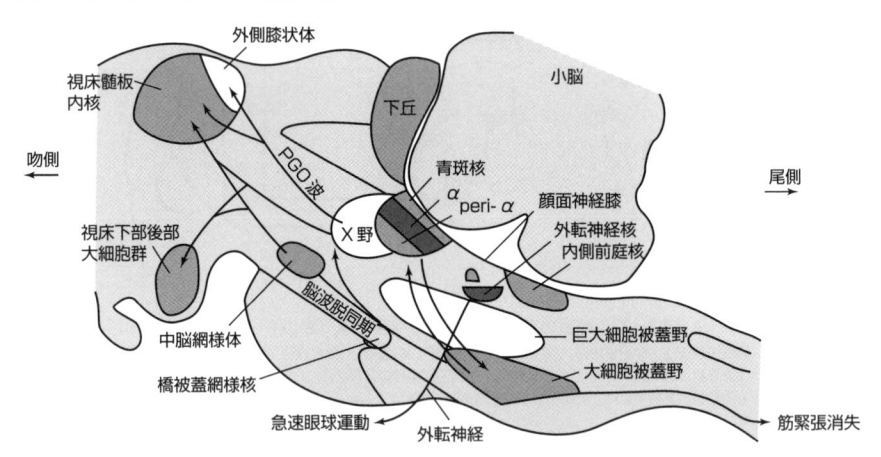

図4-14 レム睡眠の発現にかかわる脳幹の神経機構（内田・融，1994）
レム睡眠中に発生する脳波の速波化，急速眼球運動，筋緊張の消失は，脳幹部，特に橋背側の青斑核とその近傍に位置するそれぞれの神経核を起始点として，矢印で示されているように上行性と下降性の経路をとって発現する。

球運動が開始される直前に，橋の網様体（pons: P），外側膝状体（geniculate: G），大脳皮質の後頭部（occipital: P）の視覚野に一過性の出脳電位が発生する（Jeannerod et al., 1965）。これはPGO波とよばれ，夢の発生と関連していると考えられている（10章参照）。

5章

睡眠の個人差

　睡眠時間や睡眠時間帯などの睡眠習慣は個人によってさまざまである。本章では，睡眠の個人差を，睡眠の量（長時間睡眠者と短時間睡眠者），睡眠の質（安眠型と不眠型），睡眠の位相（朝型と夜型），睡眠習慣の規則性（規則型と不規則型）の観点から解説する。

1節　長時間睡眠者と短時間睡眠者

1．睡眠の量による分類：長時間睡眠者と短時間睡眠者

　「健康のためには，1日に8時間の睡眠が必要である」と考えている人は多いが，その根拠となる証拠はほとんどない。しかし，普段，私たちがどのくらいの睡眠をとっているかについては，国内外を問わず，数多くの調査が行なわれている。日本では，NHK放送文化研究所が5年ごとに実施している国民生活時間調査が有名である。この調査によると，日本人の睡眠時間は年々短縮しており，近年は，7.5時間前後を推移している（NHK放送文化研究所，2006）。ただし，この調査は就床・起床時刻を直接尋ねているものではないため，睡眠研究者が行なう調査結果よりも睡眠時間が長めであることが指摘されている。

　2000年に厚生労働省は，健康と福祉に関する大規模調査を実施している。この調査は，82,400か所に分割された国勢調査の区域からランダムに300の区域を選定し，その区域に住む12歳以上の人を対象として実施された（Asai et al., 2006）。その結果によれば，20歳以上の成人の睡眠時間は，男性12,680名の平均で6時間54分，女性14,025名の平均で6時間47分であった。男性では，20代と30代で睡眠時間が最も短く

表5-1 性別と年齢別に分けた日本人の平均睡眠時間 (Asai et al., 2006)

年齢	男性			女性		
	人数	平均	標準偏差	人数	平均	標準偏差
20-29	2,147	6:35:51	1:13:44	2,303	6:47:08	1:11:39
30-39	2,163	6:33:21	1:08:36	2,349	6:40:44	1:02:02
40-49	2,283	6:44:16	1:03:45	2,409	6:27:02	1:00:45
50-59	2,538	6:52:22	1:06:36	2,729	6:34:06	1:04:46
60-69	2,061	7:12:43	1:19:10	2,175	6:49:28	1:12:01
≧70	1,488	7:44:02	1:43:26	2,060	7:30:37	1:50:50
全体	12,680	6:54:14	1:18:10	14,025	6:46:49	1:17:01

（それぞれ6時間36分と6時間33分），女性では40代が6時間27分と最も短かった（表5-1）。一般に，年齢が高まるにつれて睡眠時間が短くなると考えられているが，表5-1を見るとわかるように，就床時間は，加齢とともに増加する（Asai et al., 2006；白川, 2000）。ただし，就床時間が増加しても，実際に眠っている睡眠時間そのものは，増加しているわけではない。

　睡眠時間は，国によってばらつきがあるが，国際比較した報告書によれば，日本が最も短いという（NHK放送文化研究所世論調査部, 1995；太田, 2006）。

　では，ヒトはいったい何時間眠る必要があるのだろうか。この問題についての解答は，十分には得られていないが，睡眠時間の短縮化は，日中の眠気や居眠り，作業能力や生産性の低下ばかりでなく，健康に悪影響を及ぼすことが指摘されている（19章，20章参照）。ただし，個々人が必要とする最適な睡眠時間は，個人差があると考えられている。

　Webb & Agnew（1970）は，普段の睡眠時間が人々の平均的な値より長い者を長時間睡眠者（long sleeper, 長眠型），短い者を短時間睡眠者（short sleeper, 短眠型）とした。Hartmannら（1971）は，少なくとも6か月以上の間，睡眠時間が9時間以上である者を長時間睡眠者，6時間以下である者を短時間睡眠者と分類した。

　しかし，近年，睡眠時間の短縮化が著しいことから，長・短時間睡眠者の分類基準は，年齢層だけでなく，その時代によっても異なる可能性がある（宮下, 1994）。宮下（1984）は，睡眠時間は正規分布するものであり，長・短時間睡眠者それ自体は睡眠の異常を示す概念ではないことから，長・短時間睡眠者とは，その者の属する母集団の平均値から±1.5σ（標準偏差）以上へだった者であると定義した。この定義に従えば，対象となる年齢層などにより長・短時間睡眠者の判別基準は異なることとなる。

　林ら（1997）は，青年期中・後期に相当する高等専門学校生，大学生，看護学校生の睡眠習慣を調べた。宮下（1984）の基準に従うと，高等専門学校生1～3年生で睡

眠時間が5.5時間以下の者，大学生，看護学校生で5時間以下の者が短時間睡眠者と分類された。また，いずれも睡眠時間が8時間以上の者が長時間睡眠型と分類された。これは，Webb & Agnewや，Hartmannらの基準とは，かなりかけ離れたものになっている。幼児から高齢者までの睡眠習慣を調査した報告（堀，1998）では，高校生から大学生が最も睡眠時間が短いことが指摘されている。林ら（1997）の調査でも，これらの年齢の平均睡眠時間は，高専生で6.7時間，大学生で6.5時間，看護学校生で6.3時間と，短い値を示している。

2．長時間睡眠者と短時間睡眠者の睡眠内容

長・短時間睡眠者の睡眠内容を調べると，短時間睡眠者と比較して，長時間睡眠者では睡眠段階2とレム睡眠が長いが，徐波睡眠（睡眠段階3，4）には，ほとんど差がみられない（福田ら，1984；Hartmann et al., 1971; Webb & Agnew, 1970; Webb & Friel, 1971）。

4章で述べられているように，睡眠段階の出現には時間特性があり，徐波睡眠は睡眠前半に集中して現われ，睡眠後半は，睡眠段階2とレム睡眠が交互に現われる。したがって，5時間以上の睡眠時間をとっていれば，徐波睡眠の長さはほとんど変わらないことになる。

福田ら（1984）は，睡眠周期ごとに各睡眠段階の出現時間を長・短時間睡眠者の間で比較した（図5-1）。両群ともに第4周期までは，睡眠段階2の出現時間が増加し，逆に，徐波睡眠は減少していた。これに対してレム睡眠は，第4周期までは短時間睡眠者のほうが長くなっていた。また，短時間睡眠者の睡眠時間である入眠後6時間の睡眠内容を比較すると，睡眠段階2，3，4のノンレム睡眠には差は認められなかったが，短時間睡眠者のほうがレム睡眠が有意に長かった。このように，短時間睡眠者では，徐波睡眠が長時間睡眠者とほぼ同量が出現していること，さらにレム睡眠が効率よく出現していることから，短時間睡眠者の睡眠は，無駄のない効率的な睡眠と

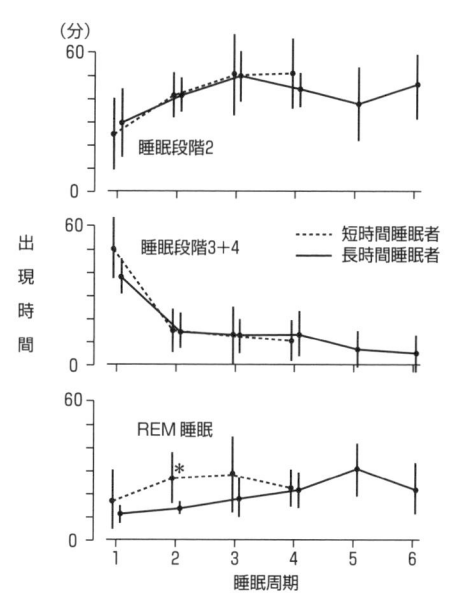

図5-1 **長時間睡眠者，短時間睡眠者における睡眠周期ごとの各睡眠段階の出現時間**
（福田ら，1984）

考えることもできる（宮下，1994）。

3．長時間睡眠者と短時間睡眠者の性格特性

　睡眠時間の長短と性格特性に関しては，多くの研究が行なわれているが，一致した見解は得られていない。Hartmannら（1971; 1972）は，普段の睡眠時間が9時間以上の長時間睡眠者と，6時間以下の短時間睡眠者を対象として，種々の心理検査（コーネル・メディカル・インデックス：CMI，ミネソタ多面的人格目録：MMPI，カリフォルニア人格検査：CPI）と面接を行ない，長・短時間睡眠者の性格特性と行動様式を調べた。その結果，長時間睡眠者は，神経質で不安傾向が高く，内向的，非社交的，抑うつ的などの心理的特徴をもち，社会的，政治的な批判が多く，熟慮的であった。短時間睡眠者は，外向的，社交的，活動的，野心的，社会的順応性が高い，決断力がある，軽度の躁的行動をとる傾向がある，などの特徴が認められた。すなわち，長時間睡眠者は「心配性な人（worriers）」であり，短時間睡眠者は「くよくよしない人（non-worriers）」であった。

　これに対して，Webb & Friel（1970; 1971）も，Hartmannらと同様の心理検査を用いて検討したが，長時間睡眠者と短時間睡眠者の間には，性格特性の違いは認められなかった。

　一方，Hicksら（1979; 1980; 1986）は，睡眠時間とタイプA行動との関連性について検討した。競争的で，達成志向が強く，活動性が高いタイプA行動は，Hartmannらが述べた短時間睡眠者の性格特性と類似しているが，Hicksらの報告では，睡眠時間が短い人ほどタイプA傾向が強かった。

4．長時間睡眠者と短時間睡眠者の心理的・身体的問題

　睡眠時間の長短における心理的・身体的な問題については，Kripkeらの研究グループが大規模調査を行なっている。Grandner & Kripke（2004）は，18歳以上の成人を対象とした調査を行ない，睡眠に関する5項目の愁訴（入眠困難，中途覚醒，早朝覚醒，目覚めの悪さ，日中の眠気）と平日の睡眠時間との関係を調べた。5項目すべてが睡眠時間とU字型の関係にあり，睡眠時間が8時間の人が最も愁訴が少なく，睡眠時間が9～10時間の長時間睡眠者でも，4～6時間の短時間睡眠者でも，愁訴は多かった（図5-2）。主観的な睡眠の満足感がQOL（quality of life：生活の質）の高さと関連することから考えると（Jean-Louis et al., 2000），平均的な睡眠時間をとっている者と比べて，長・短時間睡眠者は，日常生活の質が低下している可能性がある。

　また，Kripkeら（2002）は，アメリカ癌学会が行なった大規模調査に基づいて，睡眠時間と死亡率の関係について調べた。この調査は，30歳以上の成人約110万名を対象として行なわれたもので，睡眠時間などの生活習慣と，その後6年間における死亡

率を追跡調査したものである。死亡率は，男女ともに，普段の睡眠時間が 7 時間の人が最も低く，8 時間以上でも 6 時間以下でも死亡危険率が有意に高かった（図 5-3）。睡眠時間が 7 時間の人と比べると，男女ともに睡眠時間が8.5時間以上の人でも，逆に，女性で3.5時間以下，男性で4.5時間以下の睡眠しかとっていない人でも死亡危険率が15%以上増加していた。

これらの結果は，長時間睡眠型や極端な短時間睡眠型が，身体的に何らかの悪影響を及ぼすことを示唆している。睡眠時間が極端に短い短時間睡眠者は，慢性的な睡眠不足の状態にあり，その結果，健康に悪影響を及ぼしている可能性がある。これに対して長時間睡眠者では，種々の機能低下によって結果的に睡眠時間が長くなっている可能性も考えられるが，長時間睡眠と死亡率との因果関係については，よくわかっていない（20章参照）。

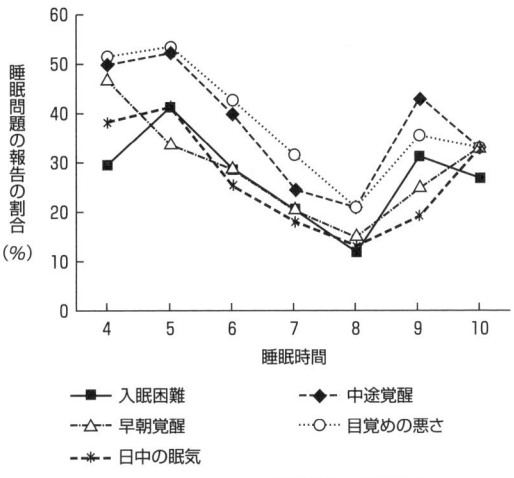

図 5-2 平日における睡眠時間と睡眠問題
（Grandner & Kripke, 2004）

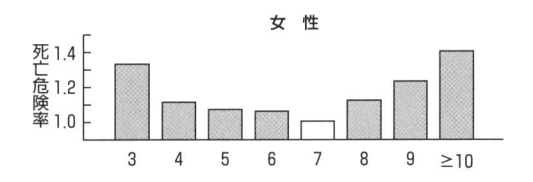

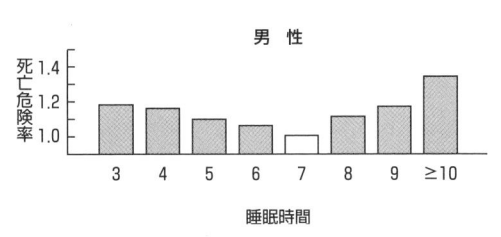

図 5-3 睡眠時間と 6 年間における死亡危険率
（Kripke et al., 2002）
縦軸は，習慣的な睡眠時間が7時間のグループを1.0とした死亡危険率。

2節 安眠型と不眠型

1．睡眠の質による分類：安眠型と不眠型

睡眠の個人差を睡眠の質で分類すると，安眠型（good sleeper）と不眠型（poor sleeper）に分類される。Monroe（1967）の定義では，主観的な睡眠評価において，日常の入眠潜時が10分以下で，夜間の中途覚醒がなく，入眠困難感のない者を安眠型，一方で，日常の入眠潜時が30分以上で，夜間の中途覚醒が1回以上あり，実際の入眠潜時とは関係なく，入眠困難感がある者を不眠型としている。

わが国における従来の研究では，"good sleeper" は，熟眠型と記述されることが多かった。しかし，堀（2000）は，「熟眠」は，徐波睡眠が持続的に現われることを前提として使うことが多いが，やすらかな眠りは，特に徐波睡眠を必須条件にはしていないこと，また，高齢者では徐波睡眠が出現しにくくなるが，気持ちのよい寝つきと，気持ちのよい目覚めは年齢にかかわりなく体験されることから，"good sleeper" の邦訳を「熟眠型」ではなく「安眠型」とすることを推奨している。

安眠型や不眠型が，どれくらいの割合で分布しているのかについてはさまざまな世代で調べられている。Fukudaら（1999）は，20～50代の健常成人を対象に睡眠調査を行ない，安眠型は全体の28.3%，不眠型は30.0%存在していることを報告している。また，田中ら（1997）が，高等専門学校生（15～19歳）の睡眠生活習慣を5年間にわたり追跡調査したところ，安眠型の割合は全体の7.5～14.5%を占めていた。その割合は，学年の進行に伴って増加する傾向にあったことから，彼らは，この変化は成熟・発達的要因が関与する可能性があることを指摘している。これに対して，不眠型は3.9～7.8%と，いずれの学年においても一定の割合で存在していた。

2．安眠型と不眠型の睡眠内容

安眠型と不眠型では，睡眠経過や睡眠中の生理反応などが異なることが報告されている（Adam et al., 1986; Monroe, 1967）。Monroe（1967）は，安眠型と不眠型の成人を対象として睡眠ポリグラムを記録し，睡眠内容の比較を行なった。総睡眠時間に対する各睡眠段階の出現率をみると，不眠型は，安眠型と比較して睡眠段階2が多く，レム睡眠は少なかった。また，中途覚醒が多く，レム睡眠からの覚醒回数も多かった。また，安眠型よりも入眠潜時が有意に長く，15.8分であった。これらの結果は，不眠型の判定基準と合致している。ただし，入眠潜時に関しては，主観的な評価は59.1分と，睡眠ポリグラムの結果とは大きな乖離が認められた。不眠型は不安傾向が高いことから考えると（Adam et al., 1986; Monroe, 1967），入眠困難などに対する不安から，

入眠潜時を過大評価していることが推測できる。

　また，不眠型では，安眠型と比べて睡眠直前や睡眠中に，直腸温や末梢血管収縮反応，皮膚抵抗反応などで高い値を示しており，安眠型よりも交感神経活動が亢進していることが示されている（Monroe, 1967）。

3．安眠型と不眠型の性格特性

　Monroe & Marks（1977）は，さらに安眠型と不眠型の性格特性の違いについても検討している。安眠型と不眠型の成人を対象としてミネソタ多面的人格目録（MMPI）を実施したところ，安眠型と比較して，不眠型でHs（心気症），D（抑うつ），Mf（男子性・女子性），Pa（パラノイア），Pt（精神衰弱），Sc（精神分裂病），Si（社会的内向性），WA（不安）の尺度得点が有意に高かった。特に，D, Pt, Si得点において大きな差が認められ，不眠型では，抑うつ的，不安・緊張が高い，内向的，非社交的などの性格特性をもつことが考えられる。一方で，安眠型では，ES（自我強度）の尺度得点が高く，心理的適応状態がよいことがうかがえる。青年期においても成人と同様の傾向が認められており，12〜18歳の男女を対象とした一連の研究においてMonroeらは，不眠型は，抑うつ，不安の傾向が高いことを明らかにしている（Bertelson & Monroe, 1979; Marks & Monroe, 1976; Monroe & Marks, 1977）。また，55歳以上の中高年を対象とした研究では，不眠型において，アイゼンク人格目録（EPI）の神経症傾向得点や心配特性尺度（PSWQ）得点が高く，中高年期についても不眠型は，不安傾向が高いことが指摘されている（Fichten et al., 1995）。

4．安眠型と不眠型の心理的・身体的問題

　安眠型では，寝つきがよく，主観的な中途覚醒がないことや，その性格特性などからすると，不眠型よりも安眠型の睡眠のほうが，心身によいであろうことが推測できる。

　Hyyppaら（1991）は，30〜70代の成人を対象に睡眠習慣調査と，ウェクスラー記憶検査などの神経心理学的検査，ベック抑うつ尺度を測定した。睡眠習慣調査の結果，安眠型は，悪夢，金縛り，入眠時幻覚などが有意に少なく，日中における疲労が少なかった。神経心理学的検査では，安眠型と不眠型で差は認められなかったが，抑うつ気分は，安眠型群で低かった。このように，夜間睡眠の質が高いことは，日中の心身状態によい影響を及ぼしていることが示唆される。

　また，大学生，中高年など異なる世代においても，安眠型のほうが主観的な日中の眠気，疲労などが少ないことが確かめられている（Alapin et al., 2000; Fichten et al., 1995）。

　一方，Jonesら（2005）は，安眠型と不眠型およびその中間型を対象として，睡眠に

関連する事象に対する認知処理過程を調べるため，フリッカーパラダイム実験を行なった。この実験では，オリジナルの写真と，睡眠に関連した変化のある写真（オリジナルの写真からパジャマや枕が消えているなど）が交互に呈示され，実験参加者は，その変化がわかった時点でできるだけ早く押しボタンを押すよう求められた。また，統制条件として，オリジナルの写真と，睡眠に無関連なニュートラルな変化のある写真（オリジナルの写真からインクボトルや折りたたみ傘が消えているなど）が交互に呈示される条件も行なわれた。その結果，安眠型では，ニュートラルな変化では反応が速かったが，睡眠に関連した変化を検出するのに時間がかかった。不眠型は逆に，ニュートラルな変化には反応が遅かったが，睡眠に関連した変化は，すばやく検出していた（図5-4）。この結果から，不眠型には，特定のもの（ここでは，睡眠に関連する変化）に特化して注意を向け続ける注意バイアスがみられることがわかる。すなわち，不眠型は，睡眠に焦点をあてた認知構造をもっており，睡眠に関連する情報を選択的に処理していると考えることができる。

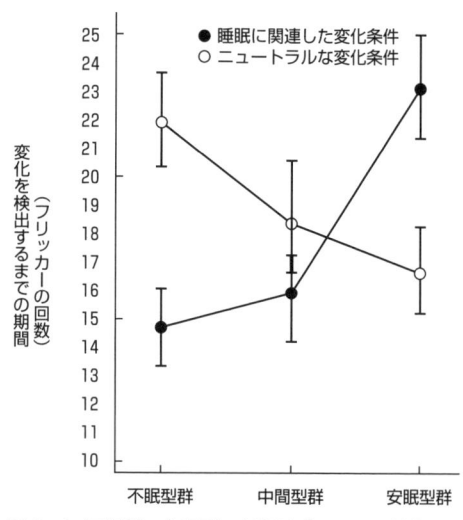

図5-4 不眠型，中間型，安眠型群における刺激の変化を検出するまでの期間 (Jones et al., 2005)

3節 朝型と夜型

1. 睡眠の位相（時間帯）による分類：朝型と夜型

　早寝早起きの人や，宵っ張りの朝寝坊の人など，睡眠をとる時刻についても個人差がみられる。早寝早起きの人は，1日の中で，朝に調子がよいという人が多く，このような人を朝型（morning type）とよぶ。これに対して宵っ張りの人は，夜に調子がよいという人が多く，このような人を夜型（evening type）とよぶ。朝型と夜型では，睡眠をとる時刻が異なるばかりでなく，後述するように，1日のうち体温が最高となる時刻と最低となる時刻に数時間の差がみられる。つまり，朝型と夜型の差は，概日リズムの位相の個人差を反映していると考えることができる。朝型・夜型の分類は，Kleitman（1939）が提唱して以来，体温や日中の覚醒度，作業効率など，概日リズム

との関係が調べられている。

　朝型・夜型の判別には，Horne & Östberg（1976）が開発した朝型－夜型質問紙（morningness-eveningness questionnaire: MEQ）が用いられている。この質問紙は19項目からなっており，その合計得点を朝型夜型得点（ME得点）とする。ME得点は，正規分布し，その得点から，明らかな朝型，ほぼ朝型，中間型，ほぼ夜型，明らかな夜型の5段階に分類される。全体の平均値は50点で，得点が高いほど朝型となり，低いほど夜型となる。この質問紙は各国語に翻訳されており，日本においても，石原ら（1986）によって日本語版MEQが作成されている（2章表2-4参照）。

　朝型・夜型の分布は，加齢とともに変化する。小学生，中学生，高校生を対象に，児童・生徒用に改訂したMEQを用いて調べると，学年が上がるにつれてME得点が減少し，夜型の割合が増加する（Gaina et al., 2006; Gau & Soong, 2003; Ishihara et al., 1990; Park et al., 1999）。

　Parkら（2002）は，6～89歳の約2,300名を対象としてMEQを実施した。6～7歳から14～15歳にかけては年齢とともにME得点が減少し，全体的に夜型へとシフトしていた。その後，22～24歳までは，一定の水準で推移したが，それ以上の年代では逆にME得点が上昇し，全体的に朝型へとシフトしていた。

　一般に，大学生では，生活が不規則であり，夜型の人が多くなる。大学生約1,500名を対象とした調査では，夜型（明らかな夜型＋ほぼ夜型）は全体の23.2％を占めていたが，朝型（明らかな朝型＋ほぼ朝型）は7.5％にすぎなかった（石原ら，1986）。

　このように加齢による朝型・夜型の変化は，就学・就労形態や家庭環境など，さまざまな社会的制約の影響を受けていることが考えられるが，成熟・発達的要因も関与していることが指摘されている（Park et al., 2002）。

2．朝型と夜型の睡眠内容

　朝型と夜型の睡眠内容を比較した研究では，朝型は入眠潜時が短く，起床時の気分がよいなど，睡眠の質が高いとするものが多い（石原ら，1986；Kerkhof & Lancel, 1991; Lavie & Segal, 1989; Rosenthal et al., 2001）。しかし，夜型でも睡眠の質は高いとする報告や（Carrier et al., 1997; Kerkhof & Lancel, 1991），朝型と夜型で睡眠内容に差は認められないとする報告もあり（Foret et al., 1985），一貫した見解は得られていない。

　Kerkhofら（Kerkhof, 1991; Kerkhof & Lancel, 1991）は，朝型・夜型の睡眠脳波をスペクトル分析し，定量的な分析を行なった。朝型では，周波数0.5～3.5 Hzのデルタ活動が第1睡眠周期から第4睡眠周期まで徐々に減少していたが，夜型では，最初の2周期で減少しなかった。Mongrainら（2005）も，デルタ帯域とシータ帯域を含めた1～5 Hzの徐波活動において同様の傾向を認めている。これらの結果は，朝型で

は，睡眠の経過とともに睡眠圧（sleep pressure）がスムーズに減少していることを示唆している。

3．朝型と夜型の性格特性

内向者では，外向者よりも体温リズムの位相が前進していることが知られているが（Blake, 1967），朝型も，夜型より体温リズムの位相が前進しているため，朝型・夜型の性格特性については，内向性・外向性との関連が検討されている。

Horne & Östberg（1977）は，48名の健常者に朝型－夜型質問紙（MEQ）とアイゼンク人格目録（EPI）に回答してもらった。ME得点とEPI得点の相関は有意ではなかったものの，有意な傾向が認められ，朝型と内向性，夜型と外向性との間に弱いながらも関連性が見いだされた。Ishiharaら（1987）も，彼らと同様の傾向を認め，さらに，夜型では，神経症的な傾向が認められたことを報告している。

一方，Baehrら（2000）は，夜型と衝動性の高さとの関連性が認められたことを報告している。

4．朝型と夜型による心理的・身体的問題

Baehrら（2000）は，健常者の深部体温（直腸温）を連続的に計測し，朝型と夜型の比較を行なった（図5－5）。体温の最低時刻は，朝型のほうが約2時間早く，朝型で午前3時50分，夜型で午前6時1分であった。このように，朝型は，体温リズムの位相が前進していることが多くの研究で報告されている（Baehr et al., 2000; Horne

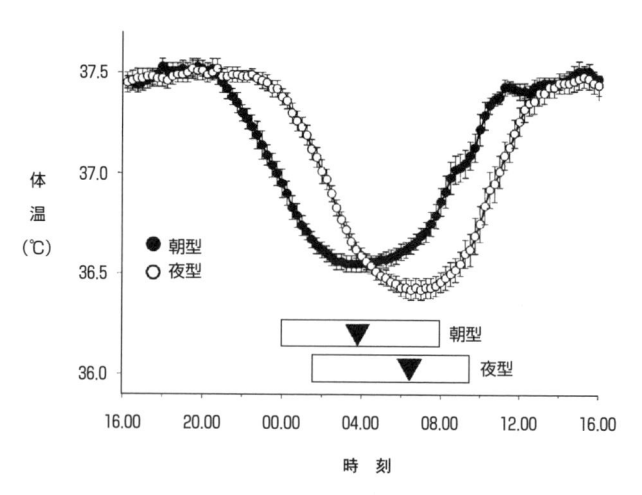

図5-5 朝型・夜型における平均体温リズム（Baehr et al., 2000）
長方形は，実験室における睡眠時間帯を示し，三角形は，体温の最低値位相を示す。

& Östberg, 1976; Kerkhof, 1991; Kerkhof & Van Dongen, 1996)。

　4章で述べられているように，就床・起床時刻は，体温リズムに依存している。ふつう私たちは，体温の下降期に入眠し，体温の上昇期に起床する。朝型は，体温が比較的上昇した時間帯で起床するために目覚めがよい。午前中は，主観的覚醒度や作業効率が高く，気分が良好に保たれている（Kerkhof, 1985; 1998）。しかし，夜は急激に体温が低下するため，夜間に起き続けることは困難である。その逆に，夜型では，体温が十分に上昇する前に起床するために目覚めが悪い。そのため，主観的覚醒度や作業効率，気分の向上がみられる時刻は，朝型に比べて遅くなる（Kerkhof, 1985; 1998）。しかし，夜は体温の低下が緩やかであるため，夜間に起き続けることが比較的容易であり，夕方から夜間にかけての最高体温時に覚醒水準が最も高くなる。

4節　規則型と不規則型

1．睡眠習慣の規則性による分類：規則型と不規則型

　睡眠習慣は，遺伝や発達などの生物的な要因と，就学や就労などの社会的な要因の両方の影響を受けている。生物的，社会的要因は，どちらも個人差があるため，睡眠時間や就床・起床時刻などにも個人差が生じることとなる。このような生物的，社会的要因だけでなく，規則正しい生活習慣をどのくらい心がけているかについても，人によって違いがあるため，睡眠習慣の規則性にも個人差がみられる。

　このような睡眠習慣の規則性についての個人差は，規則正しい習慣をもつ規則型（regular sleeper）と，睡眠習慣が不規則な不規則型（irregular sleeper）に分類される。Taub（1978）は，就床時刻，起床時刻，睡眠時間のいずれもがそれぞれ週4回以上，2〜4時間の範囲で変動する者を不規則型と分類した。

　田中ら（1997）は，高等専門学校生（15〜19歳）の睡眠生活習慣を継続的に5年間にわたって追跡調査した。Taubの定義に従って，普段の就床・起床時刻と睡眠時間が日によって2時間以上変動する者を不規則型とすると，不規則型は，1，2年生で少なく（1年生：1.7%，2年生：2.5%），3年生以上で2倍以上にふえていた（3年生：5.5%，4年生：5.1%，5年生：4.2%）。これに対して，これらの変動がすべて30分以内に保たれている者を規則型とすると，規則型は，1年生で多かった（17.4%）。2年生以上では，その割合はほとんど差がなく，いずれの学年でも1年生に比べて半数以下であった（2年生：7.2%，3年生：4.7%，4年生：5.9%，5年生：6.4%）。これらの結果から，睡眠習慣の規則性についても，規則正しい生活習慣をどのくらい心がけているかということだけでなく，発達的な要因も関与している可能性が考えられる。

一方，Monk（1991）は，睡眠習慣だけでなく，食事，外出，運動なども含めた社会生活全体の規則性を測る SRM（social rhythm metric）を開発している（2章表2-6参照）。

2．規則型と不規則型の睡眠内容

　Taub（1978）は，規則型（対照群）と不規則型の男子大学生に対して睡眠ポリグラムの記録を行なったところ，不規則型群では，睡眠段階4とレム睡眠が少なく，睡眠段階2が多かった。つまり，睡眠の質が低下していた。また，日中，朝から夕方まで4回，気分評定と反応時間課題，体温（口腔温）の測定を行なったところ，不規則型は，ネガティブ気分が高く，ポジティブ気分が少なかった。規則型よりも反応時間が長く，体温も低かった。これらの結果から Taub は，不規則型においては，習慣的な睡眠パターンの乱れと睡眠段階4やレム睡眠の減少が，心理・行動的機能に悪影響を及ぼしていると述べている。

　一方，生活習慣の規則性と，主観的な睡眠の質との関連性についても検討されている（Carney et al., 2006; Monk et al., 1994; 2003）。生活習慣の規則性については，前項で述べた SRM が用いられ，主観的な睡眠の質は，過去1か月間における主観的な睡眠の質を測るピッツバーグ睡眠質問票（Pittsburgh sleep quality index: PSQI, Buysse et al., 1989）が用いられた。健常者を対象としたこれらの調査では，生活習慣の規則性が高いほど，主観的な睡眠の質が高いことが示されている。Monk ら（1997）は，規則的な生活習慣は，睡眠－覚醒リズムや光・社会的同調因子の規則性を高め，概日リズムを正常化させ，睡眠の質を高めると述べている。

3．規則型と不規則型の性格特性

　Taub & Hawkins（1979）は，規則型と不規則型の性格特性を，カリフォルニア人格検査（CPI）とコーネル・メディカル・インデックス（CMI）を用いて検討した。CMIでは両群に差は認められなかったが，CPI では不規則型と比較して規則型群で，Do（支配性），Sy（社交性），Sa（自己満足感），Sc（自己統制力），Ac（順応的な達成欲求），Ie（知的能力）の尺度得点が高く，Fx（柔軟性）が低かった。

　また，Monk ら（1994）は，生活習慣の規則性尺度（SRM）と，モーズレイ性格検査（MPI）を用いて，生活習慣の規則性と，外向性や神経症的傾向との関連性を検討したが，有意な関係性は認められなかった。

4．規則型と不規則型による心理的・身体的問題

　Monk ら（1994）は，生活習慣の規則性が高い規則型群と，規則性が低い不規則型群において，主観的な活気の1日の変動を，VAS（visual analogue scale, 18章図18-

1参照）を用いて比較した。規則型群は，不規則型群よりも午前中に活気が高く，午後には活気が漸減していた。これに対して不規則型では，午後に活気が高く，深夜まで比較的高い水準を維持していた。このように，規則型に比べて不規則型は，夜型と同様，活気が高まる時刻が遅く，主観的なリズムが位相後退している可能性が考えられる。

　一方，古谷ら（2006）は，大学生を対象として，ストレス反応質問紙と睡眠習慣調査票を実施し，ストレスの程度や睡眠習慣の規則性が，主観的な睡眠の質（入眠潜時，中途覚醒回数，熟眠不全感）やストレス・コーピングに及ぼす影響について検討した。「不安・抑うつ」「身体不調」「意欲低下」などの症状を示すストレス高群は，低群よりも入眠潜時が長かった。中途覚醒回数も多く，熟眠感も低下していた。睡眠習慣の不規則型もストレス高群と同様の傾向がみられ，入眠潜時が長く，熟眠感が低かった。また，「情緒的サポート希求」や「感情表出」などの情動的な対処行動（情動的コーピング）をとる者は，ストレス反応が高く，睡眠習慣の不規則型に多くみられた。また，「問題解決」や「認知的再解釈」など，積極的に問題解決を図る対処行動（問題解決的コーピング）をとる者は，ストレス反応の低群に多くみられたが，睡眠習慣の規則性との関連性は認められなかった。さらに，睡眠習慣の不規則型の中でも，自分の感情を表出する対処行動（感情表出コーピング）をとる者は，30分以内に入眠しており，特に，積極的な問題解決を図る「問題解決的」コーピングをあまり使用しない者のほうが入眠が早かった。これらの結果から，古谷らは，睡眠の質を高めるためには，①ストレスの低減を図ること，②睡眠習慣を規則的にすること，③ストレスに対しては情動的コーピングを使用することが有効である，と指摘している。

6章 生体リズムと睡眠

1節　概日リズム（サーカディアンリズム）

1．生体リズムの種類

　私たちは，ふつう朝になると目覚め，日中は活動し，夜になると眠る。このような1日の周期は，行動だけでなく，体温，メラトニンやコルチゾルの分泌，レム睡眠の出現などにも認められる。このようなリズム現象は，昼と夜で明るさや温度が異なるといった環境変化への反応として生じるものではなく，生体内に存在する時計機構によって担われていると考えられている。このように，生物がもっている時計機構は，生物時計（biological clock）とよばれている。この生物時計によって駆動されるリズムを生物リズム，または生体リズム（biological rhythm）とよぶ。

　生体リズムはその長さによって3種類に大別される。約24時間を周期とする生体リズムを概日リズム（サーカディアンリズム：circadian rhythm）という。この言葉は，時間生物学者のHalberg（1959）による造語で，ラテン語の「約」を意味する"circa"と，「日」を意味する"dies"が語源である。

　一方，女性の月経周期など，1日よりも長いリズムをインフラディアンリズム（infradian rhythm）という。これに対して，睡眠中に現われる約90分の睡眠周期など，1日よりも短いリズムをウルトラディアンリズム（ultradian rhythm）という。

2．内因性リズムと外因性リズム

　もともと生物がもっているリズムを内因性リズムとよぶ。本来，その生物はもって

いないが，環境変化によってみられるリズムを外因性リズムとよぶ。生物にみられるリズムが内因性のものであるか，外因性のものであるかを検討するには，明るさや温度など環境条件が一定に保たれる恒常環境を用意する必要がある。恒常環境下では，生体リズム本来の内因性リズムである自由継続リズム（free-running rhythm）が出現する。通常環境下ではリズム変動がみられるが，恒常環境下ではそのリズムが消失したとすれば，それは外因性のリズムである。逆に，恒常環境下ではリズム変動がみられるにもかかわらず，通常環境下ではリズムが消失したとすれば，それは見かけ上のリズム消失である可能性が高く，このような見かけ上のリズム消失をマスキング（masking）とよぶ。

3．同調因子

人間においては，概日リズムを示すものとして，睡眠-覚醒リズムと体温リズムがよく知られている。4章で述べられているように，体温は午前4時頃が最低となり，午後7時〜8時頃に最高となる。ヒトを時間手がかりのない恒常環境下に置くと，睡眠や体温における自由継続リズムは24時間よりも長くなる（Wever, 1979，図6-1）。このことから私たちは普段，自らの生体リズムを24時間周期の環境条件にあわせて生活していることがわかる。この現象を同調（entrainment）といい，生体リズムを同調させるのに必要な環境因子を同調因子，または時間手がかり（time cue）という。国際用語としては，ドイツ語の"Zeitgeber"（英訳 time giver：時間を与えるものという意味）が用いられている。

後述するように，ヒトや動物にとって光は最も強力な同調因子となる。ヒトでは，光だけでなく，始業時刻や食事時刻，社会的接触，時刻を知ることなどの社会的要因も同調因子として作用する可能性が指摘されているが（Czeisler et al., 1981），このような光以外のものがヒトにとって概日リズムの同調因子となりうるかどうかについては，現在のところ，なりうるという報告と，ならないという報告があり，議論の的になっている（遠藤・本間，2000）。

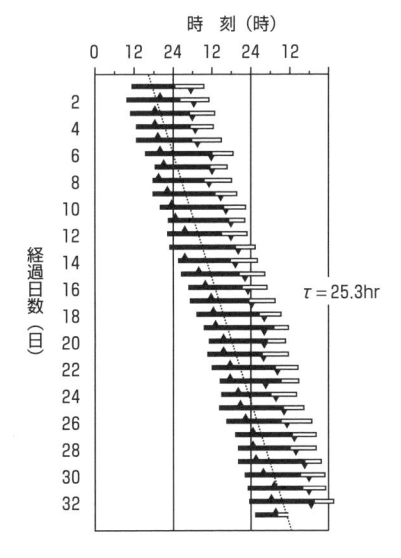

図6-1 時間手がかりのない恒常環境下で観測された睡眠覚醒リズム（26歳男性）
（Wever, 1979）
黒い横棒は覚醒，白い横棒は睡眠。上向きの黒い三角形は最高体温，下向きの黒い三角形は，最低体温の時刻。

$\tau = 25.3\,\mathrm{hr}$

4. 光と概日リズム

図6-2は，ヒトに対して5,000ルクス以上の高照度光を1時間照射したときの概日リズムの位相反応曲線（phase response curve）を示したものである（Khalsa et al., 2003）。横軸は，体温の最低時刻を0として24時間表記している。縦軸は，光照射によって松果体から分泌されるメラトニンの分泌時刻が何時間前進したか（数値はプラス），後退したか（数値はマイナス）を示している。最低体温の後，数時間の間に高照度光を照射すると，概日リズムの位相は前進し（早くなり），その逆に，最低体温の数時間前までに高照度光を照射すると，位相後退する（遅くなる）ことがわかる。

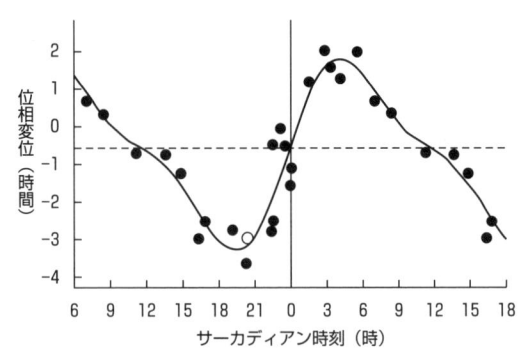

図6-2　高照度光を6.7時間照射したときの概日リズムの位相反応曲線（Khalsa et al., 2003）
横軸は，最低体温の時刻を0時として表記したサーカディアン時刻。メラトニンの最大分泌時刻は22サーカディアン時。縦軸は，メラトニンの分泌時刻の前進（プラス値）または後退（マイナス値）の時間。

最低体温は午前4時頃であり，ふつう日の出はそのあとに起こることから，朝日を浴びることは，概日リズムを前進させ，早寝早起きを促進することになる。これを位相前進（phase advance）とよぶ。また，夜間に明るい光を浴びると，概日リズムが後退することから，宵っ張りの朝寝坊を誘発することになる。これを位相後退（phase delay）とよぶ。

しかし，5,000ルクスのような高照度光でなくても，夜間の3時間，80～160ルクスの光を照射するだけで概日リズムの位相が後退することが報告されている（Zeitzer et al., 2000）。これは，やや暗めの室内の明るさに相当する光量である。すなわち，夜間，ふつうの室内光を浴びることによって，私たちは宵っ張りの朝寝坊になりやすい状況にあるといえる。

5. ヒトの概日リズムの周期

ヒトの生体リズムの研究は，ドイツのマックスプランク研究所で精力的に行なわれてきた。Wever（1979）は，同研究所で行なわれた147名の隔離実験の参加者の自由継続リズムが平均して25.0時間になったことを報告している。マックスプランク研究所で行なわれた実験結果から，ヒトに備わっている概日リズムは約25時間であると長い間，考えられてきた。しかし，これらの実験では，実験中，参加者は完全な暗闇の中

1節　概日リズム（サーカディアンリズム）

で眠っているわけではなく，その間，机と床の照明が点灯されていた。また，参加者が起きている間は，明るい室内光が点灯されていた。

　先に述べたように，夜間の光照射は，室内光程度のものであっても概日リズムの位相を後退させる。したがって，ヒトの概日リズムの周期を測定するためには，光の影響を極力抑えることが必要となる。Middletonら（1996）は，8ルクスという豆球程度の薄暗い中で生活させると，ヒトの概日リズムの自由継続リズムは，平均24.26時間になったことを報告している。また，Czeislerら（1999）は，隔離実験内で毎日の就床時刻を4時間遅らせ，睡眠覚醒周期を強制的に28時間として生活させた。体温リズムはこの28時間リズムには同調せず，24.18時間周期を示した。

　このように，現在では，ヒトの概日リズムは本来，24時間に近い24.2時間程度であると考えられている。しかし，現代人は，夜間に室内光を浴びることによって位相後退が起こり，宵っ張りの朝寝坊になる傾向にある。しかし，朝日を浴びることによって，毎朝，体内リズムを24時間にリセットしていることになる。

6．内的脱同調

　恒常環境下にあっても，睡眠－覚醒リズムと体温リズムは，通常，互いに同期しており，体温が低下する時期に睡眠が開始し，体温の上昇とともに目覚める（4章参照）。しかし，図6-3に示すように，1か月以上の長期にわたる隔離環境下では，一部の実験参加者において睡眠－覚醒リズムと体温リズムが分離する場合がある。これ

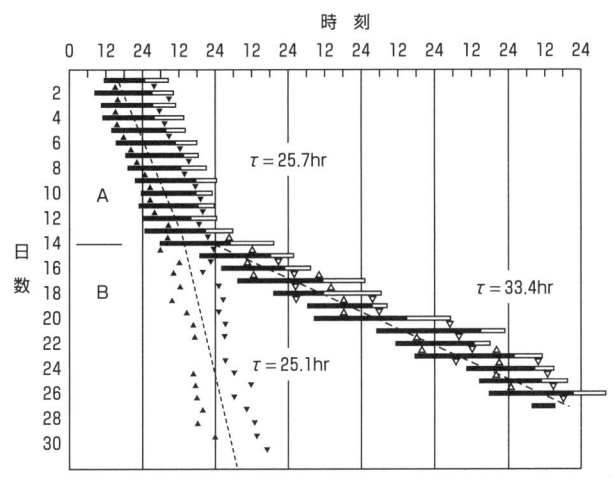

図6-3　恒常条件下における睡眠・覚醒リズムと体温リズムにおける内的脱同調の例（Wever, 1979）

黒い横棒は覚醒，白い横棒は睡眠。上向きの三角形は最高体温，下向きの三角形は，最低体温の時刻。

を内的脱同調（internal desynchronization）とよぶ．図6-3では，最初の2週間は，睡眠-覚醒リズム，体温リズムとも25.7時間の概日リズムを保っている．しかし，2週間を超えると，体温リズムの周期は25.1時間と，ほぼそのまま維持されているのに対し，睡眠-覚醒リズムは33.4時間と，周期が長くなっている（Wever, 1979）．これらの結果は，睡眠-覚醒リズムと体温リズムは，もともと別々の機構によって駆動されているという複数振動体（multi-oscillator）の存在を示唆するものである．

7．時差症状

　睡眠-覚醒リズムと体温リズムに内的脱同調が起きると，不快感や疲労感，集中困難や抑うつなど，心身の不調が起こる場合がある．このような症状は，時差症状や交代制勤務によく認められ，睡眠覚醒障害，作業能力低下，消化器症状が三大症状として現われる（髙橋, 2007）．

　4～5時間以上時差がある地域をジェット機で移動すると，出発地の明暗周期に同調していた体温リズムは，到着地の明暗周期と大きなズレを起こす．このため，起きていなければならない時刻には体温が低下して強い眠気が生じたり，逆に，眠ろうとする時刻には体温が上昇するために眠気が起こらず，まったく眠れなかったりする．いわゆる時差症状が発生する．時差症状としては，睡眠障害や日中の過剰な眠気など睡眠-覚醒障害が最も多く認められ，胃腸障害や作業能力の低下，心身の疲労も自覚されやすい（佐々木・松永, 1994）．このような時差症状による心身の不調を時差症候群（jet lag syndrome）とよぶ．

　先述のように，本来，ヒトの概日リズムの周期は24時間よりも長い．このため，早寝早起きをすることよりも，遅寝遅起きのほうが楽にできる．時差症状でも，西行きは夜も朝も遅くなるため，朝や夜が早くなる東行きよりも楽に順応できる．図6-4は，英国航空と日本航空の航空乗務員の睡眠と日中の眠気を示したものである（佐々木・松永, 1994）．英国航空の乗務員は，イギリス（基準夜）から時差9時間のサンフランシスコへと西行きに飛行した．日本航空の乗務員は，日本（基準夜）から時差7時間（夏時間）のサンフランシスコへと東行きに飛行した．自国での基準夜は，いずれの航空会社の乗務員も良好な夜間睡眠がとれ，日中の覚醒度も比較的保たれている．しかし，西行きの英国航空の乗務員は，サンフランシスコでも良好な睡眠と日中の覚醒度が維持されているのに対し，東行きの日本航空の乗務員は，夜間睡眠が短く分断され，日中の覚醒度も低いことがわかる．

　時差症状への対策として佐々木・松永（1994）は，①高照度光や社会的同調因子を用いて現地時刻への同調を早めること，②睡眠薬やメラトニンなどの薬剤を用いること，③現地時刻にあわせて睡眠をとるようにすること，④短時間仮眠により睡眠不足を解消すること，の4点をあげている．

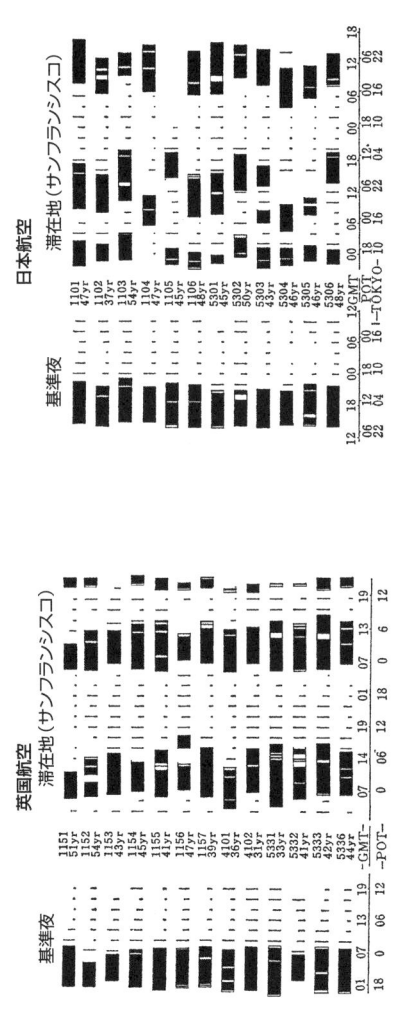

1節　概日リズム（サーカディアンリズム）

図6-4　サンフランシスコを中心に、時差約8時間の地域を飛行した航空乗務員の睡眠パターンと日中の眠気
（佐々木・松永，1994）

左図は、英国航空の航空乗務員（13名）がロンドンからサンフランシスコへと東行飛行したポリグラム記録。基準夜は、それぞれロンドンと成田での記録。右図は、日本航空のパイロット（12名）が成田からサンフランシスコに西行飛行したポリグラム記録。右図は、日本航空のパイロット（12名）が成田からロンドンに成田での記録。黒い横棒は、実際の睡眠を表わし、中の白い部分は覚醒を表わす。その右の縦棒は、MSLT（18章参照）によって2時間ごとに測定した日中の入眠潜時を年齢を示す。図中の数値は、個々人の参加者番号と年齢を示す。覚醒が高く、線が短い部分は眠気が強いことを示す。

8. 夜勤と交代制勤務

　夜勤の場合も同様に，体温リズムと睡眠−覚醒リズムのズレによって，夜勤中には強い眠気や作業能率の低下がみられ，夜勤明けの睡眠には，睡眠中断や睡眠の短縮化が起こる（21章図21−6参照）。ただし，時差症状とは異なり，夜勤はいくら続けても概日リズムが同調することがない。

　最近，夜勤中の覚醒度を向上するための方法として高照度光の効果が検討されている。夜間に2,000ルクス以上の高照度光を照射すると，メラトニンが抑制されるとともに，体温が上昇し，覚醒水準も上昇する（Cajochen et al., 2000）。また，夜勤中の高照度光は，概日リズムの位相を変化させることも報告されている。Czeislerら（1990）は，夜勤中の午前0時〜8時の8時間，4日間連続して7,000〜12,000の高照度光を照射した。その結果，体温リズムが約9時間の位相後退を起こし，夜勤中に高体温，夜勤明けの睡眠中に低下するという夜勤に適した概日リズムの変化が認められた。

　ただし，日本では夜勤を長期にわたって続けることは少なく，数日単位で日勤や夕勤・準夜勤へと交代するローテーションの速い交代制勤務がとられることが多い。このため，夜勤に適した概日リズムに位相をあわせることは，現実的ではなく，基本的には，日勤時の生体リズムを保つようにしたほうがよい。したがって，夜勤の連続回数はできるだけ1夜，最大でも3夜が望ましく，夜勤中にできるだけ仮眠をとることが必要である（守，1991）。夜間中に1〜2時間の仮眠をとっておけば，概日リズムに乱れが生じることが少なく，この方法を考案したMinors & Waterhouse（1981）は，錨を降ろして固定化するという意味で，これをアンカー睡眠とよんでいる。また，夜勤による睡眠不足と疲労回復を行なうために夜勤明けには睡眠をとるが，この睡眠は，できるだけ午前中の早い時間にとる（大川，1999）。さらに，ヒトの概日リズムは24時間よりも長いことから，交代制勤務を組む場合は，1日が長くなる方向のローテーション，すなわち，日勤，準夜勤，深夜勤にすること（大川，1999）などが提案されている。

9. ブルーマンデー

　先述のように，隔離環境下で夜間に室内光がある条件で生活した場合には，ヒトの自由継続リズムは25時間になる。普段の生活の中では，日没後に室内照明をともさないことは，ほとんどありえないため，朝，決まった時刻に目覚めるようにしなければ，睡眠覚醒リズムは25時間となり，すぐに宵っ張りの朝寝坊の生活になってしまう。

　しかし，平日の朝は，仕事や学業などの始業時刻が決まっており，この始業時刻に間に合うように，私たちは起床している。また，一定の睡眠時間を確保するためには，就床時刻も必然的に決まってくる。光以外の社会的因子が同調因子として作用するか

どうかの論議はあるが（遠藤・本間，2000），このような社会的スケジュールが，24時間リズムを維持する一役を担っていることは明らかである。

　しかし，休日は，始業時刻に間に合うように起床する必要がなくなる。平日の疲れなどがたまっていると，つい，朝寝坊をしがちである。すなわち，休日には，25時間の自由継続リズムが出現し，休日1日につき1時間のズレが起こることになる。近年，週休2日制が多く採用されており，サラリーマンの多くは土日が休日となっている。その結果，平日と比べて土日であわせて2時間のズレが起こる。つまり，土曜日の夜は，普段よりも2時間遅く寝て，遅く起きることになる。そうして日曜日の夜，平日と同じ時刻に眠ろうとすると，2時間遅くなった時計を2時間早めなければならなくなる。つまり，日曜日の夜は，普段よりも2時間早く眠り，早く起きることになる。就床時刻が普段よりも2時間早いと，4章に述べられているように，まだ体温が高いため（Krauchi & Wirz-Justice, 1994），ほとんど眠れない。また，普段の起床時刻は，最低体温から2～3時間経過した時点にあたるため（Gillberg & Åkerstedt, 1982），普段の起床時刻よりも2時間早い時刻では，まだ最低体温に近く，眠気が強い。生理的な機能も低下している。

　このように，月曜日の朝は，まだ体温が低いために眠気が強いばかりか，前夜の日曜日の夜に寝つきが極端に悪くなることから睡眠不足になり，さらに強い眠気が残ることになる。日曜日に起床していた時刻付近になると，体温が上昇してくるため，目は覚めてくるものの，睡眠不足のために午前中はすっきりしない。このように，月曜日の朝は，眠気や疲労感が高まり，ブルーマンデー（blue Monday）となる。休日に社会的な同調因子が失われた結果による軽い時差症状であると考えることもできる。

　なお，時差によって脱同調を起こしたリズムの再同調には，時差8時間の東行きフライトで，コルチゾルにおいて1週間から10日間，睡眠内周期において7日以上かかることが報告されている（佐々木，1991）。時差1時間あたりに換算すれば，再同調に約1日を要することになる。したがって，土日で2時間のズレが起こった場合には，平日のリズムに再同調するのに2日間かかる計算になる。つまり，眠気や疲労感は，月曜の朝だけでなく，火曜日の朝にも若干残り，水曜日の朝にはほとんど改善する。その後，24時間リズムが安定するため，週末に向けて徐々に改善していく。

　しかし，現実にはその逆に，週末に向けて疲労感や眠気が強くなっている場合がしばしば認められる。仕事などの疲労が蓄積している場合もあるが，普段の睡眠時間が不足している可能性も高い。休日は，平日よりも1～2時間，睡眠時間が短く，睡眠負債が高まっていることから（堀，1998），週末に向けて睡眠不足が蓄積し，それに伴って眠気も増大していく（20章参照）。このように，週日に睡眠時間を削り，週末に寝だめをしている生活は，週の前半ばかりでなく後半においても，ブルーな気分を増加させることになる。

ところで，見附ら（2007）は，寝だめには効果があり，睡眠不足になる前に十分な睡眠をとっておけば，睡眠不足による効果を相殺でき，午後の眠気の予防に効果的であることを報告している。月曜の朝はブルーになるとしても，週末の寝だめは，少なくとも週の初めの午後の眠気の改善にはつながっていると考えることもできる。しかし，このことがさらに週末における宵っ張りの朝寝坊の生活を持続させる要因の1つにもなっている。

2節 インフラディアンリズム

1．1週間のリズム

　約1週間のリズムをサーカセプタンリズム（circaseptan rhythm）とよぶ。図6-5は，尿中に含まれる男性ホルモン（アンドロゲン）の代謝産物であるケトステロイドの1週間の変化をみたものである（Halberg et al., 1965；井深，1990）。ケトステロイドは，男性では，その約3分の1が睾丸で生成され，残りの約3分の2が副腎皮質で生成される。また，女性では，大部分が副腎皮質で生成される。このため，男性では，性腺系疾患と副腎皮質系疾患，女性では副腎皮質系疾患を検査するためのマーカーとして利用されている。

　図6-5を見ると，ケトステロイドは，週の初めは分泌量が少なく，週の半ばに増大し，再び週末に向けて減少するという1週間のリズムを認めることができる。この傾向は4年間にわたって安定して認められる。しかし，私たちは1週間単位で生活しているため，内因性のサーカセプタンリズムが存在するという直接的な証拠はない。このため，井深（1990）は，サーカセプタンリズムというよりウィークリーリズム（weekly rhythm）とよんだほうが妥当であると指摘している。先述のブルーマンデーも，1週間単位で発生するものではあるが，概日リズム

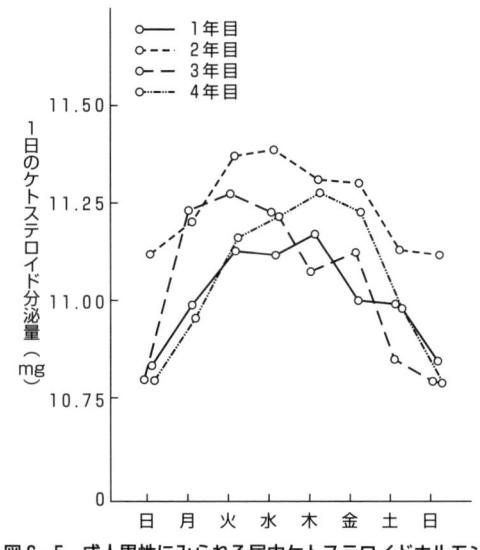

図6-5　成人男性にみられる尿中ケトステロイドホルモン
（Halberg et al., 1965；井深，1990）

が原因となって起こる現象であり，サーカセプタンリズムとよぶことはできない。

2．1か月のリズム

約1か月のリズムをサーカトリジンタンリズム（circatrigintan rhythm）とよぶ。月の満ち欠けの変化に応じたリズムとして，概月リズム（circalunar rhythm）やサーカシノジックリズム（circasynodic rhythm）とよばれることもある。

代表的なものが女性の月経周期である。月経周期は，卵胞期，排卵期，黄体期に分かれている。およそ28日周期で，月経開始の約14日後に排卵が起こる。卵胞の成熟と排卵，黄体の形成は，脳下垂体から分泌される卵胞刺激ホルモンと黄体形成ホルモン，卵巣から分泌されるエストロゲンとプロゲステロンによって調節されている（黒島，2005）。体温も月経周期に伴って変化し，排卵後は，プロゲステロンが視床下部に作用して約0.6℃上昇する（彼末，2005）。

月経に伴って夜間睡眠も変化する。月経の前後1週間の睡眠を比較すると，就床時間や睡眠時間，入眠潜時には差はみられないが，月経前の黄体期と比べて月経期では，中途覚醒が減少し，段階4とレム睡眠が増加することが報告されている（香坂ら，2002）。

3．1年のリズム

1年周期のリズムを概年リズム（サーカニュアルリズム：circannual rhythm）とよぶ。概年リズムは内因性のリズムであり，季節変化によって変動する季節リズム（seasonal rhythm）とは区別される。季節リズムは光周期を土台として成り立つが，概年リズムは光周期とは独立である。日長や温度を1年中一定に維持しても出現し，生まれたときから恒常環境下においても出現する（井深，1991）。代表的な概年リズムとして，鳥の渡りや（和田，1991），げっ歯類の冬眠（井深，1991）がある。

ヒトの場合は，概年リズムが存在するかどうかは不明であるが，季節変動によって睡眠が影響を受けることが報告されている。Honmaら（1992）は，札幌市において，四季ごとに学生を隔離環境下に置いたところ，就床時刻には季節差がほとんどなかったが，冬季になると起床時刻が遅くなり，睡眠時間が長くなったことを報告している。また，冬季では，体温やメラトニンの分泌リズムも位相後退していた。

南極のドーム基地ふじで越冬した，第37次南極観測隊の生体リズムを測定したYoneyamaら（1999）によれば，睡眠と活動量には季節差が認められなかったが，メラトニンリズムは冬季に4.1時間の位相後退がみられたという。この基地は，南緯77度，標高3,810 mの位置にあり，1年間の平均気温が－54.4℃，夏でも－30℃以下になる。このような過酷な環境に設置された基地での日課はかなり厳格であり，このことが睡眠覚醒リズムや活動リズムに季節変動がみられなかった原因であるとYoneyamaらは述べている。また，日照時間は夏季と冬季では極端に変化し，夏季は116日間，日が沈まず，冬季は114日間，日が昇らない。このような光周期の違いが，メラトニンリズムを後退させたものと考えられる。ただし，標高が高いため酸素濃度が薄く，また，外気温が低いため，室外に出たとしても冬は15分以内，夏でも1時間以内であった。このため，室内照明も含めて実際には，300～9,000ルクス程度の光を浴びており，太陽光の季節変動があったとしても，人工照明の影響を強く受けていた。

もちろん，通常の生活下でも，自然の季節変動と人工照明による影響を強く受けている。照明だけでなく，室温や湿度，音が管理された快適な人工環境は，季節リズムを不明瞭なものにさせている。しかし，このような環境は，次節で述べるように，覚醒水準の周期的な低下という新たな問題を引き起こすことになった。

3節 ウルトラディアンリズム

20時間以下の周期をもつ生体リズムをウルトラディアンリズムとよぶが，長いものでは，90分の睡眠周期から，短いものでは，心拍動や数秒周期の呼吸まで含まれる。ここでは，数十分から数時間周期の現象について取り上げる。

1．BRACとウルトラディアンリズム

Kleitman（1963）は，睡眠中に現われるノンレム睡眠とレム睡眠の90分周期は，睡眠中だけでなく覚醒中にも持続すると考え，これを基礎的休息活動周期（basic rest-activity cycle: BRAC）と名づけた。確かに，9時から5時までの仕事を考えると，10時～10時半頃には朝の休憩があり，12時には昼休み，午後3時はおやつの時間で軽い休みをとる，というように，日常生活の中では，およそ1.5～2時間の間隔で休憩がとられていることが多い。

Kleitmanは，BRACは消化機能から発達したものであると考えた。朝から夕方まで絶食中で隔離された条件下で胃の収縮運動を記録すると，胃内には何も入っていないにもかかわらず，80～140分の周期で収縮運動が認められる（Hiatt & Kripke, 1975）。また，尿カテーテルを膀胱に差し込んだ入院患者の尿量を観察すると，尿の排泄量は一定ではなく，約90分の周期で周期的に増大と減少をくり返す（Lavie & Kripke, 1977）。また，自由に飲食物の摂取が許されると，約90分周期の口唇活動がみられる（Oswald et al., 1970）。

このような摂食，消化，排泄機能におけるウルトラディアンリズムが私たちの活動休止リズムを形成するという考え方は，納得のいくものである。後述するように，覚醒水準の変動や認知活動にもウルトラディアンリズムが存在することが報告されている。しかし，覚醒水準や認知活動と，摂食・消化・排泄機能には，あまり関連がない

ことが報告されている（Lavie, 1982）。

2．覚醒水準におけるウルトラディアンリズム

　覚醒水準は，さまざまな外的要因の影響を受けて変動するため，覚醒水準にウルトラディアンリズムがあるかどうかを検討するためには，実験参加者を恒常環境下に置いて測定する必要がある。図6-6は，朝から夕方まで実験室内で読書や編み物などをして過ごし，20分ごとに測定した脳波記録から覚醒水準を求めた個人例の結果を示したものである（Okawa et al., 1984）。この実験参加者では，覚醒水準に110分の周期が認められている。ただし，午後は全体的に覚醒水準が低下し，午後の眠気の影響を受けていることがわかる。

　辻ら（辻ら，1986；Tuji & Kobayashi, 1988）は，11時～19時の8時間，実験室で読書を続けてもらい，その最中の覚醒脳波を連続的に測定した。その結果，脳波活動には，約100分周期の変動と，2～8時間のゆっくりとした変動が認められた。100分周期の変動は，8 Hzの遅いアルファ活動と，12 Hz以上のベータ活動を反映し，数時間周期の変動は，6～7 Hzのシータ活動と，9～12 Hzの速いアルファ活動を反映していた。これらの結果から彼らは，日中には数時間周期の覚醒（速いアルファ活動）と眠気（シータ活動）の周期があり，この上に100分周期の活動（ベータ活動）と休止（遅いアルファ活動）のサイクルが重畳しているというモデルを提唱した。また，この結果は，ウルトラディアンリズムは複数存在するという複数振動体仮説（Lavie, 1982）を示唆するものである。2～3時間の周期現象は，脳波活動（Hori, 1988）にも，作業成績（Hori, 1989）にも認められ，日中のウルトラディアンリズムは，BRACが想定した90分周期よりも長いという報告が多い。

　一方，覚醒水準の変動とともに，日中の眠気にも約2時間周期のウルトラディアンリズムが認められることが報告されている（Hayashi & Hori, 1990; Hayashi et al,. 1994, 19章図19-9参照）。また，中等度の喫煙者では，単調な作業の合間に自由に喫煙できるようにすると，90～120分の間隔で喫煙が行なわれることを荒川ら（1992）が報告している。単調作業下では，ウルトラディアンリズムに従って眠気や覚醒水準の低下が周期的に起こるため，これを防

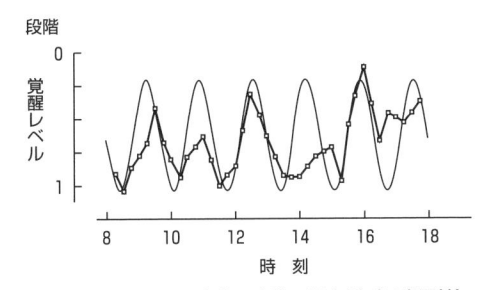

図6-6　日中の覚醒水準の変動の個人例（16歳男性）
　　　　（Okawa et al., 1984）
　20分ごとに5分間の覚醒時脳波を記録し，重回帰分析を用いて覚醒水準を算出した。縦軸は，0が完全覚醒，1が睡眠段階1の覚醒水準を表わす。図中の実線は，このようにして算出された覚醒水準の変動を示す。曲線は，覚醒水準の変動に対して最も適合度の高いサイン波を重ね合わせたもの。このサイン波の周期は110分。

止するための方略として周期的に喫煙を行なうのだろうと，荒川らは述べている。

3．ウルトラディアンリズムにおけるマスキング

　Okawaら（1984）の報告では，2日間にわたって覚醒水準のウルトラディアンリズムを測定すると，2日間で異なる周期変動が観察され，個人内でも，個人間でも変動が大きかった。このように覚醒水準におけるウルトラディアンリズムは，種々の要因の影響を受けやすい比較的不安定な現象であり，容易にマスキングされることが指摘されている（Lavie, 1989）。

　毎回の課題成績を知らせない場合は，課題成績に明瞭なウルトラディアンリズムが認められるが，毎回，課題成績を教えた場合には，ウルトラディアンリズムが不明瞭になる（Gopher & Lavie, 1980）。また，参加者にとって興味のわく作業を行なわせるとウルトラディアンリズムが消失する（Hayashi et al., 1998）。これらの方略は，いずれも参加者の動機づけを高めることになる。Lavie（1989）は，ウルトラディアンリズムにおけるマスキング効果に関する総説のなかで，動機づけは作業成績におけるウルトラディアンリズムのマスキングを起こさせる要因であることを指摘している。

4．大脳半球機能差と交替賦活仮説

　睡眠脳波をスペクトル分析すると，レム睡眠とノンレム睡眠で周期的に振幅が変化するが，大脳半球間の振幅の差（左右差）もノンレム睡眠とレム睡眠で反転する。このように睡眠中に左右差が周期的に交替するという現象に注目したBroughton（1975）は，Kleitman（1963）のBRAC仮説をさらに拡張し，昼夜を通して大脳半球の機能が周期的に交替するという大脳半球交替賦活仮説を提唱した。

　大脳半球機能が交替して賦活するという生理的な背景として，Werntzら（1983）は鼻腔の周期に注目した。左右の鼻腔は，たいていどちらか一方がつまり気味であり，空気抵抗が高い。この空気抵抗の高さは，左右交互に周期的に増減をくり返すことが知られており，鼻周期（nasal cycle）とよばれている（Hasegawa & Kern, 1977）。鼻周期は自律神経系の支配を受けている左右の鼻粘膜血管の一方が交感神経系の興奮によって収縮し，もう片方が副交感神経系の興奮によって拡張することによって生起すると考えられている（福原，1996）。Wernzらは，鼻周期がウルトラディアン変動を示し，空気量が多い鼻腔と対側の大脳半球の脳波が周期的に活性化したことを報告した。大脳半球は対側の半身を神経支配していることから，彼らは，鼻周期によって片方の鼻腔の交感神経系活動が賦活し，それによって対側の大脳半球が賦活すると説明した。

　しかし，Manseau & Broughton（1984）は，覚醒脳波の左右差から大脳半球交替賦活仮説を検証しようとしたところ，左右半球で覚醒脳波に90分の周期変動が認められ

たが，脳波の振幅は左右で同位相を示し，周期的に交替するという結果は得られなかった。このため，この仮説は提唱者自らが否定するにいたった。

これに対して堀ら（1988）は，左右半球の覚醒脳波がたとえ同位相で変動したとしても左右半球で脳波の振幅差が周期的に変化するのであれば，周期的に半球機能差が生じることになると考えた。そこで48時間，実験参加者を恒常環境室内に暴露し，その間の覚醒脳波を分析したところ，左右半球の脳波は同期し，ともに約90分の周期変動が認められた。左右半球の脳波の左右差にも約90分の周期が認められ，半球間の脳波の相関関係を示す半球間コヒーレンス（詳細は8章参照）にも約90分の周期が認められた。これらの結果から堀らは，日中の脳波活動には，2つの半球の脳波を周期的に同期化させる機構と，半球間で振幅差を調整し，優位半球を周期的に交替させる機構の2つがあると考えた。すなわち，Broughtonの大脳半球交替賦活仮説は，相対的な半球間の優位性が周期的に交替すると修正することで支持できることを明らかにした。

林・堀（1988）も，8時～19時まで30分ごとに閉眼安静時の脳波と眠気を測定したところ，脳波の左右差にウルトラディアンリズムが認められたことを報告している。さらに，次項に述べる4つの認知課題と脳波を15分ごとに測定した堀ら（Hori, 1989；堀, 1990；堀ら, 1989）も，脳波の半球間コヒーレンスと左右差にウルトラディアンリズムが認められたことを報告している。

5．認知活動におけるウルトラディアンリズム

Klein & Armitage（1979）は，Broughton（1975）の大脳半球交替賦活仮説が正しいのであれば，左半球課題と右半球課題の成績を測定すれば，2つの成績が周期的に逆転するはずであると考えた。そこで，主として左半球で処理される言語課題と，主として右半球で処理される空間課題を15分ごとに8時間測定したところ，これらの課題の成績は，周期的に逆転しながら約100分周期で変動した。この結果は，Broughtonの仮説を支持するものであった。

これに対してKripkeら（1983）は，これまでのウルトラディアンリズムに関する研究では，統計処理や実験統制などが不十分であったと主張し，Klein & Armitageの研究を詳細に追試した。その結果，これらの課題成績には周期性は認められなかったとして，彼らの研究結果を否定した。しかしKripkeらの研究では，課題の出来高によって報酬を支払うという動機づけを高める操作を行なっている。先述のように，動機づけを高めるとウルトラディアンリズムはマスキングされてしまう。

そこで堀ら（Hori, 1989；堀, 1990；堀ら, 1989）は，マスキング効果がかからないよう毎回の報酬や結果のフィードを与えないようにして実験参加者を8時～18時の10時間，恒常環境下に置き，15分ごとに以下の4つの認知課題を行なった。①2つ心的

回転図形が同じかどうかを判断する図形課題（右半球課題），②呈示される2つの片仮名単語が同一カテゴリーに含まれるかどうかを判断する仮名課題（左半球課題），③2つの漢字で構成される2つの単語の読み方が同じで同じ漢字を含んでいるかどうかを判断する漢字課題（両脳課題），④上記②で用いた仮名課題に呈示された単語を想起させる記憶課題，である。その結果，Kripkeらの主張とは異なり，すべての課題にウルトラディアンリズムが認められた。しかし，Klein & Armitageの結果とは異なり，左半球課題と右半球課題において，周期的に成績が逆転することはなかった。

このように，種々の指標に周期的な変動が認められることは明らかであるが，測定に時間と労力がかかるわりには，指標ごとに周期が異なっていることや，個人差も大きく，それぞれの指標に認められる周期性に一定の関連性を見つけることが困難なことなどから，80年代まで盛んに行なわれていた日中のウルトラディアンリズムに関する研究は，90年代以降は，ほとんど行なわれなくなった。大脳半球交替賦活仮説についても，これ以上の進展はみせていない。

6．半日リズムとウルトラディアンリズム

午後の眠気は，多くの人に共通して認められる現象である。作業成績も低下することから，"post-lunch dip" とよばれることもある。ただし，作業成績における post-lunch dip には個人差があり，post-lunch dip が出現する人と出現しない人がいること

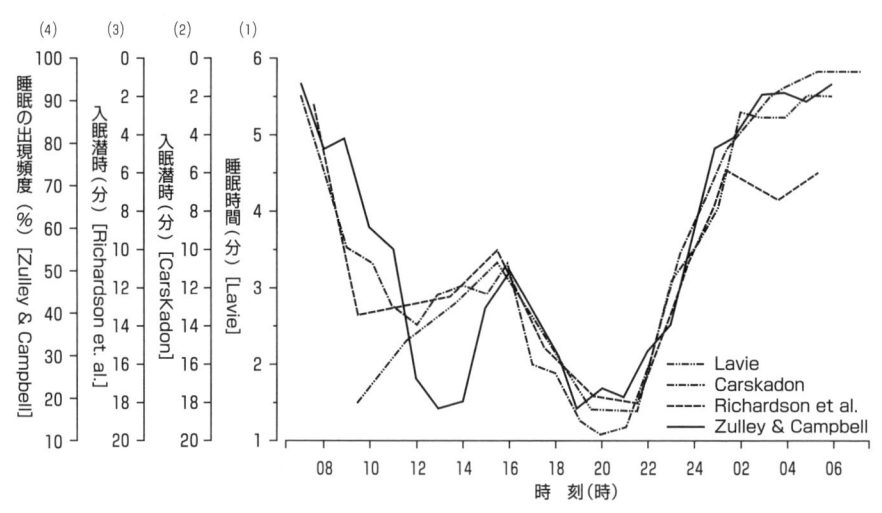

図6-7 眠気におけるサーカセミディアンリズム（Broughton & Mullington, 1992）

日中の眠気に関する4つの研究データを時刻にそって重ね合わせたもの。1）7分睡眠−13分覚醒の超短時間睡眠覚醒スケジュールにおける睡眠時間（Lavie, 1986），2）コンスタントルーチン法のもとで測定したMSLTの入眠潜時（Carskadon, 未発表資料），3）通常環境条件下におけるMSLTの入眠潜時（Richardson et al., 1982），4）隔離環境下において睡眠をとっていた参加者の1時間ごとの割合（Zulley & Campbell, 1985）。

3節　ウルトラディアンリズム

が指摘されている（Monk et al., 1996）。また，地中海沿岸地方や南米ではこの時間帯にシエスタ（siesta）が認められる。午後の眠気が生じる原因として半日周期のサーカセミディアンリズム（circasemidian rhythm）が有力視されている（19章参照）。

図6-7は，眠気の指標として，4つのデータをまとめたものである（Broughton & Mullington, 1992）。異なる研究機関，異なる指標で測定されたものであるが，これら眠気の指標は，いずれも午前6時付近が最大値を示し，次いで15時〜16時付近に2番目のピークを示している。これは，アメリカ・ノースカロライナ州で発生した4,333件の居眠り運転事故の発生時刻（Pack et al., 1995, 19章図19-2）や，図6-8に示した1993〜1997年の5年間に発生したイタリアの高速道路の居眠り運転の発生時刻（Garbarino et al., 2001）と酷似している。これらの結果は，午後の眠気が半日周期のサーカセミディアンリズムの影響を受けていることを示している。

19章に述べられているように，睡眠中に出現する徐波睡眠（睡眠段階3＋4）にもサーカセミディアンリズムが認められることが報告されている。12時間以上連続して睡眠をとるようにすると，徐波睡眠は睡眠の前半に集中して出現するだけでなく，入眠から約12時間後に出現する（Christ et al., 1996）。また72時間後の恒暗環境下で自由に睡眠をとることができると，睡眠は夜間にも日中にも過剰に出現し，徐波睡眠が12時間周期で現われる（Hayashi et al., 2002）。また，作業成績にpost-lunch dipが出現する人では，体温は24時間周期のリズム変動だけでなく12時間周期のリズム変動が認

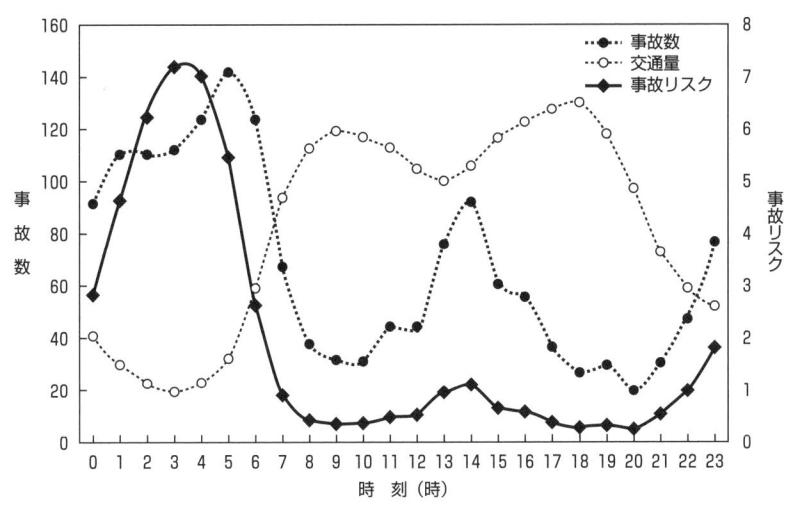

図6-8　1993年から1997年の5年間に発生したイタリアの高速道路の居眠り運転の発生時刻
　　　　（Garbarino et al., 2001）
　　実線の黒丸は事故数，点線の白丸は交通量，実線のひし形は事故数を交通量で割って求めた事故リスク．

められることも報告されている（Monk et al., 1996）。これらの結果から，午後の眠気の出現は，徐波睡眠や体温におけるサーカセミディアンリズムを反映している可能性が指摘できる。

一方，Lavie（1985）は，眠気の日内変動は，概日リズム，サーカセミディアンリズム，ウルトラディアンリズムの3つのリズムの影響を受け，これらの合成曲線で24時間の眠気の変動を表わすことができることを述べている（1章図1-5参照）。図1-5のモデル図では，2時間周期のウルトラディアンリズムは，日中，どの時刻においても均等な変動を示すように描かれている。しかし，午後はサーカセミディアンリズムの影響を強く受けるため，日中の覚醒水準の変動は，サーカセミディアンリズムとウルトラディアンリズムを単純に足し合わせたものではない可能性がある。その後，Lavie（1989）は，90分周期のウルトラディアンリズムは，午後の眠気と，体温上昇に伴う夕方の覚醒水準の上昇によって，マスキングされやすいと述べている。

Broughton（1989）は，90分周期が睡眠中にも覚醒中にも持続するというKleitmanのBRAC仮説を修正し，90分周期は睡眠中と起床後の数時間にとどまり，日中は12時間周期のサーカセミディアンリズムの影響により数時間の周期に延長すると述べている。

日常体験としては，ウルトラディアンリズムによる周期的な覚醒水準の低下よりも，午後の眠気のほうが自覚されやすい。ウルトラディアンリズムがマスキングされやすいという性質をもっていることも，その原因の1つである。しかし，単調な環境下や長時間にわたる作業，高速道路における車輌運転では，覚醒水準がウルトラディアンリズムに従って周期的に低下し，居眠り事故の危険性が高くなる。また，前節で述べたように，照明や室温，湿度，音が管理された快適な人工環境は，ウルトラディアンリズムを顕現化させる要因ともなっている。単純な作業であるが，大きな事故につながりやすい作業に従事しているときは，眠気の発生に十分注意することや（19章参照），定期的に休憩するなど，生体リズムを考慮に入れた安全対策が必要である。

7章 睡眠－覚醒リズムと発達

1節 新生児・乳幼児の睡眠－覚醒リズム

1．睡眠－覚醒リズム

　成人において観察される睡眠－覚醒行動，体温変化，メラトニン分泌などの概日リズムは，出生直後の新生児にはほとんどみられない（Hellbrügge, 1960）。新生児とはふつう生後1か月以内の乳児を指す。生後およそ1年までを乳児，その後就学するまでを幼児とよぶことが多い。乳幼児は，成人と比べて1日の総睡眠時間が長いが，成人のように日中起きて夜眠るといった単相性（monophasic）の睡眠－覚醒パターンではなく，1日に何度も眠ったり起きたりをくり返す多相性（polyphasic）の睡眠－覚醒パターンを示す（大熊，1977；瀬川，1999）。

2．睡眠時間

　新生児は1日の約65〜70%を眠って過ごす。Bamfordら（1990）は，出生直後の新生児の睡眠時間は，およそ15〜17時間であると報告している。しかし，新生児はずっと眠り続けるわけではない。3〜4時間ごとの哺乳や排泄のために目覚め，昼夜の区別なく睡眠と覚醒が7〜8回くり返される（石原，2000）。
　乳幼児期の睡眠パターンの発達は，多相性睡眠から単相性睡眠への変化としてとらえられる（図7-1）。出生後しばらくすると，総睡眠時間が減少するとともに，睡眠－覚醒をくり返す回数が減り，睡眠が夜間に集中してくる（奥平，1984）。生後11週までに夜間の睡眠時間がふえ，日中の睡眠時間は減る（Parmelee et al., 1964）。生後4

か月になると，睡眠時間は13～14時間，睡眠－覚醒サイクルが4～5回になり，1歳になる頃には，睡眠時間が11～12時間，睡眠－覚醒サイクルが3～4回になる（石原，2000）。1日の総睡眠時間が減少していくのは，夜間睡眠が減少したのではなく，日中の睡眠が減少したことによる。2～4歳になると，昼寝は1日1回となる。4歳あたりから昼寝をとらない子どもが増加し，就学前にはほとんどの子どもが昼寝をとらないようになる（Weissbluth, 1995）。

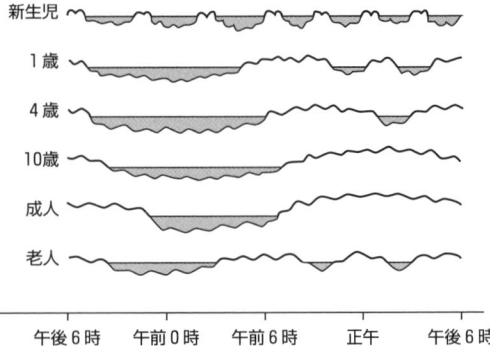

図7-1　ヒトの睡眠－覚醒リズムの発達（大熊，1977）

3．睡眠構造

　ヒトの睡眠構造は発達の時期によって異なる。以下に，石原（2005）による説明を紹介する。成人では，睡眠は，睡眠ポリグラムに基づいて，段階1～4およびレム睡眠に分類される。しかし，乳幼児の脳波は，年齢によって著しい差異が認められ，特に新生児の脳波は，振幅がきわめて小さく，脳波だけでは覚醒と睡眠の判定を行なうことができない（大熊，1999）。したがって，成人における睡眠段階の分類は新生児には適用できず，動睡眠，静睡眠，不定睡眠の3種類に区分する。動睡眠は，成人のレム睡眠に相当し，急速眼球運動がみられるほか，時にはかなり動き，心拍や呼吸の不規則化がみられる。これに対して静睡眠は，成人のノンレム睡眠に相当し，体動はなく静かに眠っており，呼吸は規則的である。動睡眠，静睡眠のいずれにも判定しにくい状態が不定睡眠である（大熊，1999）。

　成長とともに，不定睡眠は徐々に減少し，動睡眠と静睡眠が優勢になり，レム睡眠とノンレム睡眠になっていく。ノンレム睡眠は，生後6か月あたりから成人同様に4段階に分けられるようになる。新生児では，全睡眠時間の50％が動睡眠（レム睡眠）で占められるが，その割合は発達に伴って減少し，2～3歳で20～25％，5～6歳では成人とほぼ同様の20％になる（Roffwarg et al., 1966，図7-2参照）。一方，ノンレム睡眠のうち徐波睡眠（段階3＋4）の割合は，乳児から思春期まで20～25％で変化がなく，その後減少する。ノンレム－レム周期（睡眠周期）は，新生児・乳児では40～60分，2～5歳で60～80分，5歳以降で成人レベルの約90分になる。また，成人では，徐波睡眠が睡眠前半に集中し，後半にはレム睡眠が多く現われるが，このような傾向は，徐波睡眠では生後1年以降から認められる。しかし，レム睡眠については，

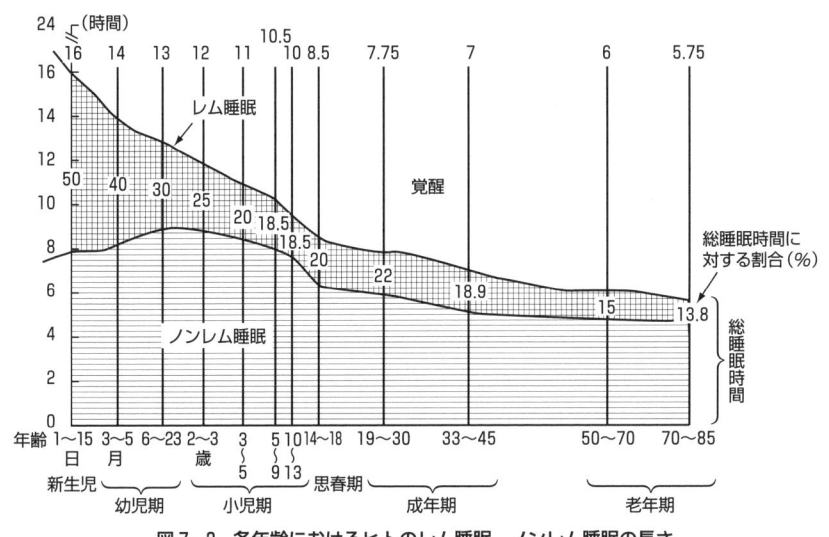

図 7-2 各年齢におけるヒトのレム睡眠，ノンレム睡眠の長さ
(Roffwarg et al., 1966；平沢, 1994)

4～6か月で認められるという報告（Hoppenbrouwers et al., 1982）と6か月でも認められないという報告（Coons & Guilleminault, 1982）があり，一貫していない。

4．新生児の睡眠－覚醒リズム

Fukuda & Ishihara（1997）は，10名の乳児を対象に，生後2～26週の睡眠－覚醒リズムを睡眠日誌により調査した（図7-3）。自己相関分析によって睡眠－覚醒リズムの変化を調べたところ，生後7週で睡眠－覚醒リズムの発達に関して急激な変化が起こっていた。

新生児や乳幼児の睡眠－覚醒リズムの形成には，養育者の生活習慣が影響する可能性がある。河野ら（2003）は新生児の概日リズムがいつ頃から形成され，その形成過程に母親の行動リズムがどのように関与しているかを，活動量計（アクチグラフ，2章参照）を用いて調べた。その結果，24時間周期の活動－休止リズムは，早い新生児では生後3日目から観察された。また，生後8週になると全例（8例）で24時間の周期成分が認められたが，母子同室で生活した新生児のほうが24時間リズムが早く現われた。このことから，生後7週前後は睡眠－覚醒リズムの発達にとって重要な意味をもつ時期であると考えられる。未熟児の睡眠－覚醒リズムを分析した島田ら（1999）は，すでに胎児期に母体の概日リズムを基本として24時間周期のリズムの基盤がある程度準備される可能性があることを指摘している。

乳児の概日リズムの形成に要する時間が長いと，母親の過大な育児負担が長期化す

7章 睡眠－覚醒リズムと発達

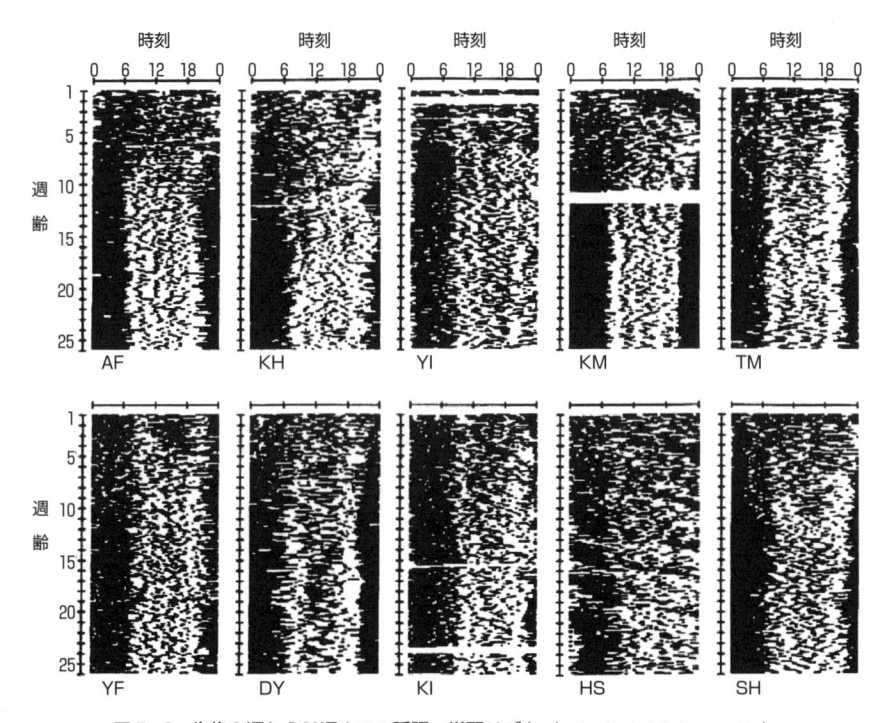

図7-3 生後2週から26週までの睡眠－覚醒リズム（Fukuda & Ishihara, 1997）
図中の黒い部分が睡眠、白い部分が覚醒を示している。24時間にわたって白く抜けている部分は、データが欠損していることを表している。

ることが懸念される。出産直後の母親は体調に不安を残したまま、睡眠不足の状態で育児に追われることになる。一方、乳児が早い段階で概日リズムを形成し、母親のリズムに同調できれば、母親の育児負担は軽減されると考えられる。石原ら（1990）は3例の乳児を観察し、概日リズムの発達が早かった2例は母親と同じ部屋で寝ており、遅かった1例は別の部屋であったと報告している。また、Nishihara & Horiuchi (1998) も、日本では母子が同室かつ同床である（母子が同じ布団または手の届くすぐそばで寝ている）ことが多く、母親の覚醒と乳児の活動が同調していることを確認している。これらのことから、新生児は生後できるだけ早い時期から母親と同じ部屋で過ごすことが概日リズムの獲得によい影響を及ぼすことが示唆される。

一方で、前述したとおり、河野ら（2003）も母子同室で生活した新生児のほうが概日リズムの獲得が早かったことを報告しているが、母親のどのような行動が概日リズムの同調因子として新生児のリズム形成に影響を及ぼしたのかについては明らかにできなかった。石原（2000）は、概日リズムの確立する時期について議論するよりも、この時期における睡眠－覚醒の変化が神経系の発達や認知・行動的発達とどのように

関連するかを明らかにすることのほうが重要であると述べている。

5．乳幼児の睡眠－覚醒リズム

　近年，成人の夜型化が進んでおり，その傾向は小学生から高校生にも認められる（石原，2001）。親のライフスタイルは，その子どもの睡眠習慣にも影響を及ぼすと考えられる。22時以降に就寝する幼児の割合は，1980年，1990年と比較して，2000年で大きく増加しており，特に4～6歳児では1980年の約4倍になっている（川井，2001）。1歳までの乳児においても，島田ら（1999）は，過去の知見と比較して就床時刻の遅れと睡眠時間の短縮があると報告している。これらのことから，乳幼児の睡眠習慣，特に就床時刻が大人の生活ペースに巻き込まれている可能性が考えられる。

　石原（2005）は，乳幼児の睡眠習慣を概観して，2つの問題を指摘した。第1の問題は，就床時刻の遅れによる睡眠の短縮と生活の不規則化，ひいては健康への影響である。遅寝は睡眠不足をもたらすだけでなく，週末の遅寝・遅起は生活リズムも狂わせる。昼寝の有無や睡眠時間には個人差が認められ，特に幼児期後半では昼寝を必要としない子どもが増加する。必要としないにもかかわらず，長時間の昼寝や遅い時間帯の昼寝は夜の眠気を解消してしまい，結果的に遅寝をまねいてしまう。保育園児の就床時刻が遅いのは，母親の就労よりも，保育園での昼寝が主たる要因であると主張する研究者もいる（福田，2001）。

　第2の問題は，乳幼児の睡眠習慣が大人（親）の生活パターンの影響を受けているだけでなく，そのことについて大人があまり意識していないと考えられることである。乳幼児期の最も重要な課題は，健全な心身の基礎づくりである。乳幼児期から児童期は，脳が急激に発達する時期にあたる。この時期において睡眠が果たす役割は，単に疲れを回復させるだけではなく，成長ホルモンの分泌に代表されるように，成人よりもはるかに大きい。健康な睡眠習慣を形成するためには，子どもと大人の睡眠－覚醒パターンの違いを理解した上で，子どもと親の生活を区別することが望まれる。

2節　児童・生徒の睡眠－覚醒リズム

1．夜型化

　大人社会の影響を受け，児童・生徒の生活も年々夜型化が進んでいる。1999年に行なわれた睡眠習慣調査の結果によれば，平均就床時刻は，小学生で22時台，中学生で23時半，高校生では24時半とかなり遅く，1970年に行なわれた調査結果と比べると，いずれの年代でも1時間程度遅くなっている（石原，2001）。一方で，平均起床時刻は，学校の始業時刻による制約のため，以前と比べてもほとんど変わりがない。結果とし

て就寝時刻が遅くなったぶん，睡眠時間が1時間程度短縮している（石原，2001）。また，日本の児童・生徒の睡眠時間は，欧米諸国と比較して約30〜90分短い（福田，2003）。このような就床時刻の遅れや睡眠時間の短縮は，児童・生徒のどのようなライフスタイルを反映しているのだろうか？

　日本学校保健会（2006）の調査によれば，小学生から高校生のいずれの年代でも，睡眠不足の理由として，「なんとなく夜更かしする」（23〜57％）を多くあげているのが特徴的である。小学生では，「家族みんなの就寝時刻が遅い」（27〜46％）という理由をあげている人も多く，乳幼児期と同様に低年齢層の児童は，大人の生活ペースに巻き込まれていることが予想される。一方で，自我が確立してくる中学生や高校生では，小学生とは異なり，「宿題や勉強で寝る時刻が遅くなる」（33〜49％），「深夜テレビやビデオを見ている」（32〜40％），「電話・メールをしている」（14〜33％）などの理由が多くあげられている。思春期以降の生徒では，親から離れ自分なりの生活を築いていこうとする一方で，塾や習い事による多忙さ，深夜番組や携帯電話などのメディアの誘惑に適切に対処できないといったようすがうかがえる。

　小学生，中学生に限ってのデータであるが，彼らの生活時間をみると（内閣府，2007），2時間以上その活動をする人の割合は，「勉強」が小学生25％，中学生44％，「テレビ・ビデオ・DVD」の視聴が小学生65％，中学生67％，「ゲーム・パソコン・携帯メール」が小学生20％，中学生35％，「新聞・雑誌・本」が小学生8％，中学生14％となっている。また，メディアの所有率についてみると，「テレビ」は17％，「携帯電話またはPHS」は33％，「パソコン」は9％にも及ぶ。さらに，これらのメディアを1人で長時間利用する人ほど，就寝時刻が遅れる人が多いという。

　一方，私立中学校への受験を希望する児童が多い小学校を対象とした調査では，学習塾や家庭教師によって1日の勉強時間が長い小学校高学年の児童ほど就寝時刻が遅いことが報告されている（Yoshimatsu & Hayashi, 2004）。これらの児童と勉強時間が短い児童とでは，テレビやテレビゲーム，遊び，習い事などの余暇に費やす時間は変わらない。しかし勉強時間が長い分，就寝時刻が遅れることになる。その結果，睡眠不足となり，日中の居眠りの頻度も増加する。余暇に費やす時間を短くするなど生活習慣の見直しを図ることが必要であろう。

　今日の児童・生徒を取り巻く環境は，親の世代が育った頃とは大きく変わった。さまざまな娯楽メディア，コンビニエンスストアなどの24時間営業店舗，夜間の塾通い，さらに少子化の進行などから，生活の利便性，効率性，多様性は格段にあがった。しかし，その一方で，小さい頃から夜更かしする子どもがふえ，特別な理由がなくても「なんとなく」生活時間は夜間に食い込み，睡眠は犠牲にされている。今，児童・生徒は，こうした夜型化しやすい生活をうまくコントロールできず，慢性的な不健康に陥っている。

2．夜型化の弊害

　今日の児童・生徒は，眠気や疲労，不定愁訴など種々の自覚症状を訴える人が多い。東京都教育委員会（2004）の調査によれば，日中「眠い」と感じている人の割合は，小学生の47％，中学生の75％，高校生の88％にも及ぶ。また，「横になって休みたい」「目が疲れる」などの疲れを感じている人も全体のほぼ半数の人に，さらに，「体がだるい」「イライラする」「肩がこる」「腰や手足が痛い」「大声を出したり，思いきり暴れまわったりしたい」などの疲れや情緒的な問題を感じている人も3～4割の人に認められている。

　このような状況の背景には，就床時刻の遅れ（生活の夜型化）による睡眠時間の短縮や生体リズムへの影響などがある。第1に，睡眠時間の短縮が進むと，睡眠不足が蓄積することが知られている（Carskadon & Dement, 1987）。最近の調査によれば，小学生の59％，中学生の67％，高校生の74％もの人が睡眠不足を自覚しており，この割合は20～50歳の成人（56％）と比較しても大きい（石原，2001）。このことは，基本的欲求が満たされないほどに，今の児童・生徒の睡眠時間が短くなっており，彼らの心身にさまざまな弊害を与えていることを示唆している。第2に，就寝時刻の遅れが進むと，体温などの生体リズムが後退して，生活リズムとの間にズレが生じる。生活リズムがズレると，生体リズムにあわせてタイミングよく寝たり起きたりすることができなくなり，その結果として，日中の眠気や疲労，目覚めの悪さ，その他のさまざまな体調不良が引き起こされると推測されている（石原・福田，2004）。さらに，生活リズムのズレは，食事や運動などの睡眠以外の生活習慣の形成にも影響を及ぼす可能性がある。

　児童・生徒を対象にした最近の調査（文部科学省，2002）によれば，①就寝時刻が遅い人，不規則な人ほど，朝の目覚めが悪い人が多い，②就床時刻が遅い人，朝の目覚めが悪い人ほど，朝食を食べない人が多い，③就寝時刻が遅い人，朝の目覚めが悪い人，朝食を食べない人ほど，「自分に自信がもてない」「怒りっぽい」「よく頭痛や吐き気がする」などの不定愁訴を示す人が多い，④就床時刻が遅い人ほど，夜食を食べている人が多い，⑤夕食時刻が決まっていない人ほど，就床時刻が遅い人が多い，⑥体育以外に運動をしている人ほど，寝つきがよい人が多い，といった関係が数多く示されている。これらのことは，就寝時刻の遅れや不規則さが，睡眠，食事，運動などの生活習慣の各要素と相互に作用しあって，健康によくない複合汚染的な状況をつくり出していることを示唆している。こうして，睡眠時間の短縮や生活リズムのズレが進むと，児童・生徒は，睡眠，食事，運動などの生活習慣の乱れを背景として，慢性的な睡眠不足，低い覚醒水準，疲労感，不安定な情緒などのさまざまな症状に悩まされることになる。

3．仮眠（居眠りや昼寝）

　中学生・高校生になると，就寝時刻の遅れや睡眠時間の短縮が顕著となり，睡眠不足や日中の眠気を補おうとして居眠りや昼寝が増加してくる。ここで，居眠りとは，意図せずに眠ってしまうことを指し，昼寝とは，自分の意思で横になって眠ることを指す。また，居眠りと昼寝をあわせた眠りは仮眠とよばれている（石原・福田，2004）。

　石原・福田（2004）や福田（2005）によれば，週に1回以上居眠りする人の割合は，中学生で42％，高校生で66％，週に1回以上昼寝をする人の割合は，中学生で49％，高校生で54％であり，また，昼寝をする人の60～70％は17時以降（17時～19時と19時以降にピークがある）に1時間以上の昼寝をとっている。つまり，中学生・高校生のほぼ半数の人が夕刻以降に長い仮眠をとる習慣があるといえる。

　しかし，このような夕刻以降の長い仮眠は，本人が望むように睡眠不足や日中の眠気をうまく解消してくれるわけではないので注意が必要である。中学生・高校生を対象とした調査によれば，1週間あたりの仮眠の頻度が高い人ほど，日中の眠気が強く，就床時刻が遅くなり，また，仮眠をする時間帯が遅い人ほど，就床時刻が遅くなることがわかっている（石原・福田，2004；福田，2005）。このことから，石原・福田（2004）は，中学生・高校生の夕刻以降の長い仮眠は，結果的に，①就床時刻の後退，②不十分な夜間睡眠と生体リズムの位相後退，③日中の仮眠や眠気の増加，の①～③の悪循環のくり返しにつながることを指摘している。また，福田（2005）によれば，中学生・高校生の仮眠の習慣は，「イライラ」「抑うつ」「不安」などのさまざまな不定愁訴とも深く関係しているという。

　近年，日中の眠気の対処法として，短時間の仮眠が注目され，成人や高齢者を対象にしてさまざまなよい効用が確かめられている（21章参照）。しかし，仮眠の効用は，その持続時間，タイミング，睡眠不足の状態などの条件によって大きく変わる（Dinges et al., 1987; Stampi, 1992）。中学生・高校生の夕刻の長い仮眠は，よい効果をもたらす短時間の仮眠とは質的に異なるものであり，夜型の生活を助長し，健康を害する1つの要因となっていることを認識する必要がある。

3節　成人の睡眠-覚醒リズム

1．現代人の睡眠

　NHK国民生活時間調査（NHK放送文化研究所，2006）によれば，現代の日本人の平均睡眠時間（平日）は45年前に比べ1時間弱短縮して，7時間22分となっている。近年，インターネットをはじめとする新しいメディアが登場するとともに，コンビニ

エンスストアなどの深夜営業店舗がふえ，昼夜の区別のない24時間稼動型の社会になりつつある。その結果，日の出とともに起床して日中に活動し，日が沈むと休息をとるというヒト本来の生体リズムが狂い，睡眠が犠牲になっている。個々人のライフスタイルは多様化し，まわりを見わたせば，過度の労働，長時間通勤，娯楽の誘惑，育児や介護，ストレスなど，夜更かしの材料には事欠かない。結果として，慢性的な睡眠不足で悩んでいる人がふえてきているという。

最近の調査によれば，20歳以上の日本人のうちおよそ5名に1名は，入眠困難や中途覚醒，早朝覚醒の睡眠問題を抱えていたという（Doi et al,. 2000；簑輪・土井，2002）。また，厚生労働省の調査（2000）によれば，25〜64歳の働く世代で「朝起きても熟眠感がない」人は18〜33％，また，「眠ってはいけないときに起きていられない」といった非常に強い眠気を感じる人も2〜4％認められている。

睡眠不足の問題は，日中に眠気や疲労を引き起こすだけでなく，作業効率を低下させ，適切な判断を鈍らせることで，交通事故，産業事故，医療事故などの遠因にもなっている（19章，20章参照）。Webb（1995）によれば，航空・海運事故，作業中のミスによる事故などのいわゆる労働事故のうち，全体のおよそ53％が眠気に関連しているという。そのほか，日常的に起こる交通事故の多くにも睡眠不足による居眠りが関与しているのは疑いの余地がない。

大きな事故が発生すれば，周辺にいる人や生活環境を巻き込んで莫大な損失が生じる。不眠症や睡眠不足によって日本国内に生じる経済損失は年間約3兆5千億円にのぼると推定されている（朝日新聞，2006）。このように，現代人の睡眠は，個々人の健康の問題にかかわることだけでなく，さまざまな社会的問題をはらんでいる。

2．労働者を取り巻く環境

成人の睡眠不足のおもな原因の1つは労働環境にある。最近の調査によれば，25〜64歳の働く世代の男性は，睡眠不足の理由として「仕事・通勤などで時間がとれない」（22〜51％）を最も多くあげており，女性でも11〜25％の人が同じ理由を選択している（厚生労働省，2000）。

厚生労働省（2005）によれば，交代制勤務を採用して夜勤を行なう企業は32％，交代制勤務ではないが夜間ないし早朝に仕事をする企業は11％であり，合計すると2.5社に1社は深夜に稼働していることになる。この割合は6年前と比較すると16％も増加している。また，変形労働時間制（週あたりの平均労働時間が40時間を超えなければ，ある一定期間内の特定の日は8時間を超えて労働できる）を採用している企業は56％に達しており，フレックスタイム制のように出社，退社の時刻の決定を労働者に委ねる制度も普及している。このような労働スケジュールの多様化・弾力化は，労働時間を夜間に食い込ませ，睡眠時間を奪っている（高橋，2004）。

また，総務省の調査（2002）によれば，往復の通勤時間の平均は20〜64歳の働く世代で1時間を超えており（1.1〜1.2時間），通勤が労働者の精神的・身体的な負担になっていることは想像に難くない。長時間通勤者の場合では，帰宅中，電車の中で眠ってしまって，夜なかなか寝つけなくなるといったことも起こるだろう。

さらに，最近では，就職意識の変化や労働スケジュールの多様化などを背景として，仕事に関する強い不安や悩みを訴える労働者の割合が62%と，増加しているという（厚生労働省，2003）。長期間の夜間勤務は，慢性的な睡眠不足を引き起こすだけでなく，うつ病などの精神疾患の危険因子であることも示唆されている（Scott et al., 1997）。

3．女性に特有の睡眠問題

一般に，男性よりも女性のほうが睡眠に対する不満が多いといわれている。最近の調査によれば，20歳以上の日本人で入眠困難や中途早朝覚醒の睡眠問題を訴える人の割合は，男性が17.3%に対し女性が21.5%で，女性のほうが約4％多い（早石・井上，2000）。

この背景には，男性と女性の社会参加や家庭責任の違いがある。1998年の男女雇用機会均等法改正，および1999年の労働基準法の女性保護規定の撤廃により，女性の雇用者数は年々上昇し続けているが，その一方で，家事や育児，介護などの家庭での役割は依然として女性で大きく，こういった女性の多忙で多様なライフスタイルが睡眠不足の引き金になっている可能性が高い。最近の調査よれば，30〜64歳の日本人では，女性は男性に比べて睡眠時間が8〜34分も短いことが示されている（総務省，2002）。また，厚生労働省（2000）の調査によれば，25〜44歳の育児期において，男性では3〜4％が「育児のため」を睡眠不足の理由としてあげているのに対し，女性は15〜31％もの人が同じ理由を選択している。

さらに年齢が進んだ55〜64歳では，男性の1％が「看護や介護のため」をあげているに対して，女性では7％の人が同じ理由を選んでいる。これらのことは，育児や介護の負担の多くを女性に依存していることを示唆している。妻は，夫の帰宅まで就寝せず，夕食をつくるために就寝が遅れ，朝は子どもや夫の弁当をつくるために起床が早まる。このような日本特有の文化的背景が女性の睡眠時間の短縮を引き起こしている。さらに高齢者の介護では夜間のサポートが必要となる場合も多く，女性の睡眠にかかる負担が大きくなることを白川（2006）は指摘している。

他方で，男性と女性では，性ホルモンとその分泌パターンに違いがあり，女性は，月経，妊娠・出産，更年期に伴う睡眠問題を引き起こしやすいという特徴がある。月経周期に関連して睡眠が変動することはよく知られており，特に，月経前（黄体期）では，①深い睡眠を表わす徐波睡眠の減少，②起床時刻の遅れ，③睡眠効率の低下，

④体温リズムの振幅の低下，⑤日中の眠気の増加，などの症状が認められている（香坂，2004）。ただし，これらの症状は月経2～3日後には落ち着く。妊娠期間においては，入眠困難や中途覚醒がふえ，出産後は，乳児の小刻みな睡眠 - 覚醒リズムの影響で，睡眠は分断され，睡眠不足が蓄積される（香坂，2004）。

閉経前後40歳代後半～50歳代前半の更年期にかけては，のぼせ，発汗，冷え性など，いわゆる更年期障害のさまざまな症状が現われてくるが，更年期障害愁訴のある人の半数以上に睡眠問題の訴えがあることが示されている（白川，2006）。このように女性の睡眠問題は，生物学的な要因によっても強く影響を受けている。

4節　高齢者の睡眠 - 覚醒リズム

1．高齢者の睡眠問題

先進諸国では65歳以上を高齢者人口とよび，生産年齢人口とは区別することが多い（厚生省，2000）。65歳を過ぎても現役で仕事をしている人もふえているが，ここでは65歳以上でかつ現役の仕事から退いている人をおもな対象として扱う。

高齢者は多くの慢性的な睡眠問題を抱えており，睡眠不満は加齢に伴って一般的にみられる現象である。アメリカ睡眠障害連合会診断分類操作委員会（ICSD，1990）による睡眠障害国際分類では，不眠は「睡眠の開始と維持の障害」と定義されており，以下の3症状がある。①入眠困難を訴える入眠障害，②夜間に熟眠できず，途中で目が覚める熟眠障害，③朝早く目が覚めてしまう早朝覚醒。このような不眠症状は高齢者に多くみられる（福島，1994）。睡眠問題の報告率は加齢に伴って増加しており，高齢者のおよそ20％に不眠が認められるといわれている（Dement et al., 1982: Doi et al., 2000；柄澤，1983）。

加齢に伴う睡眠構造の変化として，睡眠潜時の延長，中途覚醒の増加，睡眠効率の低下，睡眠の分断化などがあげられる（三島，1994）。Bixlerら（1984）は，50～80歳の14名の高齢者を対象に睡眠ポリグラムを記録したところ，夜間における中途覚醒の合計時間は平均73.4分であった。また，加齢に伴って中途覚醒時間は有意に増加した。このほかにも，睡眠段階1，2の増加，デルタ波の振幅低下を伴う睡眠段階3，4の減少，レム睡眠の分断，潜時の短縮などが，加齢に伴う睡眠構造の変化として報告されている（Feinberg, 1974；林ら，1981；Monk et al., 1991; Wauquier et al., 1991）。

夜間の睡眠に満足が得られないことは，翌日の活力低下にとどまらず，高齢者の精神生活にダメージを及ぼしかねない。大川（1992）は，高齢者の睡眠問題は心身の不調を引き起こし，活動を低下させ，生活の質（quality of life: QOL）を低下させることにつながると述べている。健康，仕事，家族など，それまでふつうにもっていたもの

を喪失する体験が多くなる高齢期では，睡眠問題が若年者以上に深刻な問題になると考えられる。高齢者のQOL向上を考えるときに，睡眠問題は避けて通れない課題である。

2．高齢者のライフスタイル

ライフスタイルは，生活環境がもたらす喫煙や肥満などの生活習慣病を予防する目的で注目されはじめたが，現在では個人の生き方，生活様式のほか，生活態度や個人の価値意識を含む包括的な概念となっている（星野，1981）。高齢者はさまざまな喪失体験に適応するために，新しいライフスタイルを形成していくことが望まれる。すなわち，ライフスタイルをどのように形成するかで，高齢者のQOLが左右されるといえる。

3．ライフスタイルと睡眠問題

Shirotaら（2001）は，「意欲レベル」を高齢者におけるライフスタイルの基本要素として取り上げ，身体的に健康な高齢者を対象としてライフスタイルの違いが夜間睡眠に及ぼす影響を調べた。その結果，意欲レベルが夜間睡眠問題と関連していることを明らかにした。意欲レベルの高い人は，低い人に比べて，夜間に深く眠れており，中途覚醒も少なかった。このような結果が得られた理由として，2つの可能性が考えられる。1つは，夜間の睡眠が効率的に確保できていたから日中を意欲的に過ごすことができたという可能性と，もう1つは，日中を意欲的に過ごしていたから夜間の睡眠が効率よく維持できたという可能性である。

私たちは経験上，前夜に睡眠が十分に確保できていないと翌朝の気分が悪く，日中の活動性が低下することを知っている。このことは先行研究においても明らかにされており，多くの断眠研究において，睡眠不足が生体機能に及ぼす影響が報告されている（20章参照）。高齢者では中年者に比べて断眠の影響を大きく受け，高齢男性のほうが中年男性に比べ，断眠中のパフォーマンスレベルが低下したことが報告されている（Webb & Levy, 1982）。

夜間睡眠が翌日の活動性に影響を及ぼす一方で，日中の生活が夜間睡眠に及ぼす影響についても報告されている。井口ら（1991）は，若年成人を対象に，日中に運動負荷や精神作業負荷をかけると，その後の夜間睡眠中の徐波の出現が睡眠前半に集中したと報告した。高齢者においても日中の適度な身体活動や社会接触は，課題成績や夜間睡眠を改善することが報告されている（Naylor et al., 2000）。一方，玉木ら（1999）は午後の眠気対策としての仮眠に注目し，短時間の仮眠を高齢者が計画的に生活に取り入れることで，日中の気分やパフォーマンスが向上することを明らかにしている（Tamaki et al., 1999; 2000）。

以上のように，日中活動と夜間睡眠とは相互に関連しあっている。夜間の睡眠効率の低下は，起床時の主観的気分の低下や意欲の減衰，日中のうたた寝の増加を引き起こす。その結果，活動性が低下し，無気力感を増大させる。日中の低覚醒状態を解消するために，就床時刻が前進するが，速やかに入眠することができず，結果として夜間睡眠効率の低下を引き起こす。低意欲の高齢者では，このような悪循環が生じている可能性がある。

　自律神経系活動や夜間睡眠構造など，加齢に伴う生理的な変化をくいとめることはむずかしい。それよりも，計画的な短時間仮眠の習慣形成を含めて，日中の過ごし方を工夫するほうが現実的である。たとえば，熱中できる趣味や第三者の介入によって精神面での充実を図ることができれば，日中の活動性が上昇する。その結果，適度な心身の疲労感が生まれ，速やかな入眠，深睡眠の増加，中途覚醒の減少を導き，熟眠感を得ることが可能になる。そして，翌日の活力の増大につながるといったよい循環が形成されると期待される。

4．適応

　高齢者は，加齢とともに，健康，仕事，家族といったさまざまなものを失っていくことが多い。このような加齢に伴う身体的，精神的，社会的変化にどのように適応していくかが，高齢期の大きな課題である。その一方で，高齢者は，客観的に測定された健康状態よりも，主観的な健康状態のほうがよい傾向があることも報告されている（Lazarus, 1988）。このことについて，高橋（1998）は，適応度の高い高齢者では，いくつかの身体的な問題を抱えていたとしても，それをあまり悲観的にとらえることなく，充実した日常生活を送っていると考えた。

　田中ら（1996）は，意欲的な高齢者では，老人性の睡眠問題は認められるものの，比較的良好な睡眠健康が保たれていることを明らかにした。つまり，高齢者のライフスタイルは，加齢に伴って生じる生理的変化への適応に影響を及ぼすことがわかる。Shirotaら（2001）の研究では，高意欲の高齢者は，低意欲の高齢者と比べて夜間睡眠が良好に保たれていたが，日中の身体活動量には，有意な差は認められなかった。このことは，高齢者の夜間睡眠を改善するには単に日中の身体活動量をふやせばよいという単純な考え方に疑問を投げかける。高意欲の高齢者は，読書や将棋など，趣味を中心とした精神活動の時間が長かったことから，これらの結果は，身体活動に限らず，何らかの目的をもって意欲的に生活することが質のよい夜間睡眠に貢献する可能性を示唆している。

8章 入眠期の精神生理学

1節 入眠期とは

1. 入眠期の特徴

　人の意識レベルは大きく「覚醒」と「睡眠」に分類されるが，このどちらにも属さない，いわゆる「うとうと状態」が「覚醒期」と「睡眠期」の間に存在する。入眠期（hypnagogic state，あるいは hypnagogic period）は，覚醒期と睡眠期の間に存在する覚醒から睡眠への移行期である。入眠を意味する"hypnagogic"という言葉は，1848年に Maury, A. によって"hypno（睡眠）"と"agogos（引き起こす）"という2つの単語からつくられた（Schacter, 1976）。研究者によっては，この時間帯を覚醒－睡眠移行期（wake-sleep transition period），睡眠開始期（sleep onset period），入眠過程（sleep onset process）と表現している場合もあるが，本章においては，いずれも「入眠期」と表記することとする。

　入眠期では，睡眠中の夢とは異なった独特の心像（入眠時幻覚）を体験する場合がある（9章参照）。そのため，古来より人々の注目を集めてきており，17世紀に書かれた書物にもそのような体験が記載されている（Schacter, 1976）。18世紀になると，芸術の世界において，浮かんでは消える入眠期の心像を絵画に表現する試みが盛んに行なわれたり，文学の分野においては入眠期のとりとめのない思考を詩に利用する作家が現われたりした。さらには，ベンゼン環のアイデアが，暖炉の前でうつらうつらしていた化学者の頭に浮かんだ，「自分自身の尻尾にかみつくヘビ」の心像から得られたという有名な逸話もある。

一方で入眠期は，覚醒期のはっきりと目覚めた状態に比べて覚醒水準が明らかに低下している．そのため精神活動の正常さが失われ，作業能率の低下や思わぬミスが発生する時間帯でもある．重大事故に直結する居眠りが発生するのが，まさにこの入眠期にあたる．よって，人間工学的な視点から入眠期をとらえると，入眠期は，きわめて危険な時間帯であるといえる（19章参照）．

覚醒中は，前脳基底部，視床下部後部，中脳や橋などの覚醒系が興奮し，前脳基底部，視索前野，視床下部前部，延髄などの睡眠系が抑制されているが，睡眠中はこれが逆転し，覚醒系の活動が抑制され，睡眠系が亢進する．入眠期は，このような覚醒中の覚醒系興奮・睡眠系抑制から，睡眠中の覚醒系抑制・睡眠系亢進へと切り替わる時間帯でもある．神経連絡が未発達な小児などでは，このような切り替えがスムーズにいかず，入眠期にてんかん発作が生じやすいことが指摘されている（Niedermeyer et al., 1981；前田, 1993）．

2．入眠期の開始と終了

では，入眠期はいつ始まりいつ終了するのだろうか？　これに回答することはむずかしい．1つの理由として，後述するように，覚醒がいつ終わり，睡眠がいつ始まったのかを同定するのがむずかしい点があげられる．そもそも入眠期は，その存在に気づかないほど短時間で終わる場合もあれば，長く持続する場合もある．その長さには，個人差もあれば，同じ人でも日によって異なる．また，意識的に入眠期を維持しようとすることは困難である．これまでに集積された入眠期に関する心理学的，行動学的，生理学的知見から，入眠期は斉一的なものではなく，その中にいくつかの異なる意識状態が存在していると考えることができる．

Kleitman (1963) は，その著 "Sleep and Wakefulness" の中で，「はっきりと目覚めた状態と明確な睡眠とを区別することは簡単だが，覚醒から睡眠へ，あるいは睡眠から覚醒への移行期は中間的な状態の連続体であり，部分的な覚醒と部分的な睡眠が異なる割合で変化している」と記述している．Kleitmanの著書が出版されてすでに40年以上たつが，この一文は，入眠期の概念を的確に表現するものであり，かつ，入眠期研究のむずかしさを示すものであるといえる．

2節　入眠期と標準判定基準

1．標準判定基準における入眠期

睡眠心理学にかかわる研究者にとって，睡眠の開始，すなわち「入眠（sleep onset）」を明確に決定することはきわめて重要である．

睡眠段階の標準判定基準（Rechtschaffen & Kales, 1968）では，睡眠は，睡眠段階1〜4のノンレム睡眠とレム睡眠に区分される（3章参照）。この基準が勧告された直後から，どの睡眠段階からを睡眠期とするかについての議論が行なわれるようになった。それらの中で，徐波が出現する睡眠段階3以降を睡眠期とすることについて疑義を唱える研究者はほとんどなかったが，初発の睡眠段階1と睡眠段階2のどちらを入眠とするかについては意見が分かれていた（堀，1984）。

Johnson（1975）は，睡眠段階1は入眠期（あるいは覚醒−睡眠移行期）として睡眠期から除外するべきであるとしている。その根拠として，断眠中に睡眠段階1だけをとっても断眠効果の軽減には役立たないこと，各睡眠段階の脳波をスペクトル分析すると，睡眠段階2〜4のノンレム睡眠中には共通してシグマ帯域（12〜16 Hz）の脳波活動が観察されるが，睡眠段階1ではシグマ活動が出現しないことをあげている。このシグマ活動は，睡眠段階2の特徴である睡眠紡錘波の活動を表わしている。そこで，Johnsonは，最初の睡眠紡錘波の出現（睡眠段階2）をもって入眠とすることを提案した。

さらにWebb（1980）は，睡眠ポリグラムと睡眠感との対応関係を調べた。ノンレム睡眠中の各睡眠段階で実験参加者を起こしたところ，睡眠段階1で「眠っていた」と回答した参加者は全体の42%であり，睡眠段階1は睡眠感に乏しく，いわば半醒半睡の状態であるとした。これに対して，睡眠段階2では85%となり，主観的体験とよく対応していたことから，入眠の判定基準としては睡眠段階2が妥当であるとしている。

これらの研究結果から，一般的な睡眠研究では睡眠段階2をもって入眠とされることとなった。したがって，睡眠段階の標準判定基準によれば入眠期は睡眠段階1に対応することになる。

2．入眠期研究に標準判定基準を用いることの問題点

JohnsonやWebbが主張したように，入眠期の客観的基準として睡眠段階の標準判定基準を採用すれば，睡眠段階と，その他の生理的指標や心理的指標，行動的指標，主観的指標との整合性が高いことが期待される。しかし，標準判定基準の「覚醒」を覚醒期，「睡眠段階1」を入眠期，「睡眠段階2以降」を睡眠期として他の指標の変化を調べると，さまざまな矛盾が生じることが明らかとなっている（図8−1）。

（1）覚醒期における矛盾点

標準判定基準では，アルファ波が出現していれば「覚醒」と判定されるが，アルファ波が出現しているにもかかわらず，すでに入眠期に特有の現象が生じていることが，覚醒期における矛盾点としてあげられる。

Hori（1982）は，緊張したり，興奮したりすることで手掌や足底で生じる精神性発

汗が睡眠中にどのように変化するかを調べるために，手掌の皮膚電気活動を調べた。その結果，覚醒から睡眠への移行に伴って，皮膚電位水準（SPL）が著明な変動を示し，特に睡眠段階1出現の2～3分前から急激に低下することを見いだした。

また，入眠期には，緩徐眼球運動（slow eye movement: SEM）が出現することが古くから報告されている（Miles, 1929）。SEM はアルファ波が出現している時期から出現するが，標準判定基準の判定指標には用いられていない。しかしながら，眼球が目標追跡とは無関係に30度も左右に水平振子運動することを考えると，アルファ波が出現している時期にも覚醒期とは異なった意識状態が存在すると考えられる（広重, 1987 ; Hiroshige & Dorokhov, 1997）。Foulkes & Vogel（1965）は，覚醒期を，急速眼球運動（rapid eye movement: REM）を伴うアルファ波期（α-REM 期）と，SEM を伴うアルファ波期（α-SEM 期）の2つに分け，これら2つの段階と，睡眠段階1と2における睡眠感と夢様体験を調べた。その結果，夢様体験はすでに α-SEM 期から出現していた。

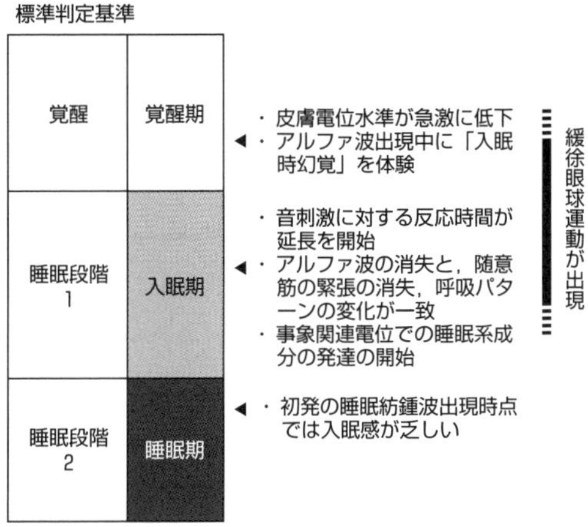

（2）睡眠段階1における矛盾点

睡眠段階1で，すでに睡眠機構が活動を開始しているとする研究者もいる。寝床の中で読んでいた本を顔の上に落としたり，通勤電車で読んでいた本をばったりと床の上に落としたりした経験は誰しもあるであろう。この現象を行動指標として実験的に検出するための方法が筋緊張維持法である。Perry & Goldwater（1987）は，筋緊張維持法により行動的指標と脳波の関係について検討し，アルファ波の消失が行動指標（随意筋の緊張の消失）と最もよく対応することを報告した。

また，Timmons ら（1972）と Naifeh & Kamiya（1981）は，入眠期における胸部呼吸と腹部呼吸の変化を調べた。覚醒中は，腹部呼吸が優勢であるが，アルファ波の消失とともに，胸部呼吸が優勢となっていた。

Ogilvie ら（Ogilvie & Wilkinson, 1984; Ogilvie et al., 1988）は，かすかな音を呈示し，音が聞こえたらできるだけ速く押しボタンを押すよう実験参加者に教示した。そ

図8-1 入眠期研究に標準判定基準を採用した場合に発生する他の指標との矛盾点（模式図）

標準判定基準の「覚醒」を覚醒期，「睡眠段階1」を入眠期，「睡眠段階2」を睡眠期とした場合，他の指標との間に矛盾が生じる。

の結果，睡眠段階1で音刺激に対する反応時間が延長し，睡眠段階2が始まる前に音刺激に対する応答がみられなくなった。反応が停止した時点を「行動的入眠点」と定義すると，入眠点は，睡眠段階1で生じることになる。

事象関連電位（event-related potential: ERP）を用いた研究は，入眠期に注意機構がどのように変化するかを検討している（Broughton, 1989; Campbell et al., 1988, 1992; Harsh et al., 1994; Ogilvie et al., 1991）。11章に詳細に述べられているように，事象関連電位とは，ある特定の事象に対応して出現する脳電位のことである。覚醒中は，音刺激が呈示されてから約100ミリ秒後に陰性の電位であるN1が出現する。N1は，刺激の物理的特性が大きいほど，その大きさ（振幅）が大きくなる。また，音刺激呈示から400〜600ミリ秒後に陽性の電位であるP3（P300）が出現する。P3は，注意配分と記憶更新に関連すると考えられており（Polich & Kok, 1995），刺激により注意が向けられるほど，その振幅は大きくなる。これらN1とP3は，覚醒から睡眠段階1にいたるまでの間に，振幅が減衰する。しかし，これとは逆に，P2, N2, P3（P900），N3は睡眠段階1以降に振幅が増大する。また，意図的な注意を向けていない場合でも刺激の変化に対して自動的に発生するミスマッチ陰性電位（mismatch negativity: MMN）が，アルファ波が消失するとともに発生しなくなることも報告されている（Nittono et al., 2001）。これらの結果から，睡眠段階1の最中に覚醒系の活動が低下し睡眠系の活動が増大すること，覚醒中の注意機構は睡眠段階1の間に睡眠中の注意機構へと切り替えが行なわれることがわかる。

（3）睡眠段階2における矛盾点

睡眠段階2の指標である睡眠紡錘波の出現が，必ずしも睡眠の開始と関連していないことを示すデータもある。Kamiya（1961）やBonnet & Moore（1982）は睡眠紡錘波の出現と睡眠感について検討したが，初発の睡眠紡錘波が出現した時点で実験参加者を覚醒させても，その大部分は「うとうとしていた」「考えていた」と答え，「眠っていた」という回答は得られなかった。このことから，睡眠段階2の開始は睡眠期の開始と必ずしも対応しているわけではなく，睡眠の開始は，睡眠段階2が始まってから数分間遅れている可能性もある。

（4）入眠期脳波に標準判定基準を適用する際の問題点

睡眠段階の標準判定基準は，終夜睡眠のような長時間の記録を視察判定するにはきわめて有効であることはまちがいない。しかし，20秒間あるいは30秒間という判定区間は，短時間のうちに終了する入眠期を検討するには長すぎる。さらに，睡眠段階判定に用いられる脳波は，覚醒の指標となるアルファ波，睡眠段階2の指標となる睡眠紡錘波またはK複合，睡眠段階3ないし4の判定に用いられるデルタ波の4種類だけである。これでは，次節に述べるように，多彩な変化を示す入眠期の脳波には対応できない。

かつて，入眠期の脳波は，定性的にかつ詳細に記述されていたが，1968年に標準判定基準が勧告されると，入眠期脳波に関する研究はほとんど行なわれなくなった。しかし，先述したように，入眠期における種々の矛盾点が指摘されるようになると，入眠期の脳波を再度整理しなおし，覚醒から睡眠段階2にいたるまでの脳波変化を細分化する試みが行なわれるようになった。

3節　入眠期の脳波

1．定性的な手法による入眠期の分類
（1）覚醒から深睡眠へといたる脳波変化
　覚醒から睡眠にいたる過程において，脳波は短時間のうちに大きく変化する。図8-2は，前頭から後頭に向けて頭皮上の12の部位から記録された入眠期の脳波を出現順に5秒間ずつ示したものである。
　①ベータ波優位期：通常，健康な成人の場合，眼を開けていると，覚醒中の脳波は，そのほとんどが周波数13 Hz以上のベータ波により占められている。
　②アルファ波連続期：眼を閉じ，安静状態になると脳波像は一変し，ベータ波優位から周波数8〜13 Hzのアルファ波優位に変化する。眼電図には急速眼球運動がみられる。アルファ波の振幅には部位差があり，後頭部あるいは頭頂部で最大の振幅を示す。
　③アルファ波不連続期：閉眼安静状態のまま，覚醒水準が低下すると，アルファ波の連続性が失われ，アルファ波自体が消失する区間が現われる。この時間帯になると緩徐眼球運動が出現するようになる。
　④平坦期：覚醒水準の低下がさらに進行すると，前頭から中心部（Fp_1，Fp_2〜C_3，C_4部位）にかけてのアルファ波は完全に消失する。ただし，アルファ波連続期に高振幅のアルファ波が出現していた頭頂から後頭部（Pz〜O_1，O_2部位）において，低振幅のアルファ波が残存する場合もある（平坦期①）。その後，すべての部位のアルファ波が消失することで，脳波記録は見かけ上平坦になる（平坦期②）。
　⑤シータ波・頭蓋頂鋭波：平坦期を過ぎると，アルファ波よりも周波数の低い4〜7 Hzのシータ波が，前頭から頭頂部（Fz〜Pz）に出現しはじめる。また，前頭から頭頂（Fz〜Pz）に周波数はシータ帯域に含まれるが，鋭い陰性の脳波である頭蓋頂鋭波が観察される。この頭蓋頂鋭波は連続して出現する場合もある。
　⑥睡眠紡錘波：やがて周波数12〜14 Hzの睡眠紡錘波とよばれる紡錘状（糸巻き状）の波が間欠的に出現する。睡眠紡錘波は，中心から頭頂（C_3，C_4〜Pz）で最も振幅が大きくなる。それに前後して前頭正中部（Fz）付近で最大振幅を示すK複合

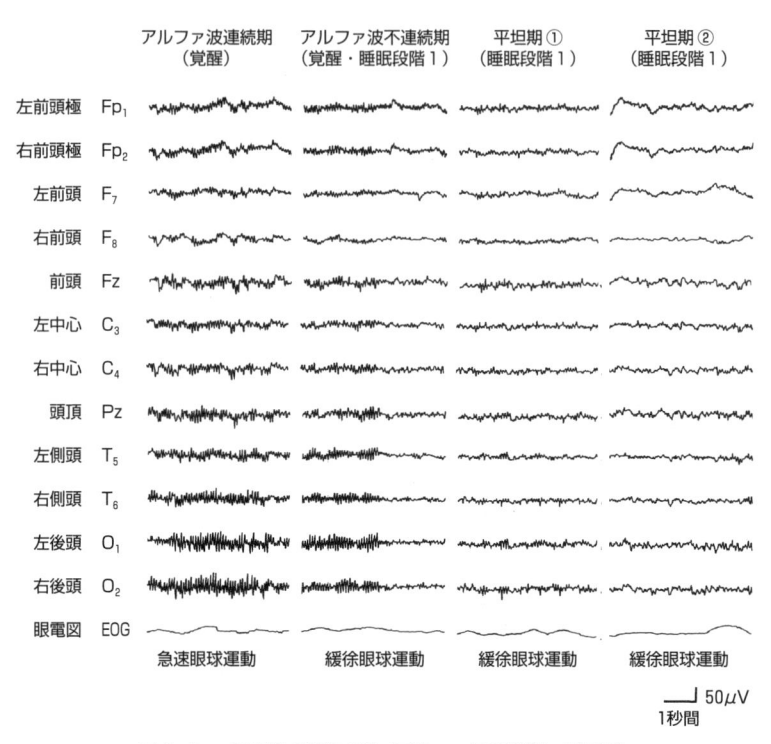

図8-2a　入眠期の脳波の例（アルファ波連続期～平坦期）
標準判定基準の覚醒、睡眠段階1の特徴的な脳波を、5秒間ずつ、前頭側から後頭側に向けて記録部位が並ぶように表記したもの。

も出現する。睡眠紡錘波とK複合は、睡眠段階2の指標として用いられる。

　睡眠段階の標準判定基準においては、睡眠紡錘波は1種類しか想定されていないが、Gibbs & Gibbs（1950）は、睡眠紡錘波には周波数の異なる2つの種類があることを報告している。入眠期には、12 Hzの遅い睡眠紡錘波（slow spindle）がしばしば出現し、前頭部に優勢に現われる。これに対して、睡眠の後半には頭頂部優勢に14 Hzの速い睡眠紡錘波（fast spindle）が頻繁に出現する（Hori et al., 1990; Scheuler et al., 1990; Aeschbach et al., 1997; Werth et al., 1997）。その発生源はいずれも、視床にある。slow spindleは、視床と大脳皮質の前頭部との間に神経ループをもち、fast spindleは、視床と大脳皮質の中心から頭頂部との間に神経ループをもつことで発生すると考えられている（上田ら、2000）。

⑦デルタ波：睡眠紡錘波やK複合が頻繁に出現するようになると、背景的なデルタ波（0.5～2 Hz）の出現頻度も高くなり、脳波全体がデルタ波で占められるようになる。

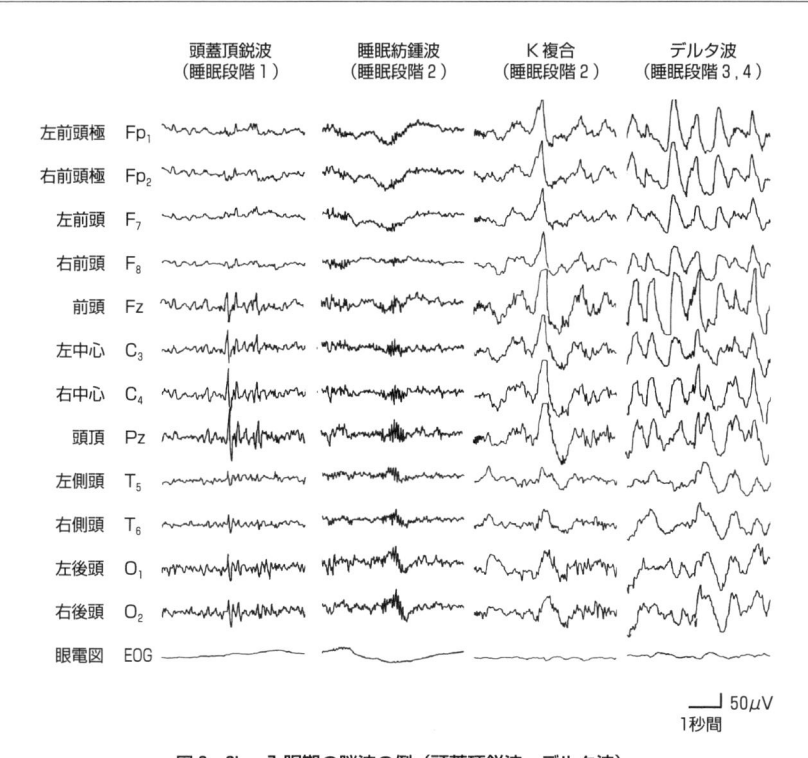

図8-2b　入眠期の脳波の例（頭蓋頂鋭波～デルタ波）
標準判定基準のノンレム睡眠（睡眠段階1～4）での特徴的な脳波を，5秒間ずつ，前頭側から後頭側に向けて記録部位が並ぶように表記したもの。

以上のように，覚醒から睡眠にいたる過程の脳波は，時間にして10数分のうちにベータ波からデルタ波へと様相が一変してしまう点に特徴がある。前節で述べたように標準判定基準は，20秒間あるいは30秒間ごとに視察判定するため，ここで述べたような細かな脳波特徴は考慮されない。このようなことから，標準判定基準は，入眠期を検討するためには時間分解能が低いものとなってしまうのである。

（2）入眠期における脳波段階

以上の点を踏まえて，Horiら（1994）は，40年前に塩月ら（1954）が行なった脳波の分類基準をOgilvieら（1989）の提唱した5秒間判定法に適用できるように改変し，入眠期における新しい9段階の脳波段階（EEG stages）を提唱した（図8-3）。この段階判定では，覚醒から睡眠段階2にいたるまでの脳波を，1区間を5秒間として表8-1のように判定する。

なお，脳波段階の判定に用いる脳波部位は，睡眠段階の標準判定基準と同様，左右中心部（C_3またはC_4部位）である。睡眠段階の標準判定基準では，睡眠段階1と2が

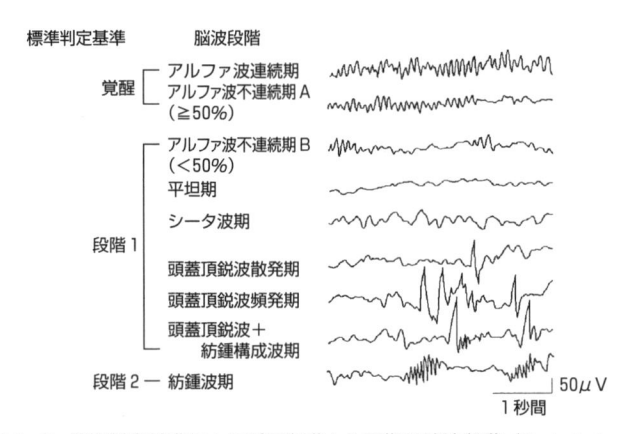

図8-3 標準判定基準による睡眠段階と入眠期の脳波段階(Hori et al., 1994)

表8-1 入眠期の脳波段階(Hori et al., 1994)

脳波段階	名称	特徴
1	アルファ波連続期	振幅20μV以上のアルファ波が,区間中,連続的に出現している
2	アルファ波不連続期A (≧50%)	振幅20μV以上のアルファ波が不連続だが,区間の50%以上を占めている
3	アルファ波不連続期B (<50%)	振幅20μV以上のアルファ波が不連続で,区間の50%に満たない
4	平坦期	アルファ波が消失し,振幅20μV未満の低振幅で不規則な脳波が出現している
5	シータ波期	振幅20μV以上50μV未満,周波数4〜7Hzのシータ波が連続して出現している
6	頭蓋頂鋭波散発期	振幅50μV以上の明瞭な頭蓋頂鋭波が区間内に1個だけ出現している
7	頭蓋頂鋭波頻発期	振幅50μV以上の明瞭な頭蓋頂鋭波が区間内に複数出現している
8	頭蓋頂鋭波＋紡錘構成波期	振幅50μV以上の明瞭な頭蓋頂鋭波のほかに,睡眠段階2の判定基準に満たない持続時間0.5秒未満の未成熟な紡錘構成波が出現している
9	紡錘波期	睡眠段階2の基準を満たす振幅20μV以上,持続時間0.5秒以上の睡眠紡錘波が出現している

覚醒,脳波段階3〜8が睡眠段階1,脳波段階9が睡眠段階2に相当する。

　脳波段階の時間特性を調べたTanakaら(1996)によれば,脳波段階1〜3(アルファ波期)と脳波段階5(シータ波期),および脳波段階9(紡錘波期)は,比較的持続時間が長く,なかには2分以上持続する場合もみられた。これに対して脳波段階4(平坦期)と脳波段階6〜8(頭蓋頂鋭波期)は,持続時間が30秒以下と短く,不安定であった。これらの結果から,Tanakaらは,入眠期の基調をなす脳波はアルファ波,シータ波,紡錘波であると述べている。

（3）脳波段階と行動指標，主観指標

Horiら（1994）は，脳波段階の妥当性を確かめるために，行動指標と主観指標との対応関係について検討した。

行動指標として，音刺激に対する反応時間を調べたところ，脳波段階が1から9へと進行するにつれて，反応時間は段階的に延長していた。主観的指標としては，各脳波段階で実験参加者をくり返し起こし，眠っていたかどうかを尋ねた。脳波段階の進行とともに，「起きていた」と答えた比率は，脳波段階1の82.5%から，脳波段階9の26.2%へと段階的に低下した。逆に，「眠っていた」と答えた比率は，脳波段階1の7.2%から段階的に増加したが，国際判定基準の睡眠段階2に相当する脳波段階9でも「眠っていた」と回答した比率は43.7%と，全体の半数以下であった（9章表9-1参照）。この結果は，初発の睡眠紡錘波の出現時点で実験参加者を覚醒させても，その大部分は「うとうとしていた」「考えていた」と答え，「眠っていた」という回答は得られなかったという先述のKamiya（1961）やBonnet & Moore（1982）の知見を支持するものであった（9章参照）。また，入眠期に特徴的に発生する入眠期心像の発生率は，脳波段階と逆U字型を示し，脳波段階5（シータ波期）で発生率が最も高かった。

Ogilvie（2001）は，入眠期に関する評論の中で，Horiらの脳波段階と，その他の生理指標，心理指標，行動指標との関係について検討した。その結果，これらの指標が脳波段階に沿って変化し，整合性が高いことから，脳波段階を脳波による「入眠期の詳細な判定基準」として評価している。

2．定量的な分析方法による入眠期脳波の特徴

（1）脳波の周波数分析：パワスペクトルとコヒーレンス

これまで述べてきたように，入眠期の脳波は，アルファ波からシータ波，紡錘波，そしてデルタ波へと変化する。視察判定では，これらの脳波変化を定性的にとらえることにとどまっていたが，周波数分析を行なうことにより，脳波を定量的に測定することが可能になった。これにより視察判定ではとらえきれない脳波活動の変化を詳細に検討することができる。

脳波の周波数分析には種々の方法があるが，高速フーリエ変換（fast fourier transformation: FFT）を用いて脳波のパワスペクトルを測定する方法が一般的である。フーリエ解析の結果を，横軸に周波数，縦軸に振幅の2乗値（パワ）をとって表示したものをパワスペクトルとよぶ。パワスペクトルを求めることで，脳波のそれぞれの周波数における振幅値の変化を詳細にとらえることができる。

種々の脳波活動が，頭皮上のどの部分で優勢に現われるかを調べるには，頭皮上にたくさんの電極を置き，それぞれの部位から記録された脳波の振幅を山の等高線を描

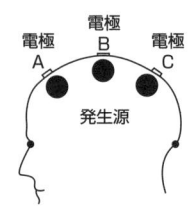

く要領で等電位図として表わすとわかりやすい。このような図を脳波トポグラム（EEG topogram）とよぶ。脳波トポグラムを作成するには，まず，それぞれの部位の脳波のパワスペクトルを求める。調べようとする周波数のパワを部位ごとに算出し，その等電位図を描けばよい。

また，2つの脳波記録の間の相関関係（コヒーレンス）を，周波数ごとに求める方法がコヒーレンス分析である。パワスペクトルと同様，コヒーレンスはFFTを用いて計算する。横軸に周波数，縦軸にコヒーレンスを表示したものをコヒーレンススペクトルとよぶ（縦軸は0〜1.0の値をとる）。コヒーレンスを求めることで，2つの脳波記録に共通する周波数成分の量を調べることができる（Shaw, 1984）。また，この特徴を利用して，脳波の電気的活動の分布や異なる場所で発生した脳波の同期性を調べることができる（Naitoh & Lewis, 1981; Lagerlund et al., 1995）。

これらのパワとコヒーレンスを組み合わせることによって，脳内における脳波の発生源（generator）の位置や数を推定することが行なわれている（図8-4）。2つの部位から記録された特定の周波数の脳波が2部位ともパワが高く（振幅が高く），さらに，その2部位の間でコヒーレンスが高ければ（相関が高ければ），これら2つの部位で記録された脳波は，同じ発生源から発生したと考えることができる。逆に，両部位ともに高いパワを示したとしても，コヒーレンスが低ければ，2つの脳波は，別々の発生源に由来するものと判断される。

FFTや脳波のスペクトル分析，コヒーレンス分析など，脳波の解析法の詳細については，種々のテキスト（Cooper et al., 1980；大熊，1999など）を参照されたい。

（2）入眠期脳波のパワスペクトル

入眠期は，それぞれの脳波ごとに頭皮上で最も大きな振幅を示す場所（優勢部位）が異なる。そこで，入眠期脳波の特徴を調べるためには，周波数の変化や振幅の変化だけでなく，優勢部位の変化についても整理する必要がある。

図8-4 単一発生源仮説と複数発生源仮説の模式図

パワ，コヒーレンスともに上昇が認められれば，脳の深部に単一の発生源（ジェネレータ）が存在することが推定できる。パワが上昇しても，コヒーレンスが低下した場合は，皮質上の複数の発生源が想定される。

3節　入眠期の脳波

　図8-5は，消灯から30分間の脳波活動の変化を示したものである。Aは，前頭（F_3），中心（C_3），頭頂（Pz），後頭（O_1）の4部位の脳波のパワスペクトルの変化を示している（森川ら，1989）。線の1本は30秒間のパワスペクトルであり，覚醒から睡眠に向けて下から上へと時間が進むように連続的に表示している。このようにパワスペクトルを鳥瞰図のように並べた図をスペクトル圧縮連続記録（compressed spectral array: CSA）とよぶ。Bは，Aのデータを等高線図を描く要領で描画した等電位図（contour map）である。なお，図中の三角印は，睡眠段階1が開始した時点を示している。

　この例での，覚醒中のアルファ活動は，約11 Hzのピークをもち，後頭で最も大きい。睡眠段階1が始まると，このピークは消滅し，周波数の低い4～7 Hzのシータ活動が高まっている。その後，1～3 Hzのデルタ帯域にピークが確認できるようになると14 Hzのシグマ帯域にもピークが出現する。シグマ活動は睡眠紡錘波を反映したものであり，図を見ると，頭頂が最も大きいことがわかる。この14 Hzのピークは，就床後25分を過ぎたあたりでは13 Hz程度にまで低下している。以上のようにパワスペクトルを表記すれば，入眠期における脳波活動がアルファ活動からシータ活動，そしてデルタ・シグマ活動へと変化していくようすを観察することができる。

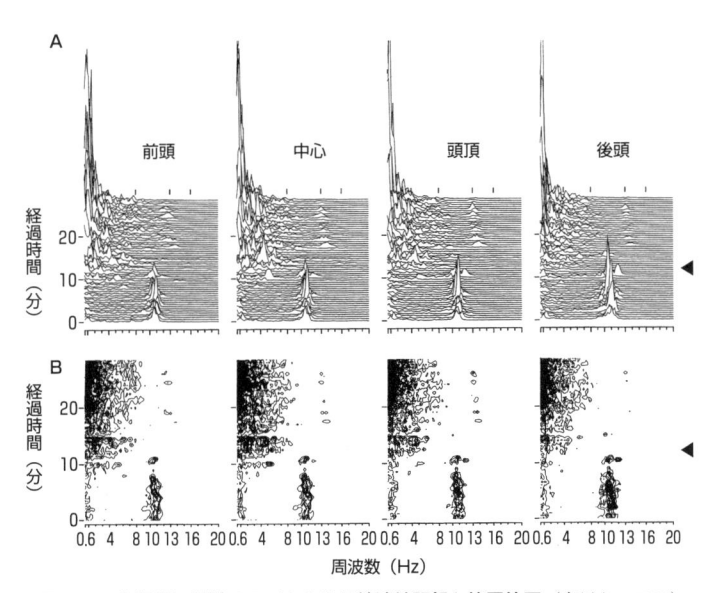

図8-5　入眠期の脳波のスペクトル圧縮連続記録と等電位図（森川ら，1989）
頭皮上4部位から記録された入眠期の脳波のパワスペクトルを，各図法により描画したもの。それぞれの図の横軸は周波数を示し，時間は下から上に向けて進行する。なお，図中の◀印は，本例における初発の睡眠段階1を示す。

8章 入眠期の精神生理学

　入眠期脳波のパワスペクトルについては，堀や森川ら（堀，1979；Hori, 1985；森川ら，1989；1993）が詳細な検討を行なっている。それによれば，①覚醒時の脳波活動は，アルファ活動とベータ活動が主要なものである。②アルファ活動は，睡眠段階1が始まる1分前から低下しはじめる。③入眠期の脳波活動は，デルタ活動とシータ活動，およびシグマ活動が主要なものであり，これらの活動には明瞭な部位差が存在する。④デルタ活動とシータ活動は，睡眠段階1が開始した直後から一斉に活動性が上昇する。⑤睡眠紡錘波を反映するシグマ活動の中でも，14 Hzの速い紡錘波（fast spindle）に関連する成分は，睡眠段階2が始まると同時に活動が開始する。⑥シグマ活動の中で，12 Hzの遅い紡錘波（slow spindle）に関連する成分は，睡眠段階2の開始3分後に前頭部で活動が高まる。

（3）入眠期脳波の頭皮上分布

　図8-6は，覚醒から深睡眠までの主要な脳波成分であるデルタ，シータ，アルファ，シグマの活動が，入眠期の脳波段階でどのように変化するのかを示した脳波トポグラムである（Hori et al., 1990）。アルファ活動は，遅い周波数（8〜9.5 Hz）のものと速い周波数（10〜12.5 Hz）のものに分けている。それぞれの図は，頭を真上から見たもので，上が前頭，下が後頭である。また，等電位線が多く間隔が狭いほどその中心の

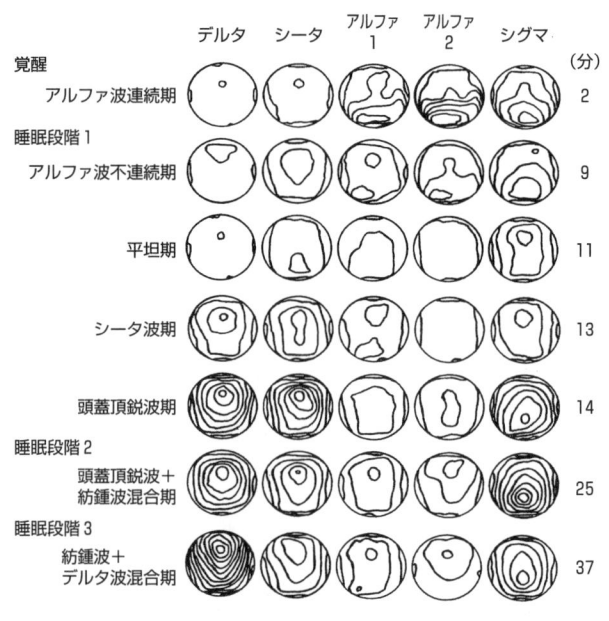

図8-6　入眠期の脳波トポグラム（Hori et al., 1990）
各トポグラムは，上側が鼻，下側が後頭を示し，時間は上から下へと進行する。

パワが高いことを示している。

　アルファ波連続期やアルファ波不連続期では，アルファ活動やシグマ活動が明瞭に現われ，いずれも後頭優位に出現している。しかし，平坦期では，このような後頭部優勢の成分は消失している。シータ波期では，デルタ活動やシータ活動が認められるようになり，どちらも前頭に優勢に現われている。頭蓋頂鋭波期以降は，これらの活動の前頭優位がさらに明瞭になっている。それと同時にシグマ活動も高まり，頭頂部優勢に出現していることがわかる。

　以上のように脳波トポグラムを描画することで，それぞれの脳波活動が頭皮上のどの部位に優勢に現われるかを概観することができる。さらに，森川ら（1994）は，20秒ごとに入眠期脳波のパワスペクトルを算出し，それぞれの脳波活動の頭皮上分布が時間経過とともにどのように変化していくのかを検討した。その結果，覚醒中に後頭部に優勢に現われていたアルファ活動は，睡眠段階1が開始して2分後に前頭部に優勢に現われていた。これに対して，14 Hz の fast spindle を反映するシグマ活動は，すでに睡眠段階2が始まる1分前から頭頂部に優勢に出現していた。また，田中ら（1995）は，それぞれの脳波活動の頭皮上分布が，入眠期の脳波段階の変化とともにどのように変化していくのかを検討したところ，12 Hz の slow spindle を反映するアルファ3活動は，頭蓋頂鋭波が出現する脳波段階6（睡眠段階1）ですでに前頭部に優勢に出現していた。

　これらの結果は，12 Hz（slow），14 Hz（fast）のいずれの睡眠紡錘波も，睡眠段階1開始後の比較的早い時期からすでに活動を開始している可能性を示している。先述のように，Johnson（1975）は睡眠段階2の開始を入眠としているが，これらの結果から，睡眠機構に関連する脳波の変化は少なくとも睡眠段階2の開始前からすでに発生していることが示唆される。

（4）入眠期脳波の発生源

　これまで述べてきたように，入眠期脳波のパワスペクトルや頭皮上分布を調べることによって，入眠期の脳波活動がどのように変化していくのか，その過程を明らかにすることができた。これにコヒーレンスを加えることで，脳波の発生源を調べることができる（図8-4）。

　Johnson ら（Johnson et al., 1971; Johnson, 1975）は，睡眠段階が2から4へと進行するにつれて，デルタ活動のパワは増加したが，部位間のコヒーレンスは上昇しなかったことを報告している。この結果から，彼らは，脳波上にデルタ波を生じさせるデルタ活動の発生源は大脳皮質に複数存在し，これらは互いに独立してデルタ波を生じさせているという複数発生源（multi-generator）仮説を提唱した。一方，シグマ活動は，パワの増加とともにコヒーレンスも増加したことから，シグマ活動の発生源は脳の深部に1つだけ存在するという，単一発生源（single generator）が推定された。

Naitoh ら（Naitoh et al., 1971; Naitoh & Lewis, 1981）も，睡眠段階が進行するにつれて中心部とそのほかの部位との間でシグマ活動のコヒーレンスが上昇していたことから，中心部付近に強力なシグマ活動の発生源があることを推定している。

Morikawa ら（1997; 2002）は，頭皮上の12部位から記録された脳波から21組のコヒーレンススペクトルを連続的に計算し，デルタ活動，シータ活動，アルファ活動，およびシグマ活動のコヒーレンスが入眠期にどのように変化していくのか，詳細に調べた。その結果，どの脳波活動においても，頭皮上のほとんどすべてをカバーする汎性成分と，一部の部位に局在する局在性成分があることが明らかとなった。

（5）入眠期の再区分

森川（2004）は入眠期脳波の変遷過程を整理し，入眠期は，睡眠段階1の始まる1分前からアルファ活動が低下することによって始まり，睡眠段階2以降にデルタ活動の変化が完了することによって終了することを明らかにした（図8-7）。すなわち，入眠期は睡眠段階1だけでなく，その1分前から始まり，睡眠段階2が始まったあとも5分間続いていることになる。さらに森川は，この入眠期を5段階に区分することを提案している。

入眠期の第Ⅰ期は覚醒の終了と考えることができる。覚醒機構を反映するアルファ活動（図8-7のアルファ2）が低下する時期であり，睡眠中に優勢に現れるシータ活動とデルタ活動に切り替わるまでの期間である。

第Ⅱ期は，覚醒機構が活動を終了する時期である。シータ活動とデルタ活動が開始しはじめるが，睡眠紡錘波を反映するシグマ活動はまだ活動を始めていない。この間，デルタ帯域のコヒーレンスは高い値を示し，その値は第3期のシグマ帯域の活動開始まで維持される。標準判定基準では，睡眠段階1の後半から睡眠段階2が始まるまでの時期である。

第Ⅲ期は，14 Hzの速い紡錘波（図8-7のシグマ）の発生源が活動を開始し，睡眠が開始しようとする時期である。

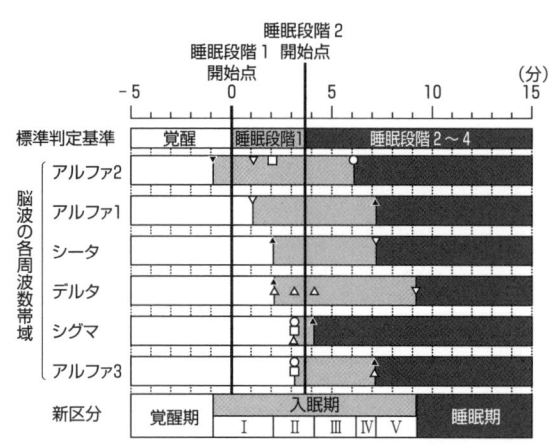

▲：パワの上昇　△：コヒーレンスの上昇　□：トポグラフィパターンの交代
▼：パワの低下　▽：コヒーレンスの低下　○：部位差得点の変化

図8-7　入眠期脳波の新区分（森川，2004）
パワ，脳波トポグラム，コヒーレンスの変化を時間軸上に整理し，入眠期の脳波の変化を5つの段階に区分した。入眠期に関連する脳波の変化は，睡眠段階1の開始より早く始まり，睡眠段階2が開始したあとも数分間続いている。

第Ⅳ期は，覚醒機構を反映するアルファ活動が睡眠中の状態に完全に移行する時期である。

第Ⅴ期は，12 Hz の遅い紡錘波（図8-7のアルファ3）の発生源が活動を開始することで睡眠が安定した状態に維持されようとしている時期である。シータ活動は複数の発生源が同時に活動を開始しはじめている。

第Ⅴ期が過ぎると，デルタ活動が皮質のさまざまな場所で活動を開始しはじめる。睡眠段階2の開始からすでに5分以上経過しており，睡眠機構が安定して活動を始めている。

従来より，入眠期は「部分的な覚醒と部分的な睡眠が異なる割合で変化している」（Kleitman, 1963）と記述されたり，「比較的低電位でさまざまの周波数の脳波」（Rechtschaffen & Kales, 1968）と表現されたりした。一見複雑にみえる入眠期の脳波も，定量的に分析することによって覚醒期から睡眠期へと系統的に変化していくようすを明らかにすることができる。このような入眠期の脳波分析は，眠気の検出（18章参照）や居眠り事故の予防（19章，20章参照），不眠を訴える人々における入眠過程の「歪み」を明らかにすることなど（13章参照），幅広い応用が期待できる。

9章 入眠期の主観的体験

1節 睡眠感

1. 覚醒感と睡眠感

　入眠期は，覚醒から睡眠へと覚醒水準がしだいに低下していく移行期である。8章に述べられているように，入眠期は，覚醒と睡眠が入り混じった状態にあり，生理学的にも行動的にもまた主観的にも，覚醒とも睡眠とも明確に区別することができない。この入眠期において，「眠った」という睡眠感がいつ生じるかを調べるために，入眠期のさまざまな時期に実験参加者が起こされ，その直前の状態が聴取されている。入眠過程が進行するとともに，「目覚めていた」という覚醒感が低下し，「眠っていた」という睡眠感が増加することが示されている。

2. 入眠期の脳波段階と睡眠感

　Horiら（1994）は，8章で述べられている9段階の脳波段階において，睡眠感がどう変化するかを調べた（表9-1）。アルファ波が連続して出現し，明らかに覚醒と判定される脳波段階1でも，「眠っていた」という報告が7.2%，「無回答」（忘れた，わからないを含む）が10.3%含まれていた。脳波段階の進行とともに，「起きていた」という回答は減少し，「眠っていた」という回答は増加したが，睡眠段階2に相当する脳波段階9でも，「起きていた」という回答が26.2%含まれ，「眠っていた」という回答は43.7%と半数に満たなかった。この結果から，Horiらは，覚醒感が消えるとともに睡眠感が生じるためには，単に睡眠紡錘波が1回出現するだけでは不十分であり，

表9-1 入眠期の脳波段階における覚醒感・睡眠感の応答割合
(Hori et al., 1994)

脳波段階	覚醒 (%)	睡眠 (%)	無反応 (%)	合計
1	82.5	7.2	10.3	100.0
2	82.2	7.6	10.2	100.0
3	77.1	8.1	14.8	100.0
4	64.5	19.7	15.8	100.0
5	51.2	24.0	24.8	100.0
6	50.0	28.3	21.7	100.0
7	45.5	28.6	25.9	100.0
8	41.8	31.3	26.9	100.0
9	26.2	43.7	30.1	100.0

睡眠紡錘波が出現する状態が安定して持続することが必要であると述べている。

3. 覚醒水準と睡眠感

広重(1995)は、覚醒前3分間の脳波と眼球運動から、入眠期の覚醒水準を段階に区分した。段階Wと段階D1は、標準的判定基準の覚醒に相当し、いずれもアルファ波が出現するが、段階Wは緩徐眼球運動がほとんど出現しないのに対して、段階D1は、緩徐眼球運動が出現している段階である。この段階D1では、「起きていた」という回答が50%と最も多かったが、「眠りかけていた」(14.3%)、「起きていたのか眠っていたのかわからない」(3.6%)、というように、回答の半数は、明確な覚醒感がなかった。

段階D2とD3はいずれも高頻度で緩徐眼球運動が出現しており、D3は睡眠段階1後半以降の頭蓋頂鋭波が出現する段階である。睡眠段階1が61.9%、睡眠段階2が38.1%含まれていた段階D3においても、睡眠感はそれほど強くはなく、「眠っていた」という報告は得られなかった。軽い睡眠に相当する段階S(睡眠段階1が4.5%、睡眠段階2が68.2%、睡眠段階3+4が27.3%含まれていた)で初めて「眠っていた」という報告が得られたが、その割合は54.5%であった。

以上のように、Horiらや広重のいずれの報告においても入眠期の進行とともに覚醒感が低下し、逆に睡眠感が増加していたが、睡眠段階2が始まった直後でも「眠っていた」という睡眠感が得られる割合は、50%以下であった。これらの結果から、睡眠が開始したと主観的に認知されるには、睡眠紡錘波やデルタ波が安定して出現することが必要であると考えられる。

2節 入眠時心像

1. 入眠時心像と入眠時幻覚

　入眠期には，幾何学模様や色彩のついた光，静物や人物，風景などが見えたり，その音や声などが聞こえたりする（Schacter, 1976；広重, 1995；Vogel, 1991；林ら, 1998）。これを入眠時心像（hypnagogic imagery）という。入眠時心像は，入眠時幻覚（hypnagogic hallucination）ともよばれている。しかし，幻覚は，覚醒時に体験される物理的対象のない知覚体験であり，覚醒時でない入眠期に幻覚の言葉をあてるのは適切とはいえない。

　また，10章で述べられているように，ナルコレプシー患者では，入眠期に金縛り体験として知られる睡眠麻痺があり，この時にしばしば鮮明な夢様の視覚体験や聴覚体験を伴うが，この体験も，入眠時幻覚とよばれている（本多, 1982）。健常者における入眠期の心理的体験は，覚醒から睡眠段階1を経て睡眠段階2へといたる通常の入眠過程で出現する。しかし，ナルコレプシー患者では，入眠期には通常の睡眠経過をたどらず，突然レム睡眠から始まるため抗重力筋が脱力し，金縛り体験が起こる。このため，ナルコレプシー患者における入眠時の心理的体験は，健常者の体験とは質的に異なっている。そこで，ナルコレプシー患者における入眠時幻覚と区別するために，ここでは，入眠時心像という用語を用いる。

　入眠期には覚醒水準の低下に伴い，覚醒時の思考の秩序がしだいに失われ，思考が半自動化し，自我の活動は減弱して体験は受動的になる。このような状態下では思考作用は退行し，観念は映像化しやすく，入眠時心像が生じる（大熊, 1993）。

2. 入眠時心像の研究法

　入眠期における心理的現象については，以前より多くの研究者の注目を集めてきた。その中の研究の大半は，もっぱら入眠時心像の性質に焦点をあてたものである。

　入眠時心像の研究法としては，自然発生的または計画的自己観察法と，質問紙調査法，および実験的研究法の4つがあげられる。自己観察法は，起床後に入眠期の体験を思い出し，記録する方法である。2つの自己観察法の違いは，自然発生的手法は，入眠前に入眠期の現象を報告しようという意図をもたずに眠っているのに対し，計画的手法は，入眠前から現象の報告を意図して眠っていることである。一方，質問紙調査法は，起床後，あらかじめ作成された調査票に回答する方法である。質問紙調査票は，これまでの入眠時心像の体験の有無やその内容について，経験的データを収集するためによく用いられている。しかし，入眠期体験は，体験直後でなければ，それを

思い出すことは極端にむずかしいことが一貫して報告されている (Schacter, 1976)。したがって，入眠期体験を体験直後ではなく，起床後に記録・回答している自己観察法と質問紙調査法では，データの信頼性と妥当性が著しく低下することになる。この欠点を補うのが実験的研究法である。実験的研究法では，睡眠ポリグラムを測定しながら，その時どきの生理的指標と対応させて実験参加者を起こし，起こした直前の心理的体験の内容を聴取する。こうすれば，体験から報告までの時間が短く，体験内容をよく記憶していると考えることができる。

3. 入眠時心像の特徴
(1) 入眠時心像の発生率
実験的研究法を用いた研究では，入眠の心理的体験のすべてが入眠時心像というわけではないことが報告されている。林ら (1998) は，入眠期に実験参加者をのべ592回起こし，起きる直前の心理的体験を聴取した。この心理的体験を，①通常の思考，②入眠時心像，③無体験，④不明瞭・忘却，⑤無回答，に分類した。「通常の思考」は，日常生活での積極的な精神活動で，その日の出来事の回想や明日の予定などであった。自分の意志とは無関係に考えが浮かんでくる受動的な精神活動や記憶の再生を「入眠時心像」とした。また，何も考えていないし何の体験もないが，意識ははっきりしている場合を「無体験」とし，何らかの体験があったようだが思い出せない，よくわからない，意識がはっきりしない，ぼーっとしている，といった報告は「不明瞭・忘却」とした。その結果を示したのが表9-2である。入眠時心像の発生率は31.4%であったが，入眠期には，通常の思考も多く出現し，不明瞭や忘却の割合も高かった。

表9-2 入眠期の心理的体験
(林ら, 1998)

心理的体験の内容	出現率 (%)
入眠時心像	31.4
通常の思考	29.6
不明瞭・忘却	23.0
無体験	8.4
無回答	7.6
計	100

(2) 入眠時心像の内容
このような方法を用いて明らかにされた入眠時心像の性質は，以下のようなものである。単純な閃光が見えたり，音が聞こえたりするだけでなく，種々の感覚心像が出現する。レム睡眠期の夢のようにドラマチックで幻覚的であるが，レム睡眠期の夢と異なり，主題やストーリーが欠如していたりする (Foulkes & Vogel, 1965; Gibson et al., 1982; Schacter, 1976; Vogel, 1991)。

自我関与度は，レム睡眠期の夢と比較して低いとされているが，レム睡眠中の夢は長く続くのに対して，入眠時心像は長く続かない。そこで，レム睡眠中の夢と入眠時心像とで言語報告の長さを統制するために，一文単位で分けて再分析すると，自我関与度は，レム睡眠期に得られた報告と変わらないとする報告もある (Bosinelli et al., 1982)。また，レム睡眠中の夢と比べると，入眠時心像は感情価が低く，体験をしてい

る本人の情動性が低く（Foulkes & Vogel, 1965; Gibson et al., 1982; Schacter, 1976; Vogel, 1991），現実感が強い（Cicogna et al., 1998）。感情価や情動性が低いことは，少なくとも円滑な入眠過程の進展に有利に作用していると考えられている（Bosinelli, 1991；堀，1995）。もし，突如浮かび上がってきた心像に驚いたり，不安になったり，感情の変化が起きたりすると，せっかく寝かかっていたにもかかわらず，そのたびに眼が覚めてしまうからである。

一方，入眠時心像の体験中は，「目が覚めていた」という報告が得られることも多い（広重，1995；Hori et al., 1994）。

（3）入眠時心像の感覚モダリティ

入眠時心像として体験される感覚モダリティ（感覚様式）については，視覚心像が大半を占めている（表9-3）。次いで聴覚心像も体験されるが，身体感覚心像は少ない。嗅覚心像や味覚心像はほとんど報告されない。複数の感覚モダリティが組み合わされて体験されることもある。

入眠時心像に最も多く含まれる視覚心像の体験率が，入眠期の進行とともにどのように変化するかについては知見が分かれている。Foulkes & Vogel（1965）は，覚醒から睡眠段階2までを4つの段階に分類し，体験された入眠時心像のモダリティを調べた（表9-4）。視覚心像の体験率は，いずれの段階でもほぼ80％台であり，睡眠段階による差はなかった。むしろ，入眠時心像を体験するかどうかは個人差が大きく，視覚心像の体験率は，実験に参加した9名で17～100％と大きくばらついていた。

これに対して，広重（1995）は，視覚・聴覚・身体感覚をあわせたすべての入眠時心像の体験率と，視覚心像の体験率を調べたところ，これらの体験率は，入眠期の進行に伴って増加したことを報告している。

またHoriら（1994）は，8章で紹介されている9段階の脳波段階と，入眠時心像の体験率との間に関連性が認められたことを報告している（表9-5）。入眠時心像の体験率は，脳波段階の進行とともに増加し，脳波段階5（シータ波期）で最大であった。脳波段階6以降では低下していた。入眠時心像のうち，視覚心像の体験は段階6まで

表9-3 入眠時心像のモダリティ

モダリティ	出現率（%）		
	Foulkes & Vogel (1965)*	Hori et al. (1994)	林ら (1998)
視覚心像	89 (60-100)	85.5	87.6
聴覚心像	37 (0-100)	7.6	9.2
身体感覚心像	22 (0-60)	6.4	3.2
その他の心像	0	0.5	0.0

＊睡眠段階1における報告率。（ ）内は個人ごとの範囲。

表9-4 脳波／眼球運動による段階分類での感覚心像の報告割合
(Foulkes & Vogel, 1965)

	α-REM	α-SEM	段階1	段階2
モダリティ				
視覚				
中央値	100	86	100	100
分布範囲	(17-100)	(17-100)	(60-100)	(33-100)
平均値	78	81	89	83
聴覚				
中央値	17	17	25	0
分布範囲	(0-33)	(0-50)	(0-100)	(0-100)
平均値	14	23	37	23
身体感覚				
中央値	20	29	0	17
分布範囲	(0-67)	(0-50)	(0-60)	(0-83)
平均値	25	32	22	23
嗅覚				
中央値	0	0	0	0
分布範囲	(0)	(0-17)	(0)	(0-17)
平均値	0	4	0	2
味覚				
中央値	0	0	0	0
分布範囲	(0)	(0)	(0)	(0)
平均値	0	0	0	0

表9-5 入眠期の脳波パターンによる9段階分類での入眠時心像の報告率
(Hori et al., 1994)

脳波段階	報告率	入眠時心像の感覚モダリティ				合計
		視覚	聴覚	身体感覚	その他	
1	23.3 (1.1)	73.6	12.5	12.7	1.2	100.0
2	25.8 (1.3)	75.3	14.5	8.3	1.9	100.0
3	33.5 (1.4)	77.2	14.5	7.3	1.0	100.0
4	37.7 (1.5)	82.4	12.6	5.0	0.0	100.0
5	45.7 (2.3)	91.4	5.0	3.6	0.0	100.0
6	39.8 (1.9)	95.2	2.4	2.4	0.0	100.0
7	38.7 (1.8)	93.1	3.1	3.0	0.8	100.0
8	34.6 (1.7)	90.5	2.1	7.4	0.0	100.0
9	31.9 (1.5)	91.0	1.4	7.6	0.0	100.0
平均	34.6	85.5	7.6	6.4	0.5	100.0
標準誤差	2.2	2.6	1.8	1.0	0.2	

カッコ内の数字は標準誤差（SE）を示す。

増加していたが,その後の段階でも体験率は高いままであった。聴覚心像や身体感覚心像は,脳波段階4までは見られたが,その後は急激に減少していた。

Hayashiら(1999)も,入眠時心像は,シータ波期と頭蓋頂鋭波期で多く出現していたことを報告している。

以上のように,入眠時心像は,視覚的モダリティの体験をおもなものとしながら,睡眠段階1(Rechtschaffen & Kales, 1968)に多く出現する入眠期特有の現象であるということができる。

4. 入眠時心像と脳波活動

これまで述べてきたように,従来,入眠時心像の研究は,その性質を明らかにすることに主眼が置かれていたため,心像の内容を分析することや,レム睡眠中の夢や覚醒時の心像体験との比較がおもなものであった。入眠時心像がどのように生じるかについてはほとんど検討されてこなかったが,1980年代後半から,入眠期の心理的体験と脳波活動との関係を調べる研究がいくつか行なわれた。

(1) 脳波のパワスペクトルと心理的体験

Lehmannらの研究グループは,7分ごとに実験参加者を覚醒させ,23項目からなる7因子の尺度で心理的体験の内容を聴取した。覚醒前16秒間の脳波のパワスペクトルを求めたところ,体験内容の第1因子(目標指向,現実,動的,連鎖,活動,関与,親和,直接),第4因子(視覚,現在関連),および第5因子(正-負情動)において,左右大脳半球の相対的な賦活と関連性が認められた(Lehmann et al., 1988)。さらに脳波を周波数ごとに分けて検討したところ,「未来指向で動的な精神活動」は,左半球の20〜27Hzの脳波活動と有意に相関していた。また,「過去指向で連想的な精神活動」は,右半球側頭の25〜30Hzの脳波活動と,右半球中心部の24〜30Hzの脳波活動と有意に相関していた(Grass et al., 1987)。この結果から彼らは,大脳半球間で脳波活動に差が現われることが種々の精神活動に関与すると考えている。

また,彼らは,特定の周波数の脳波活動と,認知的特徴との間に対応関係があったことを報告している。2〜6Hzの脳波活動が優勢な場合は,「現実離れ/目標思考的でない突然の思考/再生の質の低さ」という認知的特徴と関連していた。4〜7Hzの脳波活動が優勢で,かつ10〜13Hzの脳波活動が低下している場合は,「目標指向的でない突然の思考/再生の質の高さ/視覚的イメージ/感情価(有・無,正・負)の低さ」という認知的特徴との間に関連性がみられた。また,7Hzの脳波活動が低く,19〜30Hzの脳波活動が優勢な場合は,「聴覚的体験(視覚的・触覚的体験は欠如)」という認知的特徴と関連し,7〜9Hzの脳波活動だけが低い場合は,「現実指向的思考/身体イメージ/明確な未来指向」という認知的特徴と関連していた(Lehmann et al., 1995)。

以上のように，Lehmannらの研究グループは，脳波活動と認知的特徴との間に対応関係があるとする研究結果を多数報告している。しかし，これらの分析では，入眠期のどの状態の脳波を分析したのか，考慮されていない。8章で述べられているように，入眠期の脳波は，短い時間の間に多彩な変化を示すため，どの状態の脳波を分析に用いたかによって，結果は大きく変わる可能性がある。また，認知的特徴についても，入眠時心像に限定しているわけではなく，どのような状態の心理的体験を取り扱っているのか，明らかではない。

（2）入眠期の脳波段階と入眠時心像

入眠期の脳波を9段階に分類したHoriら（1994）は，それぞれの脳波段階における入眠時心像の有無と，脳波活動との関係について検討した。前項で述べたように，入眠時心像は，シータ波が出現する時期に出現率が最大となっていたが，入眠時心像を体験した場合のほうが，体験しなかった場合よりも右半球でアルファ活動が増加していた。この結果は，入眠期脳波の左右差が，感覚心像の生起と関係していることを示している。

また，Germain & Nielsen（2001）は，Horiら（1994）の脳波段階のうち，段階4の平坦期に焦点をあて，入眠時心像の感覚モダリティと脳波活動との関連性について検討した。その結果，入眠時心像のモダリティはデルタ活動との関連性が認められ，身体感覚心像は，前頭部のデルタ活動，視覚心像は，左中心部や側頭部のデルタ活動と関連していた。

以上のように，入眠時心像が生じるための生理学的な要因の1つとして，入眠期における脳の活性化があると考えられる。Horiら（1994）やGermain & Nielsen（2001）の報告は，この考えと結びつけて考察することができる内容であり，注目される。

5．入眠時心像と情報処理過程

（1）事象関連電位と入眠時心像

入眠期における特殊な心理的体験として，入眠時心像は，長年，研究対象として興味をひきつけてきたが，その発生のメカニズムや体験中の脳機能についてはいまだ明らかになっていない。また，実験的研究法を用いて入眠時心像を分析したとしても，入眠時心像の有無やその内容については，実験参加者の内省に頼るしかなく，そもそも，心像そのものの存在すら不確かなままである。そこで，入眠時心像が出現しているとき，脳内で心像の知覚情報処理が行なわれていることを確かめる必要がある。

Michidaら（2005）は，入眠時心像を体験することが，外界の刺激に対する情報処理に影響を及ぼすと考えた。情報処理資源の容量には限界があることから，入眠時心像が体験されたとき，外界の刺激に対して振り向けられるべき処理資源の量が，体験がないときと比較して減少していれば，減少した分の処理資源は，入眠時心像の処理

に対して振り向けられていたことになる。
　そこで彼女らは，入眠期に音刺激を呈示し，心像体験の有無別に，音刺激に対する事象関連電位（event-related potential: ERP）を測定した。ERPは，ある特定の事象に関連して生起する一過性の脳電位変化である（11章参照）。ERPの諸成分の振幅は覚醒水準の影響を受けるため，刺激呈示時の覚醒水準の統制が必要である。そこで入眠期の特徴的な脳波波形を判定基準とした9段階の脳波段階（Hori et al., 1994，8章参照）をもとにした，5段階の簡易版脳波段階を用いた。安定したERP波形を得るには，数十回以上の脳波データを加算平均する必要があるが，脳波段階の中には，短時間で変化する不安定な段階も含まれており，この場合，十分な加算回数が得られず，安定したERP波形を求めることができない。この簡易版脳波段階は，ERPの算出に適するように，①アルファ波期，②平坦期，③シータ波期，④頭蓋頂鋭波期，⑤紡錘波期，の5段階に分類したものである。頭蓋頂鋭波期は，音刺激に対するボタン押し反応は十分に可能であるが，ノンレム睡眠中の見張り番機構（堀，2000，11章参照）を反映するP200, N300, P400, N550はすでに出現しており（Michida et al., 1999），また入眠時心像の体験率も高い（Hori et al., 1994; Hayashi et al., 1999）。そこで，頭蓋頂鋭波期に音刺激を呈示し，実験参加者には，音が聞こえたらボタンを押し，音が鳴る直前の心理的体験の内容を報告するよう求めた。
　その結果，入眠時心像を体験したときに，刺激呈示から400〜750ミリ秒後に発生するN550の振幅が低下した（図9-1）。入眠期に出現するERP諸成分の性質については11章に詳しいが，Niiyamaら（1995）は，ボタン押し反応課題を負荷した場合にはそうでない場合と比較して，同じ低頻度刺激に対してN550のみ振幅が低下し，P200, N300, P400には差が認められなかったことを報告している。すなわち，N550は，刺激の物理的な顕在性だけでなく，意味的な顕在性を評価する過程を反映した成分であるといえる。またN300は，N550と非常に関係の深い成分であり，N300がある閾値に達するとN550が誘発されるという，N550のトリガーとしての役割を担っている（Bastien & Campbell, 1992）。さらに，N300はN550に現われる受動的注意過程を活性させるための前注意的メカニズムの指標であり，それに対してN550は，外的刺激に対して「覚醒するか」「眠り続けるか」にかかわる処理を行なう（Ujszaszi & Halasz, 1988）とされている。すなわちN300に反映されるような神経機構の興奮が，ある閾値を超えるとN550を誘発してより深い処理を進行させ，必要であれば覚醒し，そうでなければ無視して入眠を促進する。心像体験の有無により，N300では差が認められず，N550にのみ差が認められたことから，刺激の入力段階では差がないが，さらなる処理が必要と判断され，刺激の意味を評価する段階で心像を体験することによる影響が認められたといえる。
　ただし，N550の振幅が小さくなったのは，単に覚醒水準の違いを反映している可

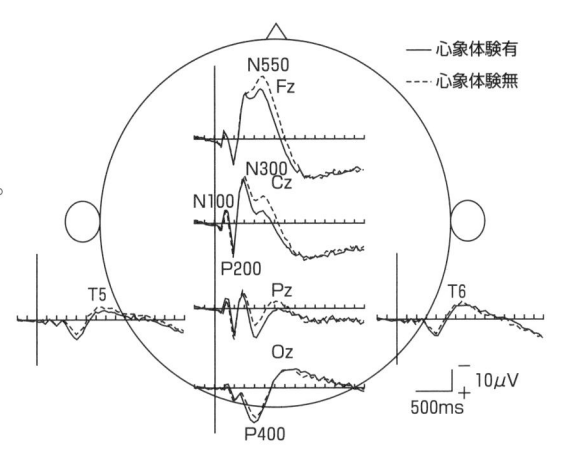

能性がある。そこで、入眠時心像を体験した場合と体験しなかった場合とで、脳波のパワスペクトルを比較したところ、両者には違いはなかった。つまり、入眠時心像を体験している場合としていない場合とで、覚醒水準には差はなかった。これらの結果から、入眠時心像が報告されなかった場合には、音刺激についてより深い情報処理が行なわれていたことがわかる。言い換えると、入眠時心像を体験した

図 9-1 入眠時心像体験の有無による ERP の比較
(Michida et al., 2005)

ときには、入眠時心像に対する情報処理が行なわれていたことを示している。

（2）覚醒中の視覚心像と脳内活動

入眠期に限らず、視覚心像を体験していたり、あるいは、視覚イメージを意図的に想起したりするときは、脳が全体的に賦活するだけでなく、特定の脳領域も賦活することが報告されている。Lehmann ら（1993）は、薬物投与によって発生した心理的体験を、抽象的思考と視覚心像に分類し、体験中の脳波を分析した。その結果、視覚心像を体験しているときは、大脳皮質の後頭部に種々の脳波活動の電流発生源（双極子）が存在することを明らかにした。

視覚心像の発生に左後頭部が関係していることは、イメージと関連する単語記憶課題中の脳血流量を測定した研究（Goldenberg et al., 1987）や、脳損傷患者における視覚課題の研究（Goldenberg, 1989）でも明らかにされている。また、視覚心像が鮮明なときは左後頭部のアルファ活動が低下することも報告されている（Marks & Isaac, 1995）。

視覚イメージの想起と後頭・側頭部の活動について、Farah ら（1989）は、ERP を用いて興味深い研究を行なっている。彼らは単語をディスプレイに呈示するか、単語を聞かせ、その単語に関連する視覚イメージを想起する条件と、想起しない条件を設けた。その結果、単語を視覚的に呈示した場合でも、聴覚的に呈示した場合でも、視覚イメージを想起した場合には、単語呈示から600ミリ秒以後、後頭・側頭部で陽性成分が出現した。彼らは、視覚イメージを想起することによって大脳の視覚野で視覚情報が処理され、その結果、このような後期陽性成分が出現したと説明している。

(3) 睡眠中の視覚心像と脳内活動

　睡眠中の心理的体験についても，側頭部や後頭部の視覚関連領域の賦活と関連しているという報告は多い。たとえば，入眠期の視覚心像は，左側頭部の活性と関連していることが報告されている（Germain & Nielsen, 2001）。また，視覚的体験がよく知られるレム睡眠中は，後頭部視覚野が活性化していることが報告されている（Braun et al., 1997）。

　入眠期において，頭蓋頂鋭波が出現する時期に音刺激を呈示すると，後頭・側頭部に P400 が優勢に出現する（Michida et al., 1999, 2005）。入眠時心像と P400 との関連性については，現在のところ明らかではないが，視覚心像の体験が多い頭蓋頂鋭波期にこのような特徴的な波形が生じていることは，心像体験の生起と関連して高次視覚情報処理や宣言的記憶に関する脳領域の活性が生じている可能性を示唆するものである。入眠期において，心像が体験されるメカニズムの解明に結びつく可能性があり，今後の検討が期待される。

10章 レム睡眠と夢

　レム睡眠中には，鮮明で，奇異・不合理な内容を含み，情動豊かで印象的な夢見体験が生じる。さらに，レム睡眠中には，まるで何かを見ているかのような急速眼球運動が観察されることから，夢見と関連していることが考えられる。本章では，レム睡眠中の急速眼球運動と夢見体験との関連に基づき，これまで行なわれてきた夢の科学的研究を紹介する。あわせて，レム睡眠中の夢見体験の特徴や発生メカニズム，さらに明晰夢や金縛り体験についても解説する。

1節　レム睡眠中の夢

1．急速眼球運動の発見

　1953年，Aserinsky & Kleitman は，睡眠中に急速眼球運動（rapid eye movement: REM）が出現することを発見した。急速眼球運動が現われるときは，脳波が覚醒時と近い状態を示すが，骨格筋の筋緊張は著しく低下しており，彼らはこの状態をレム睡眠（rapid eye movement sleep: REM sleep）と名づけた。これに対して脳波は睡眠時特有の状態となり，眼球運動が生じない状態をノンレム睡眠（non-REM sleep: NREM sleep）と名づけた。

　レム睡眠が発見されるまでは，夢研究は，内省報告を頼りとした精神分析学的検討が中心であったが，レム睡眠が発見されてからは，睡眠中の生理指標を手がかりにした夢の発生メカニズムが検討されるようになった。

2．レム・ノンレム睡眠の特徴と心理的体験

　睡眠中には，さまざまな心理的体験が生じるが，これらの体験は，睡眠の状態によって異なっている。図10-1は，覚醒，ノンレム睡眠，レム睡眠中におけるヒトの行動，睡眠ポリグラム，心理的体験をまとめたものである（Hobson & Stickgold, 1994）。上段のヒトの図は，睡眠中に姿勢が変化するようすを示している。2段目は睡眠経過図を示し，覚醒から睡眠へと睡眠段階が移行し，ノンレム睡眠のあとにレム睡眠が生じるようすを時系列的に表わしている。3段目は睡眠ポリグラムを示す。筋電図（electromyogram: EMG）は，覚醒中で最も振幅が大きく，ノンレム睡眠で中程度，レム睡眠中に最小となり，レム睡眠中に抗重力筋の脱力が生じていることがわかる。脳波（electroencephalogram: EEG）と眼電図（electrooculogram: EOG）は，ともに覚醒中とレム睡眠中で活発化し，ノンレム睡眠中は非活発化する。脳波は，覚醒中とレム睡眠中で速波化するが，ノンレム睡眠中は徐波化している。また，眼電図は，覚醒中とレム睡眠中に急速眼球運動がみられる。ノンレム睡眠中にも眼電図に揺らぎが認められるが，これは眼球運動によるものではなく，徐波化した脳波の影響を受けて生じたものである。

　4，5段目は，心理的体験の特徴を示し，6段目は体動の特徴を示している。覚醒中の感覚と知覚は，外的な刺激によって発生し，鮮明で，思考内容は論理的で志向性も高い。これに対して，ノンレム睡眠中は感覚と知覚が鈍い，または欠如している。思考内容は論理的であるが，その内容には反復や停滞がみられる。レム睡眠中になると，心理的体験は内的に発生し，あたかも覚醒中のように鮮明であるが，内容は非論理的で奇妙になる。運動指令は出ても出力が遮断されており，体動はみられない。そのため，夢の内容を行動に移すことはない。

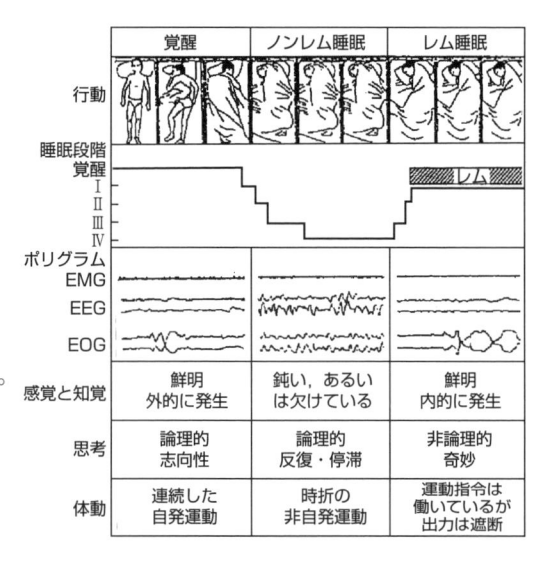

図10-1　覚醒・ノンレム睡眠・レム睡眠中の行動，ポリグラムおよび心理体験，体動の変化
（Hobson & Stickgold, 1994を一部改変）
ポリグラムは，筋電図（EMG），脳波（EEG）と眼電図（EOG）を示す。各約20秒間の記録。

3. ノンレム睡眠とレム睡眠の夢

　大熊（1993）は，夢を「睡眠中に生じる自覚的体験のうち鮮明な感覚性心像（imagery）をもつもの」と定義している。これに対してHobson & Stickgold（1994）は，夢を「ヒトが睡眠中に受容する，感覚，イメージ，感情そして思考の連続体である」と定義した上で，夢の特徴を，①幻覚様のイメージ体験（おもなものに視覚・聴覚イメージ），②物語風の構造，③断続的で不調和，不安定な奇異的知覚特性，④強烈な情動性，⑤体験していることをあたかも現実のもののように受け入れている，⑥忘れやすい（夢の記憶欠如），の6つの要素に分類している。

　レム睡眠中とノンレム睡眠中では，夢見の内容が異なることが報告されている。レム睡眠中には，ノンレム睡眠中よりも夢見体験が多く，内容もより鮮明でありありとしており，情動要素も伴い，ストーリー性も高い。朝目が覚めて，「今，夢を見ていた」と感じるときはレム睡眠中に起きた場合が多い。レム睡眠中には，80%以上の確率で夢見報告が得られ（大熊，1993；1994），この結果は，実験者間でも一致がみられる。これに対して，ノンレム睡眠中の夢の聴取率は，0～54%と，実験者間で結果が異なる（堀，1997）。これは，ノンレム睡眠中の夢の定義が曖昧であり，実験者によってどこまでを夢とみなすかに違いがあるためと考えられる。

　一般に，レム睡眠の夢は，生々しく奇怪な夢様（dream-like）体験が多く，ノンレム睡眠の夢は，断片的で思考的（thought-like）体験が大半を占めると考えられている（Dement & Kleitman, 1957；大熊，1994）。Hobson & Stickgold（1994）は，レム睡眠中とノンレム睡眠中の夢の違いについて，①レム睡眠から覚醒した場合の報告は，ノンレム睡眠中の報告に比べて，内容が長く，鮮明で活発，そして情緒的な負荷が伴う，②ノンレム睡眠中の報告は，レム睡眠中の報告に比べて，思考的で現実的な内容が含まれる，と述べている。

4. レム睡眠中の夢の鮮明度

　なぜレム睡眠中の夢は鮮明でありありとしているのだろうか？　Hobson & Stickgold（1994）は，睡眠中の心理的体験に違いが生じるおもな要因は，各睡眠段階における脳の活性レベルの違いによるものだと主張する。この主張が正しければ，レム睡眠中の夢見体験がノンレム睡眠中の心理的体験に比べてより印象的なのは，ノンレム睡眠に比べてレム睡眠のほうが脳の活性レベルが高いからだと考えられる。

　レム睡眠中の生理現象には以下のような特徴がある。①比較的低電位でさまざまな周波数が活発に出現する睡眠段階1（入眠期）に類似した脳波パターンを示すこと，②急速眼球運動が頻発すること，③身体の姿勢を保つ抗重力筋の緊張が低下すること，④自律神経機能が不安定化し，脈拍，呼吸などが不規則になること，である。

レム睡眠中の生理現象と夢との関連については，これまでさまざまな研究が行なわれてきた。たとえば，心拍や呼吸などの自律神経系活動と夢の情動性の相関を調べたもの（Hobson et al., 1965; Yamanaka et al., 1982）や，筋電位と夢内容との相関を検討した研究（Wolpert, 1960）などがある。しかし，夢との関連で最も検討が行なわれてきた生理現象は，レム睡眠中の急速眼球運動である。レム睡眠中には，急速眼球運動が群発する時期（phasic 期）と出現しない時期（tonic 期）とがある。この両時期で夢見内容を比較すると，phasic 期の報告のほとんどが視覚的経験を伴っていたのに対して，tonic 期の報告はどちらかというと思考的であり，視覚イメージを含まないものや，含んでいても観念的要素が伴うものが大半であったことが報告されている（Molinari & Foulkes, 1969）。さらに phasic 期では，眼球運動の数が多いほど，夢内容は身体活動が活発かつ積極的になり，怪奇性が高まり，鮮明度が増し，情動性が高まることが報告されている（Dement & Welpert, 1958）。

5．レム睡眠中の神経機構と夢見体験

　レム睡眠中の夢の発生メカニズムについては，これまで，精神生理学や神経生物学などさまざまな領域で検討が行なわれてきた。現在では，レム睡眠中には，脳幹（橋・延髄）から投射される神経刺激により，視覚野などの大脳皮質が活性化し，脳内に感覚イメージ体験が生じ，それを夢として体験していると考えられるようになってきた。脳幹から投射される神経刺激の代表的なものに，深部電極記録によりネコのレム睡眠中に観察された PGO 波がある。これは，橋（pons: P）の網様体から外側膝状体（geniculate: G）を通り，大脳皮質の後頭部（occipital: O）視覚野へと伝達されるニューロン活動である（Jeannerod et al., 1965）。この PGO 波が夢の発生と関連していると考えられている。

　ヒトでは，PGO 波そのものは見つかっていなかったが，最近，Lim ら（2007）はパーキンソン病患者の橋の脳波を記録し，レム睡眠中の急速眼球運動の直前に，橋から持続時間150〜200ミリ秒，振幅10〜15マイクロボルト（μV）の突発波（P波）が出現したことを報告している。P波出現後，20〜140ミリ秒後に頭皮上から記録した脳波に電位変化が起こったことから，ヒトでも，レム睡眠中に橋から皮質への投射が行なわれている直接の証拠を発見したと彼らは主張している。ただし，彼らが記録したP波は，ネコで記録される200〜300 μV のP波の1/20程度の振幅しかないこと，P波後の皮質脳波の変化はネコでは10〜40ミリ秒と，彼らが記録した電位変化よりも速いことから，彼らの記録した波形がヒト以外の哺乳類で観察される PGO 波と同じものであるかどうかについては，慎重に検討する必要があるだろう。

　Jouvet（1962; 1965）は，大脳皮質，小脳，間脳，中脳を取り除いたネコでも，レム睡眠に特有に発生する急速眼球運動や抗重力筋の脱力，PGO 波が出現することを明

らかにした。この結果は，レム睡眠の発現中枢やレム睡眠に特徴的な生理現象の発現機構が，脳幹（橋・延髄）に存在することを示している。

Hobsonら（Hobson & Stickgold, 1994; Hobson & McCarley, 1977; Hobson et al., 2000）は，レム睡眠中の神経機構から夢見の発生メカニズムを説明している（図10-2）。脳幹には，レム睡眠中に激しく活動するレムオン（REM-on）

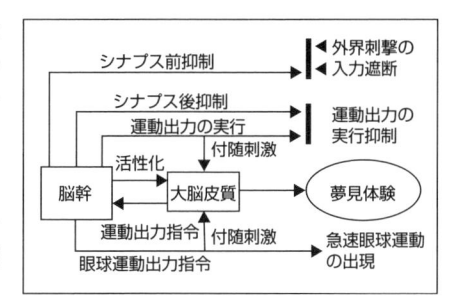

図10-2 夢の脳機能システムモデル
(Hobson & Stickgold, 1994を改編)

細胞があり（酒井，1995），レム睡眠中には，この細胞の実行によって，橋の網様体から眼球運動を引き起こす外転神経核へと眼球運動出力指令が生じる。同時にレムオン細胞によってシナプス前抑制が生じ，外界情報の入力が遮断される。また，シナプス後抑制により，運動出力の実行も抑制される。このように，レム睡眠中には，外界情報の入力が遮断され，外界への運動実行も抑制された，きわめて閉ざされた環境が脳内で生じる。この状態で脳は，内的な刺激情報のみを資源として情報処理活動を開始することになる。

このように，レム睡眠中には，脳幹から大脳皮質へと活性化の指令が生じ，これを受けて大脳皮質が活動を始め，脳幹と大脳皮質のやりとりが生じる。また，脳幹の指令によって眼球運動出力が命令され，それに付随した刺激が大脳皮質に戻ってくることによってさらに大脳皮質が活性化されることになる。このような仕組みにより活性化した大脳皮質が，脳内に散在するさまざまな記憶情報をランダムに取り出し，それらを統合することで特有の知覚感覚を形成し，それが夢見体験（意識体験）になるとHobsonらは考えている。

図10-2の中では，レム睡眠中の急速眼球運動は，夢見体験とは独立した関係で表わされている。しかし，急速眼球運動を詳細に検討した最近の研究では，急速眼球運動と夢見体験は独立に生じる現象ではなく，夢見体験が生じるためには，急速眼球運動が必要であると考えられるようになってきた。

2節 レム睡眠中の眼球運動と視覚情報処理

1. レム睡眠中の脳機能イメージング

近年，認知科学の隆盛に伴って，夢研究の中にも認知科学的手法や認知科学的な考え方が多く取り入れられるようになってきた（Hobson & Stickgold, 1994; Foulkes,

1996)。これらの研究では，レム睡眠中の夢見体験を，「レム睡眠中の認知活動」としてとらえ，覚醒中の認知活動と比較することでレム睡眠中の脳内活動のようすを検討しようとしている。現在のところ，レム睡眠中は，少なくともノンレム睡眠中よりは，覚醒中の認知活動と類似した脳内活動が生じることが明らかになっている。この結果を示す代表的な研究に，90年代後半より盛んに行なわれるようになった脳機能イメージング手法を用いた研究がある。

ポジトロン断層撮影法（positron emission tomography: PET）では，水やブドウ糖に炭素[11]や窒素[13]，酸素[15]などの放射性同位元素を微量にまぜ，体内に注入する。放射性同位元素が陽電子（ポジトロン）を放出して崩壊する際に生じる放射線の位置を検出することによって，代謝物質の体内動態や脳血流量を調べることができる。Maquetら（1996）は，PETを用いてレム睡眠中の局所脳血流量を調べたところ，レム睡眠中は，前頭連合野と帯状回後部の血流量が減少し，橋被蓋，左視床，両側扁桃体および帯状回前部の血流量が増加したことを報告している。

また，Braunら（1998）もPETを使って睡眠中と覚醒中の局所脳血流量を比較した。レム睡眠中は鳥距溝を中心とした1次視覚野では血流量は増加しなかったが，2次視覚野では覚醒中よりも血流量が増加していた。さらに，レム睡眠中と徐波睡眠中を比較したところ，レム睡眠中は徐波睡眠中に比べて1次視覚野の血流量が低下していたが，2次視覚野では増加していた。また，レム睡眠中の急速眼球運動の数と血流量との相関を調べたところ，急速眼球運動は，1次視覚野の血流量と負の相関が認められ，2次視覚野では正の相関が認められた。

一方，強い静磁場の中に生体組織を置き，その物質に対して一定周波数の電磁波を照射すると，その組織の中の原子核は，核磁気共鳴とよばれるコマのようなスピン現象（励起）を起こす。その核磁気共鳴の信号強度の空間分布を画像化したものが磁気共鳴画像（magnetic resonance imaging: MRI）である。脳が賦活すると酸素需要量が増加するため，血液が過剰に供給され，脳血管内の酸化ヘモグロビンが増加し，相対的に還元ヘモグロビンが減少する。還元ヘモグロビンは磁性体であるため，血液中の還元ヘモグロビンの濃度が変化することによって磁化率が変化する。この変化をMRI画像としてとらえるのが機能的磁気共鳴画像（functional MRI: fMRI）である。fMRIを用いることによって，脳内の血流量の変化や，脳の賦活状態を調べることができる。

Wehrleら（2005）は，fMRIと睡眠ポリグラムの同時記録を行なったところ，急速眼球運動の発生には，視床後部と2次視覚野に相当する後頭葉（ブロードマン領域の18野）が関連していたことを報告している。ただし，fMRIを測定する際の騒音と，睡眠ポリグラムの同時記録の困難さから，レム睡眠中にfMRIを測定することはむずかしいのが現状である。今後の研究が待たれるところである。

これらの結果から，レム睡眠中には，前頭連合野など高次脳の活動が低下するが，

レム睡眠の発現に関与すると考えられる橋被蓋の活動は亢進し，扁桃体などの大脳辺縁系や2次視覚野を中心とした視覚領で神経活動が活発化しているといえる。このことは，レム睡眠中の夢が，印象的で視覚的要素も鮮明である一方，内容は奇異で非現実的なものが多いという特徴をうまく説明できる。2次視覚野が活発化していることで夢内容が鮮明になり，さらに，情動に関与する扁桃体が活発化することで，情動性が高まり，印象的なものになる。また，前頭連合野の活動が低下しているために，内容にまとまりがなく奇異で，非現実的なものになる。ただし，レム睡眠における脳内活動と夢内容との関連については，このように単純化できるものではなく，さらに詳細な検討が必要であろう。

2．夢見体験と急速眼球運動

先に述べた通り，レム睡眠中でも特に急速眼球運動が多く出現する時期の夢見体験は鮮明で活発であり，情動性も高まることが報告されており（Dement & Welpert, 1958; Molinari & Foulkes, 1969），夢見体験と急速眼球運動には密接な関連があると考えられてきた。Dement & Kleitman（1957）は，レム睡眠中の急速眼球運動は夢の視覚映像を走査するために生じるという夢の走査仮説（scanning hypothesis）を提唱した。Rechtschaffen & Dement（1967）は，寝ている実験参加者の眼球が左右に規則正しく動いていたときに起こして，夢見聴取したところ，「ちょうど卓球のラリーを観戦していた」という報告を得た。この結果は，走査仮説を支持するものであると彼らは主張した。しかし，視覚心像をもたないはずの先天性盲患者にもレム睡眠中に眼球運動が生じることが報告され（Gross et al., 1965），この仮説は否定されるにいたった。

その後，20年が経過してから，視覚情報処理を反映するラムダ反応と同様の反応がレム睡眠中の急速眼球運動の直後にも出現することが報告され（Miyauchi et al., 1987），走査仮説が再び脚光を浴びることとなった。

3．レム睡眠中の視覚情報処理

（1）事象関連電位の測定

起きている間私たちは，目を動かして周囲のさまざまな視覚情報を取り込み，それを脳で処理して行動している。もし，レム睡眠中の急速眼球運動が夢の視覚映像と関係があるなら，レム睡眠中にも眼球運動にあわせて視覚情報処理を行なっている可能性がある。

11章に詳細に述べられている事象関連電位法は，ある特定の事象に関連した神経活動を検討するのに定評のある方法であり，PETやfMRIなどの脳機能イメージング法に比べて，実験参加者への行動制限を最小に抑えることができる。PETやfMRIは，

測定中に頭が動くと誤差が大きくなり計測ができなくなるため，レム睡眠中の活動を測定するには，測定前に断眠させたり，睡眠短縮させたりすることによって体動や寝返りを極力少なくするようにする。このように，実験参加者への行動制限や負担が非常に大きい。これに対して事象関連電位を測定する場合は，断眠や睡眠短縮は必要なく，体動や寝返りをうってもその区間は分析から除外すればよい。眼球運動にあわせて脳波を加算平均することで，眼球運動に関連した視覚情報処理過程を検討することができる。

（2）覚醒中のサッカードとラムダ反応

覚醒中は，目を動かすことで見たいものを見る。この時に生じる急速な眼球運動をサッカード（saccadic eye movements）という。たとえば，本の文章を読んでいて，行の最後尾から次の行の文字へと視線を移動させたり，買い物中にあれやこれやと目移りしてきょろきょろしたりする際の視線の移動がサッカードである。私たちはサッカードをすることで周辺の視覚情報を脳内に取り込み，処理して生活している。事象関連電位を用いることで，脳内で生じているこの一連の視覚情報処理のようすを観察することができる。

サッカード後には，眼球停留後の視覚情報処理活動を反映するラムダ反応（lambda response）が出現する。ラムダ反応は，サッカード終了後，約80ミリ秒の早い潜時帯で後頭部優勢に出現する陽性電位である（Scott & Bickford, 1967）。ラムダ反応は，暗闇中や閉眼状態では出現しないことから，網膜を経由して入力される外界の視覚情報に対する皮質反応（視覚情報処理過程）を反映していると考えられている（Barlow & Cigánek, 1969）。

（3）レム睡眠中のラムダ様反応

先述の通り，レム睡眠中に発生する急速眼球運動の発現機構は，脳幹に存在することが明らかになっている。つまり，レム睡眠中の急速眼球運動は何かを見るために出現するのではなく，脳幹からレム睡眠発生の指令が出るのに伴い出現する随伴現象の1つと考えることができる。このように，覚醒中のサッカードとレム睡眠中の急速眼球運動は発生メカニズムが異なるといえる。しかし，覚醒中のサッカードとレム睡眠中の急速眼球運動は，どちらも眼球運動の速度が速く，運動形態が類似していることから，急速眼球運動後にも，覚醒中のサッカード後に出現するラムダ反応と同様の脳電位が観察されることが予測できる。実際，レム睡眠中の急速眼球運動に伴う脳電位を検討すると，レム睡眠中の急速眼球運動後にもラムダ波によく似た反応（ラムダ様反応）が観察される（Miyauchi et al., 1987, 1990; Ogawa et al., 2005）。

図10-3は，覚醒中のサッカード後に生じるラムダ反応（左図）と，レム睡眠中の急速眼球運動後に生じるラムダ様反応（右図）を示したものである。覚醒中のラムダ反応は，後頭部に優勢に出現し，眼球停留から約80ミリ秒後に陽性成分であるP1と，

眼球停留から約200ミリ秒後に同じく陽性成分であるP2が出現している。このような陽性の波は，レム睡眠中のラムダ様反応にもみられ，眼球停留から約70ミリ秒後にP1rと，約150ミリ秒後にP2rが出現している。なお，ラムダ様反応の2つの成分のあとについている「r」は，レム睡眠（REM）の頭文字をとったものである。この結果は，レム睡眠中にも眼球運動の停留後に，後頭部で活動が高まっていることを示唆している。

（4）ラムダ様反応の脳内発生源

先述のラムダ反応とラムダ様反応の脳内発生源を，ロレッタ（LORETA）法（low resolution brain electromagnetic tomography, Pascual-Marqui et al., 1994）を用いて推定したのが図10-4である（Ogawa et al., 2006）。ロレッタ法は，脳波の電流源密度を計算し，脳内の発生部位を推定する方法であり，磁気共鳴画像（MRI）やポジトロン断層撮影法（PET）とも高い一致率を示す（Esslen et al., 2004）。図を見ると，覚醒中のラムダ反応も（図10-4のA），レム睡眠中のラムダ様反応も（図10-4のB），どちらも後頭部の視覚野に発生源が存在することがわかる。レム睡眠中は，外界からの視覚情報が入力されていないにもかかわらず，視覚野の活動が上昇することがすでに報告されているが（Braun et al., 1998; Madsen et al., 1991），この結果は，眼球運動の停留とともに視覚情報処理活動が生じていることを示している。

ラムダ様反応の発生源をさらに詳細に検討すると，ラムダ様反応の発生源として特定されたのは，1次視覚野より高次の視覚野に相当する楔前部（ブロードマン領域の7野，31野）であった。覚醒中は，視覚イメージを想起すると高次視覚野の活動が生じることが報告されている（Roland & Gulyas, 1995）。このことから，レム睡眠中の急速眼球運動後にも，夢の視覚イメージ（視覚映像）が生成・処理されている可能性が示唆される。

さらに，ラムダ様反応のうち初期成分（P1r）と，覚醒中のラムダ反応（P1）を比較すると（図10-4のC），レム睡眠中のほうが覚醒中よりも前頭・中心部（ブロードマ

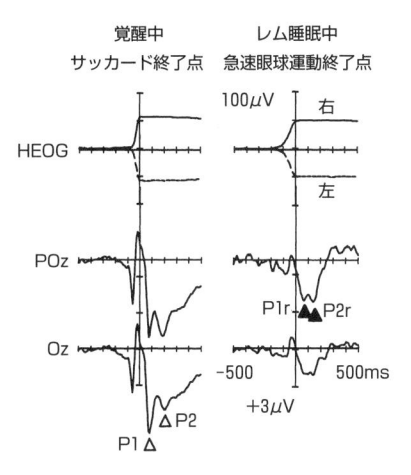

図10-3　覚醒中のラムダ反応（P1, P2）とレム睡眠中のラムダ様反応（P1r, P2r）
（Ogawa et al., 2005）
HEOGは水平眼電図，POzは頭頂後頭部，Ozは後頭部。
眼球運動停留後は，覚醒中のサッカード後でも，レム睡眠中の急速眼球運動後でも，陽性（＋）の電位（P1, P2, P1r, P2r）が出現している。

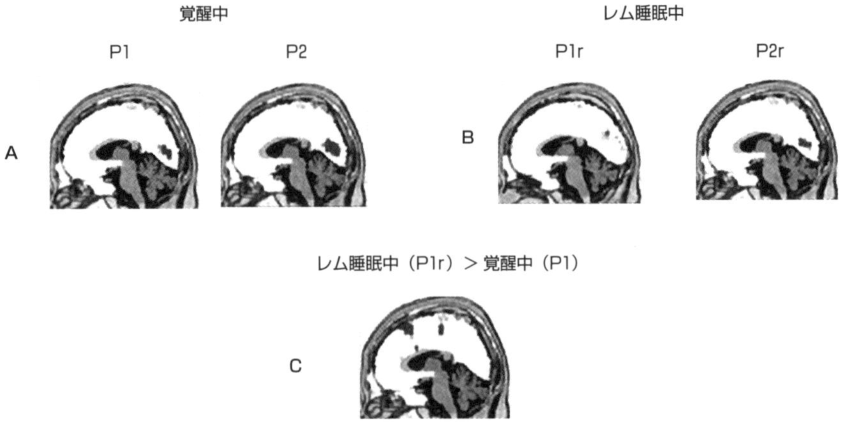

覚醒中　　　　　　　　　　　レム睡眠中
P1　　　P2　　　　　　　P1r　　　P2r

A

B

レム睡眠中（P1r）＞覚醒中（P1）

C

A：覚醒中のラムダ反応（P1, P2）出現時の優勢部位
B：レム睡眠中のラムダ様反応（P1r, P2r）の優勢部位
C：覚醒中（P1）よりもレム睡眠（P1r）で有意に大きな活動を示した脳部位（$p<0.05$）

図10-4　覚醒中のラムダ反応とレム睡眠中のラムダ様反応出現時の脳内優勢部位
（Ogawa et al., 2006）

図は頭の左側頭部を示し，図の左が顔面側，右が後頭部側。
図A, Bについて，P1, P2はサッカード終了後それぞれ86.1 ms, 188.9 msの潜時帯を示し，P1r, P2rは急速眼球運動終了後それぞれ74.8 ms, 162.7 msの潜時帯を示す。図中の脳内（白い所）中の灰色の濃淡で示した部分は覚醒中（$p<0.05$），レム睡眠中（$p<0.10$）においてそれぞれ有意に大きな活動を示した部位を示す。

ン領域の6野，8野，31野，33野）の活動が高かった。ブロードマン領域の6野（運動前野）は，運動イメージ課題を行なっている最中に活性化することが報告されており（Stephan et al., 1995; Grosbras et al., 2005），31野と33野（帯状回）は，催眠実験で痛みの情動体験を再現した際に活性化することが報告されている（Grosbras et al., 2005）。レム睡眠中，急速眼球運動の直後にこれらの部位が活性化することは，レム睡眠中の夢が活動的で鮮明であることと関連しているかもしれない。

（5）急速眼球運動開始前陰性電位

覚醒中は，サッカードが開始する約600ミリ秒前から，サッカードの準備を反映するサッカード前陰性電位（presaccadic negativity: PSN）が中心・頭頂部優勢に出現する（図10-5）。そして，サッカードの直前には，眼球運動の実行に関与するサッカード前陽性電位（presaccadic positivity: PSP）が出現する（図10-6）（Moster & Goldberg, 1990）。

しかし，レム睡眠中の急速眼球運動前の電位変化は，サッカード前の変化とは異なっており，サッカード前陰性電位に対応する電位変化は生じない（Ogawa et al., 2005，図10-5）。また，急速眼球運動の直前には，陽性電位ではなく陰性電位，すなわち急速眼球運動前陰性電位（pre-REM negativity: PRN）が出現する（Abe et al., 2004，図10-6，下）。電流源密度分析を行なうと，サッカード前陽性電位（PSP）は，頭頂部

2節 レム睡眠中の眼球運動と視覚情報処理

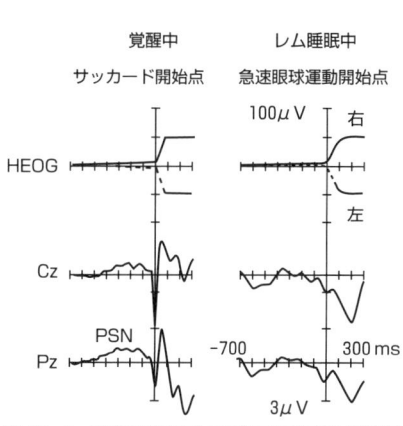

図10-5 眼球運動開始の700ミリ秒前から記録された，覚醒中とレム睡眠中の準備電位
（Ogawa et al., 2005）
HEOGは水平眼電図，Czは中心部，Pzは頭頂部。
覚醒中のサッカード前には眼球運動開始約600ミリ秒前からサッカード前陰性電位（PSN）が出現しているが，レム睡眠中の急速眼球運動前にはそのような電位は出現していない。

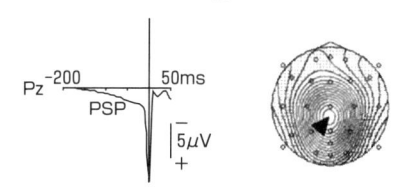

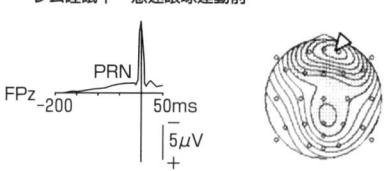

図10-6 眼球運動開始の200ミリ秒前から記録された，覚醒中とレム睡眠中の準備電位（Abe et al., 2004）
左図のPzは頭頂部，FPzは前頭極部。
眼球運動開始の150ミリ秒前から，覚醒中のサッカード前には陽性（+）の電位（サッカード前陽性電位：PSP）が出現し，レム睡眠中の急速眼球運動前には陰性（-）の電位（急速眼球運動前陰性電位：PRN）が出現している。右図は眼球運動開始の150〜20ミリ秒前の区間の電流源密度を示したもの。三角形で示した頭皮部位が最も電流源密度が高いことを示している。

に優勢に出現している（図10-6，上）のに対して，急速眼球運動前陰性電位（PRN）は，前頭部に優勢に出現する（図10-6，下）。このように急速眼球運動前陰性電位は，覚醒中のサッカード前陽性電位とは異なる活動であり，レム睡眠中に特有の脳内活動を反映していると考えられている（Abe et al., 2004）。

（6）レム睡眠中の眼球運動と夢見体験

Hobson & MaCarley（1977）は，夢の発生メカニズムについて，夢とは，レム睡眠中に脳幹（中脳，橋，延髄）からランダムに投射される神経信号が大脳皮質に到達し，皮質が活性化することで知覚感覚が発生し，それを統合・合成したものであるという，夢の活性化・合成仮説（activation-synthesis hypothesis）を提唱した。この仮説によると，脳幹の指令により誘発される急速眼球運動も，大脳皮質を活性化させる内因性の刺激の1つと考えられている。その後，Okuma（1992）は，この活性化・合成仮説を元に，夢のストーリー形成過程にも言及した夢の感覚映像・自由連想仮説（sensory image-free association hypothesis）を提唱した。この仮説によると，急速眼球運動が生じることで，視覚野が活性化され，ランダムに映像がつくり出される。映像がつくり出されると，私たちの脳は，それにあわせて連想を行なう。急速眼球運動が生

151

じるたびに映像の生成と連想が繰り出され，夢内容にストーリーが形成されるというのである。

レム睡眠中の急速眼球運動と大脳皮質に関するこれまでの研究結果より，急速眼球運動は覚醒中のサッカードとは異なる発生メカニズムで発生し（Abe et al., 2004; Ogawa et al., 2005），その後，眼球の停留にあわせて後頭部視覚野で視覚情報処理活動が生じることが示された（Ogawa et al., 2005; 2006）。これはレム睡眠中に脳幹の指令により急速眼球運動が生じ，それにより大脳皮質，特に後頭部視覚野が活性化され，映像がつくり出され夢見体験が生じるという，夢の活性化・合成仮説（Hobson & MaCarley, 1977）および，夢の感覚映像・自由連想仮説（Okuma, 1992）と対応する結果であるといえる。

3節 明晰夢

1．明晰夢と睡眠ポリグラム

眠っている人が夢を見ている最中に，「今夢を見ている」と自覚している夢を，明晰夢（lucid dream）という。LaBergeら（1981）は，明晰夢の経験をもつ7名（男性5名，女性2名）に実験室で睡眠をとってもらい，睡眠ポリグラムを測定しながら夢見体験を聴取した。これらの参加者は，夢見の最中に眼球運動と手の握り具合で意図的な合図を送ることができた。覚醒後の夢見聴取では，明晰夢の最中に行なった眼球運動と手の握り具合について，どのような状況でどのような意図をもって行なったか，時系列的に答えるよう教示した。その後，夢見聴取内容と，実際の睡眠ポリグラムとの対応を個人ごとに検討した。その結果，合計50回の明晰夢が聴取でき，そのうち夢見体験の合図を送ることができたのは44回であった。さらに覚醒後の聴取内容と，明晰夢中のポリグラムとに一致が認められたのは40回であり，一致したこれらの報告は，すべてがレム睡眠中の報告であった。

図10-7は，明晰夢中の睡眠ポリグラムを示している。記録を通して筋電図（EMG）チャネルが平坦化していることから，明晰夢が抗重力筋の脱力を伴うレム睡眠中に生じていることがわかる。また，図中番号で示してあるように，記録中には5回の手の握りしめ反応が示されている。参加者の夢見報告は，以下のようなものであった。1回目の合図を送った際，参加者は今自分が，眠っていて夢を見ていることを認識していた。ところが2回目の合図の際には，自分は起きていると認識していたため，手の握り具合を使った合図ではなく，起きていることを示す眼球運動による合図を送ったという（図中のポリグラム記録に，眼球運動はない）。しかし，脳波（C_3-A_2）と筋電図（EMG）の記録から，この時の参加者はレム睡眠中にあることがわかり，

参加者は明晰夢ではなく，通常の夢見体験を行なっていたといえる。その後再び自分が夢を見ていることに気づき（明晰夢），3回目の合図を送った。しかし，3回目の合図が正確にできていないような気がして，その2～3秒後に4回目の合図を送った。そして，最後覚醒した際にも5回目の合図を送った。

このように，実験後の参加者からは，この5回の反応について，1回目の握りしめ反応から順番に，その時の状況や意図の報告を得ることができ，その内容はポリグラム記録と一致していた。これらの結果から，明晰夢体験はレム睡眠中に生じていること，さらにレム睡眠中の夢見体験は，一般にイメージされる奇異で不合理な内容というよりも，実は予想以上に理性的で，論理的である可能性が示された。

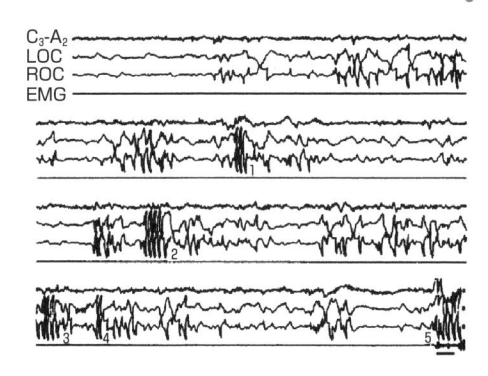

図10-7 明晰夢の最中の睡眠ポリグラム
(LaBerge et al., 1981)
脳波（C_3-A_2），左右の手の握り具合による合図（LOC/ROC），筋電図（EMG）を示している。図中の数字を打った箇所は，明晰夢体験中の実験参加者による合図。

2．明晰夢とアルファ波

一方，Tysonら（1984）は，明晰夢が発生しているときは，単なるレム睡眠中の夢見状態ではなく，レム睡眠の中でも特殊な状態であると考えている。彼らは，実験参加者をレム睡眠中に起こし，夢内容の聴取と，起こす直前の5分間の脳波を分析した。その結果，自分が夢を見ていることに気づかなかったふつうの夢（non-lucid dream）を見たときは，アルファ波がほとんど出現しなかった。ふつうの夢と明晰夢の中間にあるような状態で奇怪な夢（前明晰夢：pre-lucid dream）を見たときは，高振幅のアルファ波が出現した。しかし，明晰夢が出現したときは，アルファ波が出現しなかった。Tysonらは，レム睡眠中の覚醒水準が，明晰夢の発生に関与すると考えた。3章で述べられているように，覚醒中のアルファ波は，覚醒水準が中等度のときに最もよく出現し，覚醒水準が高すぎても低すぎても出現率は低下するという逆U字型の出現様式を示す。レム睡眠中もこれと同じように，比較的覚醒水準が低い場合は，アルファ波は出現せず，自分の夢に気づくこともなく，ふつうの夢となる。レム睡眠中に覚醒水準が中程度に上昇するとアルファ波がよく出現し，前明晰夢となる。さらに覚醒水準が上昇すると，アルファ波が消失する。レム睡眠中であるにもかかわらず覚醒水準が非常に高いため，自分の夢を自覚することができるようになる。さらに，覚醒水準が高いことによって，ふつうの夢とは違い，記憶に残りやすいことになるという。

4節　金縛り体験

1．金縛り体験とは

　Fukudaら（1987）は，睡眠中に起こった金縛り体験の典型例として，次のような例をあげている。「突然目が覚めた。まったく動けず，しゃべれない。目の前には，何か僧侶のような格好をした人がいて，私のお腹の上にのっかっている。私はとても恐怖を感じた。」
　このように，金縛り体験の特徴は，①動けない，②しゃべれない，③不安感や恐怖感を伴う，④胸の上に何かが乗っている感覚がする，⑤誰かがいるような気配を感じる，⑥聴覚・視覚・触覚に関する幻覚症状などが生じる，をあげることができる（Fukuda et al., 1987）。
　日本人大学生635名（男性390名，女性245名；平均19.6歳）を対象とした調査によれば，金縛り体験を経験したことのある人は，男性で37.7％，女性で51.4％おり，全体では43.0％の人が体験していた（Fukuda et al., 1987）。金縛りを初めて体験した年齢を尋ねたところ，女性では15歳，男性では17歳と回答した人が最も多かった。坂田・林（1999）も，298名の大学生を対象とした調査で，男性の32.6％，女性の43.1％，学生全体では38.3％の人が金縛り体験を経験したことを報告している。

2．ナルコレプシー患者における入眠時幻覚

　金縛り体験は，睡眠障害国際分類によれば，「睡眠麻痺」として分類される（ICSD, 1990）。睡眠麻痺とは，睡眠中に手足や体が動かせなくなる症状であり，通常，恐怖感を伴う。呼吸運動や眼球運動には問題はない。睡眠麻痺は，健常者でも金縛り体験として経験されるが，ナルコレプシー患者によくみられる症状である。
　ナルコレプシーとは，睡眠発作と情動脱力発作を伴う過眠症の1つである。2～3時間ごとに耐え難い眠気に襲われ，面接中など絶対に寝てはいけないような状況下でも寝てしまう（睡眠発作）。また，怒ったり大笑いしたりするような強い感情の変化をきっかけに，全身の力が抜けてしまう（情動脱力発作）。
　ナルコレプシー患者の中には，これらの症状のほかに，睡眠麻痺や入眠時幻覚を体験するものも多い。入眠期には通常の睡眠経過をたどらず，いきなりレム睡眠から睡眠が始まる。これを入眠時レム睡眠期（sleep onset REM period: SOREMP）とよぶ。レム睡眠の特徴である抗重力筋の脱力が起こるため，入眠とともに体が動かず金縛り状態となる（睡眠麻痺）。この時，入り口や窓から泥棒がはいり込んだり，箪笥の陰から化け物や怪獣が出てきて体にのしかかったり，小動物や蛇が体に這い寄ってきたり，

強盗に刃物で刺されたりするといった，不快で恐怖感を伴う体験（入眠時幻覚）を経験する（本多，1982）。このようなナルコレプシー患者における入眠時幻覚は，健常者における金縛り体験とよく似ている。

3．金縛り体験中の睡眠ポリグラム

　Takeuchi ら（1992）は，ナルコレプシー患者における入眠時幻覚は，健常者が体験する金縛り体験と同一のものと考えた。ただし，ナルコレプシー患者では，入眠直後にレム睡眠が発生するが，健常者では，ノンレム睡眠が出現したあとでないとレム睡眠は発生しないため，通常，入眠時に金縛りを体験することはない。しかし，Takeuchi らは，中途覚醒によって，もしレム睡眠から再入眠することがあるとすれば，その時に金縛り体験が起こるのではないかと考えた。

　4章に述べられているように，レム睡眠の長さは，体温と関連する。1日の中で体温が高くなるにつれてレム睡眠は短くなり，体温が低くなるにつれてレム睡眠は長くなる。1日の中でいちばん体温が低い午前3時〜5時は最もレム睡眠が長くなり，時には1時間以上続くこともある。レム睡眠が出現しやすいこの時間帯に睡眠を中断させれば，レム睡眠から睡眠が再開する可能性が高くなることが予想できる。

　すでに Miyasita ら（1989a）は，睡眠中断法を用いて，72％の高い確率で入眠時レム睡眠を誘発させることに成功している。そこで，Takeuchi ら（1992）は，金縛り体験を頻繁に経験する人を対象として，睡眠中断法を用いて入眠時レム睡眠を起こさせ，金縛り体験を人工的に誘発できるかどうか実験を行なった。その結果，成功率は低かったが，全記録のうち，9.4％で金縛り体験を誘発することに成功した。

　図10-8は，金縛り体験中の睡眠ポリグラムを示している。金縛り体験中は，脳波に高振幅のアルファ波が多く出現していることがわかる。アルファ波は通常，覚醒中に出現する脳波であり，ノンレム睡眠中には出現しない。しかし，レム睡眠中には，しばしばアルファ波が出現する（3章参照）。前節で述べたように，明晰夢の直前も覚醒水準が高く，アルファ波が出現する。このように，金縛り体験中は覚醒水準が高く，自分は目覚めていると感じられることが予想できる。その一方で，レム睡眠中は抗重力筋の脱力が生じているため体に力が入らない。そこに，レム睡眠中に特有の鮮明でありありとした情動豊かな夢見体験が生じ，自律神経系の活動も乱れる。そのため，「胸の上に誰かがのっている」などの恐怖体験へとつながると考えることができる。

4．金縛り体験の発生要因

　入眠時レム睡眠の出現が，金縛り体験の原因であることがわかった。では，そもそもなぜ入眠時レム睡眠が生じるのだろうか？　入眠時レム睡眠は，中途覚醒後の再入

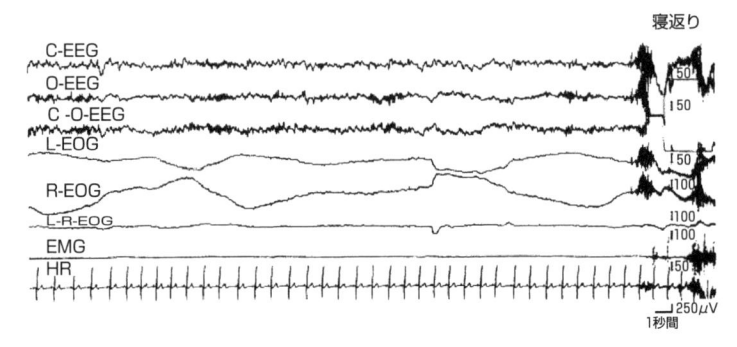

図 10-8 金縛りの最中の睡眠ポリグラム（Takeuchi et al., 1992）
脳波（EEG），眼電図（EOG），筋電図（EMG）と心電図（HR）を示している。記録最後部分のノイズは，実験参加者が寝返りをうったために筋電図が混入したことを示している。

眠時に生じることから，第 1 の要因としては，中途覚醒が頻繁に起こることがあげられる。身体的および精神的なストレス状況下や，不規則な生活，徹夜後に昼寝をするなど，通常の睡眠覚醒リズムが崩れると，夜間睡眠中に中途覚醒が起こりやすい。

先述の通り，金縛り体験の初発の年齢は，女性で 15 歳，男性で 17 歳が最も多い（Fukuda et al., 1987）。この年齢は，ちょうど思春期から青年期と対応し，第 2 次性徴に伴う生物学的な要因が高まる。さらに，受験期とも一致し，環境要因の影響も大きい。このように，精神的・身体的ストレスが高まるため，中途覚醒が起こりやすいと考えることができる。

第 2 に，中途覚醒から再入眠したとき，レム睡眠が出現しやすい状況にあること，すなわちレム睡眠圧（REM sleep pressure）が高いことが必要になる。先述の通り，ナルコレプシー患者とは異なり，健常者では，通常，ノンレム睡眠を経たのち，レム睡眠が始まる。中途覚醒から再入眠した場合でも，レム睡眠から始まることは少ない。しかし，早朝の最低体温付近であれば，レム睡眠は出現しやすい。また，中途覚醒が，レム睡眠が始まる直前であるほど，入眠時レム睡眠が発生しやすくなる。Miyasita ら（1989b）は，第 1 睡眠周期のレム睡眠が終了してから，その直後（0 分），20 分，40 分，60 分のノンレム睡眠が経過した時点で実験参加者を 1 時間起こし続け，その後，再入眠させた。その結果，入眠時レム睡眠の発生率はそれぞれ，8.3％，16.7％，58.3％，75.0％であり，中途覚醒前のノンレム睡眠の長さが入眠時レム睡眠の出現率に直接影響を及ぼしていた。このように，中途覚醒のタイミングも，金縛り体験の発生に大きくかかわっている。

ただし，Takeuchi ら（1992）の実験では，入眠時レム睡眠を誘発させた場合でも，金縛り体験は，全記録の 9.4％しか誘発できていない。金縛り体験が生じるためには，入眠時レム睡眠が発生することが必要であるが，入眠時レム睡眠が出現すれば，それ

がすべて金縛り体験として経験されるわけではなく,むしろ金縛り体験に結びつくことは比較的少ないことがわかる。金縛り体験になる場合とならない場合がなぜ起こるのか,今後の研究が待たれるところである。

11章

睡眠中の情報処理過程

1節 睡眠中の応答

　ヒトは，覚醒中であればわずかな環境の変化にも対応できるが，睡眠中はなかなか思うようには対応できない。睡眠中は意識が一時的に低下した状態であるため，それは当然のこととして考えられているが，睡眠中であっても，ある程度は外部に対する応答性が備わっていることは，一般的にも知られている。乳幼児と添い寝している母親は，子どものわずかな動きや声も敏感に察知し，すぐ目覚めることができる。あるいは，誰しも夜中に何者かが寝室に侵入してきたら，すぐさま起きて対処することができるだろう。ところが一方で，そうした環境の変化にもまったく気づかずに，ぐっすり眠ったままでいる場合もある。これらの違いはどうして生じるのだろうか。

　古典的には，睡眠中の行動反応可能性を「睡眠深度」，つまり深さとしてとらえ，睡眠中にどの程度刺激に対する反応ができるかを調べた研究が数多くある。ただし，この睡眠深度は，大熊（1977）が指摘しているように，それ自体が連続的に変化する1つの量として表現できるものであるかどうかについて疑問があり，適当な用語ではない。「睡眠が深い」と一口に言っても，知覚できないのか，応答できないのかでは次元が異なるためである。

　Okumaら（1966）は，それぞれの睡眠段階における刺激反応性を調べるために，睡眠中に光のフリッカー刺激や音のクリック刺激を呈示し，これらに対する運動反応と反応時間を測定した。その結果，ノンレム睡眠では段階1から睡眠が進行するに従って，反応時間の延長，その標準偏差の増大，運動応答の低下がほぼ並行して起こっていたが，レム睡眠では音や光の知覚と応答性の間に分離がみられた。

Williams（1967）は，2つの音刺激を弁別させ，正しく反応できないときには警告音とともに電気ショックを与えるという強化を与えたとき，レム睡眠においてのみめざましく行動反応が向上したという結果を報告している（1章図1-2参照）。この結果は，レム段階では潜在的に，弁別反応に対する能力がある程度高く備わっていることを示しており，示唆に富んだものである。

夢見報告の多いレム睡眠では，外部の刺激に気づいていることもあるが，刺激が取り込まれて夢の一部になると，夢と現実の区別がつきにくくなるともいわれている（大熊，1977；Burton et al., 1988）。以上のことからもわかるように，行動・主観指標のみを用いることは，特にレム睡眠の検討において限界があるといえる。

2節　事象関連電位の計測

1．事象関連電位（ERP）

睡眠中の脳内の情報処理過程を検討する指標の1つとして事象関連電位（event-related potential: ERP）があげられる。ERPは，ある特定の「事象」の生起に時間的に「関連」して出現する一過性の脳「電位」変化を表わしたものである。しかし，脳波は常に継続して出現しているため，ある特定の刺激を1回呈示したとしても，その刺激に対する脳電位変化は，背景の脳波活動に埋もれてしまい，観察することができない。そこで，その刺激をくり返して数十回呈示して，刺激を呈示した時点で脳波を加算平均する。背景の脳波活動は，ランダムに出現しているため，このように加算平均すれば，背景脳波は互いに打ち消しあい，見かけ上，背景脳波の電位変動は0となり，刺激に対する脳電位変化だけが浮かび上がってくる。その結果，刺激に対して反応する成分を観察することができる。ERPの具体的な測定法については，入戸野（2005）のテキストに詳しい。

刺激が呈示されてから数百ミリ秒の間に，いくつかのERP成分が出現する。ERPは，陰性（negative）の振れをN，陽性（positive）の振れをPとする。陰性と陽性の波に対して刺激呈示後に出現する順に1，2，3，……の番号をつけ，波に，N1，P1，N2，P2，……のように表記するか，この番号の代わりに，刺激から呈示されてからその波が出現するまでの時間をつける。たとえば，刺激が呈示されてから約300ミリ秒後に出現した陽性の波は，P300と名づけられている。

ERPは，感覚器に対する刺激の処理や，期待，注意，意思決定などを行なう際の脳内の情報処理過程にかかわる神経集団の同期的活動によって生じるといわれている（Hillyard & Kutas, 1983）。刺激が呈示されてから約150ミリ秒までに発生する初期・中期成分は，おもに感覚刺激や刺激の物理的特徴に関連して出現すると考えられてい

る。それ以降に発生する後期成分は，注意や意味処理といった，より高次レベルの心理的活動を反映していると考えられている。

　睡眠段階2で出現するK複合のように顕著な脳波であれば単一波形でも観察可能であるが，通常刺激に対する脳波反応は，背景脳波活動の影響で見えにくいため，ERPを用いるのが簡便で有効な方法である。睡眠中のヒトは自らの意志や気づきを行動的に報告する能力に限界があるので，実験参加者の内省報告や行動指標に頼ることなく，脳の認知過程に関連した電気活動を検討することができる。以上のようにERPは，睡眠心理学の研究に適した方法であるといえる。

　外的刺激に対する睡眠中のERPを測定するという，睡眠中のヒトに刺激を加える手法，通常の睡眠を阻害する手法には違いないが，「睡眠深度」の研究のような古典的研究では解明されなかった，睡眠中の脳内処理過程を明らかにすることができるという大きな利点がある。覚醒中のヒトのERP研究は，数十年の歴史の中で，環境変化の検出に関する多くの知見を積み上げてきている（Polich, 2003）。その枠組みにそって睡眠を調べることは，それ自体が興味深い一面をもつとともに，ヒトの意識に関する心理学や脳科学の一端を担うことになる。

2．代表的なERP成分

　しばしば用いられるERPパラダイムとして，オドボールパラダイム（odd-ball paradigm）がある。オドボールとは，「変わり者」という意味で，高頻度で呈示される刺激の中から，出現頻度の低い刺激を検出する課題のことである。この方法は，環境の変化を検出する機構を検討するパラダイムとして睡眠中の研究にも有用である。

　オドボールパラダイムでは，逸脱の検出を反映する代表的なERPとしてP300（またはP3）が観察される（Sutton et al., 1965）。P300は，刺激呈示後300ミリ秒付近で頭頂部優勢に出現する陽性電位で，課題関連性（Duncan-Johnson & Donchin, 1977）や刺激に対する注意配分（Donchin et al., 1986）を反映する。P300は，標的刺激を検出できなかった場合や，刺激を積極的に無視した状態では出現しない（Hillyard et al., 1971）。

　また，標準刺激に対するERP波形から逸脱刺激に対するERP波形を引くと，その残差波形からは，刺激呈示後150ミリ秒付近にミスマッチ陰性電位（mismatch negativity: MMN）が観察される（Näätänen et al., 1978）。MMNは，刺激を無視した状態でも惹起されることから，自動的な注意過程を反映していると考えられている（Näätänen, 1992）。

　以上のP300，MMNは，覚醒時の脳の情報処理過程を代表するERP成分である。これらのERP振幅は，覚醒水準が低くなるとともに低下し，入眠期で消失する。一方で，睡眠段階1以降に振幅が増大する成分として，P200（P2），N300（N2），P400

(P3), N550 (N3) がある。N300 (または N350), N550, P900 は K 複合の成分でもある。これらの ERP 成分に関しては，次節に詳しく述べる。

3節　睡眠中の見張り番機構

1. 見張り番機構

　睡眠中は，意識にのぼらないまでも，意味のある環境変化と意味のない変化を聞き分け弁別しており，必要であれば覚醒する判断を行なっていると考えることができる（堀，2000）。そのため，睡眠中の情報処理は段階的に行なわれ，最初の段階では，外部から入力された情報が，あまり重要でない，あるいは重要かもしれないと判断する。この判断は，比較的早い時間帯で処理され（ERP では初期〜中期），あまり重要でないと判断されれば，その情報を無視して睡眠を維持することになる。重要かもしれないと判断されれば，その情報に対してさらに深い処理が行なわれ，その結果によっては，脳の活動レベルをあげて覚醒へといたらしめると考えられる。

　このような外部刺激に対する睡眠中の認知処理機構は，見張り番機構とよびうるものである。見張り番機構は，あたかも，睡眠に関するあらゆる機能を保護するために，できるだけ負担がかからず，日中とは異なる効率的な方法で，一晩を通して睡眠環境に異常な変化がないかをチェックする役割を担っていると考えることができる。

　Voss (2004) は，睡眠中の見張り番機構に関するレビューの中で，動物は睡眠中，周囲の睡眠環境に保護域 (protective field) を形成するという考えを提唱している。保護域とは，比較的安全で，侵入者が検出されずに侵入してくる機会を最小にする領域のことである。保護域を形成するには，行動的戦略と認知的戦略が必要となる。行動的戦略とは，擬態や安全な場所の確保などを指し，認知的戦略とは，外的事象の優先順位を確立した上での定期的なモニタリング，連続的なスポット点検，あるいは睡眠機構そのものの活動を弱めること（これは，周囲に対する注意を払っている状態，vigilant state を指すと考えられる）などを指す。この認知的戦略こそ，睡眠中の情報処理過程と深く関連しているといえる。行動的戦略がどれくらい利用可能であるかは，置かれている睡眠環境の状況によって変化するため，認知的戦略の取り方は，その睡眠環境の状況によって強められたり弱められたりすることが予測される。

2. ノンレム睡眠中の見張り番機構

　睡眠中の見張り番機構は，覚醒中の環境変化の検出機構とは異なる性質をもつことが，数多くの研究報告において明らかにされている (Campbell et al., 1992)。2002年に発行された *International Journal of Psychophysiology* 誌の46巻3号は，睡眠中の ERP

11章 睡眠中の情報処理過程

に関する特集号として,睡眠中の情報処理に関するレビューを収録している。

覚醒中に現われる N100, MMN, P300 は,睡眠中には消失し,代わって,P200, N300, N550, P900 が出現する (Campbell et al., 1992; de Lugt et al., 1996)。特に,入眠期の ERP を測定すれば,覚醒中の情報処理機構が睡眠中の見張り番機構へと切り替わる過程を検討することができる。図 11-1 は,入眠期における 5 段階の脳波段階 (簡易版脳波段階, Michida et al., 1999, 9章参照) における ERP の変化を示したものである (Nittono et al., 2001;高原ら,2002)。覚醒中は,開眼時でも閉眼時でも,標的に対して出現する P300, MMN は,シータ波が連続する段階になると消失し,代わって中心部優勢の P200 と後頭部優勢の P400 が出現する。シータ波期では,音刺激

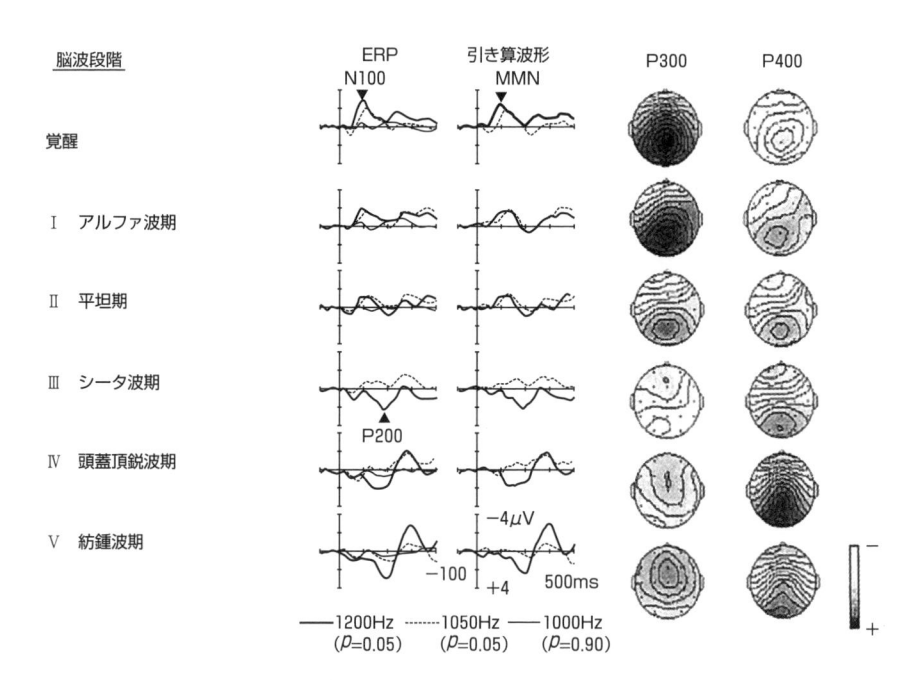

図 11-1　入眠期の ERP (Nittono et al., 2001;高原ら,2002)

Rechtschaffen & Kales (1968) による覚醒から睡眠段階 2 までを,脳波段階 I (アルファ波期), II (平坦期), III (シータ波期), IV (頭蓋頂鋭波期), V (紡錘波期) に分類し (Michida et al., 1999),その特徴的な ERP 波形を示している。睡眠段階では,アルファ波期が覚醒,平坦期から頭蓋頂鋭波期が睡眠段階 1,紡錘波期が睡眠段階 2 に相当する。

左 2 列の波形 (ERP,引き算波形) は,3 音オドボール課題を用いて得られた波形である (Nitttono et al., 2001)。この実験では,1200 Hz (標的刺激),1050 Hz (逸脱刺激),1000 Hz (標準刺激) の音刺激を 5%,5%,90%の確率でランダムに呈示し,実験参加者は,標的に対して押しボタンを押して反応した。左列の ERP は,それぞれの刺激に対する波形を示し,引き算波形は,標的刺激と逸脱刺激から,それぞれ標準刺激を引き算した波形を示している。これらの波形は,いずれも上側が陰性,横軸は潜時を示している。なお,この実験では刺激間間隔が短いため,P300 と P400 の ERP 波形は示されていない。

右 2 列の図形 (P300, P400) は,1000 Hz 純音 (標準刺激,呈示確率85%) と 2000 Hz 純音 (逸脱刺激,呈示確率15%) を呈示したときの P300, P400 潜時帯における ERP 振幅のトポグラムを示したものである (高原ら,2002)。色の濃い部分が強い陽性を示す。覚醒時に頭頂部優位の P300 はシータ波期で消失し,代わりに後頭部優位の P400 が成長している。

に対する行動反応も著しく低下することから（Hori et al., 2001），シータ波の出現が情報処理機構の変化点であると考えられる。P200（P2）は，入眠期だけでなく，一夜を通して，刺激のモダリティにかかわらずまれな刺激の検出に関連して出現すること（Crowley & Colrain, 2004），刺激に対する意図的な注意に影響されないことから（Takahara et al., 2006a），初期の定位的な反応（刺激によって引き起こされる受動的な注意）を反映していると考えられる。

　睡眠段階2になると，行動反応はほとんど得られないことから（8章参照），睡眠段階2以降におけるERPを測定する場合は，行動反応を求めず，種々の刺激に対する応答性を調べることになる。睡眠段階2の最中に音刺激を呈示すると，N300（N350），N550，P900が出現する。これらの成分は，睡眠段階2に出現するK複合の成分であると考えられている。もともとK複合は，外部刺激に対する応答性が高いことが知られている。たとえば，眠っている実験参加者のそばで拍手すると，K複合が出現する。K複合の成分のうち，中心部優勢に出現するN350は，刺激固有の特徴に関連していると考えられている（Perrin et al., 2000; Gora et al., 2001）。N350の振幅が高いと，後続するN550やP900が出現するが，N350の振幅が小さい場合は，これらの成分は出現しない（Bastien & Campbell, 1992）。このことから，N350は，K複合を発生させるかどうか，つまり，その後の処理を続けるかどうかの決定に関与していると推測される。N550は，やや前頭よりに優勢に出現し，刺激の新奇性や顕著性，呈示確率などの特徴によって振幅が変化する（Atienza et al., 2001）。

　図11-2は，3音オドボールパラダイムを用いて，睡眠段階2におけるK複合を検討したものである（Hori et al., 2002）。この実験では，純音の高頻度刺激（1000 Hz，呈示確率70％）と低頻度刺激（2000 Hz，呈示確率15％）に加えて，ホワイトノイズ（呈示確率15％）を呈示した。K複合が誘発された場合と，誘発されなかった場合を分けると，先述のように，K複合が出現した場合は，N300の振幅は大きいが，K複合が出現しないときは，N300の振幅が小さいことがわかる。また，刺激の顕著性が高いホワイトノイズでは，K複合の誘発率が78％と最も高く（純音の低頻度刺激では13％，高頻度刺激では33％），さらに，N550振幅も最も高くなっていた。一方，この実験では，明瞭なP900を確認することができなかった。

　睡眠脳波は，通常，時定数0.3秒で記録される。時定数とは，電気信号が出力されたあと1/e（自然対数の底，2.718…）に減衰するまでに要する時間のことであり，通例，調べようとする現象の3倍の長さを用いる。0.3秒という時定数は，0.1秒の脳波，すなわちアルファ波をみることを主目的とする場合に用いるものであり，それよりも周波数の遅い脳波の測定には本来向いていない。図11-2の実験では，時定数は3.2秒に設定されており，刺激呈示後，約0.9秒で出現するP900の分析には最適である。にもかかわらず，確認することが困難であるということは，P900は，十分な時定数を用い

ると確認されにくい，不明瞭な振れであると考えることができる。

徐波睡眠（睡眠段階3,4）になると，外部刺激に対する応答性は著しく低下すること，覚醒させても強い睡眠慣性があることなどから，徐波睡眠中の情報処理過程については，ほとんど検討されていない。

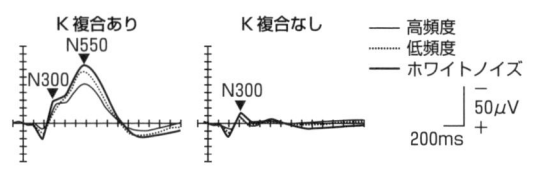

図11-2　K複合のERP成分と刺激の顕著性
(Hori et al., 2002)

睡眠段階2における3音のオドボール刺激に対する反応。左図はK複合が誘発された場合，右図は誘発されなかった場合を示している。N300は，いずれの刺激に対しても，K複合が誘発されている場合に大きくなっている。N550は，低頻度刺激よりも高頻度刺激に対して高振幅で，ホワイトノイズのように純音に比べると非常に顕著性の高い刺激に対して最も高い振幅を示している。

3．レム睡眠中の見張り番機構

Dement (1958) は，ヒトのレム睡眠に相当する睡眠期が動物にもあることを発見した。この睡眠期に，姿勢を保つための抗重力筋の筋緊張が消失することを，ネコを使った実験で見いだしたJouvet (1962) は，脳波が覚醒に近い波形を示すにもかかわらず，覚醒閾値が高いことから，これを逆説睡眠 (paradoxical sleep) と名づけた。逆説睡眠はレム睡眠と同義であるが，現在でも動物の睡眠を研究している睡眠研究者は，レム睡眠という言葉を用いず逆説睡眠とよぶことが多い。ヒトのレム睡眠中には，MMNや (Loewy et al., 1996; Atienza & Cantero, 2001)，P300が出現することから (Cote & Campbell, 1999a, b)，逆説睡眠という名の通り，覚醒中に匹敵する処理能力が存在している可能性がある。しかし，環境モニタ機構の観点から考えると，睡眠中に覚醒中の機構を動員するのは効率的ではない。

覚醒中のP300は，中心部-頭頂部に優勢に出現するが，これがレム睡眠中のP300と同じかどうかについては，十分な検討が行なわれてこなかった。そこでTakaharaら (2006a) は，レム睡眠中にオドボールパラダイムによる1000 Hzの純音刺激（高頻度）と2000 Hzの純音刺激（低頻度）を60 dB/SPLの刺激強度でランダムに呈示した。その結果，出現頻度の低い音刺激に対して，P300よりも有意に長い潜時の陽性成分が出現した。また，この成分は覚醒中のP300とは異なり，後頭部優勢に出現していた（図11-3）。したがって，レム睡眠期のP400は，入眠期のP400同様，睡眠時に特有の処理過程を反映していると考えられる。

また，就寝前の教示により睡眠中に刺激に対し意図的に注意を喚起することをうながしたところ，レム睡眠中のP400には注意の効果が反映されたが（図11-4），睡眠段階2ではそのような効果は認められなかった。このように，睡眠中の後期陽性成分は，睡眠段階2とレム睡眠とではその性質が異なることが指摘されている。一方で，

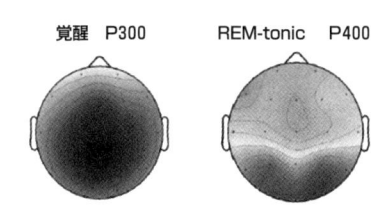

図11-3 レム睡眠期の後期陽性成分 P400 の頭皮上分布
(Takahara et al., 2006a)
覚醒時とレム睡眠期の後期陽性成分 P300, P400 の頭皮上の電位マップを示している。色の濃い部分が強い陽性を表わす。等高線は, P300 では 5μV, P400 では 2μV ごとに表わしている。P300 は頭頂部優位であり, P400 は後頭部優位である。

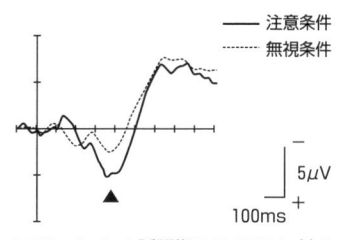

図11-4 レム睡眠期の P400 に対する意図的注意の効果
(Takahara et al., 2006a)
レム睡眠中の tonic 期に出現した後期陽性成分 P400 は, 睡眠中に刺激を無視させた条件よりも, 刺激に対する注意を喚起していた条件において振幅が増大した。この図はオドボール刺激の逸脱刺激に対する反応のみを示した ERP 波形で, 後頭部 (O_1) からの導出である。

レム睡眠中に意図的注意の効果が反映されたことは, 1節で述べたレム睡眠中の潜在的な認知能力の高さ (Williams, 1967) を示している。

4. レム睡眠中の急速眼球運動の有無による処理過程の違い

　レム睡眠中で急速眼球運動の出現密度が高い時期 (phasic 期) は, 実験参加者を起こすと覚醒後の睡眠慣性が強いことや (Koulack & Schultz, 1974), 刺激に対する応答性が低いこと (Price & Kreman, 1980), ERP 後期陽性成分が出現しにくいこと (Sallinen et al., 1996; Takahara et al., 2006a) が報告されている。ただし, 刺激間隔を十分に長くとることによって刺激の顕著性を高めれば, 急速眼球運動の出現密度が高い時期でも, ERP を確認することができる (Takahara et al., 2004; 2006b)。Takahara ら (2006b) の報告では, レム睡眠の中でも急速眼球運動のみられない時期 (tonic 期) では, 音刺激の呈示間隔を増大させると, その間隔の長さに応じて P400 の振幅が増大したが, phasic 期では, 刺激の呈示間隔を変化させても, 一定の刺激間間隔 (約30秒) に達するまで P400 振幅の変化はほとんどみられなかった。覚醒中では, 刺激の顕著性を高めると ERP 振幅が増大するが, 上記の結果は, レム睡眠中においても, 刺激の顕著性が ERP の惹起に影響を及ぼしていることを示している。

　Wehrle ら (2007) は, 機能的 MRI (fMRI) を用いて, 聴覚刺激に対するレム睡眠期の脳活動を調べた。急速眼球運動のない区間 (tonic 期) では, 聴覚に関連した領域が活性化していたが, 急速眼球運動のある区間 (phasic 期) では, これらの領域の活動は, 著しく低下していた。この結果は, phasic 期には, 外部からの刺激入力に対して聴覚処理が進行していないことが示されている。その一方で, phasic 期では, 視床と大脳辺縁系の活動が亢進し, これらの脳部位が同期的に活動していることも指摘され

ている（Wehrle et al., 2007）。急速眼球運動自体は，橋から発生し，視床を経由して後頭視覚野に達する指令（PGO活動）によって生じると推測されている。その視覚野の活動によって，夢見が生じると考えられている（10章参照）。phasic期，すなわち眼球運動が発生しているときに視床と大脳辺縁系に同期的活動がみられたということは，まさに外的刺激によらない内的ループが形成され，夢見体験が起こっていることを示唆するものである。また，人間が一度に処理できる注意の資源には，限りがあるという注意容量配分の考え方からすると（Kahneman, 1973），phasic期にはこのような内的過程に注意が向いていることで外部に対する応答性が低くなっているとする見方もある。

このように，tonic期とphasic期では外部情報の処理過程の性質に明らかな違いがみられる。急速眼球運動が活発に生じるphasic期では，外的刺激に邪魔されない内的活動が生じており，これに対してtonic期は，レム睡眠中における見張り番機構を担っていると考えることができる。

5．睡眠構造と見張り番機構

ここで，Voss（2004）の「保護域」の概念に戻ると，私たちが複雑な睡眠構造をもつのは，外部刺激に対する応答性が著しく低下する区間が長く続いてしまわないようにするためであり，約90分の睡眠周期をもつことで，潜望鏡のように時どき睡眠を浅くしては定期的に環境を監視するためであると考えることができる。その役目はレム睡眠が担っているとする考えもあるが，上述のように，一概にレム睡眠を浅い睡眠とするのは誤りである。レム睡眠の中でも，特に急速眼球運動が頻発している時期は，刺激に対する応答性が低い。

つまり，睡眠中の私たちにとって，外敵に狙われても危機を回避できないような最も危うい時期は，睡眠が最も深い徐波睡眠時と，急速眼球運動が頻繁に起こっているレム睡眠中ということになる。これらの時期は，いずれも記憶の再統合に重要な役割を果たしていることが明らかにされている（12章参照）。徐波睡眠中は，海馬で長期増強が起こり（Buzsáki, 1998），徐波の同期的活動によって記憶が増強されていると考えられている（Marshall et al., 2006）。また，レム睡眠中には，骨格筋の筋緊張を低下させ運動出力を遮断した状態で鮮明な夢見体験が行なわれ，記憶の整理が行なわれていると考えられている（北浜，2006）。これらの時期には，外部の刺激に対して応答するよりも優先するべき重要な作業が行なわれていると推測される。しかし，先述のように，このように応答性の低い期間が長時間続くのは，非常に危険である。そのため，これらの段階の移行期や前後に体動や5秒間以下の微小覚醒など，睡眠中のヒトがほとんど気づくことのないレベルの覚醒が挿入され，必要があればはっきりと目覚めさせるという仕組みになっていると考えることができる。

4節　睡眠中の言語情報処理

1．睡眠中のカクテルパーティ効果

　睡眠中に，より複雑な情報処理過程が存在する可能性は，個人の名前や言語刺激を用いたERPによって検討されている（Brualla et al., 1998; Ibáñez et al., 2006; Perrin et al., 1999, 2002; Pratt et al., 1999）。覚醒中では，ざわめきの中でも聞きたい音だけを選び取って聞くことができる能力が，カクテルパーティ効果（Cherry, 1953）として知られている。睡眠中であっても自分の名前や特定の情報に対して選択的に注意がはたらくことは，想像に難くない。Oswaldら（1960）は，名前を順読みしたものと逆読みしたものを睡眠中に聞かせたところ，順読みしたときのほうがK複合の出現率が高いことを示した（1章図1−3参照）。このことからK複合は，意味のある刺激の検出に関連していると考えられる。

　Perrinら（1999）は，睡眠中に，実験参加者自身の名前も含むさまざまな名前を読み上げた。すべての名前に対してK複合が出現したが，自分の名前に対しては，睡眠段階2でもレム睡眠中でも，覚醒中のP300（P3）に似た後期陽性成分が増幅していた（図11−5）。覚醒中に，参加者自身に関連のある自己関連刺激を呈示すると，P300の振幅が増加することから（Fischler et al., 1987），睡眠中の後期陽性成分は，単なる刺激検出ではなく，自己関連性を反映する覚醒中のP300と似た性質をもっている可能性がある。

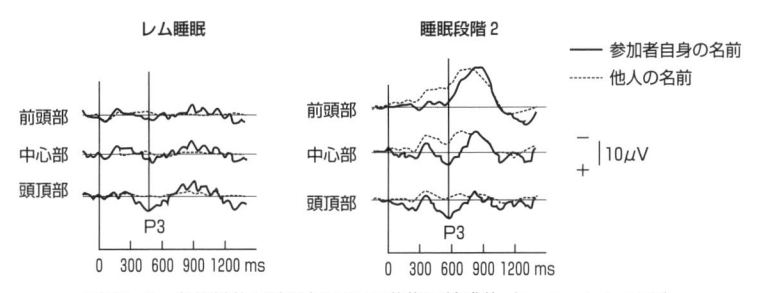

図11−5　名前刺激と睡眠中のERP後期陽性成分（Perrin et al., 1999）
睡眠中に数人の名前をランダムに呈示したとき，その中の1つが参加者自身の名前であった場合，レム睡眠と睡眠段階2で後期陽性成分P3が出現する。

2．意味的逸脱の検出

　偽単語の検出や言語の意味的逸脱に関連した処理過程は，睡眠中にも行なわれている。覚醒中，言語の処理に関連して出現するN400は，意味知識へのアクセスを反映

しているとえられており，呈示される刺激が全体の文脈から逸脱するほど，その振幅が大きくなる（Kutas & Hillyard, 1980）。このN400は，睡眠段階2やレム睡眠でも惹起されることが報告されている（Brualla et al., 1998; Perrin et al., 2002; Ibáñez et al., 2006）。Perrinら（2002）は，覚醒中と睡眠中に2つの単語をペアにした組み合わせを呈示した。図11-6は，これらの語を呈示した際のN400の振幅値を示したものである。N400は，陰性電位であ

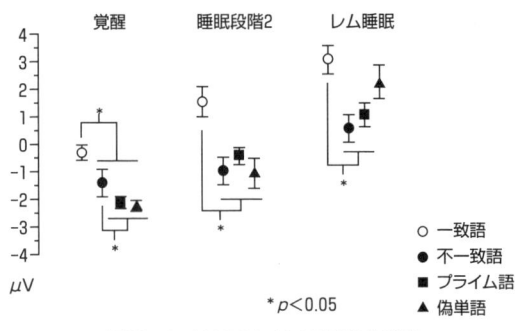

図11-6 N400に対する意味的逸脱
(Perrin et al., 2002)

覚醒中と睡眠中に2つの単語をペアにして呈示し，先に呈示した単語（プライム語）に対して，意味的に一致する単語（一致語）と一致しない単語（不一致語）を呈示し，その間に意味のない音節（偽単語）を挿入した。図中の「プライム語」は偽単語の次に呈示された単語を示す。N400振幅は下に行くほど（値がマイナスになるほど）振幅が高い。覚醒中は，一致語に対してよりも不一致語に対して高振幅で，無意味な音節に対する反応が最も大きかったが，レム睡眠期では，偽単語に対する反応は一致語と差がない。

ることから，値がよりマイナスになるほど，N400の振幅が大きいことを示す。覚醒中では，一致語よりも不一致語のほうが，さらに，不一致語よりもプライム語や偽単語のほうが，値がよりマイナスになっており，N400の振幅が高かった。睡眠段階2では偽単語に対してN400振幅が高かったが，レム睡眠では意味的に不一致な語に対してN400振幅が高く，偽単語と一致語の間はほとんど差がなかった。

偽単語は，この世に存在しない単語のことであるから，レム睡眠には，このような非合理性を受け入れやすい性質があると考えることができる。このようなレム睡眠の性質がレム睡眠中にしばしば報告される奇怪で非合理的な夢（Hobson, 1988）を生み出す土壌となっていると考えられる。さらに，レム睡眠は，常識ではとても関連するとは思えないような物事を結びつけ，洞察や夢のお告げなどを得る機能をもっているのではないかと考えている研究者もいる（Maquet & Ruby, 2004）。

また，単語を用いた研究ではないが，それに準ずるものとして，複雑な組み合わせの純音や微妙な母音の聞き分けに関する研究もある。Atienzaら（2001）は，ERPのMMNを使って，レム睡眠中にも，覚醒中に獲得した複雑な音刺激の弁別学習の記憶にアクセスできる可能性を示した（図11-7）。また，Cheourら（2002）は，新生児において，睡眠中に母音の弁別学習ができるようになることを示した。

これらの研究は，覚醒中に獲得した弁別学習の内容が，外的手がかりによって睡眠中にも再現することができるという可能性を示唆するものである。睡眠と学習に関する研究については，今後，さらに詳細な検討を行なう必要があるだろう。

4節 睡眠中の言語情報処理

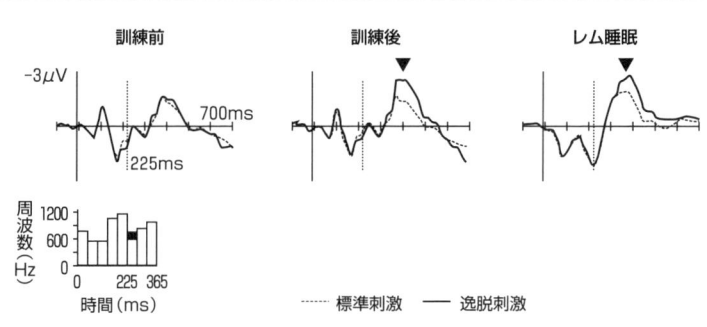

図 11-7 レム睡眠中に再現される訓練の効果(Atienza et al., 2001)
左下に示されているような 8 つの周波数からなる複雑な音刺激を用意し，刺激列をつくる。まれに訓練前，訓練後，レム睡眠中，それぞれのフェーズにおける 6 番目の音の周波数を微妙に変化させ，聞き分ける訓練を行なう。3 つの ERP 波形は，標準刺激と逸脱刺激に対する反応を示しており，図中の 225 ミリ秒（ms）は刺激の違いが生じる時点を示している。訓練前には，標準刺激に対しても逸脱刺激に対しても反応に差がないが，訓練後には，刺激の違いが生じる時点から 200 ms 付近に差異がみられる（図中▼）。レム睡眠中にも，同様の差異がみられる。この差は，ミスマッチ陰性電位（MMN）を反映している。

12章

睡眠と記憶

1節 睡眠と記憶

1．宣言的記憶と手続的記憶

　記憶の中には，ガイドブックに掲載されている電話番号をかけるときなど，電話をかけるほんの少しの時間だけ覚えておけばよい記憶と，知識や印象的な経験など長時間にわたって保たれ続ける記憶がある。一般に，前者のような短い記憶を短期記憶，後者のような長い記憶を長期記憶とよぶ。短期記憶は，記憶の保持機能に加えて能動的な情報処理の機能も同時に兼ね備えているという意味で，ワーキングメモリ（working memory）ともよばれている。
　一方，長期記憶は，その内容から，宣言的記憶（declarative memory）と手続的記憶（procedural memory）に分かれている。宣言的記憶は，さまざまな事実についての記憶であり，言葉で記述することができる。宣言的記憶のうち，個人的な思い出はエピソード記憶とよばれ，一般的な知識は，意味記憶とよばれている。これに対して，車の運転技能など，運動技能や習慣などに関する記憶が手続的記憶である。
　近年，これら長期記憶の統合と定着に，睡眠が大きな役割を果たしているという研究成果が数多く報告されるようになってきた。

2．睡眠と干渉説

　睡眠は，脳を発達させたヒトにとって重要な生理機能であり，生存のために欠くことのできない行動である。睡眠は，身体や脳の疲労を回復させる恒常性維持としての

機能をもつとされてきたが，近年これに加えて，覚醒時に得られた情報の再処理や記憶の固定化に関与することが明らかにされている。睡眠が記憶に及ぼす効果については，Jenkins & Dallenbach（1924）の研究にさかのぼることができる（図12-1）。彼らは，実験参加者に10語の無意味な綴りを記憶させ，1〜8時間の保持期間のあとに再テストを4回実施した。保持期間の間は，睡眠をとらせるか（睡眠条件），起こしておいた（覚醒条件）。再テストの成績は，学習時よりも減少したが，いずれの参加者も睡眠条件のほうが覚醒条件よりも成績が高かった。この結果について，彼らは，新規に学習し再生されるまでの期間を睡眠状態で過ごすほうが，覚醒状態で過ごすよりも外的な刺激による干渉が少ないために忘却が抑制される，という干渉説で説明した。

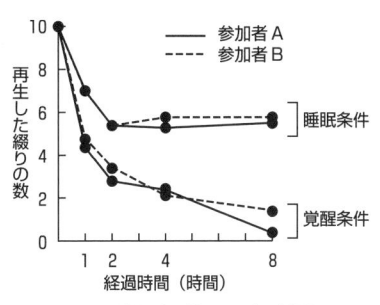

図12-1 睡眠が記憶に及ぼす効果
（Jenkins & Dallenbach, 1924）
10の無意味綴りを記憶させたあと，1〜8時間の保持期間をおき，その間に，再テストを4回実施した。保持期間の間に睡眠をとらせる条件（睡眠条件）と，起こしておく条件（覚醒条件）を比較した。

3．睡眠による記憶の促進効果

しかし，近年の報告では，記憶テストを実施したあとに睡眠をとると，テストの成績は単に維持，回復するのではなく，飛躍的に向上することが示されている（Fischer et al., 2002; Stickgold et al., 2000; Walker et al., 2002）。これは干渉説では説明できない促進的な効果であり，睡眠中に記憶統合と定着が進行していることを示すものである。図12-2に，睡眠が運動技能の向上に効果的であったというWalkerら（2002）による研究例を示した。参加者は，できるだけ速く正確に決められた順序でキーをたたくタッピング課題を行ない，その後，覚醒期間か睡眠期間をおいた。覚醒期間をおいた場合は，成績に顕著な向上はみられないが，睡眠期間をおいた場合は，単に成績が維持，回復するのではなく飛躍的に向上していることがわかる。このような技能の向上は，最初の練習量とは相関しないことから，練習による技能向上と，睡眠による技能向上は，互いに独立した過程であると考えられる（Walker et al., 2003）。

4．運動技能における睡眠の効果

さらに筆者ら（Tamaki et al., 2007）は，回転図形描写課題を実施し，視覚運動学習における睡眠の効果を調べた。実験参加者の手元の机の上に星型または多角形の図形を置き，実験参加者には直接見えないよう，これを箱で覆った。机の上のようすを映したモニタを参加者の眼前に置き，参加者には，眼前のモニタを見ながら，できるだ

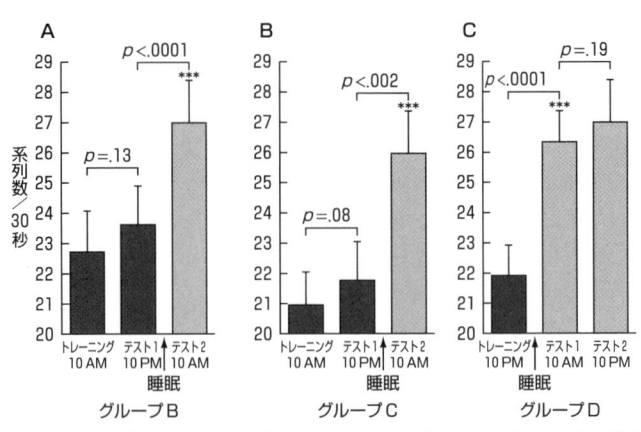

図 12-2　睡眠期間または覚醒期間をはさんだ24時間にわたるタッピング課題の成績の変化（Walker et al., 2002）

グループBとCの参加者は，午前10時に課題を練習し（トレーニング），その後12時間の覚醒期間のあとにテストを行なった（テスト1）。手を休めていない場合でも（図A：グループB），休めていた場合でも（図B：グループC），有意な技能の向上はみられなかった。しかし一晩の睡眠をはさんだ12時間後には，いずれの群も有意に成績が向上していた（テスト2）。一方でグループD（図C）では午後10時に課題を練習し，その後12時間の睡眠期間をはさむと，有意に成績は向上した（テスト1）。その後12時間の覚醒期間をはさんでもほとんど向上はみられなかった（テスト2）。

けコースから逸脱せず，かつ，できるだけ速く，図形の開始点から終了点までを利き手で描写するよう教示した。参加者は，午前か夜のいずれかに図形の描写を30分間練習した。午前中に練習した人は，7.5時間の覚醒期間を置いたあと，夕方に描写テストを行なった。夜に練習した人は，その直後に7.5時間の睡眠をとったあと，翌朝に描写テストを行なった。描写練習とテストのときは，星型図形を正立した像と，多角形を右に90度回転した回転像を交互に呈示した。

その結果，覚醒期間をおいても運動技能は，さほど向上しなかったが，睡眠をとると運動技能が向上した（図12-3）。運動技能の向上は，練習のときに行なった正立図形よりも，新しくテストされた回転図形のほうが高く，描写時間は正立図形で2.9秒（短縮率18.9％）であったのに対して，回転図形では8.4秒（短縮率24.9％）であった。この結果から，新しく獲得された技能のほうがすでに練習し獲得されている技能よりも睡眠の効果が高いことがわかる。

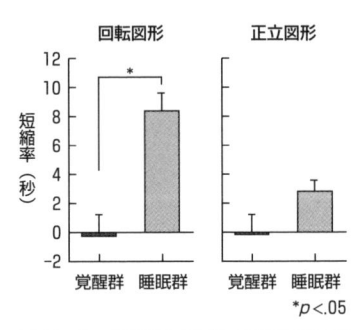

図 12-3　2種類の図形における描写時間の向上（Tamaki et al., 2007; 玉置，2007）

覚醒群と睡眠群における図形描写時間の短縮率（M±SE）を示す。左の図は回転図形，右の図は正立図形の結果である（各群 $n=10$）。

5. 断眠と運動技能学習

一方，運動技能学習を行なった夜に寝かせないで断眠させておくと，その後に回復睡眠をとらせたとしても，技能の向上はみられないことが報告されている（Fisher et al., 2002; Smith & MacNeill, 1994; Stickgold et al., 2000）。このことから，運動技能を再構築するためには，運動技能学習を行なった当日，24時間以内に睡眠をとることが決定的に重要であるといえる。さらに，運動技能を再構築するには，十分な長さの睡眠をとることが必要であり，6時間以下の睡眠では，課題成績は向上しないということもわかっている（Stickgold et al., 2000）。

また，運動技能の向上は，最初の夜間睡眠をとった翌日に最大となるが，その後，2晩の睡眠をとったあとでも引き続き向上し続ける（Stickgold et al., 2000）。このことから，睡眠による技能記憶の強化は，4日間にわたり持続して進行していると考えることができる。ただし，この場合でも，特に重要なのは，学習直後の睡眠であり，学習後の夜間に断眠した場合には，その後に回復睡眠をとったとしても，向上率が低くなることが示されている（図12-4）。

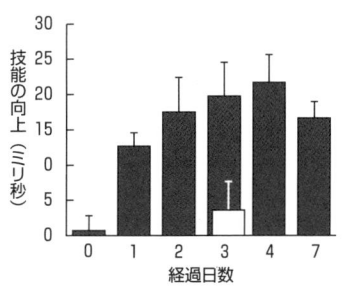

図12-4 睡眠による技能成績の向上とその持続期間
（Stickgold et al. 2000）
学習当日（0日）では睡眠群（黒）と断眠群（白）とで差はみられないが，学習後に睡眠をとると，翌日から技能の顕著な向上がみられ4日間にわたって向上した（1～4日：黒）。睡眠をとらなかった場合には，通常の夜間睡眠を2晩はさみ3日後に再テストを実施してもほとんど向上はみられない（3日目：白）。

2節 ノンレム睡眠と記憶

1. ノンレム睡眠と手続的記憶

先述のように，睡眠中には種々の記憶の固定が行なわれていると考えることができるが，睡眠中のどのような状態のときに，記憶の再構築が行なわれているかについては，まだ十分には解明されていない。

Smith & MacNeill（1994）は，どの睡眠段階が運動技能学習に関係するのかを検討するために，全断眠，夜間前半，または夜間後半の部分的断眠，ノンレム断眠，レム断眠の5種類の睡眠条件を設定し，追跡課題の成績の変化を検討した。全断眠では，夜間睡眠をまったくとらせなかった。部分的断眠では，睡眠時間が普段の半分の長さになるよう起床時刻を固定して就床時刻を遅らせるか（睡眠前半の部分的断眠），就床時刻を固定して起床時刻を早めた（睡眠後半の部分的断眠）。ノンレム断眠では，

ノンレム睡眠中に5～8回覚醒させた。レム断眠では，レム睡眠中に参加者を覚醒させ，選択的にレム睡眠を遮断した。その結果，全断眠と夜間後半の部分的断眠は，運動技能の向上が最も阻害され，次いでノンレム断眠で成績が低下した。しかし，レム断眠では運動技能の向上は阻害されなかった（図12-5）。ノンレム断眠で成績が低下し，レム断眠では成績低下が起こらなかったことから，運動技能学習の向上には，ノンレム睡眠が必要であることがわかる。

さらに，運動技能学習には，ノンレム睡眠の中でも，特に睡眠段階2が重要であることがわかる。睡眠段階2は，睡眠前半にも出現するが，とりわけ睡眠後半においてレム睡眠と同様に出現率が高く，持続時間も長くなる。

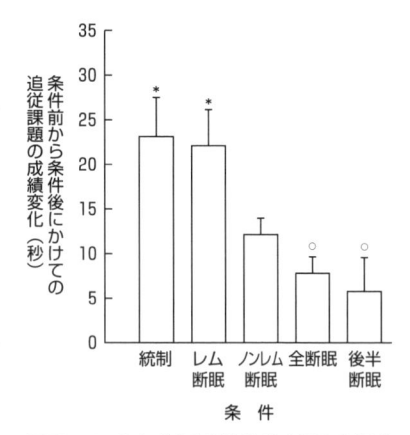

図12-5 さまざまな断眠条件を課した場合の運動技能課題の成績の変化
（Smith & MacNeill, 1994）
異なる記号（＊，○）はそれぞれの間で有意差のあったことを示す。

一方で，徐波睡眠（睡眠段階3，4）は，睡眠の前半に集中して出現し，睡眠開始から約3時間で全夜の80～90％の徐波睡眠が出現する（4章参照）。上述のSmith & MacNeill（1994）の報告では，徐波睡眠が出現しにくく，ノンレム睡眠段階2が主要である夜間後半の部分的断眠で成績が低下していた。この結果に睡眠段階2の重要性が示されている。Fogel & Smith（2006）は，追跡，単純描写，剣玉，盤ゲームの4種類の運動技能課題を行なった日の夜は，これらの課題を行なわなかった夜よりも睡眠段階2が多く出現したことを報告している。先述のWalkerら（2002）も，睡眠段階2の出現量がタッピング課題の成績の向上率と有意に相関（$r=.66$）したことを見いだしている。睡眠期間を4分割して再検討したところ，成績の向上率との関連性が確認されたのは，最後の第4区間の睡眠段階2だけであった（$r=.72$）。

以上の結果から，運動技能学習を含む手続的記憶の定着には，ノンレム睡眠段階2が必要であると考えることができる。

2．ノンレム睡眠と宣言的記憶

一方，宣言的記憶の統合にもノンレム睡眠が重要であり，徐波睡眠（睡眠段階3，4）や，睡眠段階2に優勢に発生する紡錘波が関与すると考えられている。Plihal & Born（1997）は，睡眠中に徐波睡眠が多く含まれると，2つの単語の組み合わせを覚える対連合学習の成績が向上したことを報告した。また，Schabusら（2004）は，睡眠前に対連合課題を行なうと，紡錘波の活動が上昇したことを報告している。

Gais & Born（2004）は，ノンレム睡眠によって宣言的記憶が向上する理由として，アセチルコリンとの関連性を指摘している。アセチルコリンを神経伝達物質とするコリン作動性神経の活動は，覚醒中とレム睡眠中に上昇するが，徐波睡眠中には活動が著しく低下する（Hobson, 1992）。これが宣言的記憶の向上と関連するのであれば，徐波睡眠中にコリン作動性神経の活動を高めれば，宣言的記憶が低下するはずである。そこで，彼らは，コリンエステラーゼ阻害薬を投与し，徐波睡眠中のコリン作動性神経の活動を増加させた。その結果，投与しなかった場合は，対連合学習の成績が向上したが，投与した場合は，成績が低下した。

　一方，ノンレム睡眠と宣言的記憶の関係を示したこれらの研究に対して，用いた課題に問題があることが指摘されている。Stickgoldら（2004）によると，Plihal & Born（1997）と，Schabusら（2004）の使用した対連合課題のリストは，「家族－結婚」「新聞－インタビュー」「母－子」のように，単語間に強い意味的関連があった。まったく初めて学習する単語ペアは，海馬の活動に強く依存するが，意味的に関連のあるペアは，すでに脳内に存在する知識を使うことになる（Stickgold, 2004）。つまり，ノンレム睡眠によって向上したとする宣言的記憶は，すでに知識として蓄えられていたものを活性化したにすぎない可能性がある。初めて学習する宣言的記憶が睡眠と関係するかどうかについては，今後の研究が待たれるところである。

3節　レム睡眠と記憶

　Aserinsky & Kleitman（1953）がレム睡眠を発見して以来，レム睡眠中に夢を見ている際に記憶が固定されるというレム睡眠固定化仮説（Lewin & Glaubman, 1975）が主流であった（Gais & Born, 2006）。これらの研究は，レム睡眠を選択的にとらせないレム断眠を行なうと，記憶成績が悪化するというものであった。しかし，レム断眠法を用いた場合は，成績の低下がレム睡眠を奪ったためであるのか，睡眠を何度も中断させたためなのか，あるいは，何度も起こすことによって結果的に睡眠時間が短縮した結果であるのかを判別することができない。さらにレム断眠を行なったこと自体が，起床後の認知機能を低下させてしまったのではないかという批判を浴びることになった（Gais & Born, 2006）。そこで，最近では，従来行なわれていたレム断眠よりも綿密な実験計画のもとで研究が行なわれるようになってきた。

　Plihal & Born（1997）は，夜間睡眠を2つに分割し，それぞれ3時間ずつ睡眠をとらせた。前半の睡眠の前か，または後半の睡眠の前に対連合学習を行ない，それぞれ3時間の睡眠をとらせたあとに記憶テストを行なった。その結果，対連合課題の成績は，徐波睡眠が多く出現する前半の睡眠で向上した。これに対して，鏡映描写課題を用いて視覚運動学習を行なった場合は，レム睡眠を多く含む後半の睡眠で成績が向上

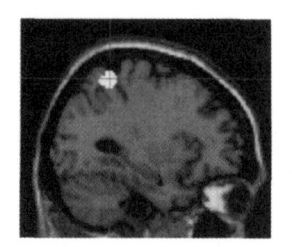

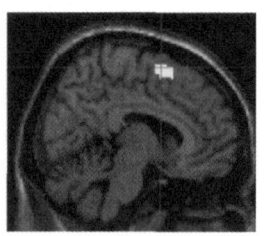

図12-6　MRI画像の矢状断面図（Laureys et al., 2001）
図中において白色で示した部位は運動前野との間で機能的関連性が有意に高かったことを示す。学習を行なった参加者では，行なわなかった参加者と比べて，レム睡眠中の後頭頂皮質（左図）と前補足運動野（右図）のそれぞれにおいて，運動前野との間で機能的関連性が有意に高まっていた。

した。この結果から彼らは，宣言的記憶と手続的記憶は，それぞれ異なる睡眠段階で記憶の構築が進行するという二重過程仮説（dual process hypothesis）を提唱し，手続的記憶の定着には，レム睡眠が必要であると主張した。ただし，彼らの研究においても，レム睡眠が不足することによる認知機能への悪影響は除外できていない。

　近年の脳画像解析技術の進歩に伴い，レム睡眠中の記憶固定と脳機能に関する研究も行なわれるようになってきた。Maquetら（2000; 2003）は，ポジトロン断層撮影法（PET）を用いてレム睡眠中の脳血流量を測定したところ，運動技能に関連する脳部位（運動前野，楔部，小脳，線条体，補足眼野，前頭眼野など）の血流量が増大したことを報告している。Laureysら（2001）は，レム睡眠中には，視覚運動技能に関与する脳部（運動前野，前補足運動野，後頭頂皮質）の血流量が増加したことを報告している（図12-6）。また，運動前野の脳血流量の増加は，前補足運動野や後頭頂皮質の血流量の増加と相関が認められたことから，レム睡眠中には，これらの部位間の関連性が高まったと考えられている。

4節　連続処理仮説

1．連続処理仮説とは

　ここまで，ノンレム睡眠とレム睡眠のそれぞれが記憶の再構築過程に必要であることを述べてきた。しかし，ノンレム睡眠やレム睡眠が別々の記憶過程に作用するのではなく，両者がともに出現することが記憶の再構築過程に必要であるという仮説も提唱されている。そのうちの1つが連続処理仮説（sequential hypothesis）である。連続処理仮説は，もともとラットを被験体とした回避学習の実験結果から提唱されたものであり，ノンレム睡眠に続いてレム睡眠が連続して出現することが学習にとって重要

であるという説である（Ambrosini & Giuditta, 2001; Giuditta et al., 1995）。ただし，ラットの場合は，ノンレム睡眠中は高振幅徐波が出現するため，ノンレム睡眠というよりも徐波睡眠とよぶことが多い。また，11章に述べられているように，動物の場合はレム睡眠とはよばずに逆説睡眠とよばれることが多い。

ラットでは，通常の睡眠中は，徐波睡眠から逆説睡眠へと移行するが，新規に回避学習を行なった場合には，「徐波睡眠→過渡期→覚醒」，または「徐波睡眠→過渡期→逆説睡眠」という順序で移行する（Mandile et al., 2000）。さらに，適応的な学習（回避反応）を多く行なうラットでは，「徐波睡眠→覚醒」の順序系列が少なく，「徐波睡眠→逆説睡眠」の順序系列が多く出現する。これに対して，非適応的な学習を行なうラットでは，最初，「徐波睡眠→覚醒」が多く現われるが，やがて「徐波睡眠→逆説睡眠」がふえていく（Langella et al., 1992; Ambrosini & Giuditta, 2001）。これらの報告は，徐波睡眠とレム睡眠の出現順序が，記憶定着に関与することを示している。

2．連続処理仮説と徐波睡眠

連続処理仮説では，徐波睡眠は記憶を増強するのではなく，不必要な記憶を除去しS/N比を高める過程を反映すると考えている（Ambrosini & Giuditta, 2001）。この仮説の根拠はまだ十分に呈示されていないが，徐波睡眠中に出現するデルタ波の刺激特性がその1つとしてあげられている。デルタ波は，1Hz前後の遅い脳波であり，このような遅くて頻度の低い刺激が間隔をあけて入力されるうちに，神経の伝達効率が長期間にわたって減弱し，長期抑圧が引き起こされると考えられる（Benington & Frank, 2003）。

一方，海馬で顕著にみられる長期増強は，神経の伝達効率が長時間にわたり高まる現象であり記憶の形成に関連する。もし，長期にわたる神経の可塑的な変化が長期増強だけであれば，やがてその神経の伝達効率は最大値に達し，可塑性を失うことになる。そこで，過去に蓄積した不必要な記憶を消去し，新しい記憶を収容するメカニズムが必要となる。長期抑圧は，このような記憶の消去に関連し，神経系の可塑性の維持に役立っていると考えられている（小澤，2005）。

ただし，徐波睡眠が長期抑圧を引き起こしているかどうかについては，まだよくわかっていない。今後の研究が待たれるところである。

3．連続処理仮説とレム睡眠

レム睡眠期については，覚醒時に学習された内容がレム睡眠中に「再生」されることが動物実験から示唆されている。たとえば，Louie & Wilson（2001）は，覚醒時とレム睡眠期における海馬の神経活動を記録し，覚醒し学習している際と類似した発火パターンが，その後のレム睡眠中に同様のパターンで再活性されることを示している。

ヒトでは，レム睡眠中に運動技能に関連する脳部位（運動前野，楔部，小脳，線条体，補足眼野，前頭眼野など）の皮質脳血流量が増大する（Maquet et al., 2000, 2003; Peigneux et al., 2003）という報告や，複数の脳部位間でのネットワークの結合が強化されている可能性が指摘されている（Laureys et al., 2001）。レム睡眠期に特徴的な抗重力筋緊張の著しい低下という状態も，覚醒中に獲得した記憶をリハーサルし強化するには最適な条件であるといえる。

4. 2段階仮説

　視覚弁別課題を用いた研究からも，連続処理仮説を支持する結果が得られている。Gais ら（2000）は，先述の Plihal & Born（1997）の実験方法と同様，夜間睡眠を半分に分割し，前半の睡眠をとる前か，後半の睡眠をとる前に，視覚弁別課題を実施し，視覚技能の向上における睡眠の効果を調べた。この課題は，画面中心部（中心視野）にTかLが表示され，同時に画面周辺部（周辺視野）に斜線が縦または横に並んで呈示される。これら中心視野と周辺視野に呈示された文字，すなわちTかLか，縦か横か，を同時に弁別する課題が視覚弁別課題である。その結果，前半の睡眠をとる前に学習すると課題成績が向上したが，後半の睡眠をとる前に学習しても課題成績は向上しなかった。前半の睡眠には徐波睡眠が多く含まれており，後半の睡眠には徐波睡眠がほとんど含まれていないことから，視覚技能の向上には，徐波睡眠が必須であることがわかる。しかし，前半の睡眠をとる前に学習した場合，睡眠の前半が終了した時点で起こしてテストした場合よりも，その後，さらに後半の睡眠もとったほうが，成績の向上が高かった。後半の睡眠にはレム睡眠が多く含まれていることから，Gais ら（2000）は，視覚技能の向上には，徐波睡眠のほかに，レム睡眠が必要であると述べている。

　Stickgold ら（2000）も徐波睡眠とレム睡眠が手続的記憶の定着に必要であると考えており，これを連続処理仮説ではなく，2段階仮説（two-step model）とよんでいる。彼らは視覚弁別課題を実施し，睡眠周期ごとに徐波睡眠とレム睡眠の出現率を求め，成績の向上率と各睡眠段階の出現率の相関係数を求めた。その結果，課題成績の向上率は，第1周期の徐波睡眠の出現率（$r=.70$）と，第4周期のレム睡眠の出現率（$r=.76$）との間に有意な相関が認められた。そこで，この2つを掛け合わせたところ（第1周期の徐波睡眠×第4周期のレム睡眠），成績の向上率と高い相関が認められた（$r=.89$，図12-7）。

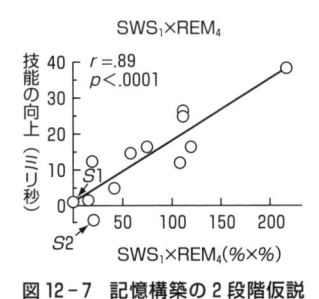

図12-7　記憶構築の2段階仮説
（Stickgold et al., 2000）
徐波睡眠の第1周期とレム睡眠の第4周期の割合を掛けた値（$SWS_1 \times REM_4$）と技能の向上値との間の散布図を示す。

5節　睡眠中の脳波活動と記憶

1．睡眠紡錘波と宣言的記憶

　特定の睡眠段階ではなく，睡眠中に出現する脳波活動に注目した検討も行なわれており，ヒトではとりわけノンレム睡眠中にみられる紡錘波やデルタ波との関係が検討されている。

　Gais ら（2002）は，対連合学習課題を行なう学習夜と，統制課題を行なう非学習夜について，睡眠内容と睡眠紡錘波の活動を調べた。学習夜では，関連性のない336個の単語を2つずつペアにした168個の単語対を呈示し，起床後に片方の単語を呈示し，もう一方を答えさせるという再生テストを実施した。非学習夜では，学習夜に呈示した単語対をそのまま用い，その単語対に曲線が含まれているかどうかを判断させた。その結果，各睡眠段階の出現率には差がなかったが，睡眠段階2における12～15 Hzの睡眠紡錘波の出現密度（30秒間に出現する個数）は，学習夜のほうが非学習夜よりも高かった。さらに，スペクトル分析の結果，12～15 Hzの周波数のパワ値（$\mu V^2/Hz$）が33.5%増大していた。

　Clemens ら（2005）は，頭皮上21部位に電極を装着し，睡眠紡錘波（11～16 Hz）の出現数と，顔-氏名連合課題における成績との相関を求めた。参加者は就床前に10名の顔と氏名の組み合わせを覚え，翌朝，呈示された顔から氏名を答えた。回答できたのは，姓と名の両方か，そのいずれかであったかによって得点を算出したところ，この得点と，左前頭-中心部（F_3，C_3，Fz，Cz）の睡眠紡錘波の出現数に有意な相関が認められた。さらに Clemens ら（2006）は，複雑な図形を記憶してもらい，24時間後に再テストする視覚空間記憶課題を実施した。その結果，中心-頭頂部（Pz，P_4，P_3，Cz，C_4）の紡錘波の出現数と，課題正答率との間に有意な相関が認められた。これらの結果から，宣言的記憶の種類によって，睡眠紡錘波の活動が影響を受ける部位が異なることがわかる。

　Schmidt ら（2006）は，難易度の異なる2種類の対連合学習課題を実施し，睡眠中の脳波活動を調べた。難易度の高い課題を実施した条件では，睡眠中の前頭部で11.5～13.25 Hz の slow spindle 活動が高まり，出現密度（20秒間に出現する平均数）が高かった。さらに，slow spindle 活動の振幅とその出現密度は，課題の向上率と有意に相関していた。紡錘波は，主として入眠期に前頭部優勢に出現する約12 Hz の成分（slow spindle）と，睡眠後半に頭頂部優勢に頻繁に出現する約14 Hz の成分（fast spindle）があるが（8章参照），これらの結果から，宣言的記憶の定着には，紡錘波の中でも周波数の遅い slow spindle が関係することが示唆される。

2．睡眠紡錘波と手続的記憶

　睡眠紡錘波の活動は，手続的記憶の定着にも関与することが指摘されている。Fogel & Smith（2006）は，夜間睡眠をとる前に運動技能課題を実施し，夜間睡眠に及ぼす影響を検討した。統制課題を行なった非学習群と比較すると，運動技能課題を行なった学習群では，睡眠段階2の出現時間が多かった。さらに，睡眠段階2において，12～16 Hzの睡眠紡錘波の出現密度（1分間あたりの出現数）を調べたところ，この課題を行なった学習群で出現密度が高まっていた（図12-8）。

　先述のように，紡錘波には，約12 Hzのslow spindleと約14 Hzのfast spindleがある。Tamakiら（in press）は，手続的記憶の向上には，fast spindleが関与していることを報告している。就床前に回転図形描写課題を行なうと，起床後に課題成績が短縮化したが，この短縮率とfast spindleの活動性との間に有意な相関が認められた（図12-9）。短縮率が高いほどfast spindleは高密度で高振幅，かつ，持続時間が長かった。また，就床前に課題を行なわなかった夜と比較すると，課題を行なった夜のほうが，fast spindleの振幅が高くなり，持続時間が長くなった。これらの結果から，fast spindleは，手続的記憶の再構築に関連していると考えることができる。これに対して，slow spindleは，課題成績と有意な相関はみられなかったことから，手続的記憶の再構築には関与していないと考えられる。

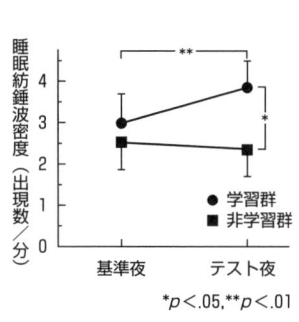

図12-8　基準夜とテスト夜における睡眠紡錘波密度
（Fogel & Smith, 2006）
睡眠紡錘波密度は，ノンレム睡眠段階2における1分間に出現した睡眠紡錘波の数とした。運動課題を行なった学習群は，テスト夜に紡錘波密度が上昇し，統制課題を行なった非学習群よりも高かった。垂直線は標準誤差を示す。

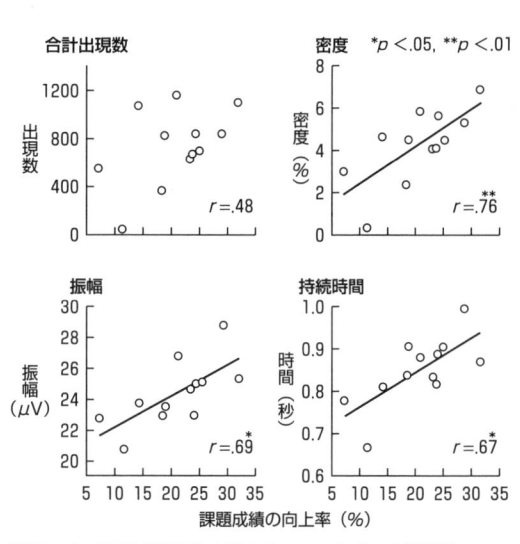

図12-9　課題成績の向上率とfast spindleの活動性
（Tamaki et al., in press）
横軸は回転図形描写課題の成績の向上率（％），縦軸は，fast spindleの活動性を表わす指標（合計出現数，密度，振幅，持続時間）。

3. デルタ波と記憶

　動物実験やヒトを対象とした実験から，夜間前半に多く出現する徐波睡眠中（睡眠段階3，4）にみられるデルタ波においても，宣言的記憶との関係が認められており，記憶再構築の一端を担っている可能性がある。

　Marshallら（2006）は，デルタ波のような遅い脳電位は，大脳新皮質における神経活動を同期化する効果をもち，視床と海馬間の情報連絡にも役立っているのではないかと考えた。そこで，第1睡眠周期のノンレム睡眠中に0.75 Hzの経頭蓋電流刺激を断続的に加え，その後の睡眠内容の変化や宣言的記憶への影響を検討した。その結果，この電流刺激に対してデルタ波が同期化するとともに，前頭部で0.5～1 Hzのデルタ活動が増大した。さらに，対連合学習課題の成績も向上した。このことから彼らは，デルタ活動には記憶を増進させる効果があると考えている。

　Schmidtら（2006）によると，難易度の高い対連合学習課題を実施した条件では，統制条件よりも，睡眠中に前頭部のデルタ帯域（0.75 Hz）の活動が高まった。これらのデルタ活動は，課題の向上率と有意に相関していた。

　一方，手続的記憶については，徐波睡眠との関係を示す報告は少ない。Huberら（2004）は回転順応課題を実施し，その後の睡眠中にデルタ波がどのように変化するかを調べた。その結果，課題成績の向上率は，頭頂部のデルタ活動（1～4 Hz）と有意に相関していた（$r=.86$）。さらに，この課題を学習しなかった夜と比べると，学習した夜で，頭頂部におけるデルタ活動が増大していた。

　以上のように，宣言的記憶や手続的記憶など長期記憶の統合と定着には，睡眠が大きな役割を果たしていること，特に睡眠紡錘波とデルタ波がこれに関与していることが明らかとなってきた。しかし，睡眠紡錘波やデルタ波がどのようにして記憶を促進するのか，その神経メカニズムについては，まだ不明な点が多い。睡眠と記憶は，古くて，新しいテーマであり，現在の睡眠研究の中でも精力的に研究が進められている分野である。今後の研究成果を期待したい。

13章 ストレスと不眠

1節　不眠症とは

1．はじめに

　不眠は，世界中でとても高い頻度で発症する睡眠障害の1つである。生活の質（quality of life: QOL）を低下させ，健康を損なわせるなど，日々の生活に支障をきたすものであると考えられている（Morin, 2000）。日本で行なわれた大規模調査によると，過去1か月以内に不眠を経験した者の割合は，成人のおよそ20％であったという（Kim et al., 2000）。また，国民の31.1％は，睡眠に何らかの愁訴を抱えていることもわかっている（Doi et al., 2001）。不眠は，致命的な事故を引き起こす大きな要因であるともいわれており（Åkerstedt et al., 2002b），不眠の実態を知っておくことは，現代人において大切な課題であるといえる。

　不眠が引き起こされるメカニズムは複雑であり，精神的・身体的障害や薬の乱用などによって発症することもあるが，仕事や人間関係上のトラブルなど，心理的ストレスの要因も大きくかかわっていることが指摘されている。たとえば，サラリーマンを対象とした調査では，睡眠の質の低さと最も強い関連のみられた要因は，心理的ストレスであった（Doi et al., 2003）。

　これらのことから，不眠は心身の健康を損なう要因となっており，またその不眠を引き起こす原因の1つとして，心理的ストレスが関係しているといえる。本章では不眠とストレスについて概説するとともに，ストレスを受けた際の眠りの構造の変化について，特に第1夜効果という現象を取り上げて説明する。

2. 不眠の定義

不眠とは，睡眠の不足または質の低い睡眠と定義されている (National Heart Lung, and Blood Institute, 1998)。不眠は以下のうちの1つ，または2つ以上の特徴をもつ。①入眠困難：寝つきの悪い状態，②睡眠維持障害：一度寝ついてもたびたび起きてしまう，③早朝覚醒：朝早くに目が覚めてしまう，④熟眠不全：よく眠った感じがない，眠りが浅かったような感じがする。さらに日中には，倦怠感，疲労感，活力がわかない，集中力や記憶力の低下，いらいらする，人間関係での楽しみがなくなる，交通機関や仕事上の事故がふえるなどの症状がみられるようになる (Edinger & Wohlgemuth, 1999; Roth & Ancoli-Israel, 1999)。加齢，精神障害などは，不眠を引き起こす因子であるともいわれ，また女性では男性よりも不眠を発症する率が高いこともわかっている (Edinger & Means, 2005)。

3. 不眠症の分類

不眠症の診断には，アメリカ睡眠障害連合会が提案した睡眠障害国際分類 (Diagnostic Classification Steering Committee, 1990) や，その第2版 (American Academy of Sleep Medicine, 2005) に従うことが多い。不眠症は内因性睡眠障害の1つとして分類されており，その持続性から一過性（急性）と持続性（慢性）の不眠症に分けられる。不眠の症状が1か月以上続けば，慢性の不眠症であると診断される (National Institutes of Heath, 2005)。不眠症は精神障害，たとえばうつ病や気分障害に併発するに二次性のものであることもある。薬物摂取による不眠や，疼痛による身体的要因による不眠も，二次性の不眠症と診断される。このような要因がみあたらない場合には，一次性の不眠症と診断される。一過性の不眠症の原因としては，不安やストレス，環境要因，時差ぼけ，夜更かしによる生体リズムの歪みなど，さまざまなものをあげることができる。慢性の不眠症には，身体的障害によるもの（高血圧，アレルギー性疾患，心臓疾患など）や生活スケジュールが変わりやすいこと，心理的な問題やストレス，不安，うつ病や不安障害，アルコールや薬物の乱用，認知症などの精神的障害，降圧剤などの薬物などがその原因としてあげられる。

4. 不眠は気のせい？

不眠を訴える人に対しては，一般に，睡眠ポリグラムによる診断が行なわれる。しかし，「客観的指標を用いても，異常は特にみられない」ことから，自身の睡眠の状態を誤解している（睡眠状態誤認）として扱われてしまうことも少なくない。確かに神経質な人では，自身の睡眠状態を大げさに感じたり，報告したりする傾向はあるかもしれない。しかし本当に単なる気のせいだけなのだろうか？　以下のように，診断方

法自体に問題がある場合もある。

　まず1つには，眠る環境の変化があげられる。不眠で悩む人の中には，自宅の就眠環境と眠れないという状態とが互いに結びつけられてしまうという，連合学習が形成されていることがある（Hauri & Fisher, 1986; Edinger et al., 1997）。自宅以外の場所で睡眠をとらせると，これらのつながりがなくなるため，普段よりもよく眠れるようになる。そこで検査室で測定した睡眠には，不眠を示す何の兆候もみられないわけである。

　2つ目は，不眠の診断基準である。睡眠は，ふつう Rechtschaffen & と Kales（1968）による睡眠段階の標準判定基準に基づいて診断されている（3章参照）。この判定基準は，睡眠構造をとらえる上ではとても使いやすく，わかりやすい。しかし，30秒ごとに睡眠を5段階（睡眠段階1〜4とレム睡眠）に分類する方法では，見逃してしてしまう現象も多い。たとえば，15秒間未満の微小覚醒（micro arousal）は，睡眠段階判定では，覚醒とはみなされない（17章参照）。

　Smith & Trinder（2000）は，参加者が入眠したあとで，操作的に短い時間だけ覚醒させた（微小覚醒）。この覚醒時間は，従来の睡眠段階の基準では覚醒とは判定されない。起床後に主観的評価を聴取したところ，その短時間の覚醒は，中途覚醒として自覚されるのではなく，主観的入眠潜時の延長として知覚されていた。この報告でも，睡眠段階判定が小さな現象を見逃し，結果的に，主観的な報告と診断内容とが乖離してしまうという現象が現われている。

　そこで従来の判定基準にとらわれない方法，たとえば，脳波を定量的に解析する方法や事象関連電位を分析する方法によって，慢性不眠をとらえることができるかどうかが検討されている（Merica et al., 1998）。ふつう，睡眠中では，低い周波数の脳波活動（デルタ活動など）が高く，高い周波数の脳波活動（ベータ，ガンマ活動）は低い状態にある。しかし，体に痛みがある場合や（Drewes et al., 1997），精神性不眠症の人では，高い周波数の脳波活動が強く現われる（Lamarche & Ogilvie, 1997; Perlis et al, 2001a, b）。睡眠中にみられる高い周波数の脳波活動は，覚醒度が高い状態を表わしていると考えられる（Krystal et al., 2002）。これらの方法は，これまで睡眠状態誤認と判定されてきた人々における睡眠愁訴と睡眠ポリグラムとの乖離現象を説明できる指標となりうるかもしれない。

5．不眠モデル

　不眠症患者の1割強は，特別な身体的疾患や騒音などの環境因がないにもかかわらず不眠を訴える精神生理性不眠症である（Buysse et al., 1994）。眠ろうと努力するにもかかわらず，満足に眠れずに，悩まされている人は多い。精神生理性不眠がどのようにして発症するかという不眠メカニズムについては，生理的モデル，認知的モデル，

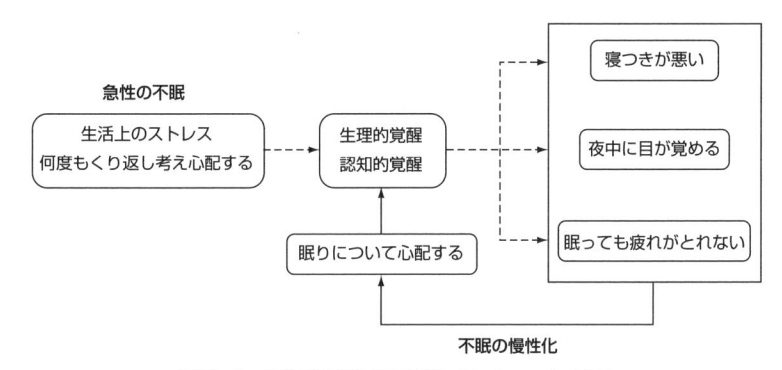

図 13-1 **不眠症の認知的モデル** (Perlis et al., 2005)
急性の不眠の発生プロセスを破線で示し，不眠の慢性化プロセスを実線で示している。生活上でストレスや心配事があると，生理的・認知的覚醒が生じ，一過性に睡眠に歪みを生じさせる。

行動的モデル，神経認知的モデルなどが提唱されている。いずれのモデルにおいても，不眠は，覚醒水準が高まりすぎていること（過覚醒）が関係していると考えられている（Perlis et al., 2005）。心理的なストレスを受けて過覚醒が引き起こされたあとに，一時的な不眠に陥ることになる。

認知的モデルでは，生活上のストレスや心配ごとがあると，生理的な覚醒度（心臓がドキドキする，体がほてるなど）や認知的な覚醒度（くよくよと心配してしまう，考え込んでしまうなど）が上がり，一時的に睡眠に歪みが生じる。その結果，寝つきが悪い，夜中に目が覚めてしまう，眠った感じがしない，疲れがとれないなどの症状があらわれる。これが急性の不眠である。さらに，「昨夜はよく眠れなかったが，今夜は眠れるだろうか」など，自身の睡眠内容について心配をしたり悩んだりすると，さらに生理的・認知的な覚醒度が高まる。つまり眠りについての問題を解決しようと努力した結果，かえって睡眠内容は悪化してしまうわけである（図 13-1）。このように，認知的モデルでは，不眠には，生理的な覚醒度が高まっているという状態だけではなく，「心配する」といった認知的要因も強くかかわっていると考えている。

2節 ストレスと不眠

1. ストレスとは

それではそもそも，ストレスとはどのようなものなのだろうか？　私たちのからだや心の状態は，生体内外からのさまざまな力を受けると，形を変えて柔軟に対応しようとする。しかしこの圧力が，長期間にわたるものであったり，強すぎるものであったりするときには，対応できずに変形してしまう。生体や個人にとって有害な刺激を

ストレッサー，ストレッサーにより生じたさまざまな心理的・身体的反応，行動上の変化を含めてストレス反応とよぶ。

ストレス反応の概念は，Canon（1935）により「闘争・逃走反応」として医学の領域にもちこまれた。彼は，生体内部の環境の維持が，その生体にとって重要であることを指摘し，恒常性の維持をつかさどる生体内の機構をホメオスタシスとよんだ。その後，Selye（1936）によってストレス反応が詳しく調べられ，初めて「ストレス」という言葉が使われた。Selye（1936）は，暑い，寒いといった気温の変化から，不安や緊張といった心理的影響など，それらすべてがストレッサーになり，生体には全身的な変化が生じるとした。そしてこの非特異的な反応を，「汎適応症候群」と名づけた。さらに Holmes らは，大きなストレスを経験している人はそうでない人よりも病気になりやすいはずであるとし，ライフイベントと疾患との関係を精力的に研究した（Theorell & Rahe, 1975）。一方，Lazarus（1984）は，ライフイベントの強さや量ではなく，日々の苛立ち事が多いことや，気分を高揚させることの少ないことが，健康状態を悪化させると考えた。

2．職場でのストレスと不眠

心理的ストレスと睡眠との関係は，勤労者を対象とした調査により多く報告されている。勤務時間の変動が少なく，サーカディアンリズムの変調が少ない職業についている人（非交代性勤務者）を対象とした調査では，30～45%の間で，寝つきが悪い，途中でしばしば目が覚めてしまうといった，不眠の症状が報告されている（Doi, 2005）。

さらに，睡眠の質の低い勤労者は，病気休暇をとったり，からだや心の健康を損なうことも多く，職場での人間関係に問題を抱えていることも報告されている（Doi et al., 2003）。先述のように，睡眠の質の低さと最も強い関連のみられた要因は，心理的ストレスであることから，職場での心理的ストレスと不眠の両方に悩んでいる人が多いと考えられる。

Murata ら（2007）は，35歳以上の公務員男女3,435名を対象として，睡眠に対する愁訴（入眠困難・睡眠維持障害・熟眠不全）と心理的要因との関係を検討した。その結果，54.6%の人が，何らかの不眠症状を訴えていることがわかった。不眠を訴えた人のうち85.5%（全体の46.7%）は，入眠困難・睡眠維持の障害・熟眠不全のうち1つの症状しかもたないと報告したが，11.2%（全体の6.1%）は2つの症状，3.6%（全体の1.8%）は3つの症状を訴えていた。訴えの種類を詳しく検討すると，入眠困難は12.3%，睡眠維持障害は20.4%，熟眠不全は32.0%であった。さらに，生きがいが感じられない，話し合える人がいない，ストレスを強く受けているなどの心理的な要因は，これらのすべての種類の不眠と関係していた。

Tachibanaら（1998）は，社会的なストレスの種類が異なると，違った種類の不眠が引き起こされるのではないかと仮定し，調査を行なった。この調査では，1か月以内に不眠を経験した勤労者は，全体の27.7%であった。不眠の種類を，寝つきが悪い，しばしば目が覚めてしまう，朝早く起きてしまう，よく眠った感じがしない，の4つのタイプに分けて分析したところ，視覚表示端末（visual display terminal: VDT）を使った作業（VDT作業）は，すべての種類の不眠と関係していた。また，「仕事のあとや週末にも，仕事のことが気がかりで頭から離れない」と感じることは，寝つきの悪さと朝早く起きてしまうという2つの不眠のタイプと関係していた。

　また，仕事自体が直接的なストレッサーになっているばかりか，勤務時間外においても仕事のことが頭を離れないという状態が不眠を引き起こす強い要因となっていることも指摘されている（Åkerstedt et al., 2002a）。Tachibanaら（1998）も，仕事に過剰に関与することが不眠を引き起こす要因になっていると述べている。Kecklund & Åkerstedt（2004）は，翌日の仕事について不安を感じる人ほど，就床時の不安が高く，その夜の徐波睡眠（睡眠段階3，4）が減少し，起床時の睡眠感も低かったことを報告している。

3．就床前のストレスと不眠

　前項で，心理的ストレスと不眠についての疫学調査を紹介したが，心理的ストレスと不眠の関係は実験によっても確かめられている。医学生を対象として，試験前後の睡眠内容を検討した報告によると，試験日が近づくにつれて，徐波睡眠が減少し，睡眠中の皮膚電気活動が活発になったという（Lester et al., 1967）。

　Baekelandら（1968）は，就床前に，嫌悪的な強いストレスを与えることが睡眠にどのような影響を及ぼすかを検討した。ストレスを与える条件（ストレス条件）としては，身体を切開する割礼儀式の映像を見せ，対象条件（非ストレス条件）として観光案内の穏やかな映像を見せた。その結果，ストレス条件では，非ストレス条件と比べて，入眠潜時が延長するとともに中途覚醒が増大し，レム睡眠が減少していた。このように，就床直前に強いストレスを与えると睡眠の質が低下した。

　しかし，中等度のストレスであっても，就床前のストレスは睡眠に悪影響を及ぼすことが報告されている。Hauri（1969）は，寝る前に勉強させる条件とリラックスする条件，さらに運動する条件を比較したところ，勉強する条件では他の2つの条件よりも入眠潜時が延長していた。Haynesら（1981）も，就床前にむずかしい算術問題を解かせると入眠潜時が延長したことを報告している。さらに，Koulackら（1985）は，「知能と睡眠との関係を調べる」と伝えることで心理的ストレスを与えた場合でも入眠潜時が延長したことを報告している。このように中等度のストレスは，特に入眠潜時に影響すること，さらに強いストレスは，中途覚醒やレム睡眠など睡眠全体に悪影

響を及ぼすことがわかる。
　しかし他方では，就床前のストレスが睡眠に影響しなかったという報告もある（Hauri, 1968）。このことに関して，イスラエルの睡眠研究者 Lavie（1996）が興味深い話を報告している。彼は，湾岸戦争中にスカッドミサイルの空襲を受けている最中の睡眠ポリグラムを記録した。当時，イスラエルに対するミサイル攻撃のほとんどが夜間に行なわれていたため，3分の1の人が，入眠困難と中途覚醒を訴えていた。しかし，睡眠ポリグラムには，まったく異常は認められなかった。人々の愁訴と睡眠ポリグラムとの矛盾について Lavie は，警報が鳴っても目が覚めないのではないか，寝ぼけていたら避難が遅れてしまうのではないだろうかといった眠りにつくことに対する不安や恐怖心が，不眠の訴えとして報告されたのではないかと考えた。そこで，ラジオ局と交渉し，空襲がない場合は無音放送とし，空襲のときだけ放送することで寝過ごすことのない就眠環境をつくったところ，放送のおかげで眠れるようになったという報告が多数寄せられたとのことである。
　これらの結果は，心理的ストレスと不眠との関係を実証することのむずかしさを示している。さらに近年では，倫理的な問題から，実験的にストレスを与えて睡眠への影響を調べる研究はほとんど行なわれなくなっている。
　ところで，心理ストレスによる不眠は，ストレスの原因がなくなれば，消えてしまう一過性の症状である。しかし，次項に述べる性格特性や強すぎるストレスは，不眠を慢性化させる原因となる。

4．性格特性と不眠

　心理的ストレスと不眠とをつなぐ要因の1つとして性格特性があげられる。とりわけ，不安や神経症傾向という性格特性は，睡眠と関係が深く（山本ら，2000），不眠症患者は健常者よりも神経症傾向が高いことも報告されている（Bonnet & Arand, 1996）。山本ら（2000）は，神経症傾向と睡眠感との関係を検討した結果，神経症傾向が高い人ほど，入眠と睡眠の維持に対する評価が低く，疲労回復に対する評価も低いことを報告している。また，駒田ら（2001）によると，寝つきが悪いと感じている人は，そうでない人よりも抑うつ性が高く，神経質であり，劣等感が強いという。ストレス対処も苦手で，他者に責任を転嫁する傾向にあった。
　Fortunato & Harsh（2006）は，心理的要因と不眠との関係について，情緒的特性に着目した。情緒的特性は，ネガティブ性とポジティブ性に分けられる。ネガティブ性とは，ネガティブな情動を経験または報告する傾向のことであり，ストレスに対して悲観的に対処する，ストレスがなくても悲観的な感情をもっているなどの特徴がある。抑うつや葛藤の強さと正の相関関係にある（Fortunato, 2004; Houkes et al., 2003）。これに対して，ポジティブ性とは，ポジティブな情動を経験または報告する傾向のこ

とであり，エネルギーに溢れて情熱的であり，集中力があり，幸福感が高いという特徴がある。職場の満足度と関与度，前向きであることと正の相関関係があり（Duffy et al., 1998），物事をあれこれと考える傾向と負の相関関係にある（Cropanzano et al., 1993）。

Fortunato & Harsh（2006）によれば，ネガティブ性が高い人は睡眠の質が低く，ポジティブ性が高い人は睡眠の質が高かった。さらに睡眠の質が高い場合には，対人葛藤や仕事の要求度が低かった。ネガティブ性は，くよくよ考えて悲観的になる特性をもつことから，不眠に対する愁訴をさらに増幅してしまうことになる。

5．強すぎるストレスと不眠

からだや生命の安全を脅かすような強烈なストレスを経験すると，心とからだに大きな影響を残すことが知られている。これを急性ストレス反応とよぶが，症状が1か月以内に消失するものを急性ストレス障害（acute stress disorder: ASD），1か月以上継続して出現するものを外傷後ストレス障害（post-traumatic stress disorder: PTSD）という。これらの障害の原因となるストレス体験として，戦争，家庭内の暴力，性的虐待，自然災害，犯罪，交通事故などがあげられる。このような出来事を経験した人は，同じような出来事にあったときに，恐怖，無力感などの強い感情をいだき，長い年月を経たあとにも，このような症状がみられるという。その外傷的体験を，反復的に再体験（フラッシュバック）することもある（Inman et al., 1990）。

ASDやPTSDの患者の多くは，不眠を経験する。1995年に起きた阪神・淡路大震災の3〜8週間後に被災者に対してインタビューを行なったKatoら（1996）の報告によると，からだの症状について最も報告が多かったのは，睡眠障害であった。3週間後の時点で不眠を訴えたのは63％，8週間後では46％であった。

また，戦争捕虜を経験した人，大虐殺で生き残った人では，83〜97％が睡眠障害を訴えている（Harvey et al., 2003）。このような経験をした人は，入眠困難や中途覚醒が多いことが報告されているが（Ohayon & Shapiro, 2000），睡眠障害の中でも，とりわけ悪夢の報告が多く（Krakow et al., 2002）。戦争体験者はしばしば戦時中の悪夢にうなされている（Mellman et al., 1995）。

以上の研究報告は，すべて主観報告に基づくものであり，PTSD患者の睡眠ポリグラムを調べた報告は少ないのが現状である。レム睡眠中の急速眼球運動を調べた研究によると，PTSD患者では，レム密度（単位時間あたりの急速眼球運動の回数）が高まっていることが報告されている（Mellman et al., 1995; Ross et al., 1994）。急速眼球運動は，夢の鮮明さに関係することから（10章参照），PTSDにみられるレム密度の増加は，悪夢と関係があるのではないかと推測されている。レム密度の増加は，うつ病など他の精神疾患においてもみられるが（Dow et al., 1996），PTSDでうつ病を併発

している人と併発していない人の睡眠内容を比較した結果から，レム密度がふえるという現象は，PTSDの症状に由来するものではないかと推測されている（Woodward et al., 1996）。

3節　第1夜効果

1．第1夜効果と睡眠構造の変容

　環境の変化も一過性の不眠を引き起こすストレッサーとなりうる。「枕が変わると眠れない」という言葉に表わされているように，旅先や引越し直後の新居など慣れない環境で眠ると，寝つきにくかったり，何度も目が覚めてしまったりする。この現象は睡眠実験を行なうときにもみられ，睡眠実験に初めて参加した夜に，寝つくまでの時間が普段より長くなるなど睡眠の質が下がってしまうことが知られている。この現象を「第1夜効果（実験室効果）」という（Agnew et al., 1966）。第1夜効果は，ストレスにより生じる一時的な不眠のモデルとして利用できると考えられている。

　第1夜効果としては，以下のような特徴がある（Agnew et al., 1966; 堀・宮下，1969; Webb & Campbell, 1979）。入眠潜時の延長と中途覚醒の増加によって総睡眠時間が減少し，睡眠効率（就床時間に占める睡眠の割合）も低下する。深睡眠である徐波睡眠（睡眠段階3，4）が減少し，代わって睡眠段階1が増加する。それぞれの睡眠段階の持続性が低下し，睡眠段階の移行回数が増加する，などである。

　図13-2に，2夜連続して睡眠実験室で睡眠ポリグラムを記録した例を示した。1夜目は，覚醒と睡眠段階1との間を行きつ戻りつし，寝つくまでに時間がかかって

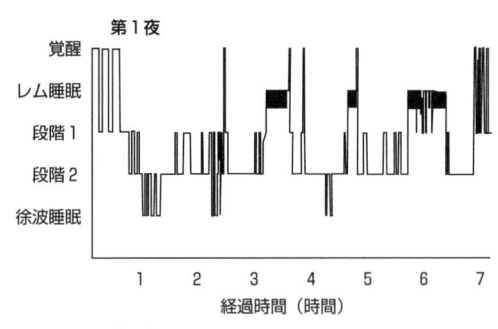

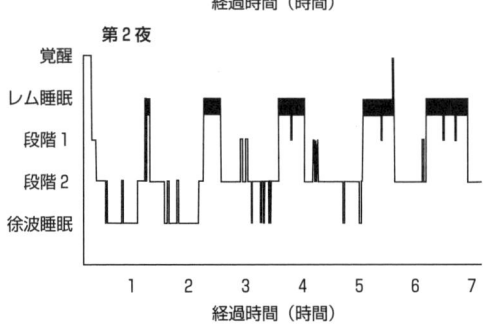

図13-2　2夜連続の睡眠経過図
縦軸は覚醒水準，横軸は消灯からの経過時間を示している。上から覚醒，レム睡眠，ノンレム睡眠の段階1，段階2，そして段階3と4をあわせた徐波睡眠を示す。上図は，睡眠実験室で睡眠をとった第1夜の睡眠経過，下図は第2夜の睡眠経過を示す。

いる。全般的に，睡眠段階の変化が激しく，それぞれの睡眠段階が安定していない。中途覚醒も多くみられる。徐波睡眠の出現量も少ない。通常，レム睡眠は90分ごとに出現するはずであるが（睡眠周期），就床してからレム睡眠が出現するまでに3時間かかっており，本来の第1睡眠周期のレム睡眠が消失している。

これに対して2夜目は，就床とともに速やかに睡眠段階2，徐波睡眠へと移行し寝つきがよい。睡眠前半には徐波睡眠が集中して出現し，90分の睡眠周期が安定して認められる。睡眠後半になるにつれてレム睡眠がふえており，中途覚醒もほとんどみられない。このように，夜間睡眠の典型的な特徴（4章参照）が認められ，睡眠構造が安定している。

第1夜効果は，就床前の心理的状態以外の要因，たとえば生体リズムやホメオスタシス機構，嗜好品などをコントロールしても出現する。このことから，第1夜効果は，普段とは違った環境に置かれたことに対して不安や緊張が高まったためという心理的要因によって生じると考えられている。Le Bon ら（2001）は，第1夜効果が起こる要因として，電極の違和感，計器やケーブルによる動きにくさ，監視下に置かれることの心理的影響，環境の変化をあげている。

2．入眠期における第1夜効果

（1）入眠困難と入眠感

図13-2にみられたように，第1夜効果は，入眠期にも現われる。心理的ストレスによって精神的緊張や不安が高まると，就床しても脳内の覚醒機構が亢進し，睡眠機構が抑制される。その結果，入眠困難が発生する（Tamaki et al., 2005c）。

中途覚醒や熟眠不全に比べ，入眠困難は，精神的な不安やストレス，環境が変わることなどで生じやすいといわれている（Kirmil-Gray et al., 1985）。山本ら（2003）は，寝つきがよいという感覚（入眠感）に影響する要因を調べたところ，眠りにつくとき心配事や不安について考えた，寝室の環境が気になったなど，就眠時の精神的・身体的状態が最も入眠感に影響を及ぼしていた。この結果は，就眠直前の心理的状態によって入眠感が影響されることを表わしており，就床前の中程度のストレスが入眠潜時を延長させたという，先述の結果と一致する。

（2）脳波段階による第1夜効果の検討

就眠直前の心理的状態は，入眠感だけでなく，生理的側面にも影響を及ぼすのだろうか？　筆者らは，第1夜効果を利用して，就眠環境の変化という実験ストレスが入眠期に及ぼす影響について検討した（Tamaki et al., 2005a）。3夜連続で，睡眠実験室で睡眠ポリグラムを測定し，5秒ごとに入眠期の脳波段階（Hori et al., 1994, 8章参照）を判定した。

その結果，第2夜と第3夜にはほとんど差が認められなかったが，第1夜は特異的

な変化を示した。第1夜では，すべての脳波段階は，出現するまでに時間を要した（図13-3）。特にアルファ波不連続期（脳波段階2，3）の潜時が遅れていた。また，各脳波段階の出現時間をみると，アルファ波連続期（脳波段階1），アルファ波不連続期（脳波段階2）および平坦期（脳波段階4）の出現時間が長かった（図13-4）。また，アルファ波連続期（脳波段階1），アルファ波不連続期（脳波段階2）および平坦期（脳波段階4）から他の脳波段階へと移行する回数は，第1夜で多かった。

しかし対照的に，第2夜から第3夜にかけては，平坦期（脳波段階4）を経ずに，アルファ波不連続期（脳波段階3）からシータ波期（脳波段階5）へと，移行する回数がふえており，平坦期は安定した入眠期では出現しにくいことが明らかとなった。これまで平坦期の意義は指摘されたことがなかったが，この研究結果から，平坦期は安定した入眠期では省略される特徴があることがわかった。

以上のように，脳波段階を用いることで，心理

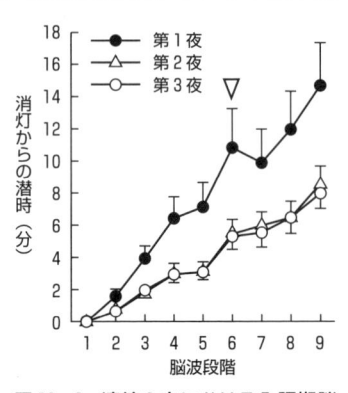

図13-3 連続3夜における入眠期脳波段階の出現潜時
(Tamaki et al., 2005a)

図は消灯から各脳波段階が初めて出現するまでに所要した時間（$n=11$）。脳波段階1を除くすべての段階が第1夜では後続する2夜と比較して遅れていた（$p<.05$）。それに加えて第1夜では，脳波段階7に続いて脳波段階6が出現しており，脳波段階6と脳波段階7の出現する順序が変わっていた（▽で示した部分）。エラーバー（垂直線）は標準誤差を示す。

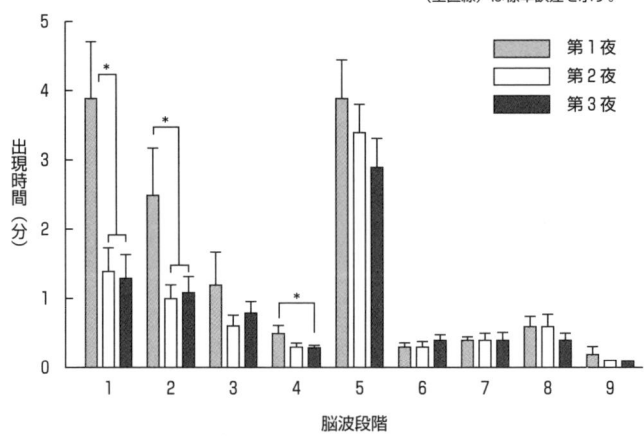

図13-4 連続3夜における入眠期脳波段階の出現時間 (Tamaki et al., 2005a)

図は消灯から3分間以上続く脳波段階9が出現するまでの期間に，各脳波段階が出現した時間（$n=11$）。脳波段階1では，第2夜，3夜と比べて第1夜で有意に出現時間が長い。脳波段階2についても同様である。脳波段階4では第3夜と比べて第1夜で出現時間が有意に長かった。エラーバー（垂直線）は標準誤差を示す。すべて $p<.05$

的ストレスが入眠期に及ぼす影響を詳細に検討することができる。この指標は，従来の判定基準では睡眠段階1としてまとめられてしまう入眠期の歪みや安定性を検討する際に，非常に有効である。また，特殊な解析プログラムが必要ないので，誰にでも使いやすいという大きな利点もある。

（3）第1夜効果と脳波活動

入眠期における覚醒機構と睡眠機構の活動性については，脳波活動を定量的に分析することによって検討することができる（詳細は8章参照）。そこでTamakiら（2005b）は，スペクトル分析を用いて第1夜における脳波活動を調べた。その結果，覚醒時から入眠期の前半は，覚醒機構の活動を反映するアルファ活動，ベータ活動およびガンマ活動が高まっていた（図13-5）。また，入眠期全体では，睡眠機構の活動を反映するデルタ活動，シータ活動およびシグマ活動が低下していた（図13-6）。このように，慣れない環境では，就床時には覚醒機構の活動が高まっており，これが入眠過程にももち越されていることがわかる。覚醒機構の活動が高まりすぎていると，入眠過程で増進すべき睡眠機構が十分に活動できない状態となってしまうといえるだろう。

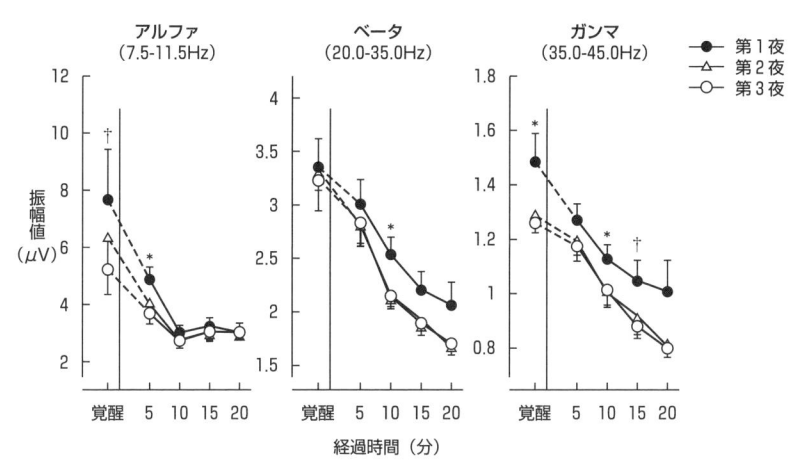

図13-5 覚醒機構を反映する脳波活動の変化

(Tamaki et al., 2005b)

覚醒から入眠期にかけての覚醒関連成分の振幅値の時間変遷過程。縦軸は振幅値（μV），横軸は時間帯を示す。図中の直線は消灯時点を示し，直線の左側は覚醒，右側は入眠期（消灯後5～20分）を示す。データは5分ごとに平均している。* $p<.05$，† $p<1.0$

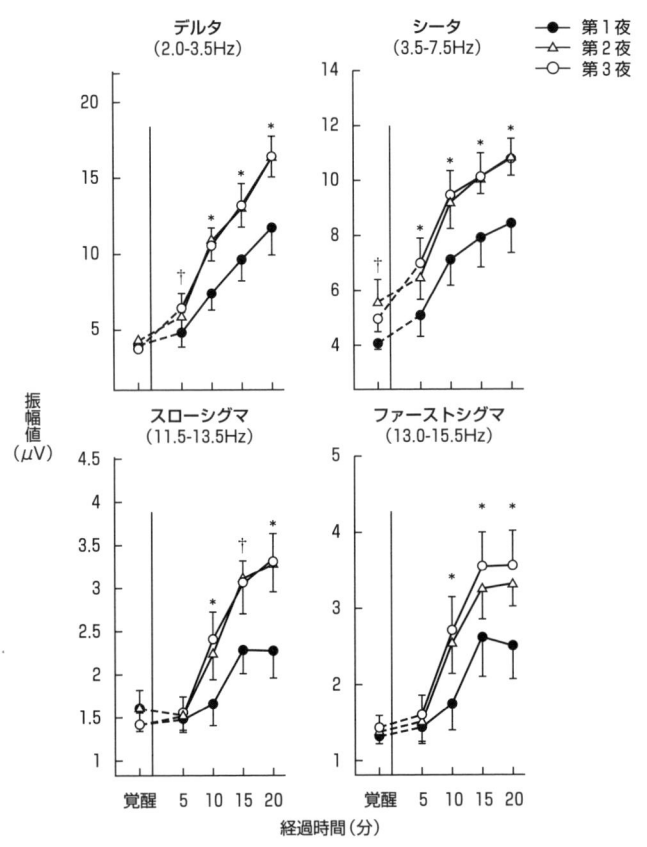

図 13-6 睡眠機構を反映する脳波活動の変化
(Tamaki et al., 2005b)

覚醒から入眠期にかけての睡眠関連成分（デルタ，シータ，スローシグマ，ファーストシグマ帯域）の振幅値の時間変遷過程．図中の直線は消灯時点を示す．
*$p<.05$，†$p<.10$

3．終わりに

　以上，ストレスと不眠との関係を概説してきた．せわしない日本の社会では，今後ますます心理的ストレスはふえてゆき，不眠人口も増加していくことだろう．その日のストレスはできるだけ，その日のうちに解消し，睡眠にはもち越させないようにしたいものである．

●14章

就寝前の活動と睡眠環境

　私たちはどのような行動を経て睡眠にいたるのだろうか。人それぞれライフスタイルも異なり一般化はできないが，夕食をとり，お風呂に入って，テレビを見たり，本を読んだり，または家族団欒を過ごし，寝室では寝具に包まれ眠りにつく。眠ろうとする際には，寝室の明かりを落とし，暑すぎたり寒すぎたりすれば室温調整もするだろう。眠り込む前に日記をつけたり，読みかけの本を読んだり，子どもであれば絵本を読んでもらったりお気に入りの玩具を枕元に置いておくことはよくあることである。普段行なっているこれらの行動は睡眠と無縁ではない。むしろ，寝つけない場合には，就寝前の行動に原因を求めたり，寝室の環境に非常に神経質になったりする。寝つけないときほど，普段まったく気にならない時計の秒針を刻む音にいらいらしたりするものである。就寝前の活動や就床時の環境は，睡眠を促進する場合もあれば妨害する場合もある。本章では就寝前の行動や睡眠時の寝室環境について解説する。

1節　就寝前の活動と睡眠環境の考え方

　多種多様な環境要因が睡眠に影響を及ぼすことが報告されているが，その中でも温湿度，音，光は強く睡眠に影響する物理的な環境要因であると考えられている（梁瀬，1994）。これらを人間の感覚に関連させてみると，温湿度は温度感覚，音は聴覚，光は視覚にかかわる要因であり，ほかにも嗅覚（香り）や寝具・寝衣などの触り心地や着心地などの触覚も少なからず睡眠に影響を及ぼしている（木暮，2005）。これらの要因は就寝時の環境要因であり，現代社会において制御可能な寝室環境要因と睡眠の関係としてとらえることができる。一方で，就寝にいたるまでの活動に目を向けてみれば，運動，食事，入浴および就寝に直接関与する行動（睡眠儀式）なども睡眠に影響

14章 就寝前の活動と睡眠環境

を及ぼしている（Yang & Spielman, 1999; Atkinson & Davenne, 2007）。こうした要因は，自己制御可能な行動要因としてとらえることができる（図14−1）。

ところで，これらの環境要因や就寝前活動はなぜ睡眠と関係するのだろうか。この問いに対する答えを出すことは，よりよい睡眠を得るための寝室環境の整備や行動指針を立てるための基になる。就床時は，交感神経系の活動が抑制され，副交感神経系の活動が亢進するが，このような生理的変化を生じさせるには，①生体リズムに伴う生理的変化を促進する環境を整備すること，②リラクセーションを促進する睡眠環境や就寝前活動を考慮すること，が特に重要となる。

これまで多くの研究が，入眠や睡眠の維持に生体リズムが大きく関与していることを明らかにし，生体リズムに影響を及ぼす環境要因のあり方を検討してきた。生体リズムの中でも特に概日リズムが注目されており，概日リズムの指標としてしばしば深部体温が用いられている。深部体温は，身体表面の温度を示す皮膚温とは異なり，脳温を反映する鼓膜温や直腸温など身体内部の温度のことをいう。4章で述べられているように，深部体温は，通常の就床時刻の3〜4時間前から低下しはじめる。このとき，熱いお風呂に入ったり，過激な運動をしたりすると深部体温が上昇するため，概日リズムに伴う体温変動が乱れることになる。その結果，体温変動と密接に関係する睡眠機構の活動も乱れることになり，なかなか寝つけないなど睡眠にも悪影響を及ぼすことになる。

私たちの身体は地球という自然環境に適応するようにできているため，適応の仕方は種によってさまざまであるにしても，日中と夜間における照度や温度の違いによって生体リズムがつくり出されていると理解することができる。ところが，現代では，24時間社会といわれるように，昼夜を問わず活動することが可能である。照明や暖房は，日中と同様の活動ができるような新しい夜間環境をつくり出した。その結果，日中と夜間という自然環境に適応してきた生体リズムのはたらきを，現代社会では，いとも簡単に妨害してしまうようになった。そこで，生体リズムに伴う生理変化を促進

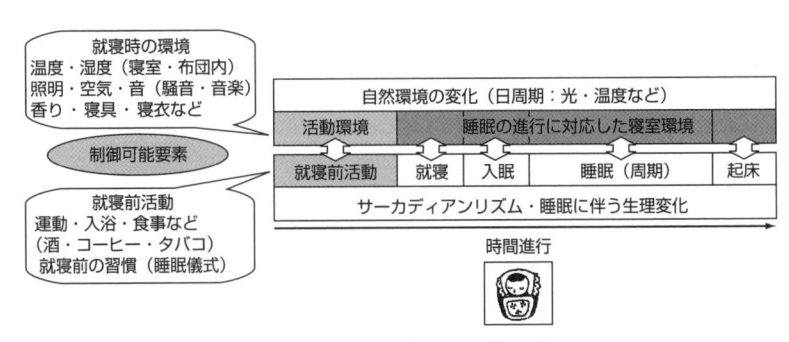

図14−1 就寝前の活動と睡眠環境の考え方

するか，あるいは少なくとも妨害しない環境を整えることが，良質な睡眠をとるための条件の1つとなっている。

　また，良質な睡眠をとるための条件の2つ目として，就床前にリラクセーションを促進する睡眠環境や就寝前の活動をあげることができる。現代社会では，ストレスが睡眠を妨げる大きな要因になっている。悩み事や心配事を抱えていると，うまく寝つけない経験を誰もがもっている。入眠過程には，眠気の充足に伴う心地よさ，感覚閾値の上昇，論理的思考の停止などがみられるが（Bonnet, 1982），ストレスを抱えていると入眠が進行しない（13章参照）。入眠の進行は，自律神経系活動が交感神経系優位から副交感神経系優位へと変化することと対応するため，交感神経系活動を高めてしまうストレスは覚醒興奮を持続してしまい入眠を妨害する。つつがなく入眠過程を進行させるためには，就床時に副交感神経系活動を高めるようなリラクセーションが重要になる。そこで，就寝前に落ち着いた音楽を聴いたり，日記をつけたりするなど，気持ちを落ち着かせる活動が有効になってくる。

　以上述べてきたことは，身体が睡眠に向かって示す変化を，物理的環境や自らの活動によって妨害しないことで，本来備わった睡眠の生理メカニズムを機能させようとするものである。さらに，最近は，寝具や寝衣の肌触りの心地よさなど，より快適性を追求することで，満足のいく睡眠を目指した快眠研究も発展している（薩本・竹内, 2001）。たとえば，森ら（2005）は，肌触りがよいと評価されたパジャマを着用して眠ると熟眠感が高く，夜間睡眠中に分泌されるメラトニンの分泌量も増加したことを報告している。睡眠が積極的な行動場面としてとらえられるようになるにしたがい，こうした快眠研究分野のニーズも高くなると考えられる。

2節　生体リズムを考慮した寝室環境および就寝前活動

1．温度と湿度

　睡眠に適した理想的な寝室の環境温度を見つけることは簡単に思えるが，実は結構むずかしい。従来の研究では，高温環境や低温環境が睡眠にどのような悪影響を及ぼすのか詳細に調べられてきたが，睡眠を促進する寝室の温熱環境については，わずかに寒さを感じる程度の室温設定が睡眠に適すると考えられている程度である。これは，就寝前から入眠後に向かって体温が低下することが入眠や睡眠維持に重要であることや（Gilbert et al., 2004），深部体温は夜間に最低水準にまで下降するため（Wever, 1979），室温もこのような体温低下を損なわないように対応させればよいとする考え方に基づいている。こうした観点に基づいて，深部体温の変化に対応して室温制御を行なった結果，徐波睡眠が増加するなど睡眠の質が改善したことが報告されている

(荒井ら, 2005)。

　しかし,実際の就寝時には,寝室内で寝具にくるまり寝衣を身に着けることによって,体をとりまく温度構成は,室内温度,寝床内温度,被服内温度の3重になっている。したがって,一義的に室内温度を設定すればよいというわけにはいかない。さらに,睡眠に伴う体温の変化に応じて,寝床内気候も変化する。人が就寝すると寝床内温度は上昇し,逆に湿度は急上昇した後に低下し,その後は安定した温湿度が保たれる（宮沢ら,1974）。快適な寝床内気候は,温度が32～34℃,相対湿度が50±10％で,暖かく乾燥した状態が望ましいとされている（梁瀬, 1984）。また,睡眠中に生じる身体からの水分蒸発からみると,一晩の睡眠中の水分蒸発に伴う放熱量から求めた湿性放熱量が,約10～15 W/m^{2}になるような場合に快適な睡眠が得られることが報告されており（横山・梁瀬, 1992）,このような温熱環境条件を整備することが快適な睡眠を得るための1つの条件といえる。

　また,季節によって温度や湿度に大きな違いがある地域では,夏と冬への対応も考慮しなければならない。冬季の寒冷時では,暖房機器や寝具によって温度調整が可能である。夏季の暑熱調整は,冷房機器により調節は可能であるが,温度がわずかに低いだけで体温調節機能の不調をもたらす（梁瀬, 1999）。最近では,冷房によって温度を下げることよりも,夏の夜風をモデルにした室内の空気循環,つまり気流により熱放散を促進する方法などが考案されている（Tsuzuki et al., in press）。こうした寝室の温熱制御の方法のほか,湯たんぽや氷枕にみられるような身体部位の局所的な温度管理の方法も検討されている。環境温との接点となる皮膚表面（特に前額部と四肢）の温度も,睡眠経過と関連が深い。頭部は身体の中で最も発熱量が多く,冷却枕を用いて局所的に頭部体温を低下させる方法が検討されている（Okamoto-Mizuno et al., 2003；石渡ら, 2005）。寝つきの悪い人を対象とした実験では,枕の表面温度16℃の冷却枕を用いて後頭部を冷却すると入眠潜時が10分間短縮し,入眠と睡眠維持に良好に作用したことが報告されている（Setokawa et al., 2007）。

　一方,末梢である四肢は,冬季では,靴下をはくなど温度を上げることで血管を拡張させ熱放散をうながす。夏季では,環境温が高く熱放散が妨げられるため,積極的に四肢の温度を下げることで体全体の体温の低下をうながす（梁瀬, 1999）。こうした変数を考慮した総合的な研究として,寝衣・寝具・寝室の温熱環境制御による睡眠促進技術に関する研究が始まっている（Okamoto-Mizuno et al., 2005a, b）。この研究では,夏期の高温高湿環境を想定して,冷却枕や送風条件が比較検討されている。冷却枕を使用すると,入眠潜時が短縮し,睡眠中の中途覚醒回数が減少するほか,全身の発汗量も抑制された。送風は,高温高湿環境における対流熱伝達を増加させることによって,皮膚温を低下させるとともに,発汗の蒸発を促進し,その結果,体温調節に貢献した（都築, 2002；Tsuzuki et al., in press）。このように,温度や湿度が睡眠に

及ぼす影響が明らかになってきたが，このほかにも最近，さまざまな手法を用いた快適睡眠技術が進展してきた．

2．照明と睡眠

　日差しがさし込む頃に床に入っても，上手に眠ることはむずかしい．日光は昼間のサインであり，強い光は生体時計の調整に最も威力を発揮し，眠気や覚醒に影響を与えている．生体リズムは，日頃何気なく受けている光の量や光を受ける時間帯によってコントロールされている（本間ら，1998；登倉，2000）．一方で，照明は，文字通り文明の利器であるが，夜間では室内光に相当する90～180ルクス程度の光でも覚醒度を高め（Cajochen et al., 2000），生体リズムに影響を及ぼすため（Zeitzer et al., 2000），その使い方が重要になる．

　光の物理特性には照度，色温度などがある．照度は光の明るさを表わし，その単位をルクス（lx）という．屋外で浴びる光の照度は，どんよりと曇った日で10,000 lx，晴れた日で50,000 lxくらいである．屋内では，一般的な住宅の居間で150～300 lx程度である．また，光の色合いを色温度とよび，ケルビン（K）という単位を用いる．朝日や夕日は，約2,000 Kであり，ふつうの太陽光線は5,000～6,000 Kぐらいである．照明等の機器が発生する光の色合いについては色温度表現が用いられ，白熱球のような橙色に近い光では低く，青白い蛍光灯の光では高い．

　照度や色温度は，生体リズムや覚醒水準など睡眠‐覚醒の生理メカニズムに強い影響を及ぼす．たとえば，午前10時頃～午後5時頃の間は，日中に強い光を浴びると覚醒水準が上昇するが（Kaida et al., 2006），生体リズムには影響しない（Khalsa et al., 2003，6章図6-2参照）．しかし，体温が低下する22時以降から最低体温付近までの早朝3時～5時頃にかけて明るい光にさらされると，生体リズムに遅れが生じる．これを位相後退という．逆に，体温が上昇しはじめる頃から午前10時頃に明るい光にさらされると，生体リズムが早まる（Khalsa et al., 2003）．これを位相前進という．もし思うよりも早く目覚めてしまうようなら，日常生活で可能な方法として，夕方に1～2時間程度，日光浴すれば，生体リズムの位相後退によって翌朝の目覚めは延長する．これは特に，早朝覚醒が問題になる高齢者の助けになる．高齢者の中には，夕方にうたた寝や居眠りをしてしまい，その結果，夜間に高覚醒となり入眠困難となる人がいる（白川ら，1999）．夕方の日光浴は，うたた寝や居眠りの防止にも最適であり，良好な睡眠をとるための一助ともなりうる．

　生体リズムに最も強い影響を及ぼす環境要因は光であり，先述のように，生体リズムの位相に強い影響を及ぼす．概日リズムを整えるには，数千lxの光を午前中に1～2時間程度，目で受光する必要があると考えられている（Lewy et al., 1987; Remé et al., 1991）．生体リズムの位相に大きなズレが生じた場合，治療方法として高照度光照

射装置を用いた光療法が実践されている（内山ら，1998）。

さて，このように光は睡眠－覚醒サイクルに強く影響するが，これは光のもつ覚醒作用（Kaida et al., 2006），メラトニン抑制作用（Lowden et al., 2004），体温低下抑制作用（Cajochen et al., 2000），および交感神経系機能促進作用（Saito et al., 1996）によることが確認されている。さらに，照度や色温度は，生理的側面だけでなく，興奮や鎮静といった心理側面へのはたらきかけも大きい（勝浦，2000；高橋，2006）。照度・色温度ともに低い光ほど，弛緩・鎮静状態を求める休息場面に適していると評価されており（大井・富松，2005），心理的に就寝へ方向づけするための役割を担っている。そこで，入眠前や睡眠中，および起床前後の時間ごとに照明環境として，1日の生活サイクルに合わせ照明や色温度などを制御する概日ライティング（circadian lighting）が考案されている（伊藤・小山，2000）。高齢者福祉施設や病院のように環境変化の少ないところに長期滞在する人や室内で過ごすことが多い人の場合，受光量ならびに日中の照度変化が乏しいため生体リズムが弱体化する問題が生じやすい。これを防ぐために概日リズムを考慮した動的な光・照明環境の整備が試みられている（香坂ら，1999，図14-2）。

概日ライティングの中で睡眠期をみていくと，日没後の照明は，心理作用として落ち着いた雰囲気を提供するために低い色温度（3,000 K）の光を設定し，生活動作に伴う視認性や安静を確保しつつ，不必要に覚醒度をあげないようにする。メラトニンは照度が高く受光量が多いほど分泌が抑制され覚醒水準を上昇させるので（Hashimoto et al., 1996），この影響を考慮すると夜間の活動時では100～200 lx程度の照度が適切であるとされる（北堂，2005）。

消灯前はしっとりとした暗さにより覚醒度を下げ，就寝の準備をすることが求められる。照明の色温度が睡眠に与える影響を検討した研究では，高い色温度の光が徐波睡眠を減少させることが指摘されている（Kozaki et al., 2005）。入眠前の速やかな覚醒低下をうながす照度を考慮すると，消灯前は夜間の活動時からさらに低く照度を30 lx以下にして色温度も3,000 K以下にすることが望ましい。そして，深夜は暗闇の

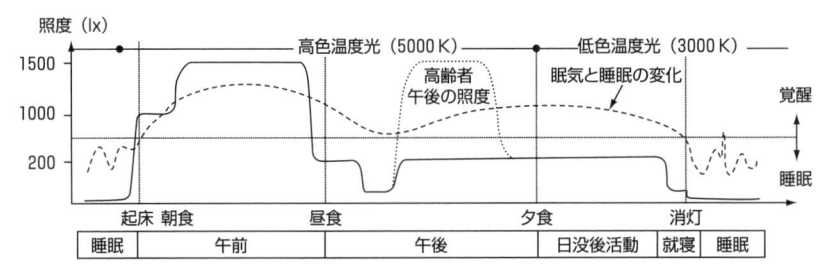

図14-2　照度・色温度の制御によるサーカディアンライティングの例
（香坂ら，1999を一部改変）

不安感を取り除き，トイレに行くなどの行動を妨害しないように，最低限の照度で足下を照らすとよいとされている。廊下の照明は 5 lx 以上で視認性が確保でき，安心感も高いが，50 lx になると眩しくなることから，廊下の床面には10 lx 程度までの照明が推奨されている（小山，1999）。

睡眠中の光・照明環境は安定した睡眠を確保し，中途覚醒した場合にも不用意な覚醒度の上昇を避け，再入眠を妨げない配慮が必要である。また，睡眠中であってもまぶたを通して入る光に反応が起こるため，光源が直接目に入らないように設置する。

これまで述べたように光は，覚醒方向への作用に強くかかわっている点で起床時に最も有効に利用できる。寝室を遮光してしまうと，起床時刻は日光とは無関係になるが，日光が差し込むような場合では，日の出に伴い起床するようになる。光による体温の上昇と交感神経系活動の活性化は覚醒をうながすため（Saito et al., 1996；登倉，2000），これを日常的な目覚めに活用する試みが検討されている。起床30分前から光を漸増すると熟眠感が向上し，起床時の眠気も低下する（白川，1997；野口，2001）。低照度の漸増では，自然な覚醒がもたらされ（野口，2001），高照度の場合は，体温上昇も促進されることが示されている（白川，1997）。

照明環境における照度や色温度は，太陽光の変化をモデルとしているが，得られた研究知見を応用すると，光を操作的に扱うことが可能となり，睡眠や生体リズムの改善に役立っている。

3節　運動と入浴による体温上昇と睡眠

1．運動と睡眠

適度な運動が心身の健康によい効果をもたらすことは，よく知られている。運動が睡眠に及ぼす効果についても数多くの報告がある。その中で，就床時刻の 2～3 時間前に定期的に軽い運動を行なうと，入眠が促進され，睡眠初期に徐波睡眠が集中して出現することが報告されている（小林，1999；小川，1999）。一般に，運動によって身体が適度に疲労すると，よく眠れる気がする。しかし，運動による睡眠促進効果や睡眠改善効果は，身体疲労によるものではなく，運動に伴う加熱効果（body heating）によるものと報告されている（Horne & Moore, 1985）。

Yoshida ら（1998）は，朝（7：40～8：40），夕方（16：30～17：30），夜（20：30～21：30）にそれぞれ 1 時間ずつ軽い運動をしてもらい，その後の夜間睡眠と翌日の日中の眠気を測定した。その結果，夜の運動を行なうと，寝つきや熟眠感が高まったばかりか，翌日の日中の眠気も著しく低減していた。朝や夕方に運動した翌日は，午後に強い眠気が生じたこととは対照的である。

夜の運動を開始した時点は，ちょうど概日リズムにおける最高体温付近から体温が下がりはじめる時間帯（就床の2～3時間前）に相当する。運動によって体温は，一時的に約0.5～1℃度上昇し，その後，概日リズムによる体温低下に伴って，急激に低下する。このときに入眠することによって質の高い夜間睡眠が得られ，さらにそのことにより，翌日の日中の覚醒の質も高まったといえる。

しかし，運動する時間帯や運動強度，運動習慣によってその効果が異なることもわかっている。就寝時刻の直前に運動すると，かえって寝つきが悪くなる。これは，運動に伴い就寝時まで身体の興奮状態が持続することや，深部体温が高く保たれているために，入眠が遅延するからである（小田，2006）。同様に，過激な運動の場合も，運動そのものがストレッサーになったり，筋肉痛を伴ったりすることによってかえって睡眠を妨害する。また，就床時刻の2～3時間前であっても，過激な運動を行なうと，体温上昇が激しく，就床時刻になっても体温低下が起こりにくくなり，入眠を妨害することになる。

また，運動時の体温上昇度は，個人の相対的運動強度（％VO_2 max：最大酸素摂取量）によって決まってくるため（Saltin & Hermansen, 1966），運動習慣の有無によっても加熱効果は変わってくる。睡眠に及ぼす運動習慣の効果については，習慣のある鍛錬者のほうが習慣のない人よりも徐波睡眠が多いこと，普段運動をしない人でも運動を習慣的に行なうことで睡眠潜時の短縮や徐波睡眠の増加が認められることが報告されている（Kubitz et al., 1996）。

しかし，運動習慣のある人が，通常の運動を行なった場合と行なわなかった場合，さらに通常よりも強い強度の運動をした場合を比較した研究では，一貫した知見は得られていない。運動習慣には，個人差の要因が強く影響を受けるため，いまだ不明の点も多い（Bunnell et al., 1983）。単に運動習慣と睡眠との関係だけでなく，運動を習慣化することによって生じる生理的な変化が，睡眠にどのように影響するかについては，今後の研究に期待したい。

ところで，前述してきた体温の変化とは別の考え方として，夜間の睡眠を促進するためには日中の覚醒水準を十分に上昇させるという考え方もある。先述のように，特に高齢者では，夕方の覚醒水準を高めることが重要となる。このように，昼と夜で活動にメリハリをつけることも不眠解消の一助となる。

2．入浴と睡眠

運動と同じように，入浴による体温上昇でも睡眠を促進することができる（Liao, 2002）。午前中や午後の早い時期の入浴では，睡眠促進効果はみられないが，夕方，特に遅い時刻の温浴は効果が大きく，就寝前の入浴によって体温を1～2℃上げることが睡眠に有効に作用する。温浴のあとは，第1睡眠周期で徐波睡眠が増大する

(Horne & Reid, 1985)。また，入浴は心身の緊張をほぐし，就寝時の眠気を増強する効果もあると推察される。ただし，就床直前に42℃以上の高温浴を行なうと，興奮作用のほか，体温を上昇させすぎてしまうため，その直後に就寝しても体温上昇による覚醒効果によって，入眠が妨害される。

入浴による温熱効果には，入浴直後に生じる早期効果と，入浴をしばらく続けた場合に生じる遅延効果がある。これらの効果には，おもに湯温・室温，入浴時間，および水浸レベルの3つの変数が関与する。入浴直後は，温熱ストレスにより心拍数が上昇するとともに，水圧により四肢の血液が中心化するため，血圧が上昇する（平縁ら，2002）。しかし，入浴を15分程度続けると，しだいに血管が拡張し，発汗も伴って，末梢血管の抵抗が減少し，血圧低下が起こる（美和ら，1998）。

深部体温は，入浴すると一過性の低下が起き，その後徐々に上昇する。深部体温上昇までの時間は，38℃の湯温では30分かかるのに対して，40℃では10分，42℃では5分と，湯温が高いほど深部温上昇までにかかる時間が短い（美和ら，1998）。また，深部体温は，出浴後もしばらくは上昇を続ける。ぬるめのお湯にゆっくり浸かるとよいといわれるのは，入浴に伴う血圧の乱高下が招く脳血管障害や心筋虚血を防止し，深部体温を上げすぎない適度な加熱効果が期待できるからである（長家ら，2003）。また，半身浴・足浴は全身浴に比べて血圧の乱高下が抑制され，利尿が少ないという利点がある。入院中など全身浴のむずかしい場面などを踏まえると，半身浴・足浴は，睡眠促進・改善にも有効活用できる可能性がある（中山ら，2004）。

3．加温と睡眠

さて，運動と入浴は，内的加熱か外的加熱かは異なるが，いずれも身体加熱を引き起こす活動としてまとめることができる。加熱による体温変化と睡眠の関係を調べた研究では，運動と入浴が実験条件として設定され，両方とも適度な体温上昇をもたらした場合に睡眠が促進されることが報告されている（小林，2002）。

深部体温が頂点位相を迎える際に，身体加熱によって，体温の最高値をさらに0.5〜1℃高めると，生体リズムに対応した体温変動の振幅を一過的に大きくさせ，体温が上昇したぶんだけ体温低下の速度は上がる。その結果，入眠がうながされ（Atkinson & Davenne, 2007），睡眠初期にまとまった徐波睡眠期が現われると考えられている（Deborah, 1987）。この時期は概日リズムの体温低下期に一致し，発汗や皮膚血流量の増加などによって熱放散反応が盛んになる（Kräuchi et al., 2000）。睡眠前に体を温めることは，その後の熱放散を加速させることにつながる。

また，体温調節中枢のある視床下部（視索前野）の温度上昇は，徐波睡眠を駆動させることが知られている（McGinty & Szymusiak, 2003）。一方で，徐波睡眠を身体エネルギー保持のための適応現象とする古典的な考え方もある（Driver & Taylor, 2000）。

身体加熱が視床下部の温度上昇をもたらし，徐波睡眠を駆動することで代謝を低下させ，これに伴い体温低下を促進するといった作用機序も考えられている（小川，1999）。

こうした考え方は体温調節系と，行動としての睡眠の因果関係を説明しているが，最近は，体温調節系（脳温）と睡眠物質の挙動についても検討されている（Kräuchi et al., 2006）。体温調節と睡眠については，今後，包括的な説明がなされることを期待したい。

4節　就寝前活動とリラクセーション

1．睡眠儀式

眠る前にいつも行なう行動があり，それが習慣化されているようなら，それは睡眠儀式（pre-sleep ritual）といえる。最近，子どもの睡眠衛生を保全するために「早寝早起き」が改めて提唱されているが，子どもを寝かしつけるための方法として紹介される睡眠儀式はさまざまである。

神山（2004）は，子どもを眠りに導く儀式，たとえば「寝間着に着替える」「翌朝に着る衣類をそろえて枕元に置く」など，眠るまでの段取りも睡眠儀式であると述べており，あるカナダ人の父親が行なっていた「おやすみツアー」という入眠儀式を紹介している。寝る前に父親が子どもを抱っこして，テレビや冷蔵庫など家中の物品に「おやすみ」を告げて回ることで，子どもに速やかな入眠をうながしているとのことである。

また，黒川（2004）は，乳幼児期に習慣化し睡眠儀式となった例として，絵本の読み聞かせ，背中を軽く叩く（patting），子守り唄を歌う，お話しをするなどが代表的であることを報告している。さらに，対象関係論の立場から，就寝時を母子分離過程の一場面とみれば，覚醒－睡眠状態に伴う自己の不連続性は，乳児に不安をもたらす。睡眠儀式は，この不安に対して母親とのやりとりを通じて解消する役割をもつものと推測できる。就寝時に必要とされるお気に入りのタオルやぬいぐるみは，母親の象徴的代理として子どもの情緒を静穏化するための移行対象として理解することもできる（Winnicott, 1971）。

子どもにおいては比較的わかりやすい睡眠儀式も，成人が対象になると多種多様であり，睡眠との因果関係も明快さに欠けてくる。睡眠儀式は，経験的にはよく理解できる現象であるが，自然科学的なアプローチによる研究は乏しい。睡眠儀式を明確に規定することもむずかしい。睡眠儀式を広くとらえれば，これまで述べてきた睡眠環境の設定や，運動や入浴といった就床前の活動も，睡眠儀式といえなくもない。その

一方で，狭くとらえれば，就寝直前や就寝時に行なう行為だけを睡眠儀式と考えることもできる。ともあれ，こうした睡眠儀式がもたらす睡眠への効果を考えてみると，これを説明する有力な候補の1つは，睡眠儀式が緊張や不安状態を緩和する，もしくはリラクセーション状態をもたらすことである。

まったくの暗闇や音のない状態は，睡眠を妨害する刺激がないという点では，睡眠にとっては理想的な状態かもしれないが，刺激がないことによってかえって不安が喚起されてしまうと逆効果である。不安や心配事は，交感神経系活動を高めるため寝つきを悪くする。翌朝の起床を心配しないために目覚まし時計をセットしたり，1日の終わりに日記をつけたりすることは，不安解消をうながしてくれる。これらのことは，睡眠儀式が交感神経系活動を抑え，副交感神経系活動を優位にするのに役立っていると推測させる。

また，別の見方として，睡眠儀式を条件づけの文脈で理解することもできる。一見，不安解消やリラクセーションに結びついていないようにみえる行動も，毎晩くり返される睡眠と何らかの形で関連し強化されている可能性がある。「枕が変わると眠れない」というように，旅先のホテルに泊まるなど普段とは異なる環境や特別な出来事があったときに一過性の不眠が生じることがある。このことは，普段使っている特定の寝具や寝衣などを用いることや，着替えるなどの行為が睡眠と関連づけられている可能性を示唆するものである。

条件づけられた睡眠儀式は，睡眠を促進するような生理メカニズムに直接的に寄与しないが，一定の手続きを経ることで，これから眠るといった睡眠行動へ切り替えを自覚したり，迷信行動として情緒の安定性をもたらしたりすることに役立っている可能性もある。

眠る場所で何を行なっているのか，眠る際に必要なモノ（眠り小物）は何か，などを質問した睡眠文化研究所（2000；2003）の調査では，実にさまざまな活動が寝室で行なわれ，気分を調整するための多くの道具が用いられていることが示されている（図14-3）。理想的な寝室環境を誰もが整備できるわけではなく，年齢，性別，家族形態およびライフスタイルなど多様な睡眠環境の中で，個々人が睡眠を促進する睡眠儀式を工夫していても不思議はない。就床時には，興奮するような娯楽や覚醒をうながす薬物（タバコやコーヒー）は避ける必要があるが，自然な形でリラックスできる自分なりの活動を探してみると，睡眠儀式として有効活用できるかもしれない。

2．音楽と睡眠

前述したように，眠る際に使用するモノの調査では，本・雑誌・漫画，音響機器，枕・クッションが上位を占めていた（図14-3）。回答されたモノを就寝前の活動に関連づけてみると，本・雑誌・漫画は就寝前の読書を指し，音響機器は音楽聴取を指す

14章 就寝前の活動と睡眠環境

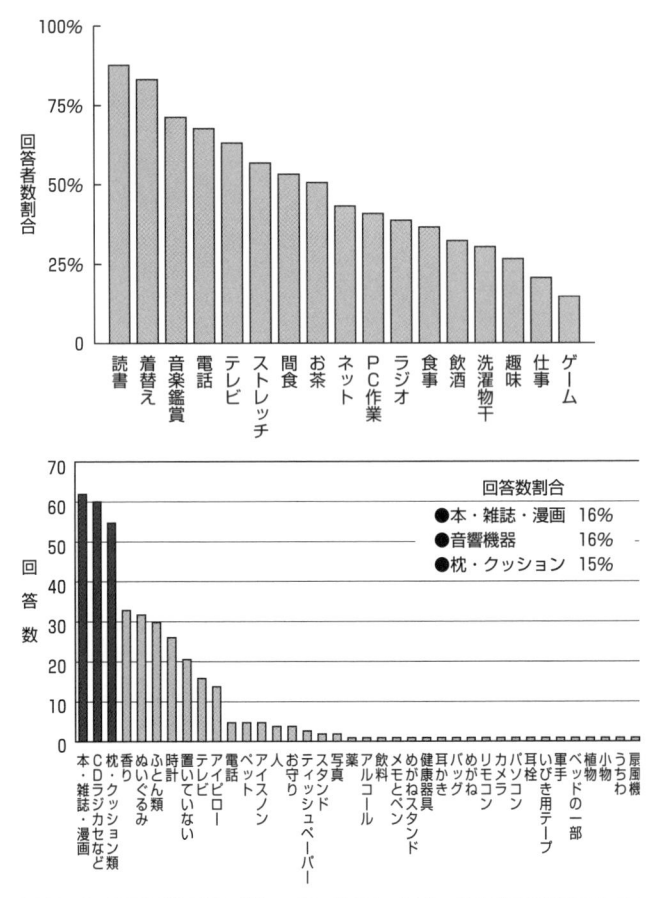

図14-3 眠る場所で何を行なっているのか（上），および眠る際に必要な
モノ（下）についての回答（睡眠文化研究所，2000；2003）

と考えられる。本を読んでいて眠くなる経験は，多くの人がもつところであり，読書に本当に催眠作用があるのかどうかは興味深い問題である。しかし，ここでは睡眠環境のところで述べなかった音環境も含めて，音楽が及ぼす睡眠の影響についてみていくことにする。

一般的には就寝時には明かりを落とし，目を閉じるため，視覚的な活動は抑制される。他方，聴覚的な活動は，入眠が進行しない限り維持される。寝つきが悪いときには，ちょっとした物音やサイレンなどが非常に気になるものである。この現象は定位反応（orienting response）とよばれ，意図せずに起こる不随意的注意（または自動的注意）の現われである。集中を要する精神作業の際にも同様に生じるため，就寝時に

限ったものではないが，夜間の騒音レベルは昼間に比べて格段に低下するため，小さな音でも強調されることになる。

　騒音は，騒音規制法によって昼間および夜間の騒音レベルが定められているが，同じ音圧レベルでの音でも，間隔をおいて発生する間欠騒音と，持続的な連続騒音とでは，不快さが大きく異なることがわかっている。睡眠においても間欠騒音のほうが連続騒音よりも影響が大きく（Griefahn, 1991），連続騒音であれば55フォン，間欠騒音であれば50フォンで睡眠深度が低下する（中川，1994）。なお，フォン（phon）とは物理的な音の大きさを表わす音圧（dB）を人間の聴感度にあわせて補正した単位である。

　騒音が睡眠を妨害する場合には，耳栓や重いカーテン，二重窓ガラスなどによって音の侵入自体を防ぐ方法がある。一方で，ファンなどの機械による白色雑音（ホワイトノイズ）や音楽などによって，騒音をマスクする方法もある。白色雑音は不規則に振動する波のことであり，すべての周波数において一様なパワをもつノイズのことである。連続騒音としてみなすことができ，音圧に大きな変動がなければ慣れが生じて，外部からやってくる不規則で注意を喚起する音をマスクすることができる。

　同様に音楽の場合もマスキング効果をもつと考えられるが，より積極的にリラクセーションをうながす意味が付加される。ストレスへの対処方略や気分改善のためには，音楽が有効であると多くの研究が報告している（Watkins, 1997）。

　不眠症の大半を占める精神生理的不眠の原因は不安であり，もしこうした音楽の効果が睡眠に際して適切に利用されるとすれば，就寝時の音楽聴取が快適な睡眠を促進できる可能性がある。就寝時の音楽聴取は，不眠症に対する援助や（Ansfield et al., 1996），CCU（critical care unit：重症患者管理部）における睡眠促進，高齢者の抱える睡眠問題のケア（Hanser, 1990），さらに，非薬理学的な睡眠促進法の1つとして提案されてきた。しかし，音楽が睡眠に及ぼす影響を実験的に検討した研究の多くは，音楽による睡眠促進効果を支持していない（Sanchez & Bootzin, 1985；石原ら，1992；Rutter & Waring-Paynter, 1992; Gitanjali, 1998）。むしろ，これらの研究では，音楽は入眠を妨害していた。

　このような結果が出た理由として，音楽は，単調な音刺激よりも実験参加者の注意を引きやすいことがあげられる。音楽を聴取する行為は，音楽情報を脳が処理することを意味しており，聴取し続けると覚醒水準が低下しない。音楽を積極的に聴き続けようとすれば，眠ることができないのは，言わば当然のことといえる。寝つけない場合の音楽聴取は，さらに入眠に妨害的である。さらに，認知情報処理に負荷がかかるような変動の激しい楽曲は，入眠潜時を遅延させる（Ansfield et al., 1996）。

　ただし，大学生約300名を対象にした調査結果では，大学生の約30％が就寝時に音楽を聴取していた（岩城ら，1999，図14-4）。また，日常的に音楽聴取する人を対象にした実験では，音楽聴取によって入眠潜時が短縮し，音楽が睡眠に促進的にはたら

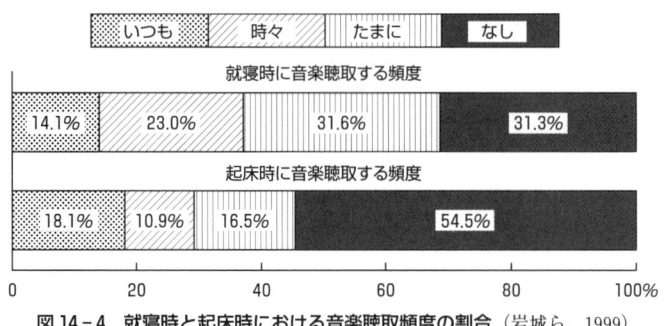

図14-4 就寝時と起床時における音楽聴取頻度の割合 （岩城ら，1999）

くことが確かめられている（Iwaki et al., 2003, 図14-5）。しかし，こうした対象者の場合においても，「普段眠りにつくときの半分の時間で眠ってください」と教示した不眠条件では，音楽は妨害的にはたらいた（Iwaki et al., 2003）。これらの結果から考えると，音楽を入眠に役立てるための音楽聴取法には，個々人のもつ眠り方の技術があるのかもしれない。また，就寝時に音楽を聴く人にとっては，音楽聴取が睡眠儀式化している可能性もある。

ところで，Levin (1998) は，不眠症患者の睡眠脳波を独自のアルゴリズムにより音楽に変換し，それを睡眠前に患者に聞かせたところ，睡眠が改善したと報告している。この効果は，その後の検証実験でも確認されており，実用化の試みも始まっている（Kayumov, 2002）。その作用メカニズムに不明な点があるにしても，研究テーマとしては興味深い。Kayumov (2002) は，睡眠進行を反映する脳波をバイオフィードバック情報として使用することで不安を取り除くことが可能であると述べている。

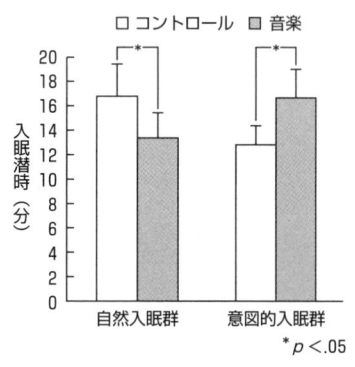

図14-5 自然入眠群と意図的入眠群（不眠モデル）において，就寝時の音楽聴取が睡眠段階2までの潜時に及ぼす影響（Iwaki et al., 2003）

5節 睡眠環境と快適性

最後に睡眠心理学における快適性を考えてみたい。快適性の意味を「快」と「適」に分けてみると（鈴木，1999），まず「適」には，睡眠に適した寝室環境を整備することが当たる。積極的に快いと感じるかどうかは別にして，これは，睡眠を妨害しない状況を設定し，身体に備わった睡眠機構を発動させることを意味する。たとえば，衣

服がなくても，室温が30〜36℃の範囲内であれば，暑さや寒さが意識されない快適温度となる。健康のときには気づかないが病気になって初めて健康の意味に気づいたりするように，睡眠においても，不快でないこと，もしくは不快を喚起する要因がないことが重要であると指摘できる。これは，消極的な快，つまり不快でなければ快であるとする考え方に基づくものである。

　一方で，たとえば食事によって必要な栄養分を賄うことができても，さらに食後のデザートを求めるように，さらなる快を求めて睡眠環境や就寝前の活動を発展させていく立場もある。睡眠に適した状態を追求することに異論はないと考えられるが，快の追求については，睡眠そのものをどのようにとらえるのかが大きな問題になる。睡眠における快適性の問題については，近年，「適」から「快」に対するアプローチが拡大しつつある。本章でふれなかったさまざまな睡眠関連要因も含めて，睡眠の意味を深く問いながら，快適睡眠の実現に向けて統合的に発展させていく必要があると思われる。

15章

睡眠改善法（1）
──不眠の行動療法・認知行動的介入技法──

　睡眠改善には，正しい知識の普及や啓発，行動を変えようという意欲の喚起，実行させるためのきっかけ，行動の変化を起こし維持していくための行動変容技術が必要である。近年，不眠に関する非薬物療法として，行動療法や認知行動的介入への関心が高まっている。不眠の改善には長期的な心理療法ではなく，不適切な睡眠に関連する習慣や誤った睡眠に対する認知などの，不眠症状を維持させる要因に焦点を絞ったアプローチも有効である。本章では，不眠の行動療法・認知行動的介入技法について紹介する。

1節　不眠の行動療法

　これまで不眠の行動療法は，数週間の期間を要するものの，薬物と同等の改善効果があり，安全性と長期効果は薬物より優れていることがアメリカ睡眠医学会（Morin et al., 1999; Chesson et al., 1999）や，アメリカ国立精神衛生研究所（National Institutes of Health, 1998）の報告で指摘されている。これらの報告や多くの臨床研究，不眠の行動療法に関する代表的なメタ分析の論文（Morin et al., 1994; Murtagh & Greenwood, 1995）の情報を収集したレビューでは，不眠の行動療法は，70～80%の不眠者に有効で，約1か月程度の治療で薬物と同等の睡眠改善効果があり，その効果は6か月の追跡期間まで維持されることが報告されている（足達・山上，2002）。さらに，簡便な行動療法のツールを用いた，自己調整法や自己マニュアルでも，入眠潜時や中途覚醒の改善に効果があることが指摘されている（田中，2004；足達ら，2005；Morin et al., 2005）。

　不眠の行動療法は，不眠を学習された不適応的習慣とみなし，その維持要因と発症

の促進要因に接近する心理療法で，1960年代より研究が始まった。1990年代半ばには，無作為対照試験の結果が多く蓄積され，その有効性が検討されている。最近では，行動療法・認知行動療法の諸技法を含め，認知行動的介入とよばれることも多い。

2節 認知行動的介入

　認知行動的介入とは，教育パッケージから従来の行動技法に及ぶ，より広範囲の治療法を含むものである（Montgomery & Dennis, 2002）。アセスメント，機能分析の結果を随時参照しながら，技法選択や導入時期に配慮することが大切で，技法の選択・導入に際しては，心理教育も治療に対する動機づけを維持する上で重要となる。不眠の認知行動的介入のおもな目的としては，①不健全な睡眠習慣や不適切な睡眠環境から生じる問題の軽減，②睡眠に関する不安，恐怖心およびこだわりの緩和と，情動的鎮静への誘引，③過覚醒状態から安静覚醒状態への誘引，などがあげられる。

　代表的な技法としては，①弛緩法（relaxation：眠る前にリラックスする。筋弛緩，入浴，儀式，環境），②刺激制御法（stimulus control：寝室では「眠る」を最優先する。寝室は眠るだけ，眠れないときは床から離れる），③睡眠時間制限法（sleep restriction：短い時間で深く眠る。就床時刻を遅くする。睡眠効率を重視し，実質的な睡眠時間の比率を高くする），④認知療法（cognitive therapy：思い込み・こだわりを減らす。認知再構成法），などがある。

　日中の強い緊張と就寝時の過覚醒からもたらされる不眠には弛緩法，寝室における睡眠を妨害する行動がもたらす不眠に対しては刺激制御法，寝室で過ごす時間が長すぎる場合は睡眠時間制限法，日中の不適切な習慣や睡眠への誤まった信念に対しては睡眠衛生教育（sleep hygiene education）や認知行動療法（cognitive behavioral therapy: CBT）などの対処法が有効であると考えられている。わが国においては，明らかな精神疾患や身体疾患による不眠が疑われない場合，入眠障害に対する支援としては刺激制御法が，中途覚醒に対する支援としては睡眠時間制限法が有効であるとされている（尾崎・内山，2004）。

　このような認知行動的介入の効果を検討するために，MEDLIINE（1966-2001年9月），EMBASE（1980-2002年1月），CINAHL（1982-2002年1月），PsychoINFO（1987-2002年），The Cochrane Library（2002年1巻），National Research Register（2002年，NBR）のデータベースを基に，メタ分析が行なわれている（Montgomery & Dennis, 2002）。このメタ分析では，1986～2001年に行なわれた不眠の認知行動的介入研究から，60歳以上を対象に無作為対照試験を用いて実施された6つの研究（認知症やうつを除く224名）を厳選し，睡眠ポリグラフィや睡眠日誌，主観報告の結果が個別に検討されている。この信頼性の高い報告では，高齢者に対する不眠の認知行

動的介入は，睡眠維持に関して一貫した改善効果があることが指摘されている。また，効果維持を高めるためには，技法自体も重要であるが，技法を実施する際の準備状態を加味する重要性が指摘されている。

以下に，認知行動的介入を構成する諸技法について効果性，実用性を交えて紹介する。

1. 睡眠衛生教育

睡眠衛生教育とは，睡眠が習慣要因（食事・運動・飲酒など）と環境要因（光・騒音・温度など）に影響されているということを教えるものである（Hauri, 1991）。認知行動的介入を行なう際にも，科学的根拠に基づいた睡眠に関する正しい知識を教えることは，睡眠を阻害するような誤った生活習慣や環境を整え，行動変容をうながすための基本事項となる。また，アセスメントを行なう際にも，睡眠衛生の知識は重要である。

睡眠衛生の知識が，実際の行動変容として行動療法の諸技法に反映されていることから，不眠の行動療法研究では，睡眠衛生教育を多面的介入の一部として，または対照群への介入として用いることが多かった。睡眠衛生の基本的な内容としては，①就床6時間前からのカフェイン，喫煙の摂取制限，②入眠目的の飲酒の禁止，③就床前の過度の食事の禁止，④就床2時間前の激しい運動の回避，⑤寝室の騒音，照明，温度の調整，がある（Reynolds, 1991）。さらに，睡眠時間には個人差があることを伝えることも重要である。また，施設入所中の高齢者のための睡眠衛生の指針（Ancoli-Israel et al., 2003）としては，表15-1の項目があげられている。高齢者が施設に入所する理由の多くは，徘徊と錯乱を伴う夜間の頻回の覚醒であり，認知症高齢者にかかわる人々にとっても睡眠衛生の知識は重要である。

わが国でも睡眠衛生に関する事項として表15-2のような睡眠障害対処の12の指針

表15-1　施設入所中の高齢者のための睡眠衛生の指針 （Ancoli-Israel et al., 2003）

1. 特に日中，ベッド上で過ごす時間を制限する。
2. 午後の早い時間帯に，1日1度1時間だけに仮眠（昼寝）を制限する。
3. 睡眠覚醒スケジュールを規則的に保つ（できるだけ入所前の自宅での生活リズムにあわせる）。
4. 食事の時間帯を規則的に保つ（できるだけベッドで食事をしないようにする）。
5. カフェインを含む飲料や食べ物はさける。
6. 夜間の物音を最小限にする。
7. 夜間は患者の部屋が可能な限り暗くなるように保つ。
8. 日中は患者の生活環境が明るく照らされるように保つ。
9. 個々の患者に適した範囲で運動をするように勧める。
10. 睡眠覚醒リズムおよび興奮行動のリズムが合致する患者を同室者に選ぶ。
11. 患者が有する睡眠の問題を評価し，それにあった治療に着手する。
12. 服用薬剤に鎮静／覚醒作用があるかどうかチェックする。

(内山, 2002) があげられており, 睡眠医療の場で広く活用されている。睡眠衛生の中で重要な項目は, ①睡眠時間帯を一定にして, 朝の自然光を取り入れるなどの工夫をして, 概日リズムを整えること, ②日中すっきりと過ごせれば睡眠は十分, 睡眠は質が重要とし, あまり睡眠時間にこだわらないこと, ③無理に眠ろうと努力しないで, 眠くなってから床につく, 床の中で苦しまない, などである。また, 習慣的な入眠時刻の2〜4時間前は, 最も眠りにくいことや, 昼食後の眠気には, 短時間の仮眠が効果的であることなどの情報を伝えることも大切である。睡眠衛生教育で睡眠習慣や生活習慣を見直し, 就床直前の喫煙, 過度の食事, 熱い風呂や寝酒など, 睡眠を妨げる要因を取り除くことが習慣行動の変容においても前提となるが, 軽症の不眠は, 睡眠衛生教育だけで治る場合も少なくないとの指摘もある。一方, 睡眠に関する知識提供

表15-2 睡眠衛生教育:睡眠障害対処12の指針 (内山, 2002)

1. 睡眠時間は人それぞれ, 日中の眠気で困らなければ十分
    ・睡眠の長い人, 短い人, 季節でも変化, 8時間にこだわらない
    ・歳をとると必要な睡眠時間は短くなる
2. 刺激物を避け, 眠る前には自分なりのリラックス法
    ・就寝前4時間のカフェイン摂取, 就寝前1時間の喫煙は避ける
    ・軽い読書, 音楽, ぬるめの入浴, 香り, 筋弛緩トレーニング
3. 眠たくなってから床に就く, 就寝時間にこだわりすぎない
    ・眠ろうとする意気込みが頭をさえさせ寝つきを悪くする
4. 同じ時刻に毎日起床
    ・早寝早起きでなく, 早起きが早寝に通じる
    ・日曜に遅くまで床で過ごすと, 月曜の朝がつらくなる
5. 光の利用でよい睡眠
    ・目が覚めたら日光を取り入れ, 体内時計をスイッチオン
    ・夜は明るすぎない照明を
6. 規則正しい3度の食事, 規則的な運動習慣
    ・朝食は心と体の目覚めに重要, 夜食はごく軽く
    ・運動習慣は熟睡を促進
7. 昼寝をするなら, 15時前の20〜30分
    ・長い昼寝はかえってぼんやりのもと
    ・夕方以降の昼寝は夜の睡眠に悪影響
8. 眠りが浅いときは, むしろ積極的に遅寝・早起きに
    ・寝床で長く過ごしすぎると熟睡感が減る
9. 睡眠中の激しいイビキ・呼吸停止や足のぴくつき・むずむず感は要注意
    ・背景に睡眠の病気, 専門治療が必要
10. 十分眠っても日中の眠気が強い時は専門医に
    ・長時間眠っても日中の眠気で仕事・学業に支障がある場合は専門医に相談
    ・車の運転に注意
11. 睡眠薬代わりの寝酒は不眠のもと
    ・睡眠薬代わりの寝酒は, 深い睡眠を減らし, 夜中に目覚める原因となる
12. 睡眠薬は医師の指示で正しく使えば安全
    ・一定時刻に服用し就床
    ・アルコールとの併用をしない

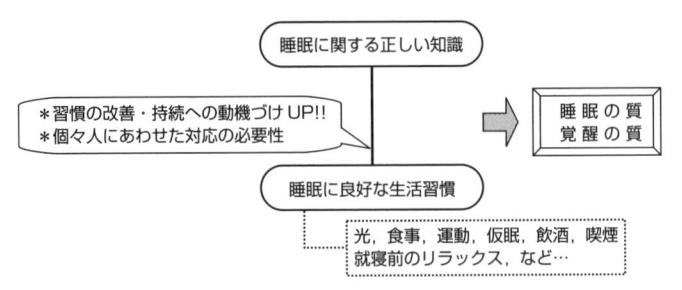

15章 睡眠改善法（1）――不眠の行動療法・認知行動的介入技法――

```
                    ┌─────────────────┐
                    │ 睡眠に関する正しい知識 │
                    └─────────────────┘
   ┌──────────────────────┐            ┌──────────┐
   │*習慣の改善・持続への動機づけUP!!│    ⇒    │ 睡 眠 の 質 │
   │*個々人にあわせた対応の必要性  │          │ 覚 醒 の 質 │
   └──────────────────────┘            └──────────┘
                    ┌─────────────────┐
                    │ 睡眠に良好な生活習慣 │
                    └─────────────────┘
                    ┌─────────────────────────┐
                    │ 光，食事，運動，仮眠，飲酒，喫煙 │
                    │ 就寝前のリラックス，など…      │
                    └─────────────────────────┘
```

図15-1　知識・習慣・睡眠の質の関係

のみでは，質的改善への結びつきは少なく，知識，習慣行動，質の改善へとつなげるためには，習慣の改善・持続が最も重要であることも指摘されている（Gallasch & Gradisar, 2007）。動機づけを高め，習慣を持続させる工夫や，年齢や症状にあわせた対応が必要である（図15-1）。

2．弛緩法

弛緩法は，緊張を低減し，緊張をコントロールできる感覚を学習する方法である。入眠および睡眠維持に有効な方法とされている。不眠者は，ストレスなどの情動不安・緊張，あるいは不眠への予期不安や睡眠へのこだわりなどで，交感神経系の活動が亢進し，全身の筋群はおおむね強い緊張状態にあることが多い。弛緩法の目的は，就床前に心身をリラックス（過覚醒状態を安静覚醒状態に，睡眠に関する不安，恐怖を和らげ，情動的鎮静へ誘導）させることである。

弛緩法には，漸進的筋弛緩法（自律訓練法）などの身体的弛緩法，認知的弛緩法（イメージ訓練，瞑想など），バイオフィードバック（Hauri, 1991）などがある。これらの技法の根拠となったのは，「不眠者は，1日中緊張が強く覚醒状態にある」という不眠の惹起と推持に関与する仮説である。

Jacobson（1938）は，筋緊張のリラクセーション法として漸進的筋弛緩法を提唱している。これは，患者に生理的な緊張の原理を教示し，次にその緊張のコントロールの仕方（初めに筋肉を緊張させ，次に緊張させた筋肉の部位をリラックスさせるという体系的な方法の一連の動作）を指導するものである。その後，この手続きは，Bernstein & Borkovec（1973），Poppen（1988）により発展した。このように，自律訓練法は，手足が重たく温かくなる感じ，呼吸がゆっくりと楽になるいわゆるリラックス状態を，自己暗示と注意の集中を段階的に行ないながら習得する方法である。

瞑想（meditation）やイメージ訓練は，思考過程における中性さや心地よい対象に焦点をあてた技法である。イメージ訓練は，患者が穏やかでリラックスした状態に関連するシーンを視覚化することで構成されている。

一方，バイオフィードバックとは，生体の反応を測定し，緊張のレベルを音の高さや光の強さに変換して，その変化を伝える方法である。筋電図を用いて，特定の筋肉（通常，前頭筋）の緊張の軽減を習得させる方法や，脳波を用いてアルファ波やシータ波の活動を増加させ，筋緊張の減衰・解除感覚を学習させる方法がある。緊張のレベルに注意を向けることができるよう，視覚的および聴覚的なフィードバックの両方が与えられる（Hauri, 1991）。深呼吸などリラクセーションの技法を教えられ，そして本人が最もリラクセーションに成功した際にそのことを弁別することができるようフィードバックが与えられる。このようにして，リラックスした状態や，リラクセーション状態への導入，筋肉を緊張させた状態を学習しやすくする。

　漸進的筋弛緩法の場合，これらの技法はまず訓練セッションがあり，次に1日20分間自宅で訓練する。リラクセーションのテクニックを効果的に用いることができるようになるまで，何週間もの練習期間を要することもある。これらの方法はリラクセーションへの導入を直接的に助けるだけでなく，患者が緊張を増す原因となるような認知活動（たとえば，なぜ眠れないかについて悩むことなど）に引きつけられることを防ぐはたらきもある。このような上記の弛緩法は，直接的な筋緊張などの効果とともに，他に意識が向くことで，不安緊張を高めている神経系以外の興奮を抑制する効果ももっている。また，弛緩法は，訓練時以外は，通常就床前に行なうのが一般的であるが，この方法が直接睡眠を発生させるというよりも，睡眠が開始できるレベルまで覚醒水準を低下させることにより，睡眠を促進しているところに大事なポイントがある。不眠の背景には，睡眠が開始し，維持することが困難なほど覚醒水準が高いこと，つまり過覚醒（hyper arousal）状態にあることが指摘されている（Perlis et al., 2006）。

　Morinら（1994）は，過去20年間（1974～1993年）の59の非薬物療法（弛緩法，刺激制御法，睡眠時間制限法，睡眠健康教育など）の成績をメタ分析し，各技法の治療効果を他の治療法で比較するための効果サイズを算出している（表15-3）。効果サイズはメタ分析の際に用いられる指標である。個々の研究で用いられている測度の単位には依存せず，介入群と統制群の平均値の差がどの程度あるのかを標準偏差の単位で表現する。なおメタ分析は，分析のための分析ともいわれ，種々の論文の分析結果から，実験効果の程度を分析するのに有効である。効果サイズの大きさの解釈については，0.2以上なら小さな効果，0.5以上なら中程度の効果，0.8以上であれば大きな効果であるとCohen（1988）は述べている。効果の従属変数としては，入眠潜時，中途覚醒時間，中途覚醒回数，睡眠時間などを用いている。入眠潜時（睡眠潜時）に対する身体的弛緩法の効果サイズは0.83，また，認知的弛緩法の入眠潜時（睡眠潜時）の効果サイズは1.2と高く，顕著な入眠効果が示されている。一方，バイオフィードバックは，ある程度の訓練と器具が必要であるが，入眠潜時の効果サイズは1.0，中途覚醒回数の効果サイズは0.97と高く，顕著な効果が示されている。

表 15-3　各技法の治療効果　(Morin et al., 1994 を一部改変)

治療技法		入眠潜時(分)	中途覚醒時間(分)	中途覚醒回数(回)	睡眠時間(分)
身体的弛緩法	治療前	67.4	59.9	1.7	338.0
	治療後	40.6	42.7	1.0	375.8
	治療の効果サイズ	0.83	0.06	0.56	0.25
認知的弛緩法	治療前	63.8	70.0	2.1	351.1
	治療後	34.0	51.1	1.7	360.6
	治療の効果サイズ	1.20	0.28	0.56	0.28
バイオフィードバック	治療前	52.8	45.4	2.1	366.4
	治療後	32.9	18.3	1.6	390.3
	治療の効果サイズ	1.00	0.70	0.97	0.38
刺激制御法	治療前	64.3	84.0	1.9	333.9
	治療後	32.5	43.5	1.4	371.3
	治療の効果サイズ	0.81	0.70	0.59	0.41
睡眠時間制限法	治療前	50.7	109.0		303.7
	治療後	21.4	32.9		317.5
	治療の効果サイズ	0.98	0.76		−1.06
逆説的志向	治療前	59.8	62.2	1.8	350.7
	治療後	41.8	28.3	1	378.4
	治療の効果サイズ	0.63	0.81	0.73	0.46
睡眠健康教育	治療前	86.1		1.7	371.0
	治療後	62.8		1.5	388.8
	治療の効果サイズ	0.71		−0.12	1.16
多面的治療	治療前	68.9	53.2	1.9	369.3
	治療後	32.6	27.9	1.6	393.7
	治療の効果サイズ	1.05	0.92	−0.05	0.75

効果サイズは、0.2以上は効果あり、0.5で中程度の効果、0.8以上で顕著な効果あり。

　以上、弛緩法は入眠困難と中途覚醒回数減少に効果的であるが、自律訓練法や漸進的弛緩法は、習得にかなりの訓練の時間を要する。しかし、それらは、特定の意図されたリラクセーションに加え、他の波及効果をもたらす場合が多い。たとえば、瞑想の練習は、認知的覚醒の低下に加えて、生理的緊張の低下ももたらす。逆説的ではあるが、覚醒の原因が特定できない場合も臨床場面においては使用されることが多く、弛緩法に関する書籍は多く出版されている。

3．刺激制御法

　刺激制御法とは、睡眠環境と寝室での睡眠を妨害する行動(思考も行動と定義する)のために覚醒状態が強く結びついている場合に、この関係を断ち切るための対処法である。慢性の不眠においては、寝室に入ることで、不安や恐怖が湧き起こり、目がさえてしまい眠れなくなるという悪循環に陥っている場合も少なくない。刺激制御

表 15-4　刺激制御法の行ない方（内山，2002）

1. 眠くなったときのみに寝床につきなさい。
2. 寝床を睡眠とセックス以外の目的に使わない。寝床で本を読んだり，テレビをみたり食べたりしない。
3. 眠れなければ，寝室を出て別の部屋に行く。本当に眠くなるまでそこにとどまり，それから寝室に戻りなさい。もしすぐに眠くならなければ，再び，寝室から出なさい。
この目的は，寝室から不眠を連想する悪循環をとめ，寝床と容易で速やかな入眠を関連づけることである。
4. もしまだ眠れないのなら，夜通し3．をくり返しなさい。
5. いかに眠れなくても，目覚まし時計をセットして，毎朝同じ時間に起きなさい。
起床時刻を一定にすることは体に一定の睡眠覚醒リズムを身につけるのに役立ちます。
6. 日中，昼寝はしない。

法は，Boozin & Nicassio（1978）によって開発された対処法で，この寝室から不眠を連想する悪循環を解消し，寝室と円滑な入眠を関連づけ，好循環を獲得することを目的とする。つまり，寝床についたらすぐに寝入るということを目標としている。

　刺激制限療法のポイントを簡潔に表現すると，寝床では眠ることを最優先し，寝床につくと眠くなるよう習慣づけることである。「寝室（ベッド）と睡眠との刺激－反応結合が弱い」という不眠の惹起と推持に関与する仮説に基づき，オペラント条件づけの手法を用い，寝室やベッドが睡眠に特化した条件刺激になるように再学習させる方法である。また，睡眠を妨げる行動を引き起こす刺激を寝室から取り除き，寝室や寝具は，睡眠と性生活以外には使わないようにする。刺激制御法の入眠潜時の効果サイズは0.81と高く，また中途覚醒時間の効果サイズは0.7，中途覚醒回数の効果サイズは0.59と，睡眠維持に関しても，安定した効果が示されている（表15-3）。

　基本的な指導の内容（Bootzin et al., 1991）は以下のようなものである（わが国では，「刺激制御法の行ない方」（表15-4）が推奨されている）。①眠くなったときだけ寝床（ベッド）に行く。②寝床は睡眠と性行為だけに使う。③15～20分たっても眠れない場合は，起きて別の部屋に行き，再び眠気を感じたときのみ床につく，また眠れなければ何度もこれをくり返す。④睡眠の時間や質に関係なく，朝は決まった時間に起きる。⑤日中は，長い仮眠を避ける。

　眠れないときは無理に眠ろうとせず，いったん床から離れるという行動が意味をもつ。眠くなったときだけ，寝床を使うことである。寝床に入っても眠くならなければ，いったん寝室から離れ，眠くなるまで待って，再び寝床につくことで，就床すると眠くなるという好循環をつくることが大切である。

4．睡眠時間制限法

　就床時間を減らし，質のよい睡眠をとることを目的にした方法である。不眠者は，睡眠の不満足を補うために，就床時間を延長しがちである。このことがかえって入眠

潜時の延長や中途覚醒時間の増加を引き起こす。睡眠制限法はSpielmanら（1987）によって開発された方法で，睡眠傾向のホメオスタシス説に基づいている。就床時間を制限し，穏やかな断眠を引き起こすことで，恒常的な睡眠欲求を増加させる。つまり，軽度の断眠効果を利用して睡眠の改善を目指す。就床時間の制限，治療スケジュールに関しては，睡眠日誌やアクチグラフィなどの記録をもとに決定する。科学的な睡眠不足研究の重要な功績として，睡眠不足になった人は，効率のよい睡眠者になるという指摘がある。通常の睡眠時間を徐々に減らしていくと，睡眠段階1，2は減少するが，徐波睡眠の量は変わらないことや（Webb & Agnew, 1975），睡眠不足のあと，失われた睡眠全体は回復しないが，最も深い睡眠である睡眠段階4はほとんど回復すること（Lucidi et al., 1997; De Gennaro et al., 2000），睡眠不足のあとは，デルタ波の比率が高くなることが報告されている（Borbély, 1981）。これらの知見は，睡眠時間を短く効率よくすることで，徐波睡眠の割合が多くなり，回復機能が果たされていることを示唆している。

　睡眠時間制限法は，就床中の覚醒時間が不眠を持続させているとする，不眠の惹起と推持に関与する2つの仮説――「不眠患者は，睡眠効率が低い」，および「不眠患者は，不眠を補おうと早めに寝たり昼寝をしたりする」――に基づき考案されている（Spielman et al., 1987）。睡眠時間制限法に関する入眠潜時の効果サイズは0.98，中途覚醒時間の効果サイズは0.76とともに高く，顕著な効果が示されている（表15-3）。治療8週後には，睡眠時間の有意な増加や入眠潜時や睡眠効率，睡眠に関する自己評価も改善がみられ，治療終了後3年に及ぶ長期効果も報告されている（Spielman et al., 1987）。

　睡眠時間制限法は，開始後すぐは，就床時間がかなり短く制限されるため睡眠不足が蓄積するが，この操作的な睡眠不足が入眠を促進し，熟眠をもたらす。事前に，8時間以上の睡眠が必要という誤った先入観に対して睡眠健康教育を行なっておくことも大切である。

　指導の原則は以下のようなものである（「睡眠時間制限法の行ない方」（表15-5）参照）。まず，2週間の睡眠日誌を参考に，実際の平均睡眠時間を算出する。就床時間を実際の平均睡眠時間まで制限する。たとえば，就床時間8時間のうち，実質の睡

表15-5　睡眠時間制限法の行ない方（内山，2002）

1．就床時間を2週間の平均睡眠時間（実際に1晩に眠れた時間）プラス15分に設定し，就床時間が5時間を切るような場合は5時間に設定する。
2．起床時刻は，休日を含め毎日一定にし，就寝時刻を遅くすることで計算した就床時間に生活を合わせる。
3．日中に昼寝をしたり，床についたりしない。
4．起床時に何時間眠れたかを記録する。
5．5日間にわたり就床時間の90%以上眠れたら，就床時間を15分ふやす。

眠時間が6時間の人では，就床時間を6時間に制限する。5日間ごとに睡眠効率（就床時間に占める睡眠時間の割合）を計算し，実際の睡眠時間が85％以下であれば就床時間を減らす。睡眠効率を85％以上に高めるため，就寝時刻を遅らせ入眠が改善したら15分ずつ就寝時刻を早めるよう計画する。たとえば，就寝時間8時間のうち睡眠時間が5時間しかない人では，就寝時刻を2時間遅らせてみる。緩やかな睡眠不足の状態のあとでは，入眠直後の睡眠が深まり，安定する。就床時間の90％以上に達した時点で，徐々に15～20分ほど就床時間をふやし，本人の生活に望ましい睡眠時間に戻していく。これは熟眠感の乏しい高齢者に対して効果的であることも指摘されている（Miles & Dement, 1980）。重度の不眠症患者でも，この療法によって改善することが報告されており（Spielman et al., 1987; Morin et al., 1994），一般医にとっても実用的である。

5．逆説的志向

　眠らず起きているよう努力させる方法である。寝床に入って眠ろうと努力してしまうことから気をそらすことで，入眠を妨害する緊張や不安を取り除こうとする方法であり，わが国の森田療法に通じるものがある。「眠ろうとする努力が逆に覚醒させる」との仮定に基づき，認知の変容による不安の軽減をねらって1980年頃より研究されてきた。入眠潜時の効果サイズは0.63，中途覚醒時間の効果サイズは0.81と高い効果が示されているが（表15-3），クライアントを納得させ実践させる治療者の技量も重要になる。

　アメリカ睡眠医学会の標準的臨床実験に関する報告（Chesson et al., 1999）では，刺激制御法を標準治療として最優先に，次に漸進的筋弛緩法，逆説的志向，バイオフィードバックを位置づけている。一方，睡眠衛生教育，イメージ訓凍，認知療法の3法はいずれも単独治療としては不十分と評価され，臨床医による非薬物療法への認識が不足しているため適切に用いられていないと，医師に関心の喚起をうながしている。睡眠衛生教育については，介入の基本となるため，今後，予防の研究も含め，その効果を高める方法論の開発や心理学的研究の発展が必要な領域といえる。Kupfer & Reynolds（1997）は，刺激制限法を単一で有効な行動技法としながらも，睡眠時間制限法を運動や嗜好品摂取の習慣，および照明，騒音，温度などの環境調整などと併用するのが実用的であると推奨している。また，適切な初期介入による慢性不眠への予防が重要だと述べ，教育と行動療法が不可欠であると強調している。

6．認知療法・認知再構成法

　日中の気分の不調や集中力低下などの理由をすべて不眠に帰属させている場合や，8時間の睡眠がとれないと何もできないと考えたり，治療に過剰期待を寄せるあまり，

さらなる不眠を引き起こしている場合もある。睡眠に対する誤った考え方，非現実的な期待，不眠の原因と結果の取り違えなどが不眠を維持させているとの仮説（Morin et al., 1993）から，まちがった思い込み・睡眠に対する否定的で偏った思考（自動思考）を修正する認知再構成法が検討されている。目的は，不適応的認知を探り，それを合理的な認知に置き換えることである。不眠の慢性化には，眠れなかったこと，不眠への認知の仕方とそれに対する情動的反応が関与しており（Harvey, 2002），認知療法では，問題・出来事そのものに関する認知の仕方を修正させることで，問題症状の改善を試みる。

一方，行動療法では，不適切な行動に関して，適切な行動を再学習することで問題症状の改善を試みる。認知行動療法では，問題を維持させる要因を行動と認知の両側面から検討し，行動療法の複数の技法と認知療法を組み合わせた多面的治療（パッケージ療法）が多く用いられている。行動療法の技法を実際の治療や指導介入に導入するには，問題行動の具体的な特定を行ない，行動アセスメントに基づいて，実際にクライアントに必要な望ましい行動を起こさせて，それを強化しながら維持していくための種々の具体的な工夫や方策が要求される。わが国では，今後この基本となる治療プロセスを実際の現場の状況にあわせて個々に具体化し，検証を積み重ねていく研究が多く行なわれる必要がある。

7．不眠の認知行動療法

近年，多くの介入研究は，単一の治療効果を測定するものより，睡眠衛生と睡眠教育，刺激制限法，睡眠時間制限法を組み合わせる治療セッションなどの報告がほとんどである（Jacobs et al., 1993）。

不眠の認知行動療法の目的は，①不適切な睡眠習慣の変容と，②睡眠に対する否定的で偏った思考（自動思考）や態度，偏った信念（スキーマ）を取り除くことである（Montgomery & Dennis, 2002）。つまり，睡眠に良好な習慣を獲得するとともに，寝床に入ると，「今日も眠れないかもしれない」と考えたり，実際は，ある程度眠れているのに，「1週間，一睡もしていない」と思い込んでしまうような極端な考え方や受けとめ方を修正することを目指している。不眠の認知行動療法の根拠となっているモデルや認知的アプローチの事例に関しては，Belangerら（2006）に詳しく紹介されている（13章参照）。

1990年代以降，認知へのアプローチを加えた認知行動療法（表15-3では，多面的治療）の効果の報告がふえてきている。多面的治療の入眠潜時の効果サイズは1.05，中途覚醒時間の効果サイズは0.92と，高い値が示されている（表15-3）。一方，アメリカ精神医学会の基準では，刺激統制法，漸進的筋弛緩法，逆説的志向の3種類が経験的に「有効」と報告されている（足達・山上，2002）。また，睡眠時間制限法，バイ

オフイードバック，多面的な認知行動療法は，上記3技法に比べ，報告件数は少ないが，「有効視」されている。初期の研究では，睡眠薬服用者を対象から除外した研究が多く，臨床での不眠の行動療法の効果が疑問視された経緯があり，近年では，薬物療法との効果比較，薬物療法との併用の是非などの問題解決に向けての研究が盛んに行なわれている。

不眠の認知行動療法は，70～80%の不眠者に有効で，入眠潜時や中途覚醒に効果があることが報告されている（Morin et al., 1994; Murtagh et al., 1995）。また，薬物療法と認知行動療法の併用のほうが治療効果も高く，効果も長期間持続することが報告されている（Edinger et al., 2001; Espie et al., 2001）。一方，行動療法と薬物療法を併用することで，不眠者は，症状の改善の理由を薬物に帰属させやすいために，かえって対処スキルを学習しにくい可能性が指摘されている。Hauri（1997）は，行動療法と薬物療法を併用した介入と，行動療法のみの群（睡眠衛生とリラクセーション）を比較し，両群とも介入後に改善が認められるものの，10か月後のフォローアップ時まで効果を維持していたのは行動療法のみの群だけであったことを報告している。

また，Morinら（1999）は，認知行動療法のみの群と睡眠薬のみの群，認知行動療法と睡眠薬を組み合わせた群，そしてプラセボ薬（偽薬）を投与された群の4群を比較し，主観的な指標においても，ポリグラフにおいてもプラセボ条件と比較して，3群では有意な改善がみられたことを報告している。さらに主観的な自己報告ではあるが，24か月のフォローアップ時まで認知行動療法のみの群だけで長期効果が維持されていたこと，一方，睡眠薬と行動的対処を組み合わせた群では，行動的介入のみの群よりもフォローアップでの効果が得られないことを指摘し，認知行動療法では，睡眠薬による介入では生まれない長期的な改善効果が期待できることに言及している。これらの知見は，投薬により行動変容が習慣化しないこと，あるいは，睡眠の改善を睡眠薬に帰属してしまうために不眠症状を克服した感覚を得ることができないことを示唆している。

一方，高齢者では，薬物の代謝・排泄能が低下していることに加え，アルブミンの低下，脂肪組織の減少，薬物への感受性の増加があるため，薬物の蓄積が起こりやすく，同じ血中濃度でもその効果や副作用が強く現われる。なおアルブミンは肝臓で生成される物質で，血中のアルブミン濃度が低下している場合は，肝疾患や栄養失調が疑われる。夜間のトイレの際に，薬による筋弛緩作用が現われると転倒リスクも高まる。高齢者の不眠治療では，行動療法が薬物療法に優先して用いられるべきであるとの指摘もある（Ancoli-Isreal, 2000）。従来，不眠の非薬物療法は，即時効果より長期的効果が注目されてきたが，最近，認知行動療法（6週間の睡眠衛生教育，睡眠時間制限法，刺激制限法，認知療法，漸進的筋弛緩法を施行）は，睡眠薬（ゾピクロン）より即時的効果においても長期的効果においても，効果が上回ることも報告されてい

15章 睡眠改善法（1）——不眠の行動療法・認知行動的介入技法——

る（Sivertsen et al., 2006）。

表15-6は，高齢者に対する認知行動的介入の中途覚醒や睡眠効率等に対する効果，長期効果についての効果サイズをまとめたものである。高齢者における認知行動的介入は，睡眠維持に特に効果性があり，習慣改善が維持されれば，睡眠の質的改善も維持されることがわかる。また，ストレス対処法を導入することで，入眠促進の効果も期待できる（高齢者における睡眠改善については16章参照）。

また，近年，自己調整法の効果についても報告されている（Morin et al., 2005）。この研究では，192名の不眠症患者を96名の自己調整群と96名の統制群に無作為に割り当て，自己調整群には，通常の睡眠および不眠と自己調整についての基礎知識，睡眠スケジュール，睡眠薬の知識，不眠に対する心理教育，睡眠衛生の知識，不眠再発防止と睡眠健康維持について毎週情報提供をした。その結果，自己調整群では中途覚醒時間や睡眠効率が有意に改善し，その効果が6か月後まで維持されていた。この方法は，地域住民の健康管理に有用な認知行動的手法の1つとしても注目されている。

表15-6　高齢者における認知行動療法的介入の効果サイズ

		介入直後	介入3か月後	介入1年後以降
入眠潜時	日誌による自己評価	0.99[a]		1.87[b]
	睡眠ポリグラフィによる評価	0.96[c]		0.85[b]
中途覚醒時間	日誌による自己評価	2.77[d]	2.63[e]	1.54[b]
	睡眠ポリグラフィによる評価	2.84[f]		0.81[b]
睡眠効率	日誌による自己評価	1.84[g]	2.16[e]	1.56[b]
	睡眠ポリグラフィによる評価	3.11[f]		0.82[b]
睡眠時間	日誌による自己評価	1.32[h]	0.54[e]	1.54[b]
	睡眠ポリグラフィによる評価	1.71[f]		0.32[b]
主観的評価	寝つきの満足度	0.97[i]	1.16[i]*	0.95[i]*
	熟眠の満足度	1.36[i]	1.66[i]*	1.48[i]*
	寝起きの気分	0.61[i]	0.73[i]	0.81[i]
	ストレス対処力	0.59[i]	0.73[i]	0.47[i]
	夕方の居眠り防止	0.33[i]	0.35[i]*	0.57[i]*
	寝床での悩み事回避	0.48[i]	0.69[i]*	1.05[i]*

＊については，介入2か月後，7か月後。
a) Morin et al., 1993, Morin & Azrin, 1988, Lichstein et al., 2001 より算出
b) Lichstein et al., 2001 より算出
c) Morin et al., 1993 より算出
d) Davies et al., 1986, Lichstein et al., 2001, Morin et al., 1993, Morin et al., 1999 より算出
e) Morin et al., 1999 より算出
f) Morin et al., 1993, Morin et al., 1999 より算出
g) Lichstein et al., 2001, Morin et al., 1993, Morin et al., 1999 より算出
h) Lichstein et al., 2001, Morin & Azrin, 1988, Morin et al., 1993, Morin et al., 1999 より算出
i) 田中ら, 2004, 田中ら, 2007より算出

3節　時間生物学的治療法

　時間療法は，毎日3時間ずつ就床・起床時刻を遅らせ，睡眠時間帯を望ましい時間帯まで移動させ，就床時刻を固定する方法（Czeisler, 1981）である（実践例については16章参照）。

　高照度光療法は，概日リズムの同調因子である光を利用した時間生物学的治療法であり，通常は，2,500〜3,000ルクスの照度を2〜3時間，人工照度器を用いて照射する（Campbell et al., 1995）。また，季節性感情障害の治療として，最初に光療法の効果性が報告されている（Resenthal et al., 1984）。早朝の光には，概日リズム位相を前進させる作用が，また夕方・夜間の光は位相を後退させる作用がある（6章参照）。極端な宵っ張りの朝寝坊になる睡眠位相後退症候群には，位相が前進することを利用して朝（6時〜8時）に2,500ルクス以上の高照度光を照射する。極端に早寝早起きになる睡眠位相前進症候群には，夕方に照射することが有効である。高齢者や認知症高齢者は，日中の受光量が少なく，生体リズムの振幅低下が生じ，不規則な睡眠覚醒パターンや夜間の問題行動が生じることも少なくない。このような高齢者に昼間，高照度照射を行なうと，リズム振幅の増加（夜間メラトニン分泌の増加），睡眠効率が改善することも指摘されており（Mishima et al., 2001），高照度光療法は，夜間の睡眠覚醒リズム障害のない不眠高齢者にも有効な方法といえる。

4節　アセスメントの重要性と介入上の課題

　不眠は，入眠障害や睡眠維持障害（中途覚醒，早朝覚醒，熟眠不全など）のタイプに分類される。また，不眠の原因はさまざまであるが，このようなタイプに分類することや不眠の要因を理解することは，アセスメントや上記の認知行動的介入の際の技法選択や睡眠薬の選択にも有効である。アセスメントに際しては，身体・精神疾患，常用薬の服用と影響の確認，寝室の環境についての把握は必須である。また，就床時刻や入眠潜時などの睡眠習慣および中途覚醒の有無，夜間の異常現象の有無と要因，日中の状態について聴取する必要がある。同様に，日中の眠気，仮眠，居眠りについても有無ばかりでなく，時刻や持続時間について把握しておく必要がある。

　治療の計画は，アセスメント（身体・精神疾患の有無，常用薬剤の確認，寝室環境，生活習慣など）や，機能分析（いかなる要因が症状悪化と関連しているか）をもとに立てられる。また，クライエントの動機づけ，やる気，達成感を高め，治療を維持するための心理教育や，治療における信頼関係の構築には，精神療法的アプローチも重要である。基本的には，クライエントの訴えを聞き，苦しみやつらさに共感，支持す

る姿勢を示すことも大切である。

　一方，不眠を主訴とする患者の中には，身体疾患や精神疾患を抱えている場合も少なくなく，その重症度が高い場合は認知行動療法の適用は困難であることや，努力の必要がない簡易な方法や即時的効果を望む者，心理教育や睡眠衛生教育を行なっても治療動機が保てず，独自の方法に固執してしまう者に対しても適用が困難であるとの指摘もある（宗澤・井上，2007）。クライエント自身の作話を，エビデンスとして機能分析を行なう経験の浅い治療者も少なからずみられる。循環論に陥る危険にも留意する必要がある。現実的には，不眠のタイプや患者の心理的特性，他疾患と関係や不眠の重症度（Morin, 1993）を加味した対応，治療計画とが必要となるであろう。

　10年足らずではあるが，大学の臨床心理学科や心理臨床機関で，心理臨床の専門家の育成に携わってきた筆者の経験を交えて鑑みると，心理臨床に携わる者にとって，行動療法・認知行動療法や精神療法など各療法の習得はもとより，適正なアセスメント能力（全人的ケアの意識・知識と実際の評価技法）の向上が強く望まれるべきである。特に，医療機関を併設していない心理臨床センターでは，基本姿勢としても，短期間（1，2回の面接）で対応できるケースと，他の医療機関へ委ねるべきケースを適切に判断することは，治療効果の向上やクライエント自身のためには何よりも重要である。また，睡眠薬について問われた際には，現在の睡眠薬は依存性・耐性は生じにくく眠気をもたらす物質の中では最も安全性が高いこと，けっしてアルコールと併用しないこと，睡眠薬を中断すると一時的に強い不眠が生じる（反跳性不眠）ことなどを説明し，医師の指示を守って適切な時刻に服用するよう助言することも大切である。Pallesenら（2003）は，今後の研究の課題として，治療の維持率と，治療が効果的であった研究協力者の特徴について注目する必要性を指摘している。不眠の認知行動的介入は，薬物と同等かそれ以上の効果があり，安全で副作用がなく，効果性が持続することから，近年，注目されてきているが，当然のことながら，治療者の技量・質も問われ，対象者の特性，改善への期待，コンプライアンスなどの影響も十分配慮する必要がある。

●16章 睡眠改善法（2）
―― 地域・教育現場における認知行動的介入の応用 ――

　心身の健康と密接に関係する睡眠問題の予防や改善支援は，睡眠の問題を抱えている本人のみならず，本人にかかわる家族や介護者の生活の質（QOL）を考える上でも社会的急務といえる。本章では，高齢者の睡眠確保に有効な生活指導法を，地域保健現場での睡眠健康教室，快眠ミニ・デイサービス，自己管理法講習会などの実践例を交えながら紹介する。さらに，子どもの睡眠確保や睡眠の規則化を図るための具体的な生活習慣メニューを呈示し，家庭や教育現場における睡眠健康教育の必要性についても言及する。

1節　高齢者の睡眠改善

　本節では，加齢に伴う個人差の増大とライフスタイルの見直しの観点から，高齢者が良質な睡眠を確保するための技術を解説するとともに，筆者らのヘルスプロモーション活動について紹介する。特に，睡眠改善支援に必須とされる，①適正な睡眠知識の普及，②支援ツールの開発と提供，に重点をおいて解説する。

1．高齢期のライフスタイルの見直しの重要性

　近年，睡眠は心と体の健康と密接に関係することや，日本国民の5人に1人，特に高齢者では3人に1人が不眠で悩んでいることが報告されている（Kim et al., 2000）。高齢社会化したわが国では，高齢者の不眠対策は大きな社会問題となりつつある。高齢者の場合，他疾患の治療薬との併用の問題や長期投与による常用量依存，さらには記憶力低下（Roehrs et al., 1994）などの副作用の問題から，睡眠薬の投与が困難な場合も少なくない。そのような状況の中，近年，高齢者の睡眠障害の治療場面では，認

知行動療法など睡眠衛生や生活習慣の調整技術が有用な場合が多いことも指摘されている（Montgomery & Dennis, 2004）。今後，より多くの高齢者の睡眠健康を確保し，改善していくためには，日常生活レベルで実施可能なライフスタイルの改善が重要な意味をもつといえる（田中，2004a）。

2．沖縄の高齢者に学ぶ

沖縄県と東京都の高齢者の睡眠健康やライフスタイルについて比較検討した研究から，沖縄の高齢者は睡眠健康が良好であることが明らかになっている（田中ら，2000c）。また，この研究から，睡眠健康の維持や増進には，午後1時～3時の間の30分間程度の昼寝や，夕方の散歩，運動（深部体温の最高期近傍）が重要な役割を果たしていることが明らかとなった。夜間睡眠の悪化は日中の適正な覚醒維持機能を低下させる（白川ら，1999b）。このことが，夕方以降の居眠りを増加させ，さらに夜間睡眠を悪化させるという悪循環を生み出している主要な要因であることも指摘されている（Tanaka et al., 2002）。

3．地域高齢者における短い昼寝と夕方の軽運動の睡眠改善効果

筆者らは，不眠で悩む高齢者を対象に，短時間の昼寝（午後1時～3時の間で約30分間）と夕方の軽運動（30分程度のストレッチ，柔軟運動）による生活指導を4週間・週3回（全12回）にわたって短期集中型で介入を行なった。その結果，夕方から就床前にかけての居眠りが減少し，夜間睡眠や精神的健康が改善した（田中ら，2000b；Tanaka et al., 2002；図16-1）。介入後に睡眠が改善した高齢者の自律神経系活動を調べたところ，睡眠中の副交感神経系活動が高まり，相対的に交感神経系活動が抑えられたことも明らかになった（田中，2007a）。また，日中の眠気の改善や活動にメリハリがつき，コンピュータを用いた認知課題の成績も向上した（田中，2002a；Tanaka & Shirakawa, 2004）。30分程度の短い昼寝と夕方の軽運動を取り入れることによって，夜間の良質な睡眠をうながし，翌日の生活の質も向上するというよい循環を形成したと推察できる。

さらに，体力測定を行なった結果，柔軟性やバランス感覚，脚筋力の測定値が有意に向上し，日中の覚醒度，集中力，意欲，身体的疲労，食欲など主観的評価も有意に改善していた（田中，2002a；荒川ら，2004）。この一連のメカニズムのポイントは，日中の適正な覚醒の維持と，夕方から就床前までの居眠りの防止である。深部体温が最も高くなる夕方の時間帯は，筋力や運動能力のサーカディアンリズムの頂点位相に相当するため（Atkinson & Reilly, 1996），運動を行なうのに効果的である。日中の覚醒度や注意力，柔軟性やバランス感覚，脚筋力まで改善したことは，転倒予防や骨折予防，さらには，寝たきり予防や介護予防にもつながるものといえる。

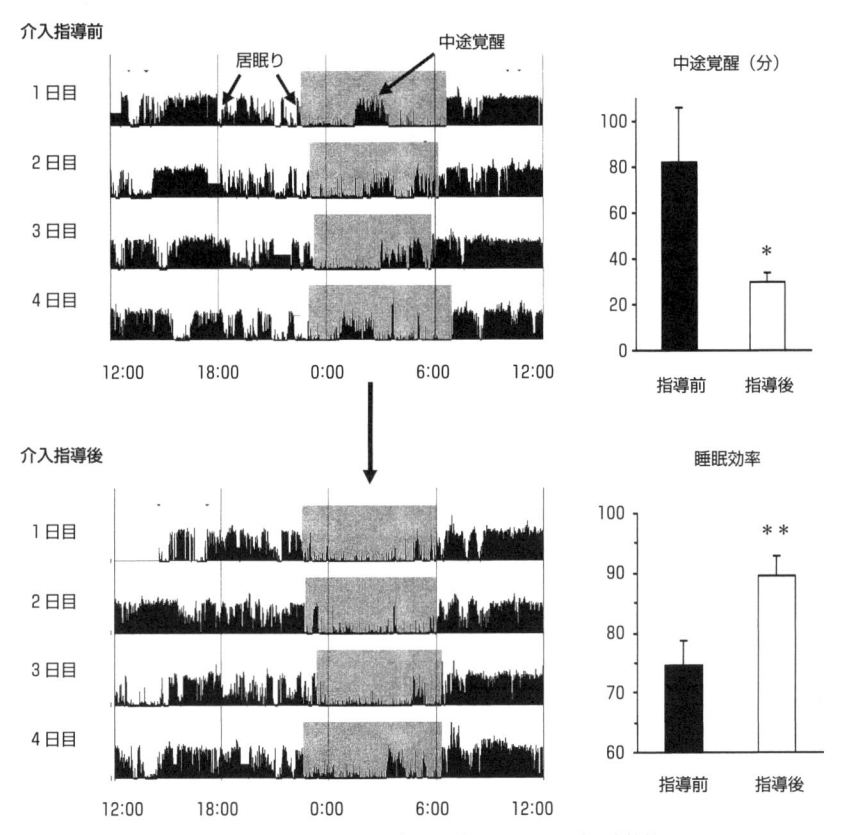

図16-1 短時間昼寝および夕方の軽運動による睡眠改善効果
(田中ら，2000b; Tanaka et al., 2002)
睡眠および夕方の居眠りについては，アクチグラムのデータから算出。介護指導後に中途覚醒と睡眠効率が有意に改善した。$**p<.01$，$*p<.05$

　筆者らは，夕方に行なった軽運動を福寿体操と名づけ，いくつかの自治体と提携して普及に努めている。福寿体操（軽運動）の普及や全世帯への健康カレンダーの配布，高齢者の睡眠健康教育や健康増進活動に精力的に着手した沖縄県佐敷町（現在の南城市）では，毎年数千万円単位で医療費が減少し，高齢者1人あたり100万円を越えていた医療費が，4年後には約70万円に減少したとの興味深い結果が出ている（田中，2002b）。

4．高齢者の睡眠と心身健康，加齢に伴う個人差の増大

　睡眠が悪化している高齢者は，睡眠が良好な高齢者に比べ，日中の居眠りが多く，

16章 睡眠改善法（2）——地域・教育現場における認知行動的介入の応用——

活動性も低下していることが指摘されている（Tanaka & Shirakawa, 2004, 2章図2-2参照）。ピッツバーグ睡眠質問票と，国際QOL評価プロジェクトが推奨し，世界40か国以上で利用されているQOL尺度であるSF-36（福原・鈴鴨，2004）を用いて身体と精神健康のQOLの関係を検討した研究（白川ら，2006）が報告されている。睡眠の悪化は，心身両面の健康に関連するQOLを低下させ，生活にも支障を及ぼすことが指摘されている。これに対して，睡眠が良好な高齢者は，精神健康も良好で，情緒的適応性，日常生活動作能力，主観的健康感も高いことが報告されている（田中，2002a）。

加齢とともに，中途覚醒が増加し，深い睡眠である睡眠段階3，4やレム睡眠が減少することが多くの研究で報告されている（Bliwise, 2000）。しかし，睡眠と深く関与する深部体温リズムは，55歳以降，個人差が顕著に増大することが指摘されている（白川ら，2006）。このことは，高齢になっても若年者と深部体温リズムの振幅がさほど変わらない人もいることを示している。つまり，高齢者の睡眠の質の悪化は加齢の影響とは一概にいえず，加齢とともに個人差が大きくなるためと認識することも重要である（田中・松下，2007）。その個人差の生まれる背景には，ライフスタイルや環境が関与している。

近年，30分以下の短い昼寝が不眠を予防することや，健康な高齢者ほど短い昼寝を習慣的にとっていることがわかってきた（田中ら，1996；白川ら，1999a；Shirota et al., 2002；21章参照）。今まで昼寝をする人は怠け者というイメージがあり，昼寝をすることはネガティブな印象をもたれがちであったが，このような研究結果が提出されるにつれ，昼寝に対する考え方の見直しが迫られている。また，短い昼寝はアルツハイマー型認知症発病の危険性を5分の1以下に軽減することも明らかにされている（Asada et al., 2000）。短い昼寝が認知症のリスクを低減する要因として，脳の疲労回復や睡眠の改善によって免疫機能が上昇する可能性などが考えられている。これに対して，1時間以上の昼寝は，アルツハイマー型認知症の危険性を2倍に増加することも指摘されている（Asada et al., 2000）。つまり，習慣的な短い昼寝は効果的だが，長すぎる昼寝は逆効果になる。デイ・ホームや病院・施設等でよく見受けられる長すぎる昼寝は見直す必要があるだろう。

一方，日中の光環境を良好に保つことも夜間睡眠の改善に重要である。日中に光を浴びることが少なく，夜間睡眠中にメラトニンの分泌が少ない不眠高齢者を対象として，午前10時〜12時，午後2時〜4時の日中4時間，4週間程度2,500ルクスの光照射を行なったところ，メラトニン分泌が若年者と同水準まで上昇し，不眠も改善したことが報告されている（Mishima et al., 2001）。このことは，高齢であっても日中に十分な量の光を浴びることで，夜間睡眠中のメラトニン分泌が増進する可能性を示している。加齢によって機能が低下したというよりも，光不足を引き起こした生活パター

ンが睡眠障害の主たる原因であることが推測される。また，前頭葉機能についても，加齢による構造変化はみられず，生活パターンや他者との社会的接触などの要因が機能維持に強く影響していることも示されている（Huttenlocher & Dabholkar, 1997）。

概日リズムを24時間周期に調整する同調因子である光，運動，社会的接触，食事の規則性などが低下することも生体リズム劣化の要因となるが，高齢者の不眠には，そのほかにも種々の概日リズム現象の同調の乱れ（内的脱同調）も原因の１つであると

表16-1　生活習慣チェックリスト（高齢者用）（田中ら，2006b）
生活リズム健康法－日常生活に取り入れよう－
－これまでの生活習慣を少し見直してみましょう－

＊（　）の中に，既にできていることには○，頑張ればできそうなことには△，できそうにないものには×をつけてください。

1. （　）毎朝ほぼ決まった時刻に起きる
2. （　）朝食は，良く噛みながら毎朝食べる
3. （　）午前中に太陽の光をしっかりと浴びる
4. （　）日中はできるだけ人と会う
5. （　）日中はたくさん歩いて活動的に過ごす
6. （　）趣味などを楽しむ
7. （　）日中は，太陽の光にあたる
8. （　）昼食後から午後３時の間で，30分以内の昼寝をとる
9. （　）夕方に軽い運動や，体操や散歩をする
10. （　）夕方以降は居眠りをしない
11. （　）夕食以降，コーヒー，お茶等を飲まない
12. （　）寝床につく１時間前はタバコを吸わない
13. （　）床に入る１時間前には部屋の明かりを少し落とす
14. （　）ぬるめのお風呂にゆっくりつかる
15. （　）寝床でテレビを見たり，仕事をしない
16. （　）寝室は静かで適温にする
17. （　）寝る前に，リラックス体操（腹式呼吸）を行なう
18. （　）眠るために，お酒を飲まない
19. （　）寝床で悩み事をしない
20. （　）眠くなってから寝床に入る
21. （　）８時間にこだわらず，自分にあった睡眠時間を規則的に守る
22. （　）睡眠時間帯が不規則にならないようにする
23. （　）たくさん文字を書き，新聞や雑誌など，読み物を音読する
24. （　）１日１回は腹の底から笑うようにする
25. （　）いつもと違う道を通ったり，料理を作るなど，新しいことに挑戦する

頑張ればできそうなこと△の中から３つほど，改善しようと思う目標の番号をあげてください。
目標　１（　　　　　　　）目標　２（　　　　　　　）目標　３（　　　　　　　）

カレンダーに３つの目標を記入し，達成できた目標には○をつけてみましょう！

まず，できている習慣行動には○，できていないが頑張れそうなものには△，頑張ってもできそうにないものには×で回答してもらう。次に，できていないが頑張れそうなもの△の中から３個，自分で目標を選ばせる。

考えられている。また、習慣的な運動が概日リズムの同調因子としても作用すること、規則的な食事習慣が臓器の代謝リズムの同調に有効であることも指摘されている（Stokkan et al., 2001）。さらに意欲的な高齢者ほど睡眠が良好に保たれていることも明らかにされている（Shirota et al., 2001；7章参照）。

以上のことからも、人間本来の身体機能にあったライフスタイルを見直す必要がある。表16-1は、日常生活内で取り組み、継続することで睡眠健康増進や認知症予防に有効な生活習慣（生活リズム健康法）を示している。毎日必ずすべてを行なう必要はなく、できそうな目標を3つ程度選択し、週3日程度行なっていくことが大切である（田中ら、2006b）。

5．睡眠健康活動のシステム化：
　認知・行動学的介入と自己調節法の普及

睡眠健康支援を実現するには、現場で実行可能で簡便性のある介入システムや評価法を呈示することが必要になる。たとえ1回だけの健康講演であっても、機会をつくって睡眠に関する情報収集やアセスメントを定期的にフォローアップすることが望ましい。睡眠に関するサービスも、高齢者の健康を増進する支援策ではないだろうか。筆者らはこれまで、ライフスタイル改善により高齢者の睡眠が改善することを地域保健の現場で検証してきた。広島県や岩手県で高齢者向けの「快眠ミニ・デイサービス」を行なっている（田中、2004b）。「ぐっすり・すっきり宣言」をスローガンに掲げ、睡眠健康教室と自己調整法（自己管理法を改名）講習を展開したシステムを一部紹介する。

はじめに、住民健診時に睡眠健康調査を行ない、全員に結果をフィードバックした（図16-2、2章表2-9の睡眠健康危険度得点参照）。さらに、希望者には、大学の臨床心理学科と連携して心の問診コーナーを設け、住民1人ひとりに対面で半構造化面接を行ない、精神健康の相談とワンポイントアドバイスを行なった。まず、自分の不眠のタイプを知ることから始め、ライフスタイルをふり返るために、教材とチェックリスト（田中ら、2004）を用いて、個別に日中の生活メニューをアドバイスした（田中ら、2006a）。

次に、睡眠問題を抱えていたり、うつと評定された55～75歳の住民（平均67.4歳）を対象に、短期集中体験型の睡眠健康教室「脳と心の癒し塾」（週3回／4週間、全12回）を開催し、快眠とストレス緩和のための習慣づけを行なった。教室は、保健師と地域ボランティアが中心になって運営し、15時に集合、30分の講話、45分のグループワーク（睡眠、ストレスについて）、30分の軽運動で構成されている（表16-2）。30分間の短い昼寝を自宅でとるように指導し、グループワーク時には問題習慣行動や目標行動を互いに助言し合った。この取り組みでは、短い昼寝、夕方の軽運動の習慣づ

○○　○○様

睡眠の健康度について，バランスをチェック

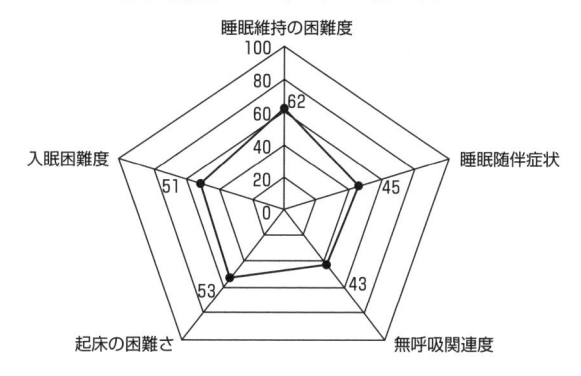

- 睡眠維持の困難度：62
- 睡眠随伴症状：45
- 無呼吸関連度：43
- 起床の困難さ：53
- 入眠困難度：51

・不眠には，いろんなタイプがあります。
　上の図は，あなたの睡眠をいろんな側面からみた結果です。長所，短所を確認しましょう。

　　　35点以下　　　非常に良好です。
　　　36点～45点　　良好です。
　　　46点～60点　　普通です。
　　　61点～75点　　あまり良好ではありません。
　　　75点以上　　　良好とはいえません。以下の習慣に心がけましょう。

【快適な睡眠と健康のために】

不眠でお悩みの方，全タイプへ
　　・午前中に，太陽の光をしっかり浴びましょう。

眠りの浅い人へ…活動のメリハリが大事（夕方の居眠り避ける）
　　・昼食後1～3時の間で30分の昼寝で，脳と体の休息。
　　　短い昼寝は，認知症の危険性を1/5に減らします。
　　・夕方（体温最高期）には軽い運動や散歩をしましょう。
　　　脳と心をリフレッシュ！　居眠り防止に有効！

寝つきの悪い人へ…就床2時間前は脳と体をリラックス！
　　・興奮を高める激しい運動や熱いお風呂は避ける。
　　・お茶やコーヒーや寝酒は極力，慎みましょう

図16-2　地域住民へのフィードバックの例（田中，2004a）

16章 睡眠改善法（2）――地域・教育現場における認知行動的介入の応用――

表16-2 「脳と心の癒し塾」の流れ（実施例）（田中，2004b）

目 的 ① 生活リズムの改善やストレスコントロールの方法を学ぶことで，不眠の悩みを自分で改善でき，心と心身の疾病予防・健康づくりに役立てることができるようにする。
② 参加者同士が仲間を作り支え合える。

		プログラム			
事前説明会 (10月28日)	オリエンテーション （教室の流れ，調査内容の説明，同意書） 教室前の日常を把握するために，睡眠日誌，活動量計の装着開始（1週間）				
事前評価 (10月30日)	健康教室事前調査 （聞き取り調査，動脈硬化調査，認知症検査）				

教室の流れ	15:00		15:00－16:15	16:15－16:45	参加者
1回目 (11月5日)	集合 血圧等	ミニ講義 グループワーク	「睡眠・ストレスと健康」 "不眠・悩み共有，目標行動を3つ決める"	福寿体操	24人
2回目 (11月6日)	集合 血圧等	ミニ講義 グループワーク	「笑いの効用（ストレス対処のコツ）」 "最近笑えた話について相互に発表"	福寿体操	25人
3回目 (11月8日)	集合 血圧等	ミニ講義 グループワーク	「睡眠に役立つ生活習慣実行のポイント」 "睡眠改善の行動目標について再考"	福寿体操	24人
4回目 (11月11日)	集合 血圧等	グループワーク （保健師）	"3つの行動目標を実行してみて" －気づき，相互に助言，励まし－	福寿体操	25人
5回目 (11月13日)	集合 血圧等	ミニ講義 グループワーク	「笑いとホスピスケア」 "日常生活全体の悩みと笑い（介護等）"	福寿体操	24人
6回目 (11月15日)	集合 血圧等	ミニ講義 グループワーク	「ストレスとタイプA，習慣と不適切な思考」 "ストレスは何？ なぜ？ どう対処する？"	福寿体操	24人
7回目 (11月18日)	集合 血圧等	グループワーク （保健師）	"私はこのように心の切り替えをしている" －気づき，相互に助言，励まし－	福寿体操	23人
8回目 (11月20日)	集合 血圧等	ミニ講義 グループワーク	「笑いをテーマに物語を作る」 "笑いをテーマにした作品紹介"	福寿体操	22人
9回目 (11月22日)	集合 血圧等	ミニ講義 グループワーク	「快眠とストレス対処実行のポイント復習」 "ストレスをためない私の実践，方法"	福寿体操	25人
10回目 (11月25日)	集合 血圧等	グループワーク （保健師）	"教室で学んだこと・仲間づくり・人間関係" 活動量計装着（終了日まで1週間）	福寿体操	19人
11回目 (11月27日)	集合 血圧等	ミニ講義 グループワーク	「ユーモア・ポジティブシンキング実践」 "最近笑えた話について相互に発表2"	福寿体操	23人
12回目 (10月30日)	集合		健康教室事後調査 （聞き取り調査，動脈硬化調査，認知症検査）	福寿体操 終了式	23人

フォロー教室　調査結果のフィードバック，打ち上げ（感謝状贈呈等）
(11月30日)　　　参加者のファッションショーとスタッフのアトラクション
塾最後の頃になると，「今後も活動を続けたい」という声が多かったので，参加者と話し合って月1回の頻度でフォロー教室を行った。

健診受診者で，心の問診に答えた943名のうち，不眠リスクの高い196名に案内郵送。
参加者は，28名（ボランティア等5名を含む）。

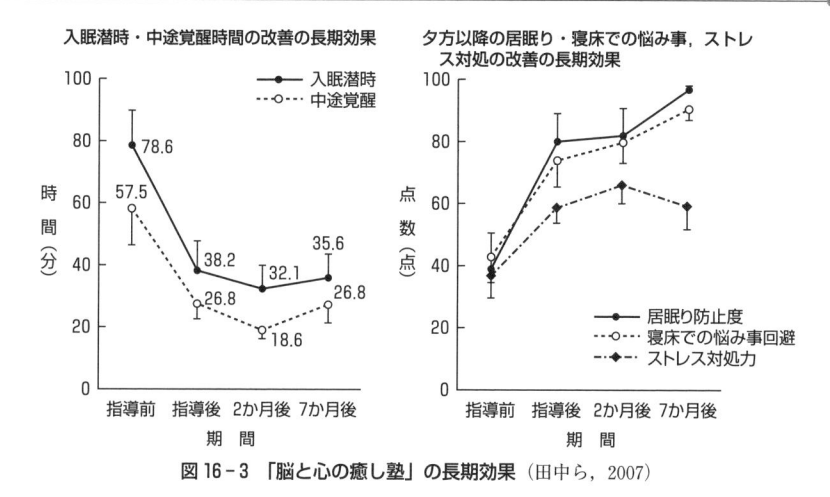

図16-3 「脳と心の癒し塾」の長期効果（田中ら，2007）

けに加え，睡眠健康教育とグループワークを昼寝後に行なうことで，夜間睡眠に影響しやすい午後3時以降の覚醒維持をより確実にした。その結果，23名の参加者（平均67.4歳）のうち，8割の参加者の睡眠状態や体調が改善した（図16-3）。さらに，終了2か月後と7か月後の追跡調査でも，大半の参加者が習慣行動を維持しており，効果が持続していた。これらの結果は，短期集中型・体験型の習慣づけと，定期的なフォローアップが効果を維持促進しているものと考えられる。

一方，不眠で悩んでいても教室に参加できない人や，集団受講を好まない人，時間的に余裕のない人もいる。そこでこれらの人を対象に，睡眠の自己調整法の講習会「ぐっすり・すっきりセミナー」を開催した。これも健診時に希望者を募り，チェックリストや教材（田中，2004c）を用いて，1か月間の睡眠日誌と目標行動の記入を指導した。これは，自分の睡眠習慣，習慣行動についてのセルフモニタリングと認知変容をねらったものである。最近，不眠成人に睡眠の「自己調整法」を習得させることで不眠症状を緩和できることが海外の研究で報告されている（Morin et al., 2005）。しかし，効果的な睡眠教育の内容や構成における再吟味，どのような対象者に有効であるかについては，検討すべき課題が多く残っており，高齢者や地域住民にそのまま適用することも容易ではない。

「ぐっすり・すっきりセミナー」など高齢の地域住民に対するデイサービスや講習会では，ポイントをしぼって，個別に有効な生活メニューを朝，昼，夜に分けて具体的な習慣行動を提案するほうが理解されやすく，行動変容をうながしやすい。具体的な愁訴と対応させて，実行可能な目標を2つか3つ選ぶことも重要となる。筆者らは，睡眠健康の諸側面（入眠と睡眠維持など）と，日常生活で継続可能な習慣行動の関係を詳細に検討し，睡眠改善に有効な習慣行動メニューを作成している（田中ら，

2004；松下・田中，2006）。習慣行動メニューを用いた4週間の自己調整法でも，中途覚醒が有意に減少し，睡眠状態が有意に改善した（田中ら，2004）。ところで，目標達成率が低い場合は，関係者が定期的に確認し，相談に応じることが効果的である。

6．睡眠健康改善支援ツールの提供と人材の活用

　睡眠健康のためのデイサービスや教室などは，それぞれの地域保健現場の事情にそった形で運営するとよい。昼寝や運動の指導に加え，「笑い」の要素やレクリエーションを採用している地域もある（田中ら，2006a）。また，有効な実施回数について質問を受けることも多いが，生体リズムの観点からは，期間は最低でも2週間が必要となる。これらの取り組みは，介護予防事業，病院，リハビリ施設にも応用可能と考えられる。また，睡眠教室開催に伴うサークル化やボランティアの育成もフォローアップのために必要になる。このような「短い昼寝と夕方の運動，それに加えて笑いも」という習慣づけと普及活動は，コミュニティ形成や活性化にも有効で，高齢社会の地域保健的な課題解決の糸口になる可能性も考えられる（田中，2004b）。筆者はこれを「脳と心のヘルスプロモーションを支える住民中心型ソーシャルサポート・システム」とよんでいる（田中，2007a）。高齢者の睡眠健康を維持，増進する生活メニューはすでにコンテンツ化され，パンフレット（田中，2004c；田中・荒川，2005）や快眠生活プログラムビデオ（岩田，2005）が公表されている。教室指導支援ツールや自己調整法のツールの提供，指導者育成，さらに人生経験の豊かな人材の育成や活用が欠かせない時代にきている。睡眠改善を維持，定着させる支援体制，睡眠改善支援の技術をもつ人材の育成，在宅介護も見据えたコミュニティ形成が重要な意味をもつといえる。

2節　教育現場における睡眠改善技術の応用

　ここでは，睡眠の改善，睡眠の規則化を図るための具体的な生活習慣メニューについて述べる。

1．夜型化と睡眠時間の短縮化，不規則化の進行

　乳幼児から高齢者における睡眠と生活習慣について検討した研究班（堀ら，1998）の調査では，小学校高学年から中学生にかけて急激に夜型化が進行し，睡眠時間が短縮化していること，睡眠時間はさらに高校で短くなり，大学生でもこれが維持されていることが報告されている。夜型化と睡眠時間の短縮化が急激に進行する思春期から青年期にかけての睡眠問題を改善することは，心身の健全発達のみならず，教育問題の観点からも非常に重要である。また，睡眠時間だけでなく，睡眠の規則性の重要性も近年，指摘されている（田中ら，2000a；石原・福田，2004）。小学5年生の学業成

績と睡眠時間についての研究では，睡眠時間が短すぎる児童と長すぎる児童は，学校での活動性，集中力，国語と算数の成績が低いことが明らかにされている。高校生においても睡眠時間が短い生徒と長すぎる生徒は，英語と数学の成績が低いことが明らかになっている（田中，2006）。適切な睡眠は，学業成績や洞察力を向上させることも指摘されている（Wagner et al., 2004; Wolfson & Carskadon, 1998）。ひと昔前にささやかれていた「四当五落」神話（4時間寝ると合格，5時間寝れば落第）も，最近では科学的に否定され，眠りはこれまで私たちが考えていた以上に，人間の脳機能，心身健康と密接な関連をもつことが明らかになってきた（20章参照）。

2. 遅刻と欠席日数の増加への対処：生活習慣チェックリストと睡眠日誌の活用

極端な夜型化，昼夜逆転がみられる場合には時間療法を組み合わせた対処も有効である。図16-4は，昼夜逆転によって遅刻と欠席が頻回にみられた高校2年生の女子生徒に対して，習慣行動チェックリストと睡眠日誌を用いて月2回，各60分間の生活指導を行なうとともに，時間療法を組み合わせることによって著効を示した例である（田中，2005）。時間療法とは，就床時刻を少しずつずらしていき，好ましい時刻になったところで固定する方法である（15章参照）。この生徒の場合は，夏休みを利用して睡眠時間帯を毎日1.5時間ずつ後退させ，深夜12時に眠れるようになったところで固定した。睡眠時間帯を前進させるのではなく，後退させるのは，私たちの本来の生体リズムは24時間より長い周期であるためである（6章参照）。毎日1.5時間ずつ早起きしていくより，毎日1.5時間ずつ遅寝していくことのほうがたやすいことは，たいていの人が納得するであろう。時間療法にあわせて同調因子を強化するような習慣行動を目標とすることで，睡眠時間帯の固定をより確実にすることができる。このケースの場合，半年後（3月）も深夜1時に就床，午前7時30分に起床のスケジュールが維持され，2年生から3年生に無事，進級することができた。

3. 健康維持と能力発揮のためのスリープマネージメント

生徒の健康維持や能力発揮の観点からも，睡眠や生活リズムの調整は重要である（田中，2007b）。一般的にスリープマネージメント（sleep management：睡眠管理）のポイントは，ライフスタイルの改善と睡眠環境の整備であるが（白川・田中，1999），睡眠や生活リズムについての正しい知識の普及に加え，学校側が認知しやすい実際の問題行動（授業中の居眠りや集中力，朝食欠食，精神健康，身体症状）との関連を示し，理解してもらうことが重要である。現実的には，教職員の研修会や保護者会での睡眠健康講座，保健の授業への導入，ストレスマネージメントと組み合わせた形での行動療法的アプローチの導入も有効な方策である。まずは，本人や家庭と学

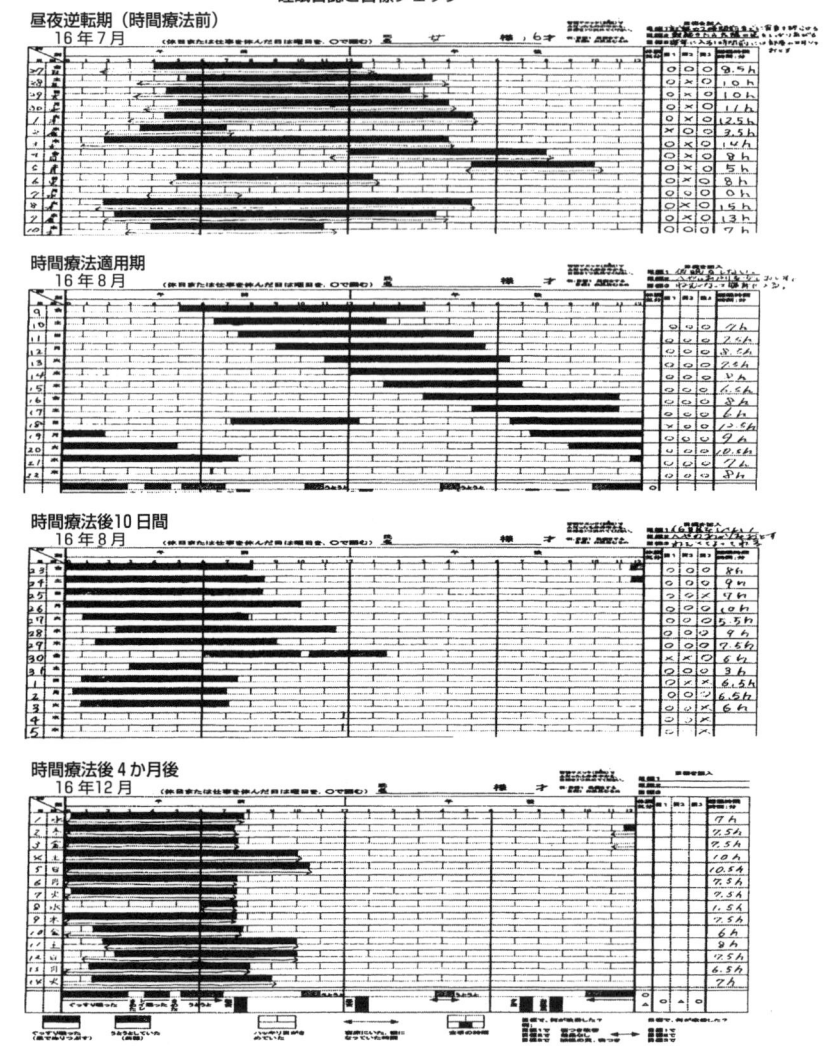

16章 睡眠改善法（2）――地域・教育現場における認知行動的介入の応用――

図 16-4 睡眠の生活指導と時間療法の改善例（田中，2005）

校側の共通認識からスタートすることが大切である（田中・白川，2004）。
　実際に学校現場でスリープマネージメントを行なう際のポイントは，以下の通りである。
　（1）朝は太陽の光をしっかり浴び，朝食をきちんと摂って，生体リズムを整える
　朝は，生体リズムを整えることがポイントとなる。朝は，太陽の光が入る部屋で，

朝食をしっかり噛んで食べることに心がけたい。また，感情にかかわるセロトニンは，リズム運動（よく歩き・よく噛み・深呼吸）することで分泌を高める（神山，2005）。約1日を単位とした生体リズムは，サーカディアンリズム（概日リズム）とよばれ，深部体温や血圧，脈拍といった自律神経系やメラトニン，コルチゾール，成長ホルモン，免疫系，代謝系などにみられる（4章参照）。サーカディアンリズムを24時間の環境周期に同調させる因子を同調因子とよび，人では2,500ルクス以上の光や食事のほかに，社会的接触や運動などが知られている。また，光との関係についての留意点としては，朝はリズムを整えるために光を浴びられるような環境を，逆に夜は明るすぎない環境をつくることが大切である。

（2）授業の合間，あるいは昼休みを利用して短時間の仮眠をとる

昼間の仮眠（昼寝）には，仮眠をとるタイミングと長さによって異なる効果をもつ。従来，夜間の睡眠を障害すると考えられていた昼寝は，睡眠慣性（寝起きの気分が悪く，頭がさえない状態）を引き起こすような1時間以上の長さのものや，夜間睡眠の時間帯に近い居眠りであることが明らかになっている。高齢者以外でも，短時間の昼寝は，眠気や疲労感を抑える効果があることが指摘されている（21章参照）。若年者では，深い睡眠に入る速度が速いので，仮眠の長さは15分以内が望ましい。授業の合間，机に伏せての10分仮眠，あるいは昼休みの15分の短い仮眠は，疲労や眠気改善に有効である。実際に，昼休みに15分間の午睡タイムを導入している久留米市の福岡県立明善高校では，集中力や学習効率が向上したことが報告されている。また，このような短時間の仮眠をとる時刻は，夜間睡眠に影響することのない午後3時までとする。

（3）帰宅後の仮眠を慎む

帰宅後（夕方以降）の仮眠は，夜型化を促進するため控えることが望ましい。大手受験産業では，帰宅後に長時間の仮眠をとり，夜遅くまで勉強することを推奨している（石原・福田，2004）。中学生や高校生は，普段の睡眠時間が短く，睡眠不足を補うために積極的に仮眠をとる生徒が多い（7章参照）。中学生と高校生で，昼寝（意図的な仮眠）をとる割合は，中学生では49%，高校生では54%であり，このうちの60〜70%は，17時以降に1時間以上の仮眠をとっていることが報告されている（Fukuda & Ishihara, 2002）。しかし，長時間の仮眠をとると睡眠慣性の影響が強く現れ，起床後しばらく経過しないと高覚醒が得られない。その後は深夜にわたって高覚醒が維持されるが，その結果，夜間睡眠時の寝つきを悪くするばかりではなく，眠りが浅くなり，結局，睡眠不足となる。睡眠不足が帰宅後の長時間の仮眠を招くことになり，結果的に悪循環となる（福田，2003）。

また，恒常性（睡眠欲求）の観点からも，就床前は，夜間眠りたい時間と同じ時間だけしっかり覚醒し続けておくことが大切である。たとえば，夜23時から7時間しっかり眠りたい人は，23時より7時間の前の16時以降は仮眠をとらず，しっかり起き続

けておく必要がある。就床前の連続覚醒時間が，夜の睡眠時間の長さを左右することを留意しなければならない。

（4）就床前は，脳と心身をリラックスさせる

スムーズに眠るためには，交感神経優位から副交感神経優位へ，つまりリラックスすることが大切である。人は体温の下降とともに眠るため（4章参照），体温がスムーズに下がるような生活習慣のアドバイスをすることが大切である。たとえば，就床2時間前以降は激しい運動を控えること，就床前はぬるめのお風呂に入ること，逆に起床時は熱めのお風呂に入り体温を上げるとよい，ということがあげられる。さらに，脳と心身のリラックスは，ストレスの受けとめ方とも関係する。悩み事を抱えていてなかなか寝つけないときは，悩み事ノートを作って「明日あるいは学校で，○○について考える」と書いて，枕元に置く。悩み事は眠いときに考えても悪い方向にしか考えられないため，「よいアイデアや解決法は浮かばない」と開き直って眠ることを心がける。なお，就床前の適切な活動については，14章に詳細に述べられている。

（5）生活習慣チェックリストと睡眠日誌の活用

以上のポイントを指導したあと，体系的な習慣行動を提案すると理解度が高く，行動変容をうながしやすい。つまり，睡眠や生活リズムについての知識の普及に加えて，生徒指導に生かせる知識とツールの提供が必要となる。また，本人自身が生活習慣チェックリスト（表16-3）や，睡眠日誌（2章図2-1参照）を活用して，自分の生活リズムや睡眠状態を把握することも重要である。

4．不規則な睡眠と習慣行動の改善

筆者らは，養護教諭と連携して，広島県の24校約4,500名の高校生を対象に，生活習慣と健康に関する調査を行なった。その結果，「頭が重い，ぼんやりする，だるい，横になりたい，考えがまとまらない，肩がこる，腰が痛い」などの心身の不調の訴えや，人や物にあたる，暴飲暴食するなど，ストレスを上手に処理できない生徒は，睡眠時間が不規則な生徒に多いことがわかった。睡眠時間が不規則な生徒は，「ぐっすり眠れない，なかなか寝つけない，朝起きられない，疲れがとれない，睡眠時間が短い」という訴えが圧倒的に多い。さらに，睡眠時間が不規則な生徒の生活習慣として，テレビやビデオ視聴，携帯メールに費やす時間が多いこともわかった（田中・古谷，2006）。これらの結果から考えると，これまでのような，「しっかり眠りなさい」「早く寝なさい」「早く起きなさい」という指導だけでは，生徒の行動変容には，なかなかつながりにくい。まずは，睡眠の不規則化にかかわる生活習慣，すなわち生活リズムとストレス対処の改善から指導することが必要であろう。

睡眠時間には個人差があるため，自分にあった睡眠時間を知ることが第一歩となる。目安としては，6～9時間の睡眠時間で，翌日の頭のさえ具合や体調から，自分にあ

表16-3 生活習慣チェックリスト（学生版）
－生活リズムの確立のために1日の過ごし方を振り返りましょう！－

> 次のことで，すでにできていることには○，頑張ればできそうなことには△，できそうにないものには×をつけてください。

1. （　）毎朝，ほぼ決まった時刻に起きる
2. （　）朝起きたら太陽の光をしっかり浴びる
3. （　）朝食を規則正しく毎日とる
4. （　）日中はできるだけ人と接し，活動的に過ごす
5. （　）趣味や部活動などを楽しみ，活動的に過ごす
6. （　）帰宅後は仮眠をしない
7. （　）夕食以降，お茶やコーヒー等カフェインの摂取を避ける
8. （　）就寝の2時間前までに食事を終わらせる
9. （　）夜9時以降，コンビニなどの明るいところへ外出しない
10. （　）夕食後に夜食をとらない
11. （　）ぬるめのお風呂にゆっくり浸かる
12. （　）寝るときは携帯電話を枕元から離す（または電源を切る）
13. （　）ベッドでテレビを見たり，読書をしない
14. （　）寝るときは部屋着からパジャマ（寝間着）に着替える
15. （　）寝室は快適な空間に工夫する
16. （　）寝る前は，脳と身体がリラックスできるように心がける
17. （　）就床時刻が不規則にならないようにする
18. （　）午前0時までには就寝する
19. （　）寝床の中で悩み事をしない
20. （　）眠たくなってから寝床に入る
21. （　）休日も，起床時刻が平日と2時間以上ずれないようにする
22. （　）睡眠時間が不規則にならないようにする

> 頑張ればできそうなこと△の中から，改善してみようと思う目標の番号を3つ選んで下さい。
> 目標1（　　　　）　目標2（　　　　）　目標3（　　　　）

●あなたの最近1週間についてお伺いします。　　　≪時間（分）で記入≫
＊睡眠の満足度　　（　点）　＊実際の睡眠時間　　　　（　分）
＊寝つきの満足度　（　点）　＊寝付くまでの時間　　　（　分）
＊熟眠の満足度　　（　点）　＊中途覚醒の長さ　　　　（　分）
＊寝起きの気分　　（　点）　＊起き上がるまでの時間　（　分）
＊食欲（朝食）　　（　点）　＊帰宅後の仮眠の長さ　　（　分）
＊日中のすっきり度（　点）　＊平日と休日の起床時刻の差（　分）
（100点満点で記入，良いほうが100点）

った睡眠時間をみつけ，その時間を規則的に守ることを心がけることが大切である。
　図16-5は，睡眠時間帯が不規則な生徒群と規則的な生徒群の習慣行動を比較したものである。表16-3のチェックリストの項目で，できている項目には○，できていないががんばれそうな項目には△，がんばってもできそうにない項目には×で回答してもらった。がんばれそうな項目（△）が指導のポイントとなる。×を○に変えよう

16章 睡眠改善法（2）――地域・教育現場における認知行動的介入の応用――

とすると目標が高すぎて，途中で挫折してしまう可能性があるため，できていないががんばれそうな項目（△）を目標とする。

「決まった時刻に起きる」や「帰宅後は仮眠をとらない」などの項目は，規則群と不規則群で〇の有無に顕著な差がみられたが，不規則群で「できていないががんばれそう」と回答するものが多いことから，生徒指導場面で特に推奨できそうな目標行動といえる。

最終的には，習慣行動のチェック項目すべてが〇になることが理想的だが，できていないが

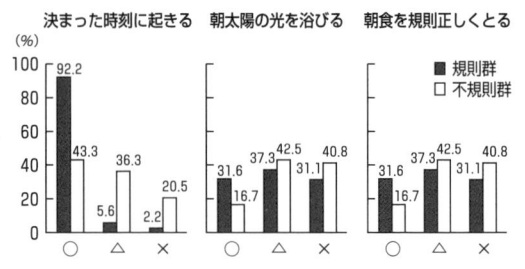

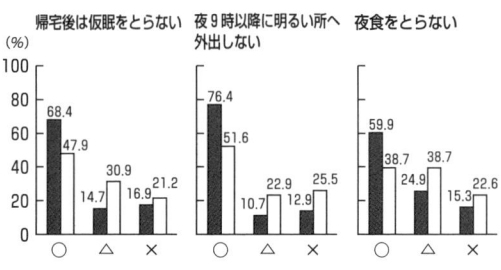

図16-5 睡眠の規則性と習慣行動（田中・古谷，2006）

がんばれそうな項目（△）の中から2，3個ずつ選択させる。そして，生徒のささいな行動変容も成功体験として賞賛し，達成感をもたせるなど，継続させることが大切である。また，入眠困難，睡眠維持困難など，愁訴に対応した目標推奨ができることが望ましいが，そのためには，指導者自身が睡眠に関する知識を深めておくことが重要となる。

生活習慣チェックリスト（表16-3）を用いて，2週間の睡眠日誌と目標行動の記入（2章参照）を指導した結果，睡眠の満足度（図16-6左）や寝つきが有意に改善し，寝起きの気分や日中の眠気，授業中の居眠りも改善した（田中・古谷，2007）。目標習慣行動も2週間の指導前後で，「朝起きたら太陽の光をしっかり浴びる」「夜9時以降，コンビニなどの明るいところに外出しない」や，「就床時刻が不規則にならないようにする」（図16-6右）などの項目で多くの生徒に改善がみられた。このことは，教育現場での睡眠健康教育，基本的生活習慣の指導の重要性や必要性を改めて再認識させられる結果であるといえる。

現在は，上記の調査結果に基づいて養護教員たちにより，簡便な教材パンフレット（図16-7）とチェックリスト（表16-3）が作成され，広島県内の高校で広く使用されている。中学校や小学校においても生徒の理解度にあわせた改訂版が作成されている。

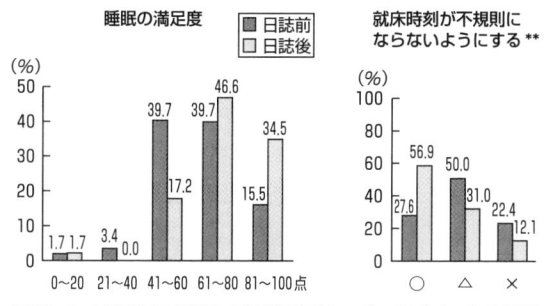

2節 教育現場における睡眠改善技術の応用

図16-6 高校生における2週間のスリープマネジメントの効果
（田中・古谷，2007）

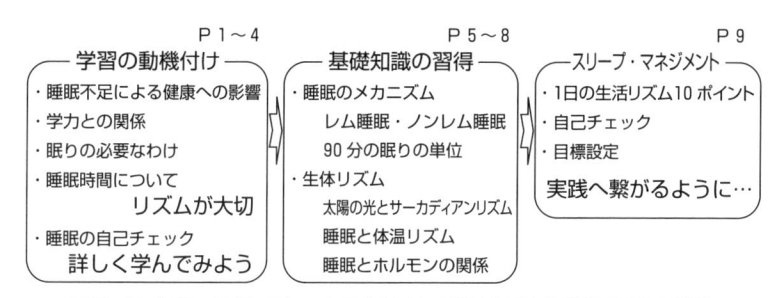

図16-7 生徒へのパンフレットの内容（広島県呉地区高等学校保健部会製作）

P1〜4 学習の動機付け
・睡眠不足による健康への影響
・学力との関係
・眠りの必要なわけ
・睡眠時間について
　リズムが大切
・睡眠の自己チェック
　詳しく学んでみよう

P5〜8 基礎知識の習得
・睡眠のメカニズム
　レム睡眠・ノンレム睡眠
　90分の眠りの単位
・生体リズム
　太陽の光とサーカディアンリズム
　睡眠と体温リズム
　睡眠とホルモンの関係

P9 スリープ・マネジメント
・1日の生活リズム10ポイント
・自己チェック
・目標設定
　実践へ繋がるように…

17章

覚醒と起床後の眠気

　目覚めることが比較的簡単な朝と，非常な努力を要する朝があるのはなぜだろうか。目覚めたあとでも眠気や疲労感が残ることがあるが，さわやかに目覚めるための方法はあるのだろうか。本章では，覚醒とその後の「ねぼけ」状態を解説し，爽快に目覚めるための技術として自己覚醒法を紹介する。

1節　覚醒の種類と，覚醒の生じやすさ

　起床後の気分は覚醒のタイミングと深く関係しており，爽快に目覚める方法を理解するためには，覚醒の特徴を理解することが大切である。
　覚醒は，その持続時間により，①目覚め，②中途覚醒，③微小覚醒，の3つに区別することができる。「目覚め」は通常，約7〜8時間の睡眠のあとに生じ，次に眠りにつくまでに数時間以上の間隔がある場合をいう。「中途覚醒」は，睡眠中に一時的に生じる覚醒であり，数分以内に再び眠りにつく（再入眠する）場合が多い。「微小覚醒」は，中途覚醒よりも短い時間（数秒間）の覚醒である。中途覚醒や微小覚醒は通常の睡眠で生じているが，目覚めた際に記憶していることはほとんどない。
　中途覚醒や微小覚醒は，脳波や自律神経系活動に生じる変化をみることで検出できる。たとえば，睡眠段階の標準判定基準（Rechtschaffen & Kales, 1968）では，判定する脳波区間（20秒または30秒）のうち半分以上（10秒または15秒）がアルファ波（8〜13 Hz），もしくはそれより早いベータ波（14 Hz以上）で占められた場合を「覚醒区間」と定義する。この覚醒区間によって睡眠が中断された場合には，中途覚醒となる。睡眠段階判定では，覚醒区間とみなされない短い覚醒反応（持続時間10秒または15秒未満）は，微小覚醒（micro arousal）とよばれる。微小覚醒は，「睡眠中に3秒以

上のアルファ波が出現した場合」と定義されることが多い（ASDA, 1992）。睡眠時無呼吸症候群の研究などでは，微小覚醒より短い覚醒反応を分析する必要があるため，アルファ波の出現区間を「1.5秒以上」と定義することもある（Martin et al., 1997）。また，アルファ波だけでなく，他の脳波成分も覚醒反応としてとらえられる場合がある。たとえば，睡眠段階2に認められるK複合や，一般的には深い睡眠の指標として考えられているデルタ波の連続出現が覚醒の過程を反映していると考える研究者もある（Sforza et al., 2004）。図17-1に，微小覚醒の種類とその脳波記録を示した。

覚醒反応は，脳波だけでなく，心拍数，血圧，皮膚電位反応などの自律神経系活動にも現われる（Pitson et al., 1994）。この自律神経系活動の変化は，脳波の変化に先行して生じるため，覚醒反応を敏感にとらえる指標として用いられる場合がある。特に，ノンレム睡眠中では，自律神経系活動の変動を，覚醒反応をとらえる指標として用いることができると考えられている。ただし，レム睡眠期では，心拍数や血圧が急変動するため，自律神経系活動から覚醒を判断することが困難である場合が多い（Somers et al., 1993）。

覚醒反応は，睡眠段階が深い睡眠（徐波睡眠：睡眠段階3, 4）から浅い睡眠（レム睡眠：睡眠段階1, 2）に変わるとき，またはレム睡眠とノンレム睡眠が入れ替わるときに，オトガイ筋電位の増大を伴って生じることが多い（図17-1のD参照）。健

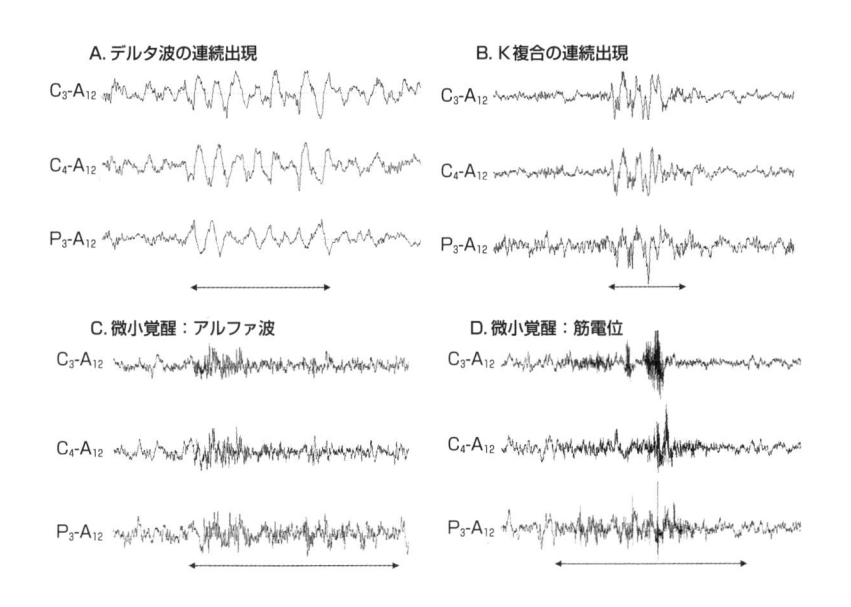

図17-1　微小覚醒の種類（Sforza et al., 2004）

常成人の場合，中途覚醒の時間は全睡眠時間の5％未満であり，その回数は5回未満であるとされている。中途覚醒の時間や回数は，日中の眠気と相関することから，睡眠の質を評価する際の指標として使われることもある（Williams et al., 1964）。一般に，中途覚醒時間は男性のほうが長いが，睡眠の質に関する不満は女性のほうが多い。また，中途覚醒の時間は加齢に伴って延長する。これは，中途覚醒したあとに再入眠するための時間（入眠潜時）が加齢に伴い延長するためである。一方で，中途覚醒の回数は年齢によってほとんど変化しないと考えられている（Martin et al., 1997）。

中途覚醒は，徐波睡眠時に最も生じにくく，浅睡眠時（睡眠段階1，2）や，レム睡眠時に生じやすい（Okuma et al., 1966）。睡眠中は，1回のノンレム睡眠とレム睡眠をあわせると約90分になり，この睡眠周期がくり返される。徐波睡眠は，睡眠周期のうちでも前半に出現しやすいため，中途覚醒は，睡眠周期の前半では起こりにくく，後半で起こりやすくなる。このような性質が中途覚醒のウルトラディアンリズム（約90分周期）をつくり出すことになる。

また，中途覚醒の生じやすさは体温リズムの影響を受け，体温最低期（午前4時～5時）には生じにくく，体温上昇期（午前6時～7時頃）に生じやすい（Åkerstedt & Knutsson, 1997）。これは，朝方の低体温時にレム睡眠が多く出現することによると考えられている。ただし，断眠後には体温の上昇期であっても徐波睡眠が優先的に出現するため，中途覚醒は生じにくくなる（Åkerstedt & Gillberg, 1986）。

2節　睡眠慣性

目覚めた直後に強い眠気や疲労感が残っていることがある。一般に「ねぼけ」とよばれるこの現象は，研究者の間では「睡眠慣性（sleep inertia）」とよばれ，「睡眠から覚醒へ移行する際に生じる一時的な覚醒水準の低下」（Balkin & Badia, 1988; Tassi & Muzet, 2000）と定義されている。睡眠慣性が生じているときの脳波は低周波化しており，シータ波やアルファ波が多く観察されることが知られている（Ferrara et al., 2006; Tassi et al., 2006）。また，睡眠慣性が生じているときには，強い眠気や疲労感を自覚しており，このときの事象関連電位のP3成分は，振幅が減衰し（Kaida et al., 2006a），潜時は延長している（Takahashi & Arito, 2000; Bastuji et al., 2003）。このことは認知情報処理能力が低下していることを示しており，実際に，精神運動課題の成績は入眠前と比べて約40％程度悪化することが報告されている（Dinges, 1992）。

睡眠慣性は，覚醒反応が生じにくい時間帯に目覚めた場合に強く現われるという特徴がある。たとえば，徐波睡眠が多く出現する睡眠の前半（午前0時～午前3時頃）および体温最低期（午前4時～午前5時頃）に目覚めた場合には特に強い睡眠慣性が生じ，その持続時間も長い（Tassi & Muzet, 2000）。Stampiら（1990）によると，20

分間，50分間，80分間の睡眠から目覚めた直後の引き算課題成績は，寝つく前と比べて，それぞれ21%，36%，25%悪化した。睡眠周期から考えると，50分間の睡眠後に強く生じた睡眠慣性は，徐波睡眠からの目覚めが原因であると考えられている。

睡眠慣性は，徐波睡眠から目覚めた場合には約30分間（Bruck & Pisani, 1999），睡眠段階2から目覚めた場合には1〜15分間くらい続くと考えられている（Dinges, 1992）。ただし，測定に用いる指標の感度によって睡眠慣性の強さが異なるため，睡眠慣性の持続時間を報告した研究結果には，約3分間（Wertz et al., 2006）から約120分（Jewett et al., 1999）まで，大きな開きがある。睡眠慣性は，単純刺激反応課題などの反応時間には大きな影響を及ぼすが，視覚評価課題や記憶課題などの認知記憶課題の正確性についてはそれほど強い影響を及ぼさないことが指摘されている（Tassi & Muzet, 2000）。このことが，睡眠慣性の持続時間の違いの原因の1つになっている可能性がある。

睡眠慣性は，深い睡眠（徐波睡眠）や体温最低期から目覚めた際に強く生じる一方で，浅い睡眠（睡眠段階1，2）やレム睡眠から目覚めた際には比較的弱いことが知られている（Stampi, 1992）。図17-2をみると，いずれの睡眠段階から目覚めた場合でも仮眠前と比較して課題成績が低下しているが，徐波睡眠（睡眠段階3，4）から目覚めた場合には仮眠前の60%にまで成績が低下していることがわかる。Tassiら（2006）は，睡眠段階2から目覚めた直後の短期記憶課題やストループ課題の成績は，入眠前と比べてほとんど悪化しないことを報告している。また，Ferraraら（2006）は，睡眠慣性はレム睡眠と睡眠段階2の間で差異が認められないことを報告している。しかし，レム睡眠から目覚めた際の睡眠慣性の強さには，ばらつきがあるとする報告もある（Bruck & Pisani, 1999）。レム睡眠中でも眼球が活発に動く時期（phasic期）には，眼球運動が停滞する時期（tonic期）に比べて覚醒反応が生じにくいことが報告されており（Sallinen et al., 1996; Takahara et al., 2006），睡眠慣性はphasic期から目覚めた場合に強く生じる可能性がある。

ところで，睡眠慣性は，睡眠感（睡眠の質の主観的な評価）に大きな影響を及ぼすことが知られている。睡眠の質は，強い睡眠慣性のもとでは過小評価され，弱い睡眠慣性のもとでは過大評価される傾向がある。このため，睡眠慣性が弱い場合には，睡眠全体の質を高く評価しがちだが，生理的に測定してみると十分な睡眠が確保できていないことがある（Åkerstedt et al., 2002）。

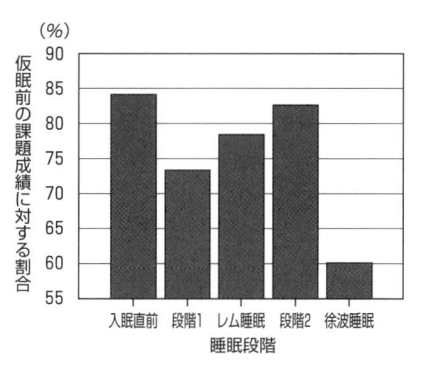

図17-2 各睡眠段階から目覚めた直後の引き算課題の成績（Stampi, 1992）

逆に，不眠を訴える人の脳波を記録してみると，案外よく眠れていることがある。睡眠時無呼吸症候群の患者は，生理的には浅い睡眠しかとれていないにもかかわらず，目覚めた際の睡眠慣性が弱いため，睡眠の質を実際より高く評価する傾向がある。そのため睡眠時無呼吸症候群の患者は，夜間睡眠の不足ではなく日中の強い眠気や疲労を自覚症状として訴えることが多い（Morin, 2000）。

3節　睡眠慣性の予防法

　睡眠慣性を避けるための方法として，目覚める時刻を計画的に管理する方法がある。睡眠慣性は，睡眠周期の後半（入眠から約80分後）または体温上昇期（午前6時頃）に目覚めた場合に弱いため，その時期に目覚めるように目覚まし時計を設定しておけばよい。90分に満たない短い睡眠（仮眠）をとる場合には，徐波睡眠が出現する前に目覚めの時刻を設定するのがよい（Horne & Reyner, 1996; Hayashi & Hori, 1998）。寝ついてから徐波睡眠が出現するまでの時間（約20分間）と，寝つくまでにかかる時間（5〜10分）を計算に入れると，約20〜30分の仮眠時間が適当であると考えられている（Hayashi et al., 2005）。

　睡眠時間を計画的に管理することは，睡眠慣性の予防に効果がある。しかし，消防や救急医療などの現場では，不意に生じた緊急事態に対応するために，どんな場合でもすぐに目覚めて働かなければならない（Van Dongen et al., 2001）。このような職場では，睡眠時間を計画することがむずかしいため，すでに生じてしまった睡眠慣性に対処することが重要になる。

　睡眠慣性への対処法としてまず大切なことは，睡眠慣性の影響を自覚していることであるが，覚醒水準を上昇させるための方法を利用するのも効果がある。よく知られる方法として，カフェインの摂取，2,000ルクス以上の高照度光の受光，冷たい水での洗顔などがある。それぞれの対処法には特徴があり，たとえば洗顔の効果は数分間しか持続せず（Hayashi et al., 2003），高照度光の効果は照射中だけに限られる（Phipps-Nelson et al., 2003; Kaida et al., 2006b）。カフェインの効果はある程度持続するものの，効果が現われるまでに約30分かかるため（Blanchard & Sawers, 1983），注意が必要である。カフェインを摂取してから効き目が現われるまでの間に，短い仮眠（約20分）をとるなどの工夫が提案されている（Hayashi et al., 2003）。

4節　自己覚醒法

　自己覚醒（self-awakening）とは，入眠前に企図した時刻に，目覚まし時計などの外部刺激を使わず自分で目覚めることをいう（Moorcroft et al., 1997）。自分の意思に

よって決めた時刻に目覚めること（自己覚醒）と，目覚める時刻を企図していない状態で十分な睡眠時間が確保されたあとに生じる自然な目覚め（自然覚醒）はしばしば混同され，実験研究の場で区別することもむずかしいが，「企図した時刻に自分の意思で目覚める」ことが自己覚醒の特徴である。Vaschide（1911）や渡辺（1969）は，所定の時刻に目覚めることができるように注意して眠るという点を考慮して，自己覚醒を企図して眠ることを「注意睡眠（sommeil attentif）」とよんでいる。夜間睡眠で自己覚醒の習慣をもつ人は，そうでない人に比べて日中のうたた寝の頻度が低く，日中に高い覚醒度を保つことが報告されている（松浦ら，2002）。

　Moorcroftら（1997）によると，毎朝，日常的に自己覚醒の習慣をもつ21〜81歳の成人の割合は約50%である。自己覚醒ができると答える人は，大学生では約10%（松浦ら，2002），65歳以上の高齢者では約75%である（甲斐田ら，2006）。このことから，高齢になるほど自己覚醒を利用して目覚める人の割合が高くなる傾向がうかがえる。

　自己覚醒には，睡眠状態から覚醒状態への円滑な移行をうながすという望ましい効果がある。Bornら（1999）は，夜間睡眠中の副腎皮質刺激ホルモン（adrenocorticotropin: ACTH）の血漿中濃度を15分おきに測定し，自己覚醒を企図した場合には，ACTHが目覚める前から分泌されることを報告している。ACTHは，睡眠中には分泌が抑制され，睡眠の後半に向かって分泌量が増大する生体ホルモンである。ACTHは，コルチゾールの分泌をうながし，最終的には覚醒水準を上昇させる作用をもっている。

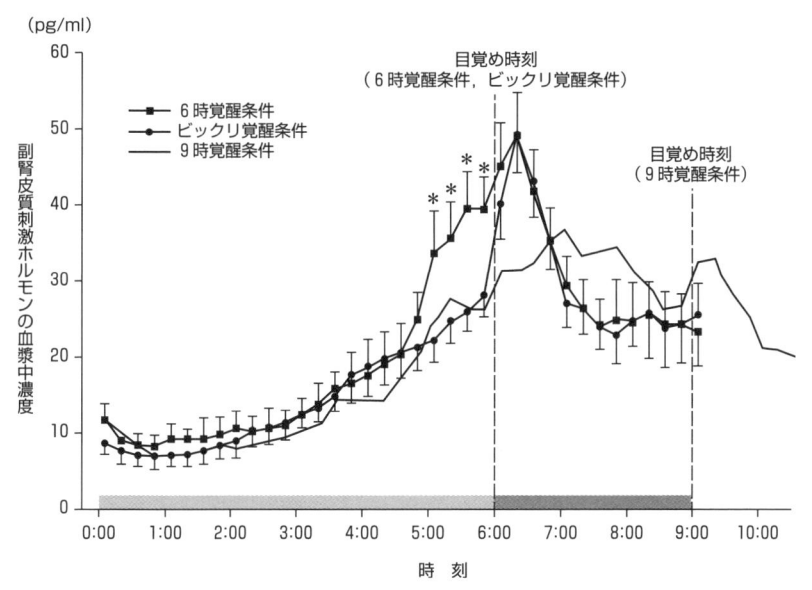

図17-3　睡眠中と起床時の血漿ACTH値の変化（Born et al., 1999）

17章 覚醒と起床後の眠気

　Bornら（1999）の実験では，①午前6時に目覚めの合図をすると伝え，予告通り6時に目覚めさせる条件（6時覚醒条件），②9時に合図をすると伝え，実際には6時に目覚めさせる条件（ビックリ覚醒条件），③9時に合図をすると伝え，予告通り9時に合図する条件（9時覚醒条件），の3条件を比較した。その結果，条件②のビックリ覚醒条件では，ACTHの血漿中濃度は目覚めた直後に急激に上昇した。ところが，条件①の6時覚醒条件では，ACTH血漿中濃度は午前4時半頃から少しずつ上昇し，目覚めたときにビックリ覚醒条件と同じ水準に達した（図17-3）。この実験結果は，6時に合図をすると告げられた実験参加者が，その時刻にあわせて自らACTHの分泌量を調節できたことを示唆している。ただし，条件③の9時覚醒条件では，ACTH血漿中濃度に大きな変化は認められなかった。

　自己覚醒は，夜間睡眠だけでなく短い睡眠（仮眠）でも行なうことができる。Kaidaら（2003）は，大学生を対象に，自己覚醒が約20分の仮眠中の血圧・心拍数変動にどのような影響を与えるかを検討した。実験では，30分後に合図すると伝えて，実際には20分後に実験者の呼びかけで目覚めさせられた場合（強制覚醒）と，20分後に自己覚醒した場合を比較した。その結果，自己覚醒条件では目覚める約3分前から心拍数がゆるやかに上昇した。それに比べて強制覚醒条件では，心拍数は目覚めと同時に急激に上昇した。同様の結果は65歳以上の高齢者でも確認されている（Kaida et al., 2005，図17-4，図17-5）。これらの結果は，自己覚醒によって睡眠状態から覚醒状態への移行が円滑になり，強制的な目覚めの際に生じる血管への負担が軽減されたと解釈することができる。高齢者の場合では，自己覚醒の効果は心拍数ではなく血圧に生じたが，これは，加齢に伴い進行する動脈硬化によって，自律神経系の変化が心拍数ではなく血圧に現われやすくなっているためであると考えられる。

　自己覚醒は睡眠中の自律神経系活動やホルモン分泌に影響を与えるだけでなく，目

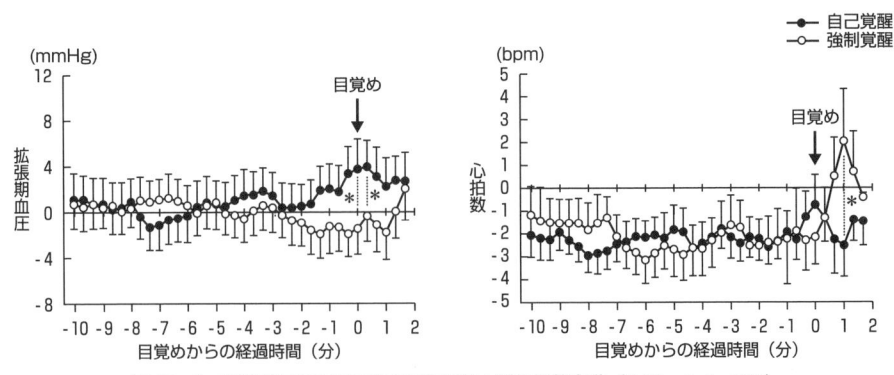

図17-4　高齢者における仮眠中の血圧および心拍数変動（Kaida et al., 2005）
仮眠前安静時を基準にしている。* $p<0.05$

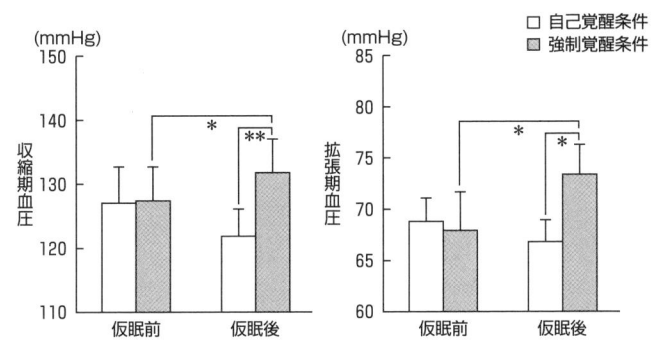

図17-5 高齢者における仮眠前後の血圧変動（Kaida et al., 2005）
* $p<0.05$, ** $p<0.01$

覚めたあとの覚醒水準にも影響を与える。これまでの研究では，自己覚醒によって目覚めたあとは，強制覚醒した場合よりも主観的眠気が弱く，精神運動課題の成績もよいことがわかっている。高齢者を対象とした実験では，自己覚醒後の事象関連電位P3振幅が，強制覚醒した場合よりも大きくなり，覚醒度が高いことが報告されている（Kaida et al., 2006a）。したがって自己覚醒は，快適な目覚め感を得るために有効な方法であると考えることができる。

その一方で，労働衛生の現場では，自己覚醒は眠りを妨げる原因であるととらえられることがある。自己覚醒しようとする動機があまりに強いと，目覚まし時計を頻繁に確認しようとするために中途覚醒の回数がふえる（渡辺，1969；Hono et al., 1991）。強いストレスとして感じられるほど自己覚醒の企図が強い場合には，徐波睡眠の確保が妨げられ，したがって自己覚醒が質のよい睡眠を妨害する要因になる可能性がある。

ところで，なぜ自己覚醒ができるのかは，現在までに明らかにされていない。古くから，中途覚醒の際には，目覚めるべきか，睡眠を持続するべきかの判断がなされていると考えられているが（Åkerstedt et al., 2002），もしかすると，その際に，体内に存在する「生理時計」（Bell, 1980）の時刻を確認しているのかもしれない。そうだとすれば，自己覚醒しやすい時期は中途覚醒しやすい時期と同期するはずである。実際に，覚醒反応が生じにくい時期（徐波睡眠期や体温最低期）には，自己覚醒の成功率も下がるという報告がある（渡辺，1969）。また，レム睡眠時には自己覚醒しやすいとする報告もある（Lavie et al., 1979）。高齢になるほど自己覚醒の成功率が上がるが，これは中途覚醒の生じやすい浅い睡眠の割合の増加と関係しているのかもしれない。睡眠中の経過時間の判断は，徐波睡眠中では実際よりも長くなり，レム睡眠中には短くなることが知られているが（有竹ら，2002），自己覚醒が生じる前の徐波睡眠とレム睡眠の割合が，自己覚醒により目覚める時刻の正確度にどのような影響を与えるのかは，今後の研究課題として興味深い。

5節 終わりに

　本章では覚醒の種類に「目覚め」「中途覚醒」「微小覚醒」があること，覚醒反応は徐波睡眠期および体温最低期に生じにくいこと，睡眠慣性は覚醒反応の生じにくい時期に目覚めた場合に強く生じ，その持続時間は約30分であることを紹介した。また，睡眠慣性を防ぐ方法には，目覚める時刻を計画的に設定することや自己覚醒法があり，生じてしまった睡眠慣性に対処する方法として洗顔，高照度光，カフェインの利用などがあることを紹介した。なかでも，自己覚醒法は，交感神経系活動を目覚める前から上昇させ，円滑な目覚めを可能にする技術である。自己覚醒のあとでは睡眠慣性も生じにくく，爽快感をもって目覚めることができる。

18章

覚醒と眠気の評価法

　眠気を測定するための方法としては，主として自己評価法と，睡眠潜時を測定する方法に大別されている。覚醒度を測定するための方法としては，生理学的測定法や，作業検査法が提案されている。

1節　眠気の自己評定法

　自己評価法は，眠気を主観的，自覚的に測定する方法である。眠気を簡便に測定できるため，使い勝手がよく，時々刻々と変化するリアルタイムでの眠気のモニタが可能である。しかし，環境要因や動機づけなどの影響を受けやすいため，少しの覚醒刺激があっても主観的な眠気は低減してしまう。このため，環境要因が統制されていない場合には，眠気が過少評価されてしまう危険性があることが指摘されている（Carskadon & Dement, 1982）。一般に，自己評価は信頼性が低いと考えられがちであるが，環境要因を統制した条件下では，自己評価法は，眠気の変化に対する感受性が高く，非常に有用な方法である。

1．SSS（Stanford sleepiness scale）

　スタンフォード大学で開発されたSSS（Hoddes et al., 1973）は，眠気の測定法として世界で最初に開発された方法である。サーストン（Thurstone, L. L.）の等現間隔法に基づいて作成され，眠気の程度を表わす22項目が7段階に分類されている。この1～7のいずれかの段階を選択してもらい，この得点を眠気の強さとする（表18-1）。

表 18-1　SSS（stanford sleepiness scale）(Hoddes et al., 1973)

1．元気で活動的。機敏である。はっきりと目が覚めている。
2．調子がよい。集中できる。
3．くつろいでいる。起きている。はっきりと目が覚めているというわけではない。応答はできる。
4．少しぼんやりしている。最高ではない。気がゆるんでいる。
5．ぼんやりしている。起き続けることに興味を失い始めている。動作が鈍くなっている。
6．眠い。横になりたい。眠気と戦っている。頭がはっきりしない。
7．ほとんど夢見状態である。直ぐに眠ってしまいそう。起きていられない。

2．KSS（Kwansei-gakuin sleepiness scale）

　関西学院大学で開発されたKSS（石原ら，1982）は，SSSを参考にして，サーストンの等現間隔法に基づいて作成されたわが国初の眠気の評価法である。眠気の程度を表わす22項目がランダムな順序で記載されており，その中であてはまる項目をすべて選択してもらう。各項目はすべて0～7点の尺度値が与えられており，その平均値を算出して眠気得点とする（表18-2）。

表 18-2　KSS（kwansei-gakuin sleepiness scale）(石原ら，1982)

項目	得点
活力がみなぎっている	0.58
気力が充実している	0.82
能率がよい	1.22
足どりが軽い	1.56
視野が広いように感じる	1.71
考えることが苦にならない	2.11
やや機敏である	2.38
身体がだるくない	3.03
ゆったりとくつろいでいる	3.46
だるくもないし，すっきりもしていない	3.63
気がゆるんでいるわけではない	3.95
気が散りやすい	4.21
何となく眠けを感じるが，活動していると忘れる	4.39
頭がさえていない	4.68
思考がにぶっている	4.86
頭がぼんやりとしている	5.10
目がしょぼしょぼしている	5.37
まぶたが重い	5.54
ふとんが恋しい	5.74
眠けと戦っている	6.17
知らず知らずのうちにまぶたがくっつく	6.33
眠くて倒れそうである	6.49

表中の項目は得点順に並んでいるが，実際の調査票では，ランダムな順序に並んでいる。

3．KSS（Karolinska sleepiness scale）

カロリンスカ研究所で開発されたKSS（Åkerstedt & Gillberg, 1990）は，9件法の評定尺度である。奇数段階に眠気の程度を表わす言葉が添付されている。KSSの日本語版として，KSS-Jが開発されており，その妥当性と信頼性が確かめられている（Kaida et al., 2006，表18-3）。

表18-3 Karolinska Sleepiness Scale 日本語版（KSS-J）
（Kaida et al., 2006）

1．非常にはっきり目覚めている
2．
3．目覚めている
4．
5．どちらでもない
6．
7．眠い
8．
9．とても眠い（眠気と戦っている）

奇数番だけ言葉がついており，偶数番には，言葉がついていない。

4．VAS（visual analog scale）

VASは，100 mmの直線の左右両端に「まったく眠くない」「非常に眠い」などの言葉を記しておき，今の状態に最もよくあてはまる位置に垂直線を引いてもらう方法である（図18-1）。VASは，もともと教育目的のために開発されたものであるが（Freyd, 1923），その後，気分評定のために用いられるようになり（Folstein & Luria, 1973; Bond & Lader, 1974），さらに眠気の評定にも用いられるようになった（Monk, 1987）。

眠気が0の地点（左右どちらかの端）から垂直線までの距離をミリ単位で測り，その数値を眠気得点とする。得点は，0〜100点に分布する。以前は，「非常に眠い」－「はっきりと目覚めている」のように両極性の言葉を用いることが多かった。しかし，最近は，「眠気（sleepiness）」と「目覚め（alertness）」は別次元であると考えられることから（Cluydts et al., 2002; Roehrs et al., 2005），両極性よりも単極性（まったくない－非常にある）の言葉を用いるほうが望ましいと考えられている。

VASは，眠気だけでなく，疲労感や活力など主観的測度を簡便に測定できる。Monk（1989）は，8語の単極性の言葉を用いて，全般的活力（global vigor）と全般的情動（global affect）を計測することを提唱している。全般的活力には，①目覚め（alertness），②眠気（sleepiness），③意欲喪失（motivation loss），④疲労（weariness），の4項目を用い，全般的情動には，①幸福（happiness），②悲しみ（sadness），③落ち着き（calmness），④緊張（tension），の4項目を用いている。

VASの利点の1つは，垂直線をつけるだけでよいので眠気の測定が非常に簡便であ

まったく眠くない　　　　　　　　　　　　　　　　　　　　　　非常に眠い

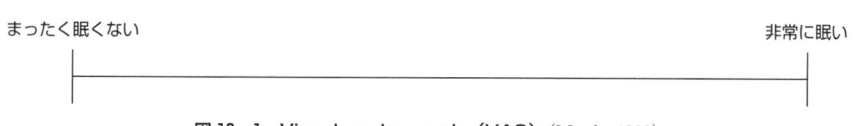

図18-1　Visual analog scale（VAS） （Monk, 1989）

ることである。また，眠気をくり返し測定する場合にも有用である。先述のSSSやKSSでは，実験参加者が前回の測定時にどの項目を選択したか覚えていることが多いため，くり返して測定すると，過去の回答の影響を強く受けてしまう危険性がある。これに対してVASでは，垂直線を引いた場所を正確に覚えることが困難であるため，過去の回答の影響を受けることが比較的少なくてすむ。さらにVASでは，眠気の程度を101段階で評定することになるため，眠気のこまかな変化をみることができる。ただし，同じ1点差であったとしても，両端に近い場所における1点差と，真ん中付近の場所の1点差では，物理量は同じでも心理量は異なる。したがって，統計処理や統計検定を行なう際には，あらかじめ角変換（逆正接変換）などの変数変換を行なうことが必要である。

5．POMS（profile of mood states）

POMS（McNair et al., 1971）は，気分を評価する方法として開発された。①緊張－不安，②抑うつ－落込み，③怒り－敵意，④活気，⑤疲労，⑥混乱，の6因子58項目と，ダミー項目7項目からなる全65項目の5段階評定尺度である。日本版POMSも開発されている（横山・荒記，1994）。眠気を直接測定するものではないが，覚醒度の評価として活気8項目，疲労7項目がしばしば用いられている。POMSは項目数が多いため，6因子各5項目ずつ計30項目の短縮版も開発されている（横山，2005）。

6．自覚症調べ

日本産業衛生学会産業疲労研究会は，疲労についての「自覚症しらべ」調査票を作成している。これは疲労を，①眠気感，②不安定感，③不快感，④だるさ感，⑤ぼやけ感，の5群から評価するもので，各群5項目ずつ，計25項目から構成されている。この調査票の調査項目と使用方法については，同研究会の公式ホームページ上で公開されている（http://square.umin.ac.jp/of/）。

7．ESS（epworth sleepiness scale）

上記にあげてきた眠気の自己評定法は，回答する時点での眠気を測定するものである。すなわち，状態眠気（state sleepiness）の測定法であるといえる。これに対して，眠気の個人特性，すなわち特性眠気（trait sleepiness）を測定する方法として考案されたのがESS（Johns, 1991）である。ESSでは，想定された8つの場面において，日常的にどのくらいの頻度でうとうとする可能性があるか，0（ほとんどない）～3（頻繁にある）の4段階で回答する。8項目の合計得点を算出し，眠気の強さとする。得点は0～24点に分布する。0～8点が健常，9～12点が軽度，13～16点が中等度，17点以上が重度の眠気があると判定される（Mitler et al., 2005）。なお，ESSの日本語版

であるJESS（福原ら，2006）がWEB上で公開されている（http://www.i-hope.jp/）。

ESSは，もともと過眠症患者における日常的な眠気の程度を測定するために開発されたものであり，過眠症患者のスクリーニングに対して妥当性が高いとされている。考案者のJohns（1991）は，ESS得点が，閉塞性睡眠時無呼吸症患者における呼吸障害の重症度や血中飽和酸素濃度と相関が高かったことを報告している。しかし，ESSは，後述のMSLTとは相関が低いことや，健常者を対象とした場合は内的妥当性が低いことが指摘されている（Violani et al., 2003）。さらに，項目間で眠気の程度に隔たりがあることや，健常者でも居眠りが起こりやすい状況（第5項目「午後に横になって，休息をとっているとき」など）が混入していることも問題視されている（Violani et al., 2003）。しかし，手軽で簡便なことから，睡眠時無呼吸症の問診など病院施設で広く用いられている。

2節　眠気の客観的・他覚的測定方法

客観的・他覚的な測定方法として用いられているのは，睡眠潜時や一定時間内の睡眠の出現量など睡眠の出現のしやすさ，すなわち睡眠傾向である。

1．MSLT（multiple sleep latency test）

MSLTは，日中にくり返して入眠潜時（睡眠傾向）を測定する方法であり，スタンフォード大学で開発された（Carskadon & Dement, 1979）。眠気が強ければ早く入眠し，眠気があまりなければ入眠に時間を要するということを前提としている。施行方法などについては，Carskadonら（1986），Thorpy（1992），近藤ら（2006）のマニュアルに詳しい。

MSLTを測定するには，参加者の普段の睡眠習慣や睡眠内容を調べておくことが前提となる。そこで，測定前1～2週間にわたって，睡眠日誌をつけてもらう。また，測定前夜までに，夜間の睡眠ポリグラムを測定する。このときの就床・起床時刻，睡眠時間は，普段通りとする。睡眠ポリグラムの記録方法については，3章を参照されたい。

MSLTの測定方法は，測定時刻や終了方法を除けば，基本的には，夜間の睡眠ポリグラムの記録方法と同様である。日中に4回以上（推奨は5回），2時間ごとに最大20分間寝てもらい，その最中の睡眠ポリグラムを測定する。少なくとも左右の中心部（C_3-A_2, C_4-A_1）と後頭部（O_1-A_2, O_2-A_1）の脳波，左右の眼電図，およびオトガイ筋の筋電図を測定することが必要となる。測定当日は，過度の運動や，カフェイン含有飲料の摂取を禁止する。日光のような高照度の光は，覚醒度をあげることになるため，睡眠ポリグラムを記録しない時間は，日光には当たらないようにする。最初の

テストは，起床後1.5〜3時間が経過してから行なう。朝食は，少なくともその1時間前までにとっておく。

具体的な手続きは，表18-4の通りである。参加者は静かな暗室のベッドに横たわり，「眠る」よう教示される。30秒間を1区間として睡眠段階を判定し，睡眠段階1以上の睡眠が連続3区間（90秒間）出現した時点で参加者を起こす。睡眠段階1が90秒間だけであれば，眠気や作業成績の向上など，仮眠の効果は認められないため次のテストに影響することはない（Tietzel & Lack, 2002）。入眠がまったくみられない場合は，消灯から20分間経過した時点でテストを終了する。

睡眠が連続3区間出現した最初の睡眠が始まるまでの時間を計り，これを入眠潜時とする。20分間眠れなかった場合は，入眠潜時は20分とする。1日に4回以上測定した入眠潜時の値を平均し，これを眠気得点（平均MSLT得点）とする。

ナルコレプシーや睡眠時無呼吸症患者など，過剰な日中の眠気（excessive daytime sleepiness）を訴える過眠症の患者では，平均MSLT得点は5分以内となるため，1日の平均値が5分以内の場合は，過剰な眠気を抱えていると判定される（Thorpy, 1992）。ただし，過眠症などの睡眠覚醒障害や，睡眠不足などの症状がみられない健常者の中にも，寝つきがよく，平均MSLT得点が5分以内の者も存在する（Roehrs et al., 1990）。平均MSLT得点が5〜10分で中等度の眠気，10分以上であれば健常であると判定される（Thorpy, 1992）。夜間に就床時刻を10時間に延長し，14日間眠るだけ眠らせた報告によれば，MSLT得点が平均6.8分と，寝つきがよい健常者も認めら

表18-4 MSLT (multiple sleep latency test) の手続き
（Carskadon et al., 1986；近藤ら，2006）

時間	手続き
テスト30分前まで	喫煙をやめてもらう。
15分前まで	覚醒を上げるような身体運動をやめる。
10分前まで	就床のための準備を行なう。眠りやすい服装に着替えてもらう。トイレに行きたくないか，喉が渇いていないか尋ねる。
5分前	ベッドに入ってもらい，脳波の較正を行なう。 1）静かに横になり，楽な姿勢をとってもらう。 2）30秒間，目を開けておく。 3）30秒間，眠らないで目を閉じておく。 4）目を開け，目を数回，上下，左右に動かす。 5）ゆっくりと5回，まばたきする。 6）歯をかみしめる
45秒前	眠気の主観的評価を行なってもらう。
30秒前	眠りやすい姿勢をとってもらう。
5秒前	「目を閉じて，眠ってください」との教示を与える。
テスト開始	消灯する。
テスト開始後	30秒間を1区間として睡眠段階を判定する。
テスト終了	睡眠が連続3区間続いたか，消灯後20分経過した時点で終了する。

れたが，これらの人を除けば平均 MSLT 得点は，15.7分であった（Roehrs et al., 1996）。この結果から，MSLT 得点が16〜20分であれば，完全覚醒（full alertness）と考えることができる（Roehrs et al., 2005）。

　MSLT は，眠気の客観的・他覚的測定法における最適標準（gold standard）とされている。健常者では再テストの再現性が高く，Zwyghuizen-Doorenbos ら（1988）によれば，4〜14か月後の再テストとの相関は，$r=.97$ であったという。また，臨床場面においても妥当性と信頼性が高いことが報告されている（Drake et al., 2000）。しかし，測定には多大な時間と労力，費用を要することが最大の欠点である。また，眠気は覚醒中の現象であるにもかかわらず，眠らせないことには眠気を測定できないため，時々刻々と変化する眠気の変化をリアルタイムに測定することはできない。

2．MWT（maintenance of wakefulness test）

　過眠症患者において，過剰な眠気の程度を測定するには上述の MSLT が最適である。これに対して，過眠症患者がどれくらい眠気に耐えることができ，覚醒していられるか，すなわち覚醒維持能力を測定する方法として考案されたのが MWT（Mitler et al., 1982）である。MWT のガイドライン（Doghramji et al., 1997）によれば，被測定者は，防音暗室で背もたれに頭と背中をもたれかけた状態でベッドの上に座り，20分間の間「起きている」よう教示される。起きているために顔を叩いたり，歌をうたったりすることなどは禁止される。その他の手続きは MSLT と同じであり，10時から2間ごとに施行し，消灯からの入眠潜時を測定する。

　MWT は，睡眠不足時や断眠時における眠気の強さや，過眠症患者の眠気の程度を比較・検討する場合，特に有用である。眠気が強い場合，MSLT では消灯したとたんに眠ってしまうため，床つき効果（floor effect）が出てしまい，眠気の程度を比較することができない。これに対して MWT は MSLT よりも眠りにくくなっているため，床つき効果が出にくい。しかし，その逆に，実験参加者の覚醒度が比較的高い場合には，20分間，ほとんど睡眠が出現しないため，入眠潜時が測定できない。このような天井効果（ceiling effect）が現われることが予想される場合には，測定時間を40分間に延長する40分法を用いるか（近藤ら，2006），MSLT を用いるべきである。

3．SPT（sleep propensity test）

　MSLT や MWT を用いて24時間以上にわたる眠気のリズムを調べようとすると，2時間ごとに1回あたり最大90秒間の睡眠しかとることができないため，必然的に24時間以上，ほとんど眠ることができず，断眠を続けなければならなくなる。このため，その測定結果には断眠の影響が強く反映されることになる。断眠による影響を極力少なくするためには，睡眠をある程度とらせながら眠気を測定することが必要になる。

そこで Lavie（1986）は，7分就床−13分覚醒という20分サイクルをくり返し行なう超短時間睡眠覚醒スケジュール（ultra short sleep-waking schedule）を考案し，眠気の24時間変動を調べた。彼は，7分間の睡眠期間中に出現する総睡眠時間を傾眠（sleep propensity）とし，24時間にわたる睡眠傾向の変化を傾眠関数（sleep propensity function）と名づけた（Lavie, 1991）。この方法を用いれば，断眠による影響を最小限に抑えながら，眠気のリズムを調べることができる。

3節　眠気の生理学的測定法

　先述の MSLT や MWT，SPT も生理学的測定法の1つであるが，ここでは脳波や眼球運動を用いた覚醒度の指標について述べる。生理学的測定法は，覚醒度をリアルタイムで測定できること，長時間にわたり連続して測定できることが最大の利点である。しかし，脳波や眼球運動を記録する際，瞬目や体動，筋電位などアーチファクトの混入が著しい場合は分析できなくなる場合もある。記録時にアーチファクトが混入しないよう工夫することと同時に，アーチファクトが混入する区間は分析区間から除外するなどの処理が不可欠である。

1．脳波
（1）アルファ帯域とシータ帯域
　脳波記録に現われるアルファ波は，ふつう目を閉じて安静にしている状態のときに出現する。アルファ波は，目を開けると抑制され，ほとんど出現することがないが，眠気が強い場合には，開眼時でも出現するようになる。また，眠気が強い場合，目を閉じると，脳波記録にシータ波などの徐波成分が混入する。そこで，高速フーリエ変換（FFT）など脳波の周波数分析を行ない，脳波のパワスペクトルを算出することによって覚醒度の指標とする。特に，シータ帯域（4.0〜7.9 Hz）とアルファ帯域（8.0〜12.0 Hz）のパワが覚醒度の指標として用いられている（Åkerstedt & Gillberg, 1990）。Horne & Reyner（1996）は，シータ，アルファ帯域をまとめ，1分間ごとの4〜11 Hz 帯域の合計パワを生理的な眠気の指標として用いている。

　脳波を記録する際は，眼球運動や筋電位などアーチファクトの混入に注意することが必要である。たとえば，前頭部では，眼球運動によるアーチファクトが混入しやすい。また，前額中央部では，Fmシータ波（frontal midline theta activity）とよばれる6 Hz 前後のシータ波が連続的に出現することがある。Fmシータ波が出現するかどうかは個人差があるが，クレペリン検査やテレビゲームなど課題への興味が高い作業を遂行しているときに出現しやすいことが報告されている（大熊，1999）。このように，開眼中のシータ帯域パワを計測する際には，特に前頭部の活動には注意が必要である。

一方，後頭部はアルファ波が優勢に出現しやすいのでアルファ帯域パワの測定に用いることが多い。しかし，後頭部は頸部の筋電位が混入しやすいため，アーチファクトが混入していないかどうか注意が必要である。

(2) KDT (Karolinska drowsiness test)

KDT は，カロリンスカ研究所の Åkerstedt らの研究グループが用いている方法である（Åkerstedt & Gillberg, 1990)。まず，目前にある壁のマークを5分間見続けてもらいながらその最中の開眼時脳波を記録する。続いて5分間，閉眼安静中の脳波を記録する。この開眼中と閉眼中の脳波のスペクトルパワを算出するというものである。

Åkerstedt らの1990年の研究では，デルタ（0.5～3.9 Hz），シータ（4～7.9 Hz），アルファ（8～12 Hz），ベータ（13～32 Hz）の4つの周波数帯域のパワが分析された。その後の研究でも，彼らはデルタ，シータ，アルファ，ベータの帯域を用いてはいるものの，これらの周波数の設定は，研究によって若干異なっている。

これらの周波数帯域の中で彼らが眠気の指標として用いているのは，特に開眼中のアルファ帯域とシータ帯域パワである。Åkerstedt (1992) は，夜勤中，主観的眠気が増大するにつれて開眼中のシータ帯域とアルファ帯域パワが増大することを報告している。また，Kaida ら (2006) は，各周波数帯域パワと主観的眠気 (KSS-J) との相関を求めたところ，開眼時のアルファ帯域（8～12 Hz）のパワ（$r=.40$）とシータ帯域（4～7.9 Hz）のパワ（$r=.38$）が眠気と正の相関，閉眼中のアルファ帯域パワが眠気と負の相関（$r=-.26$）を示したことを報告している。

(3) AAT (alpha attenuation test)

アルファ帯域パワを利用した覚醒評価の1つに，アルファ波減衰テスト（AAT）がある（Stampi et al., 1995)。AAT では，12分間の安静中，開眼時と閉眼時の脳波を各2分間，交互に3回ずつ測定し，開眼時と閉眼時におけるアルファ帯域パワの平均値を算出する。閉眼中では，覚醒度が高ければアルファ波が連続して出現するが，覚醒度が低下するとアルファ波が消失し，睡眠段階1が開始する。これに対して，開眼中では，覚醒度が高ければアルファ波は出現しないが，覚醒度が低下すると目を開けていてもアルファ波が出現するようになる。そこで，閉眼時のパワを開眼時のパワで割ると，覚醒度が高い状態ではその値は高くなるが，覚醒度が低い状態ではその値は低くなる。Stampi ら (1995) は，この値をアルファ波減衰係数 (alpha attenuation coefficient: AAC) とよび，これを覚醒度の指標として用いている。

2. 事象関連電位 (event related potential: ERP)

呈示頻度を変えて2種類以上の刺激を呈示し，低頻度で呈示される刺激に対してボタン押しなどの行動反応を求める課題をオドボール (odd-ball) 課題という。オドボール課題中に脳波を測定すると，標的刺激呈示後300～600ミリ秒に陽性波（P3）が発

生する。このように刺激などの事象に関連して出現する電位を事象関連電位という（11章参照）。ERP成分の1つであるP3は，注意配分と記憶更新に関与していると考えられているが，その振幅は覚醒水準の低下に伴って減衰することから（Polich & Kok, 1995），眠気の指標として用いられることもある（Kaida et al., 2003）。

覚醒中の呈示刺激としては，通常，聴覚刺激ないし視覚刺激が用いられる。P3は，標的の出現頻度が低くなるほど高振幅になり，出現頻度が高い場合は振幅が低下する（Duncan-Johnson & Donchin, 1977）。このため，オドボール課題では，標的の出現頻度が20％以下に設定されることが多い。また，安定したP3波形を得るには20回程度の加算回数が必要である（Cohen & Polich, 1997）。アーチファクトの混入などで加算できない場合も考慮すると，標的刺激は最低限その1.5〜2倍が必要であるため（入戸野，2005），標的刺激は50回以上呈示したほうがよい。非標的刺激の呈示回数も含めると，1回の測定で200回以上の刺激を呈示することになる。刺激呈示間隔を平均2秒間とすれば，測定時間として7分以上を要することになる。

しかし，眠気が強い場合には，脳波記録に瞬目が多数混入する。さらに，緩徐眼球運動が出現したり，姿勢が崩れるなどによって筋電位がしばしば混入したりする。これらのアーチファクトが混入した区間を分析から除外すると，安定したERP波形がほとんど記録できない場合もある。瞬目や眼球運動の混入は，コンピュータソフトによって除外することも可能であるが，必ずしも万能とはいえない。このようにアーチファクト処理が不可欠な上，安定した波形を得るために測定時間が比較的長くかかることが難点であるが，課題を中断することなく課題遂行中の情報処理過程を調べることができることが大きな利点である。たとえば，音刺激に対するERPを測定することによって，入眠時心像（9章参照）や，睡眠中の情報処理過程（11章参照）が調べられている。

3．緩徐眼球運動（slow eye movement: SEM）

SEMは，入眠期に特有の現象である。SEMは，入眠期において覚醒時のサッカードや自発的瞬目の消失とともに出現し，睡眠段階2には消失する。眠気が増大するにつれてSEMも増加することから，眠気や居眠りの指標としても有用である（Åkerstedt & Gillberg, 1990）。

SEMは，眼電図（electrooculogram: EOG）やビデオ撮影で測定することができる。EOG法では振幅50マイクロボルト（μV）以上（広重・宮田，1990）ないし100マイクロボルト以上（Åkerstedt & Gillberg, 1990），持続時間1秒以上の眼球運動とし，出現区間数や出現率（出現時間の割合）を求める方法がよく用いられている。

4節 作業成績の測定

　覚醒度が低下すると作業成績が低下することから，作業遂行中の作業成績から覚醒度を測定することが可能である。覚醒度の計測には，主としてヴィジランス課題が用いられるが，ここでは，眠気や覚醒度を測定するときによく用いられている認知課題についても紹介する。

1. 作業成績と動機づけ

　作業を課すことによる最大の利点は，環境要因を統制できることにある。2節の眠気の自己評定法でも述べたように，眠気は環境要因の影響を受けやすい。しかし，作業を課すことにより被測定者の注意は課題に向けられるため，他の環境要因の影響を最小限に抑えることができる。しかし，作業成績は，覚醒水準の変化のみならず，作業に対する動機づけの高さによって大きな影響を受ける（Cluydts et al., 2002)。たとえば，テレビゲームのように，作業内容が刺激的で参加者の興味が湧き，作業結果について常にフィードバックがあるような作業は，参加者の動機づけが高まるため，作業成績は低下しにくい。また作業に対する報酬が高い場合にも動機づけが高まり，作業成績が上昇する。これに対して，作業時間が長く，作業が単調で参加者の興味が湧きにくく，結果のフィードバックもない作業は，参加者の動機づけを低めるだけでなく，疲労や退屈感の影響も現われる。ただし，このような課題の特性だけでなく，眠気そのものも動機づけに影響を及ぼし，眠気が高まることにより作業意欲が低下することや（Hayashi et al., 2004），作業成績に対する自己評価が低下する（Hayashi et al., 1995）ことが報告されている。

　一般に，上記のような動機づけの湧きにくい作業を行なうと眠くなると考えられがちであるが，もともと覚醒度が高い状態では，動機づけの湧きにくい作業を行なったとしても眠気は発生しない。このような場合は，主観的測定法においても，MSLTにおいても，いずれも眠気の得点は低くなる。これに対して，動機づけの湧きにくい作業を行なうことによって眠気が発生したとすれば，この作業を実施する直前は，潜在的に眠気が強い状態にあったと考えることができる。したがって，作業のかわりにMSLTを用いれば，入眠潜時は短く，すぐに入眠するはずである。しかし，作業直前には眠気をほとんど感じていなかったとすれば，主観的な眠気の評定と，MSLTの結果は，乖離していたことになる。このように潜在的には眠気が高まっているにもかかわらず眠気が顕現化していないのは，日常的な活動や種々の環境要因によって眠気が隠蔽されたことを意味する。このような現象をマスキング効果（masking effect）とよぶ。動機づけの高い作業では，長時間続けてもマスキング効果により日中の覚醒水

準が一定に保たれるが，動機づけの低い作業を長時間行なった場合では，眠気は約2時間の周期で変動することが報告されている（19章参照）。

以上のように，作業遂行中の作業成績の低下は，眠気の影響と動機づけの低下の両方の影響を受けるため，単純に覚醒水準の指標といえるわけではないが，動機づけの低い単調な課題を行なうことは，潜在的な眠気の計測には好適な条件であるといえる。

2．反応の計測

作業成績としては，主として，課題における正答率と反応時間が求められている。正確に反応することと，速く反応することは，トレードオフ（trade off）の関係にあり，どちらか一方に注意すると，もう片方がおろそかになる。このため，これらの課題を実施するにあたっては，正確さと速さのどちらかを求めるのか，あるいは両方を求めるのか，はっきりと教示を行なうことが必要である。

また，正確さも速さも，練習をくり返すことにより向上するため，作業成績を計測する際は，事前に十分な練習を重ね，作業に慣れておく必要がある。事前の練習が不十分だと，実験によって作業成績の向上が認められたとしても，それが実験操作を加えたことによる成績の向上なのか，あるいは単に試行を重ねたことによる作業の上達（練習効果）なのか，判別がつかないからである。

反応の正確さの指標としては，全試行のうちの正答率や誤答数だけでなく，正誤にかかわらず反応したかどうかという反応率や，無反応率が求められたりする。ヴィジランス課題の場合は，刺激呈示後500ミリ秒の間に反応がないものを反応遅延（lapse）として，遅延数を求めることもある（Dinges et al., 1997）。

反応時間は，全試行の平均値を用いることが多いが，反応時間が極端に早い場合や遅い場合が混在する場合には，中央値が用いられることもある。また，最適反応時間として全試行の上位10％の平均反応時間を求めたり，逆に遅延反応時間として下位10％の平均反応時間を求めたりすることもある。ただし，断眠時など実験参加者の眠気が強い場合は，反応遅延が著しく，反応時間のデータがばらつくことが多い。このため，遅延反応時間を分析する場合は，逆数変換（1/RT）することが推奨されている（Dinges, 1992）。

また，信号検出理論（signal detection theory）に従って，d'（dプライム）とβを算出することもある。d'は，実験参加者の感度，つまり信号の検出力または弁別力を示し，βは，参加者がどの強度以上の刺激に対して反応するかという判断基準を示す指標である。これらの値は，標的に対する反応（hit）と見逃し（miss），非標的に対して誤って反応した場合（false alarm）と適切に応答した場合（correct rejection）のそれぞれの割合から求められる。d'とβの算出方法は，八木（1997）のテキストに詳しい。Horneら（1983）は，断眠時間が延長するとともにd'が低下したことを報告して

いる。

3. ヴィジランス課題（vigilance task）

ヴィジランス課題は，長時間の看視作業をシミュレートするために作成されたものである。信号を見落とすことなく正確に検出するには，注意を持続しておくことが必要となる。課題は，比較的単純で単調であり，長時間くり返して実施可能なものが用いられている。

（1）Mackworth時計型ヴィジランス課題（Mackworth clock vigilance task）

ヴィジランス課題は，Mackworth（1950）が最初に開発したものである。時計型のヴィジランス課題は，彼が作成した4つのヴィジランス課題のうちの1つである（Mackworth, 1969）。この課題では，文字や記号などが書かれていない文字盤の上を針が1秒ごとに動いていき，30分間の間に12回，針が通常の移動距離の2倍の距離をジャンプする。実験参加者には，針がジャンプしたときに反応するよう求め，反応の欠落を調べる。

現在では，コンピュータディスプレイに円に沿って等間隔に小さな点が時計まわりに表示される形式のものが用いられている。表示される点の数や，標的の割合は研究によってばらつきがある。標的についても，1つの点をジャンプしたときに反応するものや，点が表示されなかったときに反応するものなどがある。

（2）聴覚ヴィジランス課題（auditory vigilance task）

Wilkinson（1969）の聴覚ヴィジランス課題（Wilkinson auditory vigilance task: WAVT）では，持続時間500ミリ秒の音刺激（背景刺激）を2秒間隔で呈示しながら，持続時間450ミリ秒の音刺激（標的刺激）を1時間あたり40回，ランダムな時間間隔で呈示する。標的刺激が呈示されたら，押しボタンまたはキーボードで反応するというものである。この課題は30〜60分間実施する。しかし，彼のオリジナルの課題では，1時間あたりの標的刺激が40個に対して背景刺激が1,800個と，S/N比が低すぎるため，Deightonら（1972）は，刺激間間隔1〜3秒（平均2秒），背景刺激と標的刺激を3：1の割合でランダムに呈示する方法を用いている。

（3）反応時間課題（reaction time task：RT task）

反応時間課題は，刺激が呈示されたら押しボタンなどで反応し，その反応時間を測定するものである。実験参加者には，刺激が呈示されたらできるだけ早く反応するように教示する。刺激には，ホワイトノイズやブザー，純音など聴覚刺激を用いる場合と，発光ダイオードやコンピュータディスプレイ上の点など視覚刺激を用いる場合がある。定間隔で刺激を呈示すると刺激に対する慣れ（habituation）が起こるため，刺激はなるべく定間隔にはせず，ランダムな間隔で呈示するようにする。また，反応は押しボタンを用いる場合や，キーボード入力する場合などがある。反応時間課題は，

刺激と反応の数によって，おおよそ次の3つに分類される。

①**単純反応時間課題**（simple RT task）　1つの刺激に対して1回の反応を求める課題である。Lisper & Kjellberg（1972）は，10分間，2.5～5秒の間隔で1,000 Hz，70 dBの音刺激を呈示し，利き手に持たせたスイッチで反応させている。Ogilvieら（1988）は，これと同様の手続きを用いて入眠期の覚醒度を測定している。彼らは，実験室内の背景雑音より5 dB高い1,000 Hzの音刺激を10～30秒の間隔で呈示し，実験参加者が利き手に固定されたマイクロスイッチで反応するまでの間，最大5秒間，鳴らし続けた。彼らはこの手続きを60～90分間行なっている。

　Dinges & Powell（1985）は，携帯型の反応時間課題装置を作成し，後に彼らは，これを精神運動ヴィジランス課題（psychomotor vigilance task: PVT）と名づけた（Dinges et al., 1997）。PVTは箱型の装置で，実験参加者は，これを両手で持ち，箱の中央にあるカウンタが動きはじめたら両手の親指でボタンを押す。カウンタは，動きはじめてからボタン押し反応があるまでの時間（ミリ秒単位）を，リアルタイムで表示する。Dingesら（1997）は，PVTを10分間行なっている。

②**選択反応時間課題**（choice RT task）　刺激が複数あり，それぞれの刺激に対して適切な反応を求める課題である。たとえば，Wilkinson & Houghton（1975）の四選択課題（four-choice reaction time task）では，4つのランプを交互に点灯させ，それぞれのランプに対応するスイッチを押させるという手続きを用いている。彼らは，正しくスイッチを押した（hit）数とそのときの反応時間，見逃し（omission）と，誤って別のスイッチを押した数（error）を求めている。これに対してEnglundら（1985）は，コンピュータディスプレイとキーボードを用いた課題を作成している。ディスプレイ上のX軸とY軸で区切られた4つの象限のいずれかに「＋」の記号が呈示され，その象限に対応するキーを押すと，この記号が消えるようになっている。彼らはこの課題を6分間行なっている。

③**弁別反応時間課題**（discrimination RT task）　複数の刺激と反応を組み合わせた課題である。代表的なものとしてGo/No-go課題がある。この課題では，2つの刺激に対して一方の刺激には反応させ，もう一方の刺激には反応させない。行動の実行と抑制の競合を調べるのに最適であり，事象関連電位（ERP）の研究によく用いられている（Smith et al., 2007など）。

（4）**視覚検出課題**（visual detection task）

　Englundら（1985）の英数字検出課題（alpha-numeric visual vigilance task）では，英数字を1個，6～10秒（平均10秒）の間隔で10ミリ秒，コンピュータディスプレイに呈示する。呈示された英数字のうち，標的となる英数字（「A」か「3」）が呈示されたら手に持った押しボタンを親指で押す。標的は英数字が呈示されてから5秒間反応がない場合は，無反応とする。彼らはこの課題を30分間連続して行ない，20個の標

的文字と，160個の非標的文字をランダムに呈示している。

一方，Webb & Levy（1982）は，20文字×7行で構成される文字列から標的文字を検出させている。各行は，「CODG」などの丸い文字か，「NTKA」などの角のある文字から構成されており，その中から特定の文字（たとえば「Q」と「X」）を検出させるというものである。

4．認知課題

認知課題は，数多くあるが，ここでは，眠気や覚醒度を測定する際によく用いられている課題を紹介する。

（1）符号課題（digit-symbol substitution task: DSST）

ウェクスラー成人知能検査（Wechsler adult intelligence scale: WAIS, Wechsler, 1958）の符号課題は，視覚と運動の共応を調べる課題である。回答用紙の上段に，1～9の数値が割り当てられた9個の符号が書かれている。その下に書かれている数字の下の枠内に，90秒以内でできるだけたくさん符号を書き入れる。

（2）計算課題（arithmetic task）

Wilkinson（1969）の加算課題（Wilkinson addition test: WAT）では，2桁の数を5個同時に呈示し，その合計を計算させる。彼は，これを30分間でできるだけ多く回答するよう求め，反応時間と回答数，および正当率を調べた。これに対して，Williams & Lubin（1967）は，2秒ごとに2つの数を同時に呈示し，両者の和に定数（「8」）を加えた数を回答するよう求めている。また，Dingesら（1981）は，3桁の数から，あらかじめ決められた一桁の数を連続的に引き算する連続減算課題（descending subtraction task: DST）を用いている。

（3）論理推論課題（logical reasoning task）

Baddeley（1968）が作成した，認知的判断を要する課題である。「AはBの右（左）にある（ない）」といった文が呈示されたあと，「AB」や「BA」といった文字列が呈示される。文の内容と文字列が一致していれば正解のキーを，一致していなければ誤のキーを押す。文を先に呈示する場合と文字列を先に呈示する場合があるが，いずれも文字数を変えることによって記憶負荷量を統制することができる。

（4）短期記憶課題（short term memory task）

短期記憶課題としては，ウェクスラー成人知能検査の数唱（順唱と逆唱）が比較的多く用いられている。

Folkardら（1976）は，記憶課題と検出課題を組み合わせた記憶探索課題（memory and search task）を作成している。ペーパーテストとしても用いることができるが，コンピュータを用いる場合は，スクリーン上部に標的となる2文字を呈示したあと，スクリーン中央に20個の文字列を呈示する。その中に2つの標的文字があるかど

うかを判断させる。

　ワーキングメモリを測定する方法として，n-back 課題がよく用いられている（Owen et al., 2005）。これは，文字や数字などを連続的に呈示し，n 個前に呈示されたものと同じであれば反応するという課題である。たとえば，数字を用いた 2-back 課題では呈示された数字が 2 つ前に呈示された数字と同じかどうかを判断する。もし「2，5，3，5…」という順番に数字が呈示されたとすると，最初の「2」と 2 番目の「5」は，2 つ前に呈示された数字は存在しないので，反応はしない。3 番目の「3」が呈示されたときは，2 つ前は「2」なので正解ではない。4 番目の「5」が呈示されたときは，2 つ前に呈示されたものと同じ数字なので正解のキーを押すことになる。この n-back 課題では数字や文字だけでなく，最近では，単語や形などさまざまな刺激が用いられている（Owen et al., 2005）。

（5）視覚探索課題（visual search task）

　視覚探索課題は，符号や文字，数字などが書かれた行列の中から，あらかじめ決められた標的を探す課題である。ペーパーテストとしても，あるいはコンピュータを用いた場合でも，課題を容易に作成することができる。ペーパーテストとしては，文字抹消課題（letter cancellation test: LCT）がよく用いられている。Casagrande ら（1997）は，A4 の紙に書かれた 36 文字×50 行のアルファベットの文字列から特定の 2 文字（全部で 150 個）ないし，3 文字（全部で 100 個）をペンでマークさせるという方法を用いている。実験参加者は，左上から右下まで順番にチェックすること，できるだけ速く，かつ正確にマークするよう求められる。

　視覚探索課題では，課題時間を設定し，その中でできるだけ速く，多くの標的を探すという実験者ペースの手続きが用いられることが多い。しかし，上述の Casagrande ら（1997）は，文字抹消課題を 24 時間の断眠中に自己ペースで行なわせた場合でも，時刻による覚醒度の変動や，断眠による変化に対して感受性が高かったことを報告している。

19章 日中の眠気

　日中の眠気は，日常的にみられる現象である。特に午後には眠気が強く現われ，この時間帯には，種々の作業エラーや，居眠り事故も多発する。作業成績も昼食後に一過性に低下することから，昼食後の作業成績の低下は，"post-lunch dip" または "post-prandial dip" とよばれている。午後に眠気が生じる要因としては，一般的に昼食をとったためであると考えられているが，睡眠不足や，生体リズムも午後の眠気の発生に関与している。

1節　眠気の定義

　「眠気」という言葉は，私たちになじみ深く，日常的に用いられている。国語辞典では，「眠いという感じ」（大辞林；松村，1995），「眠りたい気分」（日本語大辞典；梅棹ら，1995），「眠りたいという気分。ねむたい感じ」（大辞泉；松村，1995），「ねむいこと。ねむりたいという気分。ねぶけ」（日本国語大辞典，2001），「ねむい感じ，今にも眠りに入りそうな気持」（広辞苑；新村，1998）などと説明されている。表現に多少の違いはあるものの，いずれも「眠気」は眠いという感覚を表わした言葉であるといえる。

　しかし，日中に過剰な睡眠傾向が生じるために長時間の覚醒を維持することが困難な過眠症患者の中には，頻繁に居眠りをくり返しているにもかかわらず，眠気をほとんど自覚していない者が存在する（Dement et al., 1982）。たとえば，2〜3時間の間隔でくり返して居眠りが発生し（睡眠発作），強い情動によって筋緊張の消失（情動脱力発作）が起こるナルコレプシー患者では，症状が数年以上にわたって長期間経過するうち，眠気に慣れ，眠気の自覚が薄くなることが報告されている（本多，1982）。

眠気を眠いという感覚だと定義すると，これらの患者には眠気は存在しないことになってしまう。

これを解決するには，眠いという感覚と，居眠りの程度は，区別して考えればよい。そこで Dement & Carskadon（1982）は，眠気を「睡眠の欲求」とした上で，主観的眠気と客観的眠気の2つに分類した。主観的眠気は，眠いという感覚，すなわち心理的側面を表わしているのに対し，客観的眠気は，寝つきの早さ，すなわち睡眠傾向を示している。眠気の定義は，研究者によって睡眠欲求か主観的感覚，あるいは，睡眠傾向のいずれかに分かれている。眠気を主観的に定義したものとしては，「睡眠欲求の主観的な感情状態」（Broughton, 1989b），「睡眠要求の感覚」（Anch et al., 1988），「主観的な報告または睡眠欲求」（Van Dongen & Dinges, 2005）などがあり，一方，「睡眠傾向」（Horne & Wilkinson, 1985; Shen et al., 2006），「睡眠衝動，または睡眠傾向」（Åkerstedt, 1988），「睡眠傾向または特定の時間における入眠の可能性」（Johns, 2000）と定義している研究者もいる。

このように研究者によって定義が異なるのは，眠気は単一次元ではとらえきれないからである（Åkerstedt, 1988; Broughton, 1982, 1992）。たとえば，眠気を主観的な感覚として考えると，眠気はさまざまな感覚の集合であるといえる（Dement & Carskadon, 1982）。眠気が強いときは，まぶたが重く感じたり，足や体がだるく感じたり，作業に集中できなくなったり，興味がなくなったりする。一方，他者を観察したとき，顔面表情が乏しくなったり，まぶたが閉じはじめたり，あくびをしたり，作業量が低下したりすると，その人が眠気を覚えているのだと推測できる。これは眠気の行動的な記述である。また，生理学的にみると，ふつう目が開いている状態では脳波にアルファ波は出現しないが，開眼中にアルファ波が連続的に出現したり（Åkerstedt, 1992），入眠期に特有のシータ波や緩徐眼球運動が出現したりすると（De Gennaro et al., 2000），この人は眠気が強い状態であると推測することができる。また，その人を寝かせてみたとき，すぐに眠ってしまえば，すなわち睡眠潜時が短ければ，その人の眠気は強かったのだと判断できる。

このように，眠気は主観的な感情だけでなく，行動的な側面や生理学的側面など，さまざまな次元から記述することができる。このことがさらに眠気の定義を困難なものにしている。眠気とは何かという理論的構成概念が不明瞭であるために，現在では，眠気を理論的に定義するよりも，眠気のどのような側面を測定するかによって操作的に定義することが求められるようになっている（Shen et al., 2006; Stepanski, 2002）。

2節 覚醒水準と眠気

覚醒度を表現する英単語に，"arousal" "vigilance" "alertness" がある。これらの言

葉は，心理学や睡眠研究においてよく用いられているが，あまり区別されずに用いられていることも多い。

1．覚醒（arousal）

"arousal（覚醒）"は，生理的覚醒（physiological arousal）とも表現され，目が覚めている状態を示している。覚醒水準（arousal level）は，どの程度，はっきりと目が覚めているかという生理的な喚起状態を指し，喚起状態が高ければ高覚醒，低ければ低覚醒となる。覚醒水準と心理的機能には，逆U字の関係にあることが古くから指摘されている。ヤーキーズ＝ドッドソンの法則（Yerkes & Dodson, 1908）は，覚醒水準と作業成績との関係を示したものである。低覚醒の場合だけでなく，覚醒水準が高すぎる過覚醒の状態でも作業成績は低下し，覚醒水準が中程度の状態のときが最も作業成績が高くなる。作業成績が最も高くなる覚醒水準を最適水準（optimal level）とよぶ。Hebb（1972）も，覚醒水準と心理的機能が逆U字関係にあることを述べている（図19-1）。覚醒水準が高すぎる状態は，パニックや高不安状態であり，情緒的混乱や機構崩壊が起こる。覚醒水準が中程度のときが最適な行動を実行することができる。覚醒水準が低くなると，注意を向けることができる状態から，単に覚醒しているだけの状態，そして，眠気の発生とともに，さらに覚醒水準が低くなると睡眠に入る。覚醒水準がさらに低下すると，浅睡眠から深睡眠へと移行する。

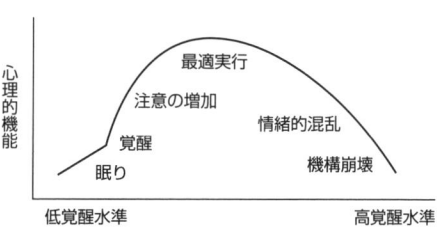

図19-1　心理的機能と覚醒水準（Hebb, 1972）

2．ヴィジランス（vigilance）

"vigilance"は，特別な理由のために，油断なく注意を払っている状態であり，観察と警戒を怠らないことを意味する。特定の事象に対して注意を払い続けている状態である。日本語では適訳がなく，「ヴィジランス」と表記されることが多い。"vigil"という言葉は，もともと徹夜や夜警を意味し，何かをするために寝ないで起き続けていることを指す。どれくらい注意を持続して信号を検出することができるかを測定するために，ヴィジランス課題が作成されている（Mackworth, 1969）。

ヴィジランス課題は，一般に，長時間の看視作業を模したものである（18章参照）。覚醒水準が高すぎて過覚醒となっている場合は，1つの事象だけに注意を払い続けることが困難になるため，ヴィジランスは低下し，作業成績も低下する。つまり，覚醒水準が最適水準にあるとき，ヴィジランスは最も高くなり，覚醒水準が高すぎても低

すぎてもヴィジランスは低下することになる。眠気が生じた場合も，特定の事象に対して注意を持続することが困難になるため，結果的にヴィジランスは低下することになる。このように，arousalは覚醒過程，vigilanceは注意過程を反映していると考えることができる（Tassiら, 2003）。

3．アラートネス（alertness）

"alertness"は，はっきりと目が覚めており，事に応じていつでもすばやく行動がとれることを指している。もともと"alert"という言葉は，見張りや警戒を意味する。"alertness"には，日本語の適訳がなく，片仮名で「アラートネス」と表記されることも多い。alertnessの反意語が"sleepiness（眠気）"である。sleepinessは，日本語の「眠気」と同意語であることから，alertnessは，頭がはっきりしていること，はっきりと目が覚めていること，機敏な状態にあること，と考えることができる。すなわち，alertnessは，覚醒水準における最適水準を指している。

3節　眠気と居眠り事故

眠気による居眠り事故は，交通事故だけにとどまらず，産業事故や医療事故の原因ともなっている。

1．居眠り事故の発生率

年間あたり，ドライバーの3～6％が自動車事故を起こしていることが報告されている（林，2004）。カナダのオンタリオ州で600万人のドライバーを対象とした調査によれば，4.9％の人が自動車事故を起こしていたという（George & Smiley, 1999）。警察庁の調査によれば，日本では運転免許保持者約7,000万人のうち，年間あたり1.1～1.2％の人が交通事故を起こしている。その割合はここ10年間でほぼ横ばいである（警察庁交通局，2007）。ただし，日本の運転免許保持者の中には，運転頻度の低い者やペーパードライバーも多数含まれているため，日常的に車輌を運転している者を対象とした上記の調査やカナダでの調査よりも低い値となっている。

一般ドライバーのうち，5～17％が運転中に頻繁に眠気を自覚しており，年間あたり4～8％のドライバーが居眠り運転をしたと回答している。しかし，居眠り運転によって事故を起こした者は，1％未満にとどまっている（林，2004）。

これに対して，長距離トラックのドライバーでは，居眠り運転を起こしたことがあると回答した者は，一般ドライバーの5倍以上，年間あたり25～48％に達している（Häkkänen & Summala, 2000; McCartt et al., 2000）。居眠り事故を起こしたトラックドライバーは，一般ドライバーの10倍以上，年間あたり11％に達している。長時間に

及ぶ運転は，睡眠不足や過労運転を招くだけでなく，後述するように眠気が強くなる時間帯にも運転を続けることになり，居眠り事故の危険性が増大することになる。

ただし，交通事故の直接の原因の中でも，居眠り運転が占める割合は3％程度にとどまっている。Garbarinoら（2001）によれば，1993〜1997年の5年間にイタリアの高速道路で起きた50,859件の交通事故のうち，居眠り運転による事故は3.2％であった。しかし，居眠り運転にいたらないまでも，眠気が強くなった状態で運転すると，注意散漫になったり，反応速度が遅れたりする。このため，眠気が間接的な原因となって起こる事故も含めると，眠気によって発生した事故の割合は，これらの統計よりもさらに高くなることが指摘されている。Garbarinoら（2001）の試算では，全事故のうちの21.9％，Horne & Reyner（1995）は16〜23％を占めているという。

海上交通事故においても，ヒューマンエラーが原因で起こった衝突と座礁のうち，事故の原因の86％が睡眠不足と疲労であったことをPhillips（2000）が報告している。日本でも，海上交通事故のうち9.1％は居眠りが原因であったという（堀，2003）。

2．居眠り事故の発生時刻

居眠り事故は，深夜から早朝の時刻と，午後に集中する。図19-2は，1990〜1992年にアメリカ・ノースカロライナ州で発生した4,333件の居眠り運転事故の発生時刻

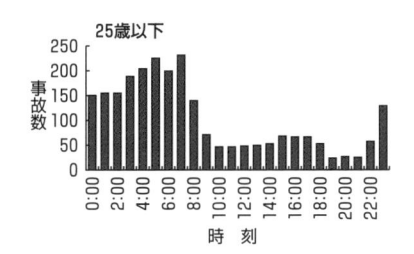

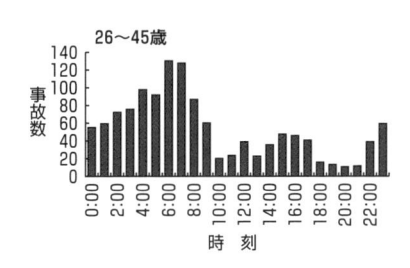

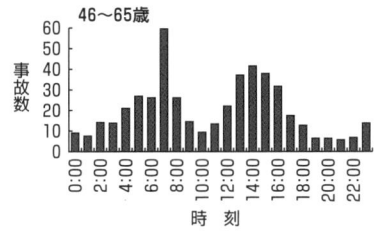

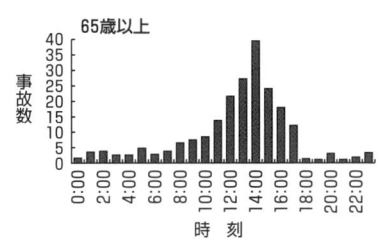

図19-2　1990〜1992年にアメリカ・ノースカロライナ州で発生した4,333件の居眠り運転事故の発生時刻（Pack et al., 1995）
飲酒による居眠り運転事故は含まれていない。

を示したものである（Pack et al., 1995）。年齢別にみると，居眠り運転は，若年者では夜間に多く，高齢者では日中に多くなる傾向にあるが，特に午前4時〜8時と午後3時に発生件数が多いことがわかる。

深夜から早朝の時刻と，午後に居眠り運転事故が多発するという結果は，数多く報告されている（堀, 2003；Mitler et al., 1988; Garbarino et al., 2001；6章図6-8参照）。これらの時間帯は，眠気が発生する時刻と一致しており，これには生体リズムが関与している。

3．眠気による人的・経済的損失

Leger（1994）は，居眠り事故が頻発した午前2時〜7時と午後2〜5時に起こった交通事故は，睡眠と眠気に関連する事故とみなし，眠気による人的・経済的損失を推定した。1988年の1年間で，アメリカにおける眠気の損害総額は432億ドルに達し，1,907,072人が負傷，24,318人が死亡したと推定された。全事故の54%を占める夜間の事故だけを睡眠関連事故とみなすならば，2,474,430人が負傷，経済的損失は560億ドルに達すると推定された。Moore-Ede（1993）は，睡眠不足と疲労による事故の損失額は，アメリカだけで年間160億ドル，全世界では800億ドル以上に達するとしている。

わが国では，内山が眠気による経済的損失を推定している（朝日新聞, 2006）。眠気による作業効率の低下を4割減とすると，日本全体で作業効率の低下による損失は，3兆665億円に達し，給与の損失は，欠勤731億円，遅刻810億円，早退75億円などを合わせると1,616億円，さらに，眠気を原因とする交通事故に対する保険金の支払額が2,413億円と推定された。これらを合計すると，年間3兆4,693億8,756万円もの経済的損失があると推定されたという。

このように，眠気による人的・経済的損害は，莫大なものである。アメリカ国立睡眠障害研究センターと国立高速道路安全局は，眠気による居眠り事故を防止するためのキャンペーンの一貫として，"Drowsy driving and automobile crashes"（NCSDR/NHTSA, 1998）という冊子を作成し，これをWeb上（http://www.nhlbi.nih.gov/health/prof/sleep/drsy_drv.htm）で公開している。

4節　眠気の要因：睡眠不足と昼食

1．睡眠不足と日中の眠気

当然のことながら，睡眠時間が不足すると日中に眠気が生じる。夜間の睡眠時間の長さと翌日の日中の眠気の強さは直線的な関係にあり，夜間睡眠が短くなるほど日中

の眠気は増加する（Carskadon & Dement, 1982; Jewett et al., 1999）。その逆に，夜間睡眠を長くとるほど日中の眠気は低減する（Carskadon & Dement, 1982）。図19-3は，前夜の夜間睡眠の長さと日中の眠気，および作業エラーを調べたものである（Jewett et al., 1999）。睡眠時間が8時間から5時間，2時間，そして0時間と短くなるにつれ眠気は一直線上に高まっている。しかし，作業成績には，このような直線的な変化はみられない。4〜5時間眠った場合と，7〜8時間眠った場合とでは，ほとんど違いがないことがわかる。つまり，睡眠不足で眠気を感じているような状態でも，作業は一定レベルを維持することができる。しかし，眠気が強い状態では，作業に対する自己評価が低くなるため（Hayashi et al., 1995），作業成績を一定に維持するには，大きな心理的負担を抱えることになる（堀・林，1998）。さらに，睡眠時間

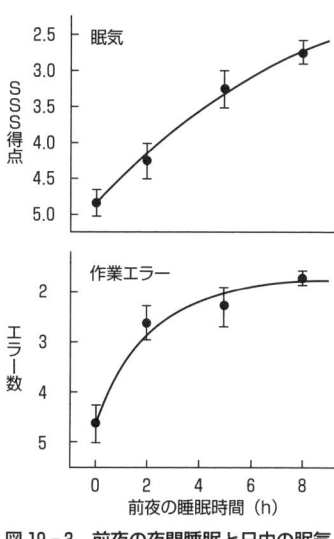

図19-3 前夜の夜間睡眠と日中の眠気，作業エラー
（Jewett et al., 1988）

が不足するような状態では，瞬間的な居眠りである微少睡眠（micro sleep）が発生し，これが居眠り事故の要因になっている（20章参照）。

しかし，日中の眠気は，前夜に十分な睡眠をとった場合でも出現する（Carskadon, 1989）。図19-4を見ると，睡眠時間を8時間とった場合に限らず，10時間とった場合でも，午後は，午前中や夕方よりも寝つきが早く，眠気が強いことがわかる。この図を見ると，小学生では，10時間の睡眠をとると眠気がみられず完全に覚醒しているようにみえる。しかし，MSLTの測定時間を30分間に延長すると，小学生でも，午後は他の時刻よりも寝つきが早く眠気が高いことが示されている（Randazzo et al., 1998）。

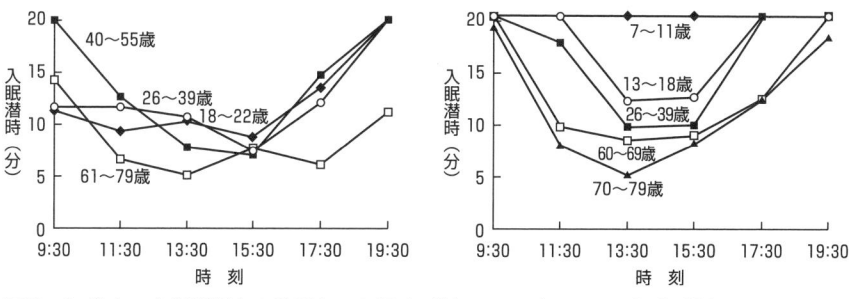

図19-4 前夜の夜間睡眠を8時間とった場合（左）と，10時間とった場合（右）の日中の眠気
（Carskadon, 1989）

したがって，睡眠不足かどうかにかかわらず，小学生を含むあらゆる年齢層で午後には眠気が高まっていると考えることができる。

2．食事と午後の眠気

午後の眠気は，昼食をとったことが原因であると考える人は多い。実際，Wells ら（1998）は，高脂肪または低脂肪の食事を4時間ごとにとらせると，食事の1.5時間後に眠気が強くなったことを報告している。しかし，食事中の炭水化物や脂肪の量を変えても眠気には変化はみられないことから，昼食に含まれるカロリーと眠気との関係は否定されている（Orr, 1997; Wells et al., 1998）。むしろ，胃内に食事が入ることが眠気を高める要因であることが指摘されている。

Harnish ら（1998）は，咀嚼が眠気に影響するかどうかを確かめるために，食事を咀嚼したあと，そのまま飲み込んだ場合と，咀嚼しただけで吐き出した場合とで比較した。その結果，食事を食べた場合には，その45分後に眠気が高まった。すなわち，胃内に食事が入ったことが午後の眠気を高めたことになる。しかし，どのような内容の飲食物であれ，胃内に入ることが眠気を高めるわけではない。Orr ら（1997）は，流動食や水を摂取した場合では眠気は高まらず，固形食を摂取したときのほうが眠気が高まったことを報告している。

しかし，その一方で，昼食を2時間早めた場合でも，昼食を抜いた場合でも午後の眠気が生じ，ふつうに昼食をとった場合と変わらなかったことが報告されている（Stahl et al., 1983）。昼食を2時間早めた場合に限らず，2時間遅らせた場合でも，午後の同じ時刻に80メートル走のタイムが低下したことも報告されている（Javierre et al., 1996）。

また，Carskadon & Dement（1992）は，食事の直接的な影響だけでなく，時計や運動による影響を取り除くために，恒常法（コンスタントルーチン法：constant rou-

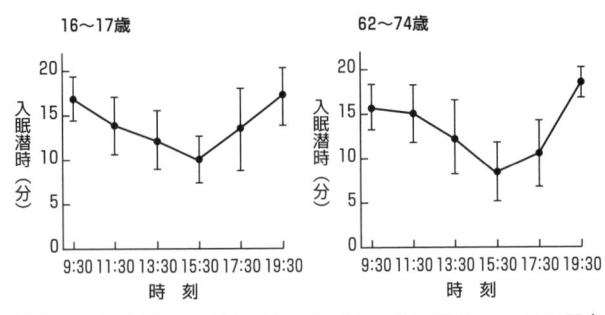

図19-5 恒常法（コンスタント・ルーチン法）で過ごしたときの日中の MSLT 得点（Carskadon & Dement, 1992）

tine）を用いて日中の眠気を測定した。この方法は，時計や窓のない寝室で，1日中ベッドの上に寝転んでもらい，2時間ごとに少量の食事を分散して与える方法である。食事をとっても満腹感はないが，空腹感もない。彼らは先述のMSLTを用いて，日中の眠気を測定した。その結果，午後はほかの時刻よりも寝つきが早く，眠気が強かった（図19-5）。

以上の結果から，昼食は午後の眠気を引き起こす要因の1つとはいえるが，昼食だけが午後の眠気の要因であるとはいえないことがわかる。Broughton（1989a）は，午後の眠気は，生体リズムが原因であることを指摘している。

5節　眠気の要因：眠気の時間特性

これまでの研究結果から，眠気は，24時間，12時間，2時間の生体リズムの影響を受けていることが明らかにされている。一般に，約24時間のリズムは概日リズム（サーカディアンリズム：circadian rhythm）とよばれている。12時間のリズムは，半日周期であるため，circadianに半分の意味のsemiを加えて，サーカセミディアンリズム（circasemidian rhythm）とよばれている。また，概日リズムよりも周期が短い，20時間以下の周期をもつリズムは，ウルトラディアンリズム（ultradian rhythm）とよばれている（6章参照）。

1．24時間の睡眠傾向

眠気が生体リズムによって変化するかどうかを調べるために，Lavie（1989a）は，実験参加者を7分間寝かせたあと，13分間起こしておくという20分間の睡眠－覚醒周期を24時間以上にわたって連続的に実施した。もし眠気が強い状態であれば，7分間のうちのほとんどは眠っており，逆に眠気が弱い状態であれば，7分間のうち睡眠はほとんど出現しないはずである。彼は，7分間の睡眠期間中に発生する睡眠の割合を睡眠傾向（sleep propensity）と名づけ，睡眠傾向に一定の時間変動特性が現われることを明らかにした（Lavie, 1992，図19-6）。

睡眠傾向の特徴は，①夜間の主睡眠期が最も高く第1ピークをなすこと，次いで②

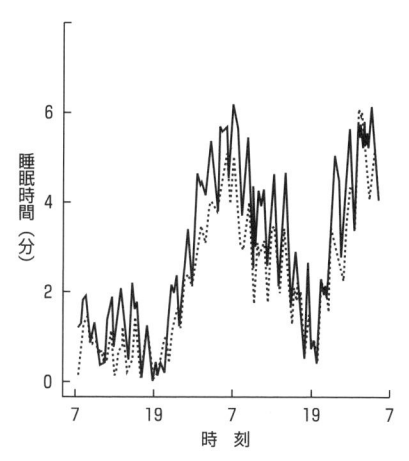

図19-6　48時間にわたる20分ごとの13分間覚醒／7分間睡眠スケジュール中に発生した睡眠時間（Lavie, 1992）

睡眠期間中に，眠るよう教示された条件（実線）も，起きるように教示された条件（点線）も，同様の睡眠傾向が出現している。

午後の"post-lunch dip"に相当する時刻に第2ピークをなすこと，③日中には，これらのピークに加えて1.5時間ないし2時間周期のウルトラディアンリズムが存在すること，である。このように睡眠傾向が高まり，睡眠に入りやすい状態を，Lavieは睡眠ゲート（sleep gate）とよんでいる。睡眠ゲートが開くことによってスムーズな入眠が得られるが，起き続けていなければならない場合には，眠気が周期的に高まることになる。

また，Lavieは，④夜間の主睡眠期が始まる直前は，睡眠がほとんど出現することがないことを見いだし，これを睡眠禁止時刻（forbidden zone）とよんだ。睡眠禁止時刻は，午後7時〜8時頃に出現するが，この時刻は，1日のうちで体温が最も高くなる時間帯である。夜勤労働者が，夕方に仮眠をとろうとしてもほとんど眠れなかったりするのは，これが睡眠禁止時刻に相当するからである。

なお，1章図1-5に，Lavieによる眠気と睡眠傾向のモデル図が描かれている。

2．24時間リズムの眠気

体温が最高となる睡眠禁止時刻を過ぎると，体温は低下しはじめ，それに伴って眠気も高まりはじめる。眠らないで朝まで起き続けている場合は，最低体温付近の午前3時〜5時頃が最も眠気が強くなる。この時刻は，2節で述べたように，居眠り事故が多発する時間帯である（図19-2）。最低体温付近を過ぎると，体温が上昇しはじめ，最低体温から2〜3時間が経過すると，日常的に起床している時刻になる。その後，体温は徐々に上昇していき，覚醒水準も上昇していく。このように，睡眠傾向の第1ピークは体温低下とともに出現することから，これらは体温における24時間リズム（サーカディアンリズム）の影響を受けていると考えることができる。

3．12時間リズムの眠気

居眠り事故は，早朝の最低体温付近だけでなく，午後にも多発する（図19-2）。この時刻は，睡眠傾向の第2ピークに相当し，午後の眠気や，昼食後の作業成績の低下（post-lunch dip），地中海沿岸地方や南米などにみられるシエスタ（siesta）の時刻と一致する。この時刻の体温は比較的高いため，午後の眠気は，体温低下によって起こるとは考えられない。最低体温の時刻からおよそ半日後に生じることから，半日周期のサーカセミディアンリズムの影響を受けているという可能性が指摘されている（Broughton, 1989a）。

午後の眠気がサーカセミディアンリズムの影響を受けている証拠として，徐波睡眠（睡眠段階3，4）に12時間周期が認められることがあげられる。4章で述べられているように，徐波睡眠は通常，睡眠の前半に集中して出現し，睡眠の後半にはほとんど出現しない。しかし，連続して12時間以上の睡眠をとるようにすると，徐波睡眠は

睡眠の前半に集中して出現するだけでなく，入眠から約12時間後に再出現する（Christ et al., 1996）。また，72時間の間，光がまったくない恒暗環境下で自由に過ごしてもらうと，夜間の主睡眠期が始まる9～10時間前，または，主睡眠期の開始から15～16時間後に徐波睡眠が群発し，徐波睡眠に12時間周期が観察される（Hayashi et al., 2002, 図19-7）。これらの結果は，サーカセミディアンリズムに従って発生する徐波睡眠の活動が，午後の眠気の発生の背景要因となっている可能性を示唆するものである。

この時間帯を過ぎれば，体温の上昇とともに覚醒水準が上昇するため，単に休憩をとってこの時間帯をやり過ごすだけでも，午後の眠気の解消には効果的である。しかし，単に休憩しただけでは眠気が解消しない場合や，午後の眠気が著しい場合には，より効果的な対策をとる必要がある。午後の眠気対策として10～15分程度の短時間仮眠の有効性が報告されている（21章参照）。

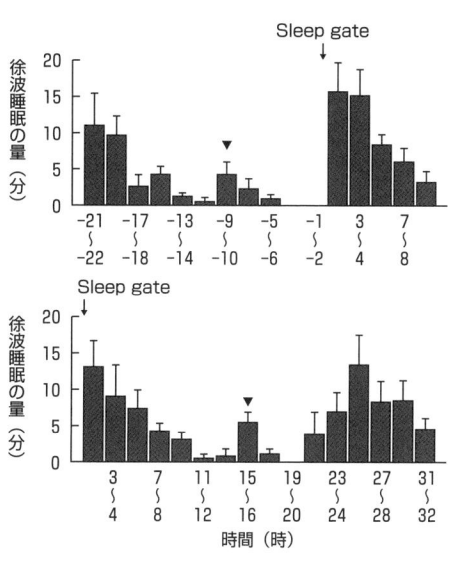

図19-7　72時間恒暗環境下において発生した徐波睡眠量（Hayashi et al., 2002）
夜間の主睡眠が始まった時点（sleep gate）を0時間とすると，その9～10時間前（上）と，15～16時間後（下）に徐波睡眠の群発が認められる（図中の▼）。

4．2時間リズムの眠気

丸山（1991）は，種々の運転手に対して，運転中の眠気に関する調査を行なった（図19-8）。トラックや一般のドライバーでは，午後と早朝に眠気のピークが認められ，これは，先述の居眠り事故の時間帯（図19-2）と一致している。しかし，路線バスのドライバーでは，10時，12時，14時と2時間おきに眠気が高まっており，トラックや一般ドライバーとは異なっていることがわかる。これらの時刻は，朝夕のラッシュ時に比較すると交通量の少ない時間である。また，路線バスのドライバーにとっては慣れた道路であり，単調な作業になりやすい。さらに，バス運行中に眠気が生じても休憩や，眠気覚ましの行動をとることはできない。

時間手がかりがない隔離環境下で単調な作業をくり返し実施すると，眠気がウルトラディアンリズムに従って周期的に出現することが報告されている（Hayashi et al., 1994, 図19-9）。バスドライバーが訴えた2時間周期の眠気は，単調環境下における

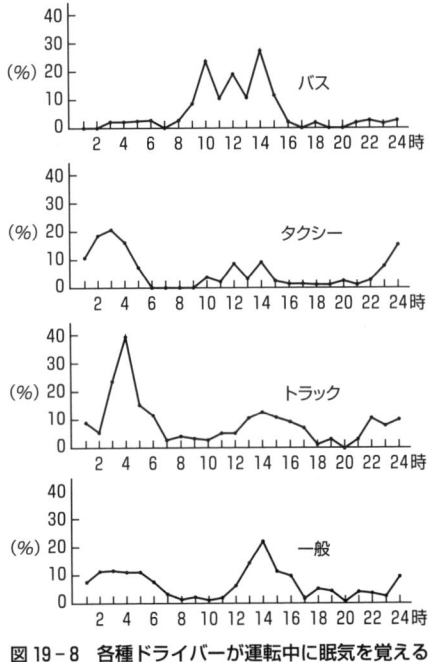

図19-8 各種ドライバーが運転中に眠気を覚える時刻（丸山，1991）

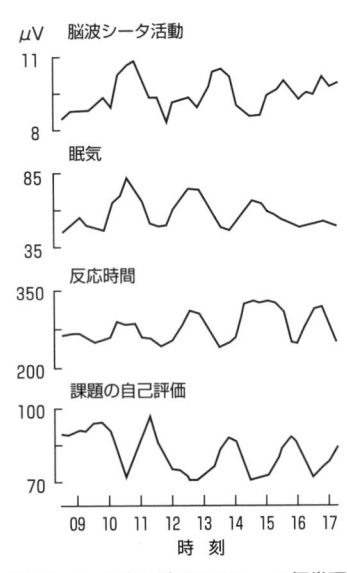

図19-9 日中9時間にわたって恒常環境下で作業を続けた場合の脳波シータ活動，眠気，課題成績（反応時間），課題に対する自己評価の個人例
（Hayashi et al., 1994）
眠気が2時間周期で上昇下降をくり返しており，その他の指標の変動と同期している。

ウルトラディアンリズムを反映したものと考えることができる。ただし，眠気におけるウルトラディアンリズムは，作業への動機づけや環境要因による影響を受けやすいため（Hayashi et al., 1998; Lavie, 1989b），日常的な場面では，体験されることは比較的少ない。しかし，ウルトラディアンリズムが完全に消失したわけではなく，単調環境に置かれると眠気が再び数時間周期で出現することから，これは，環境要因による見かけのリズム消失，すなわちマスキング（masking）現象によるものと考えることができる（Lavie, 1989b）。

日中の眠気に関して学生からしばしば受ける質問に，「日曜日は眠くならないのに，授業中は眠くなって困る」というものがある。日曜日は，自分で環境を調整できるため，2時間リズムの眠気はマスキングされている。しかし，授業中は，自分で環境を調整することが困難であり，比較的単調な環境下に置かれているため，周期的に眠気が起こる。その時間帯が過ぎれば，眠気はうそのように消失する。

眠気のウルトラディアンリズムはマスキングされやすいため，数時間周期の眠気を予防するためには，作業を単調化させないこと，作業への動機づけを高めること，環境要因を適度に変化させるなどの工夫が必要である。

20章

断眠と睡眠延長

睡眠不足になると，どのような影響が行動に現われるのだろうか。睡眠時間の延長には何らかの効果があるのだろうか。これまで，断眠による免疫機能や認知機能の障害が確かめられ，睡眠不足が寿命や健康状態に及ぼす影響が調査されてきた。本章では，はじめに睡眠不足が引き起こす事故の危険性について解説し，実験研究，疫学研究の成果について順に紹介する。本章では，一般的に生じる睡眠の不足を「睡眠不足」とよび，実験的に一定量の睡眠不足を生じさせた場合を「断眠」とよぶことにする。

1節 睡眠不足は事故の危険性を高める

眠気は睡眠の不足量に比例して強くなり，作業能力を低下させる（Van Dongen et al., 2003）。眠気を原因とする作業ミスは，時に重大な事故を誘発することが知られている（Åkerstedt & Kecklund, 2001）。たとえば，チェルノブイリやスリーマイル島で起こった原子力発電所の大事故は，原子炉の監視員の眠気と疲労に起因する作業ミスが原因であった。1986年に起こったスペースシャトル・チャレンジャー号の爆発事故の直接の原因は，アメリカ航空宇宙局（NASA）の技術者がOリングとよばれるロケット接続部の部品の硬化率を誤って算出したことであった。事故から1年後に提出された事故調査委員会の報告書によると，この計算ミスは睡眠不足による極度の疲労と眠気によって生じたとされている（Dement & Vaughan, 1999）。

眠気を原因とする事故や作業ミスは，私たちの身近なところでも生じている。たとえば，交通事故やガスメータの読み取りまちがいは，眠気の生じやすい時間帯（午前5時頃と午後2時頃）に頻発することが知られている（Mitler et al., 1988）。特に，午

20章 断眠と睡眠延長

前5時頃の眠気は非常に強く,交通事故はこの時間帯に頻発する(Pack et al., 1995；19章図19-2参照)。仕事場で発生する事故のうち,52.5%が眠気と関係しているといわれるが(Melamed & Oksenberg, 2002),なかでも交通事故は,身近でありながら生死にかかわる重要な問題である。イギリスでは,交通事故の約15%(Maycock, 1996)から20%(Horne & Reyner, 1999)は,「居眠り(drowsiness)」が原因であると報告されている。

Mitlerら(1997)は,睡眠不足が交通事故を引き起こす原因を突きとめるために,20名の職業トラック運転手の運転職務中の脳波と頭部の動きを記録した。運転手は,記録が行なわれた5日間で1日平均わずか4時間46分の睡眠しかとっておらず,極度の睡眠不足の状態であった。脳波およびカメラに記録された映像を分析してみると,20名の運転手のうち11名が,10時間または12時間の運転中に6分間以上の居眠りを少なくとも1回は経験していることがわかった。幸いにも記録中に事故は起こらなかったが,居眠りが生じている間にも自動車は前に進んでいるため,その間に交通事故が起こる危険性は非常に高いと考えられる。

睡眠不足による眠気が,認知機能や作業能力を低下させる度合いは,飲酒時の作業能力障害と比較されることがある(Dawson & Reid, 1997,図20-1)。たとえば,Fairclough & Graham(1999)が行なった自動車の運転シミュレータによる実験では,1晩徹夜(全断眠)したあとの作業能力(自動車を車線に保持しておく能力)は,血漿中アルコール濃度が0.07%の場合と同等であった。別の実験の結果によると,16時間以上の連続作業をしたあとの精神運動能力は,血漿中アルコール濃度が0.05〜0.1%の場合と同等であった(Dawson & Reid, 1997)。2007年3月現在,日本における酒気帯び運転の基準値は,血漿中アルコール濃度0.03%(呼気中0.15 mg/L)である。睡眠不足状態での作業能力は,酒気帯び運転時と同等,またはそれ以上に障害されている可能性がある。酒気帯び運転の場合には作業能力が低下しているという自覚に乏しいことが特徴であるが,睡眠不足の場合には強い眠気や疲労感を伴う作業能力の低下を自覚していることが多い(Fairclough & Graham, 1999)。

24時間社会となった先進工業国では,交代制

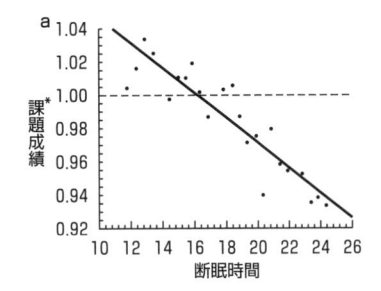

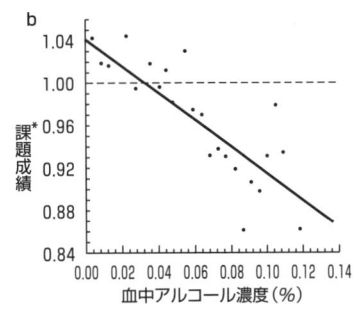

図20-1 断眠時間および血中アルコール濃度と課題成績の関係
(Dawson & Reid, 1997)
*測定開始時の課題成績を1.0としたときの変化。

勤務で働く人が多くなってきた。交代制勤務では勤務時間が不規則になりやすいが，これが睡眠時間を短縮したり，睡眠の内容を悪化させたりすることが知られている（Åkerstedt et al., 2002）。500名の交代制勤務者を対象にした調査（Folkard et al., 2005）によると，早朝から勤務を開始した場合の睡眠時間は平均5時間54分であり，深夜勤務の場合の睡眠時間は平均6時間12分であった。日勤時の睡眠時間（平均8時間24分）と比べて，夜勤時の睡眠時間が短いことがわかる。夜勤の場合には，事故の発生確率が日勤の場合と比べて30.4％高くなることが知られており（Folkard & Tucker, 2003），事故で死亡する危険性も高くなる（Åkerstedt et al., 2002）。

2節　断眠が行動に及ぼす影響：断眠の急性効果

　断眠の実験研究は，大きく3つに分けることができる。①長時間断眠の研究（45時間以上），②短時間断眠の研究（45時間未満），③部分断眠の研究（7時間未満），である（Durmer & Dinges, 2005）。通常の生活では3日間以上の断眠は考えにくく，これまでのほとんどの研究は短時間断眠または部分断眠の研究である。

　断眠には，すぐに現われる急性効果と，長期間の睡眠不足により現われる慢性効果がある。断眠の急性効果として最も生じやすいのが，気分の悪化（疲労感，不安，眠気，混乱の増大，活力の減退）である。日中の入眠傾向の高まり（Carskadon & Dement, 1981），作業の正確度の落ち込み（Belenky et al., 2003），見落とし数の増加（Dinges et al., 1997）なども断眠の急性症状である。また，急性症状として，断眠中には過剰な眠気とともに，しばしば微小睡眠（micro sleep）が発生する。瞬眠は，不意に数秒間続く瞬間的な睡眠で，その間，行動の途絶が起こるため，居眠り事故の原因にもなっている（Carskadon, 1993）。

　断眠性幻覚は，断眠に特有の現象として知られている。幻覚の見え方や見える時期には個人差があるが，床にクモの巣がはっているように見えたりする真性の幻覚（実在しない対象の知覚）や，直線が曲がって見えたり，文字の色が変わって見えたりする錯視（実在する対象の歪められた知覚）が，断眠3日目頃から出現する（Borbély, 1984）。

　断眠の初期には気分の悪化が強く認められるが，断眠が長引くにつれて「慣れ」が生じ，気分は比較的改善する（Pilcher & Huffcutt, 1996）。しかし，作業能力は改善しない。そのため主観的気分と作業成績は，断眠開始時にはよく相関するが，時間がたつにつれて乖離が目立つようになる（Durmer & Dinges, 2005）。主観的気分と課題成績に乖離が生じると，作業能力の低下を軽く見積もる傾向が強くなり，これが断眠中の作業者の作業中のリスク評価を甘くする可能性がある（Dorrian et al., 2003; Kaida et al., 2007a）。

20章 断眠と睡眠延長

近年の脳機能研究によれば，断眠の影響は前頭前野の機能低下として現われやすい（Durmer & Dinges, 2005）。前頭前野は，物事を適切に判断し処理する能力などの高度な機能をつかさどっている。そのため，断眠の効果は高い情報処理能力を必要とする複雑な課題の成績に現われやすいと考えられる。しかし実際には，そのような課題には断眠の影響は現われにくい（Harrison & Horne, 2000）。複雑な課題を解くためには，情報を効率的に入手する能力，柔軟に考える能力，適切な判断をする能力など，さまざまな能力が必要で，断眠による効果が複雑な課題の成績に現われないのは，低下した能力が他の能力によって補われるためであると考えられている（Harrison & Horne, 2000）。しかも，複雑な課題の成績は，くり返すごとに向上し，個々人の学習能力の影響を強く受ける（学習効果）。さらに，複雑な課題の成績は，課題を行なったときの体調や心理的ストレスなどの影響を受けやすい（Harrison & Horne, 2000）。これらのことから，断眠の影響を測定するためには，できるだけ学習効果が生じにくい単純な課題が適切であると考えられている。

精神運動ヴィジランス課題（psychomotor vigilance test: PVT, Dinges et al., 1997）は，断眠の研究に広く使われている認知課題である。この課題では，ランダムに発生する刺激（ミリ秒単位でふえていく3桁の数字）を検出し，できるだけ早くボタン押し反応をする。この課題は単純な刺激反応課題であるが，その成績は断眠時間に比例して悪化することが確かめられており，眠気の概日リズムともよく相関することが知られている（Dinges et al., 1997）。また，主観的眠気や生理的覚醒水準とも有意に相関する（Kaida et al., 2006）。

近年，部分断眠の慢性効果に関する研究が，精神運動ヴィジランス課題を用いて行なわれている。Van Dongenら（2003）は，夜間睡眠時間を4時間，6時間，8時間に設定したときの精神運動ヴィジランス課題成績を連続14日間記録し，それを3日間の全断眠条件と比較した。実験では，午前7時30分から午後11時30分までの2時間ごとに，主観的眠気の測定，脳波測定，精神運動ヴィジランス課題などを行なった（図20-2）。

この研究からは，いくつかの重要な知見が得られている。1つは，部

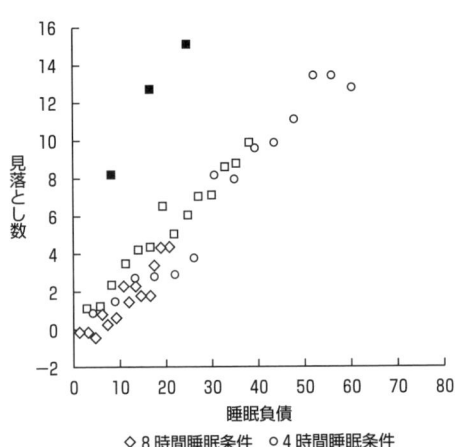

図20-2 精神運動ヴィジランス課題の成績と睡眠負債の関係（Van Dongen et al., 2003）
各点は課題成績および睡眠負債の1日の平均値を示す。

◇8時間睡眠条件　●4時間睡眠条件
□6時間睡眠条件　■0時間睡眠条件

分断眠を続けたときの課題成績は日を追うごとに悪化し続けたことである。たとえば，睡眠時間を6時間に制限した場合には，課題成績は14日間の間に少しずつ悪化し，最終日には1日の全断眠後の課題成績と同水準まで悪化した。同様に，4時間睡眠の場合には，最終日の課題成績は全断眠を2日続けたあとと同水準まで悪化した。一方で，8時間睡眠の場合には，課題成績の悪化はまったく認められなかった。これらの結果は，睡眠不足が「睡眠負債（sleep debt）」（Dement & Vaughan, 1999）として蓄積するという考えを支持している。

また，この結果から，1日に標準的に必要とされる約8時間の睡眠時間を2時間削っただけでも，それが2週間程度蓄積されれば1日の全断眠と同水準まで作業能力が悪化することがわかった。このことから，作業能力を適切な水準に維持するためには，少なくとも平均7〜8時間の睡眠時間が必要であることが推測される。Van Dongenら（2003）は，約15時間50分の覚醒時間に対して約8時間10分の睡眠が必要であると算出している。ただし，適切な睡眠時間の長さについては，当然のことながら個人差があることに留意しなければならない。

この研究結果でもう1つ興味深い点は，8時間睡眠の場合と4時間睡眠の場合で徐波睡眠の出現時間に差が認められなかったことである（Van Dongen et al., 2003）。これまで，徐波睡眠は作業能力の回復のために必須の睡眠（必須睡眠）であり，レム睡眠や浅い睡眠は進化の過程で残った不必要な睡眠（付加的睡眠）であると考えられてきた（Dement & Vaughan, 1999）。もしそれが本当ならば，4時間睡眠と8時間睡眠の両条件の徐波睡眠量が同じである以上，付加的睡眠の多少に関係なく，4時間睡眠を続けても課題成績は悪化しないはずである。しかし，4時間睡眠の条件で作業成績が悪化したという実験結果は，作業能力の回復には徐波睡眠以外の睡眠も関与していることを強く示唆している。

表20-1に示したように，睡眠不足はさまざまな急性効果を引き起こす。しかし，この悪影響は，誰にでも同じように生じるわけではない。目覚めているときの覚醒度を保つために必要な睡眠時間に個人差があるように，睡眠不足の「感受性（sensitivity）」にも個人差がある（Leproult et al., 2003; Van Dongen et al., 2004）。たとえば，7時間の睡眠時間で十分な作業能力が発揮できる人もいれば，9時間の睡眠時間でも不十分な人もいる。わずかな睡眠不足で作業能力

表20-1　断眠の急性効果（Durmer & Dinges, 2005）

覚醒中に瞬眠（微小睡眠）が出現する
課題成績にバラツキが生じる（誤反応がふえる）
認知作業の速度が落ちる
課題反応時間が延長する
記憶課題の成績が落ちる
学習能力が落ちる
思考の視野が狭まる
前頭前野を必要とする課題の成績が落ちる
柔軟な思考ができなくなる（効率の悪い解決法にこだわる）
効率的に活動するために多くの労力が必要になる
課題の時間が長くなるほど課題成績が悪化する
些細なことを無視するようになる

が大きく障害される人もいれば、たいして影響を受けない人もいる。適切な睡眠時間や労働の時間割を決める場合には、この個人差が非常に重要な問題になるが、それが生じる理由は明らかになっていない。

3節　夜更かしは健康を損なう：断眠の慢性効果

　断眠は、肥満、糖尿病、高血圧のリスクを高めることがわかっている。本節では、断眠が健康に及ぼす慢性効果を解説する。

　これまで、断眠をすると食欲が旺盛になり、カロリーの高い食べ物（ケーキ、クッキー、アイスクリームなど）を摂取したくなることが知られてきたが、近年になって、断眠と食欲の関係が生理学的にも説明できることがわかってきた。Spiegelら（2004）によると、断眠中には、摂食抑制作用をもつレプチンの血中濃度が低下し、摂食促進作用をもつグレリンの血中濃度が上昇する。レプチンは主として成熟脂肪組織から分泌されるホルモンであり、視床下部の摂食中枢にはたらきかけて食欲を減退させる。一方、グレリンはおもに胃から分泌されるホルモンであり、食欲を増進する効果をもつ。食欲はこの2つのホルモンのバランスにより調整されているが、断眠をするとグレリンのほうが優位になるため、これが食欲の増進につながっていると考えられている（Spiegel et al., 2005）。

　このことは、生体が目覚めている時間の延長に必要なエネルギーを貯蓄しようとするはたらきであると説明できる。したがって、断眠による食欲増進作用は、生体にとって必要な生き残り戦略の1つであると考えられている（Gangwisch et al., 2005）。しかし人間の場合には、目覚めている時間を延長して高カロリー食物を摂取しても、それに見合うエネルギー消費（運動）をしない。このため貯蓄されたエネルギーは消費されず、脂肪として体内に蓄積されることになる。Spiegelら（2005）によれば、断眠中のカロリー摂取量は通常よりも約30％ふえ、それは1日に必要なカロリー量を350〜500キロカロリー（kcal）超過してしまうことを意味している。これが連日続くと、肥満になる危険性が高まると考えられる。

　睡眠時間と肥満の関係は、多くの疫学研究により確認されている。Gangwischら（2005）によれば、肥満に関係しそうな変数（抑うつ、運動、教育水準、人種、アルコール摂取、たばこ、性別、中途覚醒、日中の眠気、年齢）を調整したあとでも、睡眠時間の短い人では、肥満指数（body mass index: BMI）が高かった。同様の結果が、小児（Sekine et al., 2002a）、若年者（Gupta et al., 2002）、成人（Kripke et al., 2002）でも報告されている。Sekineら（2002b）によると、睡眠時間が8時間未満の日本人の子ども（6〜7歳）は、睡眠時間が10時間の子どもと比べて、肥満になる危険性が2.87倍高かった。

断眠は肥満の原因になるだけでなく，糖尿病の危険性も高める可能性がある（Spiegel et al., 2005）。断眠すると食欲が増進し，血中のグルコース濃度は高くなる。すい臓からはインスリンが分泌されるが，夜間にはインスリンに対する抵抗性が生じ，反応感度が約30％低下する（Spiegel et al., 1999）。そのため，血糖値を下げるために日中よりも多くのインスリンが必要になる（Van Helder et al., 1993）。多量のインスリンを分泌しているうちに分泌細胞が疲弊し，そのまま糖尿病に移行する可能性があることが指摘されている（Van Helder et al., 1993）。この過程は，日本人に多い2型糖尿病（後天性の糖尿病）の発症過程と類似している。

　断眠は，肥満や糖尿病の原因になるだけでなく，慢性的な高血圧の原因にもなる（Staessen et al., 1992）。Spiegelら（1999）が11名の男性の睡眠時間を1日4時間に制限し，それを6日間続ける実験をしたところ，断眠中には夜間のコルチゾール分泌量がふえ，交感神経系活動が上昇することが確認された。同様の結果は日本人でも確認されており，睡眠時間を約4時間に制限した場合には，夜間の交感神経系活動は亢進し，血圧が上昇する（Tochikubo et al., 1996）。通常では夜間睡眠中に10〜20％下がるはずの血圧が，断眠中には下がらないため，心臓循環器系への負荷が増大し，これが疾患につながっている可能性が指摘されている（Staessen et al., 1992）。Gangwischら（2006）によれば，7〜8時間の睡眠時間の人（32〜59歳）に比べて，5時間未満の睡眠時間の人は高血圧になる危険性が1.60倍高かった（Gangwisch et al., 2006）。女性で行なわれた調査では，8時間睡眠の場合に比べて5時間未満の睡眠の場合では，虚血性心疾患の危険性が1.82倍高まることが報告されている（Ayas et al., 2003）。

　睡眠と免疫機能の関係については，これまでに多くの報告がある。しかし，断眠が免疫活動を鈍くするという研究報告がある一方で，断眠が免疫活動を高めるという研究もあり，一致した研究結果は得られていない。

　初期の断眠実験によると，ラットを2〜3週間のあいだ全断眠させた場合，ラットは敗血症により死にいたった（Rechtschaffen et al., 1983）。断眠によって免疫機能が障害され，腸からの細菌の進入を阻止できなかった（敗血症）ことが死亡の原因であったと考えられている。同様の実験をヒトで行なうことはできないが，軍隊での訓練の一環として長期の睡眠不足状態に陥ったヒトでは，免疫活性が変化し，風邪にかかりやすくなることが知られている（Bernton et al., 1995）。慢性的な睡眠不足がインフルエンザワクチンに対する抗体反応を遅くすることも知られており（Spiegel et al., 2002），わずか1日の全断眠でもA型肝炎に対する抗体の量が半減するという報告もある（Lange et al., 2003）。Irwinら（1994）の報告によると，睡眠時間を4時間に制限した場合，ナチュラルキラー細胞の数は通常より約30％低下し，その活動性も落ちた。ナチュラルキラー細胞は，細胞傷害性リンパ球の1種であり，特に腫瘍細胞の減滅やウイルス感染細胞の拒絶に重要な役割を果たしている。逆に，長い睡眠時間を確

保すると感染症からの回復が早まることから（Toth et al., 1993），睡眠は免疫機能を維持・亢進させるために重要な役割を果たしていると考えられる（Krueger & Majde, 2006）。

表20-2 断眠の慢性効果

食欲が増進する（肥満になる危険性が高まる）
インスリン抵抗性が生じる（2型糖尿病になる危険性が高まる）
夜間の血圧が上昇する（心臓循環器系障害の危険性が高まる）
主観的幸福感が低下する

その一方で，断眠による急性の反応として免疫活性は高まるとする報告もある。Dingesら（1994）によれば，64時間断眠中のナチュラルキラー細胞の活動は一時的に亢進していた。Matsumotoら（2001）も，断眠中には夜間のナチュラルキラー細胞の活動が約10％亢進したことを報告している。ただし，これらの免疫系の反応が睡眠不足自体によるものなのか，睡眠不足から生じる何らかのストレス反応（発熱，食欲の変化，内分泌ホルモンバランスの変化など）によるものなのかを区別することはむずかしく，睡眠不足と免疫活性との関係について決定的な結論は得られていない。また，免疫反応を測定するための方法や測定した時刻により研究結果が大きく異なるが，これも研究結果が一致しない理由の1つであると考えられている。

睡眠は，精神的健康を維持するためにも不可欠である。睡眠不足の人は，疲れを感じており，イライラしやすく，せっかちで，物事を悲観的に考え，葛藤を生じやすく，幸福感が低下している（Dement & Vaughan, 1999）。Pilcher & Huffcutt（1996）は，56の睡眠研究を分析したところ，睡眠時間の長い人ほど快活であることがわかった。短時間の仮眠をとったり，自然光を浴びたりして日中の眠気を抑制することが，「喜び」，「満足感」，「リラックス感」の上昇に結びつくことも知られている（Kaida et al., 2007b）。高齢者では，仮眠によって眠気を抑制することが自己効力感の上昇に貢献することも報告されている（甲斐田ら，2006）。Dement & Vaughan（1999, p.274）が指摘しているように，睡眠不足の人は，日中の少なくとも半分の時間を眠たい状態ですごし，人生を楽しむ時間を半減させているのかもしれない。表20-2に，断眠による慢性効果をまとめた。

4節　睡眠延長は健康を損なうか

これまで，断眠が引き起こす負の側面を解説してきたが，近年の研究では，長すぎる睡眠時間も健康に害を及ぼす可能性が指摘されている。たとえば，Kripkeら（2002）は，アメリカ在住の30～102歳の男女110万人を対象に行なった調査を分析した結果，8時間30分以上の睡眠時間をとっていた人々は，約7時間（6.5～7.4時間）とっていた人々と比べて，死亡率が15％以上高くなっていた。最も死亡率が低かったのは約7時間眠っている人であり，最も死亡率が高かったのは10時間以上眠っている

人であった。女性を対象にした疫学研究でも同様の結果が得られ，9時間眠る人では，7時間眠る人に比べ死亡率が1.42倍高かった（Patel et al., 2004）。日本では，40～79歳の約10万人の男女に対して調査が行なわれている。7時間眠っている人に対して，8時間眠っている人の死亡率は，男性では1.11倍，女性では1.23倍高く，9時間眠っている人では，男性で1.23倍，女性で1.35倍，10時間眠っている人では，男性で1.73倍，女性で1.92倍高かった（Tamakoshi & Ohno, 2004）。

　睡眠時間を延長させる要因としては，睡眠薬の使用，うつ，低い社会的地位などが考えられている（Patel et al., 2006）。しかし，これらの要因を統制しても結果は変わらず，長時間の睡眠と死亡率の直接的な因果関係はわかっていない。疫学研究の場合には，睡眠時間が自己申告であり信頼性に欠ける面があることを注意しなければならない。実際に眠っていた時間と寝床に横たわっていた時間が混同されている可能性もある。長時間睡眠と死亡率の因果関係の解明には，アクチグラフなどを用いた客観的な睡眠時間の測定による研究が必要である。

5節　終わりに

　本章では，断眠の急性効果として認知機能に障害が生じ，事故の危険性が高まることを解説した。また，断眠の慢性効果として肥満，糖尿病や高血圧の危険性が高まることをみてきた。これまで先進工業国（とりわけ日本）では，睡眠時間を削って仕事や勉強に打ち込むことが生産性をあげる近道であると信じられてきた。しかし，本章で紹介した断眠の研究成果からは，睡眠の短縮は作業能力の低下や健康障害を引き起こし，生産性を向上させるどころか逆に悪化させることが示唆される。生産性を高めることを考える場合には，必要な睡眠時間を削ることを考えるよりも，起きている時間をいかに効率的に使うかを考えることが合理的であるといえる。睡眠時間の確保は，適度な運動，バランスのよい食事と同様に，健康な生活を送るために必須の条件であると考えるべきだろう。

21章

仮眠の効果

本章では，近年その効用が明らかにされてきた日中の仮眠（nap）の効果について解説する。

1節 仮眠の定義と種類

仮眠（nap）は，習慣的にとっている睡眠時間よりも短い睡眠であり，主要な睡眠時間の半分以下の長さの睡眠であると定義されている（Dinges et al., 1987）。一般的には，およそ4時間以下の睡眠である（Dinges, 1993）。

仮眠は，どのような理由でとるかによって，いくつかに分類されている（Dinges, 1992）。まず，睡眠不足を補うためにとられる仮眠は，補償的仮眠（replacement nap）である。これに対して，眠るのが好きだからとか，暇だから，などのように睡眠不足とは無関係にとる仮眠は，付加的仮眠（appetitive nap）とよばれている。夜勤を始める前に仮眠をとることによって夜勤中の眠気の発生を防ごうとするなど，眠気を予防するためにとる仮眠は，予防的仮眠（prophylactic nap）である。また，地中海沿岸地方や南米などにみられるシエスタ（siesta）や，低緯度地域などには，昼寝を習慣的にとっているところが多くみられるが，このように習慣的にとられている仮眠は，習慣的仮眠（habitual nap）とよばれている。

なお，シエスタという言葉は，ラテン語の"SEXTA"から転じたスペイン語であり，日の出から6時間後を意味する。スペインでは，公共機関においても伝統的にシエスタが認められていたが，2006年1月1日から公務員の昼の休憩時間が正午からの1時間に限定されたことにより，公務員は，事実上，シエスタをとることができなくなった。

2節　午後の眠気対策としての短時間仮眠法

　コーネル大学の社会心理学者Maas, J. B. は，1998年に発刊された"*Power sleep*"というベストセラーの本の中で短時間仮眠法の効用を説き，これをパワーナップ（power nap）と名づけた。英語では，パワーナップと同様の言葉に，キャットナップ（cat nap）があるが，これは単なる短い仮眠であり，居眠り程度の意味である。短時間仮眠とは，30分以下の仮眠を指す。高齢者の場合は30分の仮眠でも日中の眠気に対して効果的であることが報告されているが（玉木，1999；Tamaki et al., 2000），後述するように，一般成人の場合は20分以上の仮眠は逆効果であり，午後の眠気の解消には20分以下の仮眠が推奨されている（林・堀，2007）。

　表21-1は，若年成人を対象として，短時間仮眠の効果を調べた研究結果をまとめたものである。おおよそすべての研究に共通していることは，10〜20分程度の仮眠によって，午後の主観的眠気が解消されるということである。実験条件や用いた指標によって多少の違いはあるものの，主観的指標においては，眠気の抑制のほかに，疲労低減や活気，作業意欲の向上，さらに作業に対する自己評価の向上などが認められる。生理的指標については，作業中の緩徐眼球運動（SEM）の減少や脳波のシータ，アルファ帯域パワの減少，入眠潜時の延長，P3潜時の延長など，いずれも覚醒水準が上昇したことを示している。また，符号，文字抹消，論理推論，運転技能，記憶，計算などの種々の作業成績も向上することが報告されている。

　また短時間仮眠は，疲労を低減させるばかりでなく，疲労に対する予防効果をもつことも示されている。図21-1は，作業負荷が高いVDT（visual display terminal）作業を2時間行ない，途中，20分の休憩をとった際，仮眠をとった場合と仮眠を

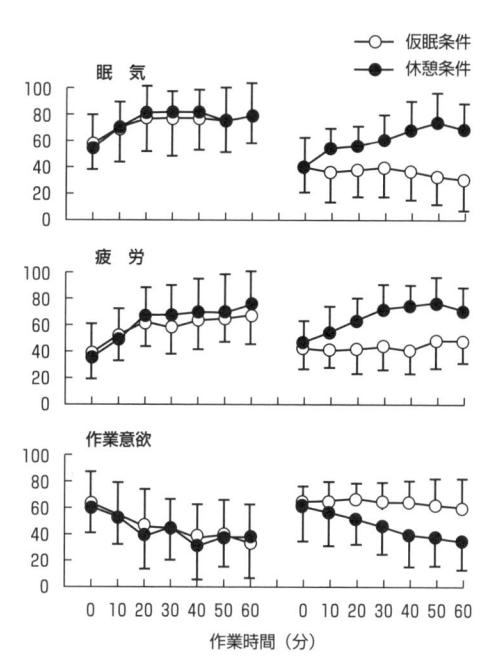

図21-1　2時間のVDT作業中の仮眠と休憩の効果
　　　　（Hayashi et al., 2004a）
VDT作業を1時間行なったあと，20分間の休憩中に仮眠か休憩をとり，再び，1時間のVDT作業を行なった。

21章 仮眠の効果

表 21-1 短時間仮眠の効果

	仮眠時間(分)	仮眠開始時刻	前夜の睡眠時間(h)	主観的指標	仮眠の効果が認められた指標 生理的指標	行動的指標(課題)
Takahashi et al. (1998)	7.3	12:30	7.2	眠気 (VAS)	緩徐眼球運動 (SEM)	転記
Hayashi et al. (2005)	9.1	14:00	5.1	眠気・疲労 (VAS)		符号
Tietzel & Lack (2001)	(10)*	15:10	4.7	眠気 (SSS), 活気, 疲労 (POMS)	入眠潜時	符号, 文字抹消
Tietzel & Lack (2002)	(10)*	14:50	4.7	眠気 (SSS), 疲労 (POMS)	入眠潜時	符号, 文字抹消
Brooks & Lack (2006)	10.0	14:50	4.8	眠気 (SSS), 疲労・活気 (POMS)		
Takahashi & Arito (2000)	10.2	12:30	3.5	眠気 (VAS)	P3 潜時	論理推論
Horne & Reyner (1996)	10.8	15:00	5.0	眠気 (KSS)	脳波 4-11 Hz パワ	運転技能
Hayashi et al. (2003a)	11.4	12:40	7.2	眠気・疲労 (VAS)	睡眠段階1の出現	
Kaida et al., (2003a)	12.9	14:00	7.8	眠気 (VAS)	脳波 4-11 Hz パワ	聴覚オドボール
Hayashi et al., (2003b)	14.8	12:40	7.3			単純反応時間
前田ら (1993)	(15)*	12:30-15:00				記憶検索
Hayashi et al. (2004a)	16.3	14:00	7.3	眠気・疲労・作業意欲 (VAS)		選択 RT
Gillberg et al. (1996)	19.8	10:45	3.75	眠気 (KSS)	脳波/眼球運動	論理推論, 計算,
Hayashi et al. (1999b)	19.9	14:00	7.8	眠気 (VAS), 作業評価	脳波 α 帯域パワ (7.5-13.5 Hz)	聴覚ヴィジランス
Hayashi et al. (1999a)	20.2	12:20	7.7	眠気・作業意欲 (VAS), 作業評価		

*脳波ポリグラフ記録に関する記載なし

とらずに単に休憩しただけの条件を比較したものである（Hayashi et al., 2004a）。この作業では，3つの数字（記憶セット）が1秒間呈示されたあと，0.5秒後に8個の数字（刺激セット）が2.5秒間呈示される。この中に，最初に呈示した3つの数字がすべてあるかどうかを判断するものである。その0.5秒後に別の刺激セットが呈示され，こうして刺激セットの呈示を3回くり返すと，新しい記憶セットが呈示される。これを1時間連続して行ない，10分ごとに主観的な眠気，疲労，作業意欲を測定する。参加者にとっては，非常に疲れる課題であり，図を見るとわかるように最初の20分間で眠気や疲労は最大値に達している。この作業を1時間行なったあと，20分間の休憩をとると，疲労は一時的に低下するが，単に休憩をとっただけの条件では，作業を再開すると再び疲労が上昇する。しかし，休憩中に仮眠をとった場合では，その後の疲労は低いままである。このことから，短時間仮眠は，単なる休憩ではなく，疲労を予防する効果を合わせもつことがわかる。

以上のように，短時間仮眠の効果は広く確認されているが，短時間仮眠はあくまで眠気を一時的に防止するための予防的仮眠であることに留意すべきである。20分以下の短時間仮眠では睡眠時間が短いため，前夜の睡眠不足を解消するための補償的仮眠とはなりえない。したがって，午後の眠気を解消するには，量的にも質的にも十分満たされた夜間睡眠を確保することが先決である。短時間仮眠法は，睡眠不足を余儀なくされた場合や，夜間睡眠が十分確保できたとしても午後に眠気が生じた場合の緊急避難的な対策の1つとして位置づけるべきであろう。

3節　効果的な短時間仮眠のとり方

短時間仮眠の効果を高める方法として，ここでは仮眠の長さ，仮眠をとる時刻，仮眠の習慣について取り上げる。

1．効果的な仮眠の長さ

短時間仮眠は睡眠段階1と2で構成されており，徐波睡眠（睡眠段階3，4）はほとんど含まれていない（表21-2）。しかし睡眠段階1だけでは仮眠の効果はほとんど見られないことが報告されている。Tiezel & Lack（2002）は，睡眠段階1が30秒間出現した時点か，90秒間出現した時点で実験参加者を起こし，仮眠をとらなかった場合と比較したが，いずれの超短時間仮眠においても仮眠の効果は認められなかった。さらにHayashiら（2005）は，睡眠段階1が5分間出現したときか，睡眠段階2が3分間出現した時点で実験参加者を起こし，仮眠をとらなかった条件と比較した。睡眠段階1だけでも午後の眠気が改善していたが，疲労や作業成績は改善しなかった。また，睡眠段階1だけだと，午後の作業中に居眠りが生じていた。これに対して3分間の睡

表21-2 改善効果が認められた短時間仮眠における睡眠変数

	総睡眠時間	入眠潜時	睡眠段階			
			段階1	段階2	徐波睡眠	レム睡眠
Takahashi et al. (1998)	7.3	6.7	5.2	2.1	0.0	0.0
Hayashi et al. (2005)	9.1*	2.1	6.0	3.0	0.0	0.0
Brooks & Lack (2006)	10.0	—	0.7	8.4	0.9	0.0
Takahashi & Arito (2000)	10.2*	3.8	5.5	3.5	0.0	1.1
Horne & Reyner (1996)	10.8	7.4	—	—	—	—
Kaida et al., (2003a)	12.9	1.6	9.8	3.1	0.0	0.0
Hayashi et al. (2003b)	14.8	4.8	8.6	6.2	0.0	0.0
Hayashi et al. (2004a)	16.3*	3.2	6.9	7.6	0.3	1.6
Gillberg et al. (1996)	19.8	10.1	7.1	9.0	3.7	0.0
Hayashi et al. (1999b)	19.9	6.7	6.1	9.9	0.0	3.9
Hayashi et al. (1999a)	20.2	4.4	5.6	10.4	0.8	3.4

(単位は分)

＊：小数点第2位を四捨五入しているため，総睡眠時間と各睡眠段階の合計が完全には一致していない。
—：論文中に記載なし

眠段階2を含む9分間の仮眠（睡眠段階1は6分間出現）をとった場合は，午後の眠気や疲労，作業中の居眠りが低減し，作業成績も向上していた。以上の結果から，短時間仮眠における回復効果は，睡眠段階2が一定時間継続することが必要であるといえる。

一方，最適な効果を引き出す短時間仮眠の長さは，10～15分間であることが報告されている。Takahashiら（1998）は，15分間と45分間の仮眠の効果を検討したところ，15分間の仮眠では眠気が低減し作業成績も向上したが，45分間の仮眠では回復効果が認められなかった。Brooks & Lack（2006）は，5，10，20，30分間の仮眠の効果を検討し，10分間の仮眠がいちばん効果が高かったことを報告している。さらに，阿部ら（2006）は，車輌シートにおける短時間仮眠の効果を調べたところ，座位姿勢では10分間の仮眠よりも15分間の仮眠のほうが効果的であった。

若年者では20分間の仮眠でも，高齢者では30分間の仮眠でも午後の眠気の解消や作業成績の向上に効果的であることが報告されているが（林・堀，2007），仮眠時間がこれ以上長くなると徐波睡眠が出現し，その結果，次節で述べるように，悪影響が現われる。

2．効果的な仮眠時刻

短時間仮眠の効果はどの時刻に仮眠をとるかによっても異なる。いずれの時刻で短時間仮眠をとっても眠気は改善するが，生理的指標や作業成績に対しても効果的な仮眠時刻は，午後の最も眠くなる14：00～15：00である（表21-1）。しかし，このような時間帯に仮眠をとることができる職業や環境条件は限られている。午後に仮眠をと

ることができないとすれば，休憩時間が比較的長い昼休みにとるしかない。12：30に仮眠をとってもらったTakahashiら（1998; 2000）の報告では，作業成績の改善がみられているが，12：20や12：40に仮眠をとってもらったHayashiら（1999a, 2003a, 2003b）の報告では，作業成績は改善していない。ただし，眠気が強い状態では，作業に対する自己評価が低くなり（Hayashi et al., 1995），大きな心理的負担を抱えることになる。したがって，たとえ作業成績の改善に有効でないとしても，昼休みに短時間仮眠をとることで眠気が改善すれば，午後は気持ちよく活動することができる（堀・林，1998）。

一方，17：00以降では，夕方のうたた寝や居眠りでさえ夜間睡眠の質を悪化させることが指摘されており（Tanaka & Shirakawa, 2004），短時間仮眠であっても控えるべきである。

3．仮眠の習慣

仮眠の習慣を形成することは，仮眠の効果を高める。図21-2は，月曜日〜金曜日の連続5日間，昼休み中の20分間の間に仮眠をとったときの結果を示している（Hayashi et al., 2003a）。起床直後の13：00では，1日目（月曜）から3日目（水曜）はかえって眠気が高まっているが，4日目（木曜）以降は低減している。午後の14：40では，仮眠をとらなかった週と比較すると，どの日でも眠気は低く抑えられており，日数の経過とともに眠気はさらに抑えられている。これらの結果は，仮眠習慣の形成には3日以上が必要であること，仮眠習慣の形成によってさらなる効果が期待できることを示している。

実務現場として，Takahashiら（2004）は，工場労働者に毎日15分の仮眠をとってもらったところ，週の前半には仮眠をとらなかった場合と変わらなかったが，水曜日〜金曜日の午後には眠気が改善したことを報告している。

また，教育現場に仮眠を導入したとして話題になった福岡県立明善高校では，2005年6月1日から昼休み中の13：15〜13：30の15分間に午睡タイムを設けた。導入から半年後の調査の結果，週3回以上仮眠をとっていた生徒では，他の群の生徒に比べ，朝目覚めたときのぼんやり

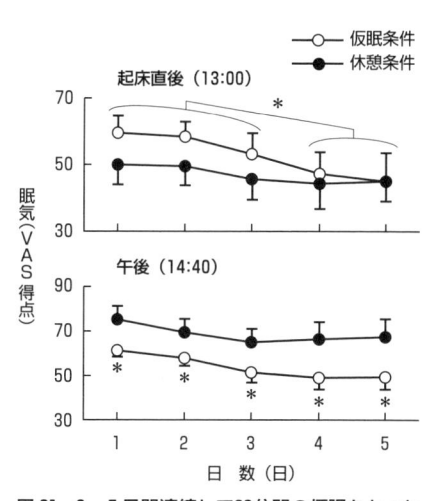

図21-2　5日間連続して20分間の仮眠をとったあとの眠気（Hayashi et al., 2003a）。
上段は，起床直後（13：00），下段は，午後（14：40）の測定結果。

表21-3 福岡県立明善高校における短時間仮眠の効果
(福岡県立明善高校, 2005)

	仮眠			
	週3回以上	週1～2回	月1～2回	なし
人数	31	67	133	754
睡眠時間	5時間52分	5時間31分	5時間37分	5時間45分
頻度（%）				
起床時ぼんやり感	61.3	71.6	72.2	73.3
授業中の眠気（午前）	58.1	79.1	73.7	71.8
授業中の眠気（午後）	71.0	88.1	83.5	82.0
頭のすっきり感（午前）	80.5	56.7	53.4	56.1
頭のすっきり感（午後）	61.3	45.3	45.9	51.6
授業への集中	87.1	74.6	63.8	62.6

感を訴える人が少なく，覚醒度は午前・午後ともに高かった（表21-3）。

　一方，習慣的に仮眠をとっている人の場合は，30分以上の仮眠でも眠気の改善に効果的であることが報告されている（Taub et al., 1976）。表21-4は，午後に1時間の仮眠をとったときの睡眠段階と自己報告の結果を示している（Spiegel, 1981）。仮眠習慣をもつ人の中には，寝つくまで44分かかり12分間しか眠れていない人もいる。この人は回復効果を認めていないが，この人を除く全員が20分以上の仮眠をとっており，回復したと自己評価している。これに対して，仮眠の習慣がない人では，1名だけが

表21-4 午後の1時間の仮眠内容と自己評価 (Spiegel, 1981)

昼寝の習慣	段階1潜時	睡眠段階				睡眠時間	覚醒時間	自己評価	
		段階1	段階2	段階3	レム			睡眠時間	回復効果
あり (6名)	0.5	7.0	52.5			59.5	0.5	少なくとも30分眠った	回復したような感じ
	14.0	5.0	32.0			37.0	23.0	15分ぐらい眠った	回復した
	29.5	17.5	6.0			23.5	36.5	10～15分眠った	回復した
	44.0	2.0	10.0			12.0	48.0	15分眠った	さっきとまったく変わらない
	0.0	12.5	25.0		2.0	39.5	20.5	15分眠った	回復した
	0.5	6.0	44.5	6.5		57.0	3.0	45分眠った	非常に回復した
なし (6名)	8.5	12.5	29.0	1.5		43.0	17.0	30分うとうとした	さっきより疲れた
	3.0	22.0	10.0			32.0	28.0	30分うとうとした	さっきと変わらない
	17.5	9.0	9.5			18.5	41.5	15分うとうとした	変わらない
	25.0	15.0	10.5			25.5	34.5	15分うとうとした	さっきより疲れた
	16.0	13.0	16.0			29.0	31.0	20分ぐらい眠った	回復した
	19.5	7.5	27.5	2.0		37.0	23.0	35分眠った	さっきより疲れたような感じ

(単位は分)

回復したと回答しただけである。その他の人はおよそ20分以上の仮眠がとれているにもかかわらず、回復効果は認めていない。睡眠時間に対する自己報告についても、「眠った」というより「うとうとしていた」と回答した人が多かった。

最近，ギリシアで2万人以上の成人を対象として行なわれた疫学調査の結果によれば，シエスタを習慣的にとっている人は，シエスタをとっていない人よりも虚血性心疾患による死亡率が低かったという（Naska et al., 2007）。ただし，シエスタをとることができないほど多忙な人は，ストレスにさらされることが多いため，逆に心疾患の割合が高くなった可能性も考えられる。

朝，起床したときには交感神経系活動が亢進し，血圧が急上昇するため，午前中は虚血性心疾患の発症リスクが高まる。この現象は，朝の高血圧（morning hypertension）としてよく知られている。仮眠中には，血圧が低下するため，中高年における高血圧の予防に役立つという報告（Asplund, 1996）がある一方で，このような起床時の高血圧は，午後に仮眠をとった場合も起こる可能性があることが指摘されている（Bursztyn et al., 2002）。高齢者における仮眠のリスクを調べた疫学研究によれば，高齢者では，1時間以上の仮眠を習慣的にとることは危険であることが指摘されている。仮眠習慣をもたない高齢者と比べると，アルツハイマー病の危険率は2倍（Asada et al., 2000），死亡危険率は3倍になる（Bursztyn et al., 2002）。2時間以上の仮眠を習慣的にとっている高齢者では，死亡危険率は14倍に達するが，仮眠時間が1時間以内であれば，仮眠をとらない高齢者と死亡危険率には差はみられない（Bursztyn et al., 2002）。さらに，30分以下の短時間仮眠の習慣をもつ高齢者の場合は，アルツハイマー病の危険率は0.16，すなわち6分の1となる（Asada et al., 2000）。以上の結果から，仮眠の習慣化は，30分以下の短時間仮眠にとどめることが推奨される。

4節　仮眠による悪影響

昼寝から目覚めたとき，かえって眠気や疲労感が残ることがある。また，昼寝をすると夜眠れない，といった現象もしばしば体験される。これらの悪影響は，昼寝の時間が長いことに起因する。

1．起床後の睡眠慣性

起床直後に眠気や疲労感が残っていたり，作業成績が低下したりする現象を睡眠慣性とよぶ（17章参照）。仮眠後に起こる睡眠慣性は，仮眠中に徐波睡眠（睡眠段階3，4）が含まれていることが原因である。

Stampiら（1990）は，夜間睡眠を4時間に制限したあと，日中に4時間の仮眠を小刻みに分割してとらせた。実験条件として，日中に80分間の仮眠を3回とる条件，50

分間の仮眠を5回とる条件，20分間の仮眠を12回とる条件を設定した。その結果，20分の仮眠が最も効果的であり，50分の仮眠はかえって逆効果となった。50分間の仮眠で効果が認められなかった原因として，彼らは，50分の仮眠では，ほとんどの場合，徐波睡眠の最中に起こすことになり，睡眠慣性の影響が強く現われたためであるとしている。

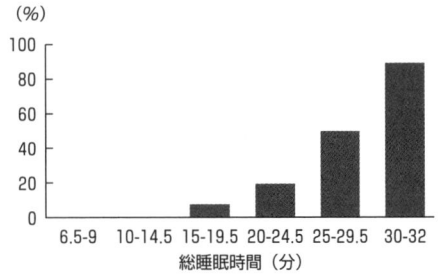

図21-3 徐波睡眠が出現した仮眠の割合（％）

　Brooks & Lack（2006）は，20分間と30分間の仮眠中に徐波睡眠が5.7分と11.4分，Takahashiら（1998）は，45分間の仮眠中に徐波睡眠が4.7分出現したことを報告しており，これらの仮眠では，いずれも睡眠慣性が出現していた。

　夜間睡眠においては，入眠後，約30分で徐波睡眠に達する（Williams et al., 1974）。入眠過程は，日中仮眠でも夜間睡眠と同様であり，仮眠時間が30分を超えると，徐波睡眠に達するようになる。図21-3は，筆者らの研究室で記録された大学生（19～24歳）における延べ119回の短時間仮眠（6～32分間）において，徐波睡眠が出現した仮眠の割合を示したものである。15分未満の仮眠では徐波睡眠は出現しなかったが，15分以上になると徐波睡眠が出現しはじめ，20分までで8％，25分までで19％，30分までで50％，30分～32分で89％の仮眠に徐波睡眠が出現していた。この結果から，睡眠慣性の影響を抑えるには，徐波睡眠が含まれないように仮眠時間を20分以下にする必要があると考えられる。ただし，徐波睡眠が出現しない場合でも，図21-2に示されているように睡眠慣性が数分間残る場合がある。睡眠慣性の防止策については次節で述べる。

2．夜間の入眠困難

　昼寝をすると夜眠れなくなるということは，日常的に体験される現象である。従来，昼寝をすると夜に入眠困難が発生するため，不眠症患者に対しては，日中に仮眠をとることは禁忌とされてきた（Zarcone, 2000）。このような夜間の入眠困難の原因も，仮眠中に含まれる徐波睡眠が関与している。4

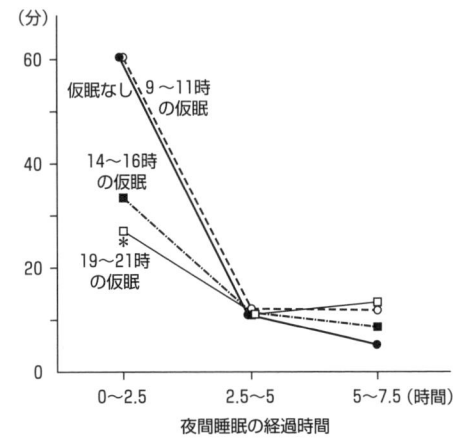

図21-4　日中に2時間の仮眠をとったあとの夜間睡眠における徐波睡眠の出現量
（宮下ら，1978）

章で述べられているように，徐波睡眠はホメオスタシス（恒常性）による支配を受けているため，仮眠中に徐波睡眠が出現すると，夜間睡眠における徐波睡眠は減少してしまう。夜間睡眠における徐波睡眠の量は，仮眠から目覚めたあと，夜間睡眠をとるまでの覚醒時間に依存する。宮下ら（1978）は，朝（9～11時），昼（14～16時），夕（19～21時）のいずれか2時間仮眠をとったとき，その夜の睡眠中に徐波睡眠の長さがどう変わるかを調べた（図21-4）。朝の仮眠は，仮眠をとらなかったときと差がなく，夜の睡眠にはほとんど影響していない。しかし，昼や夕方に2時間の仮眠をとると，その夜は徐波睡眠が減少する。特に夕方の仮眠ではその影響が大きいことがわかる。

高齢者の場合は，このような長い仮眠でなくても，夕方，居眠りやうたた寝をするだけで夜間睡眠に悪影響を及ぼしてしまう。午後の眠気をがまんして夕方に居眠りやうたた寝をしてしまうよりは，積極的に午後に30分以下の短時間仮眠をとるべきであると白川ら（1999）は述べている。短時間仮眠であれば，徐波睡眠が含まれていないため，夜間睡眠中の徐波睡眠が減少することはない。Tanakaら（2002）は，午後に短時間仮眠をとった高齢者では，夜間睡眠が良好に保たれていることを報告している。

5節　仮眠後の睡眠慣性の低減法

図21-2に示されているように，徐波睡眠を含まない短時間仮眠であっても，しばしば睡眠慣性が残る。睡眠慣性を低減するには，カフェインなどの覚醒作用のある物質を摂取したり，覚醒的な音楽や明るい光を浴びたりするなど，起床後に覚醒刺激を呈示する方法や，自己覚醒法（17章参照）によって睡眠そのものを自らコントロールする方法などがある。

1．カフェイン

カフェインは，覚醒効果のある薬物として日常的に用いられている。カフェインの主要な薬理的作用は，アデノシンA_1とA_{2A}受容体を遮断することである（Daly & Fredholm, 1998）。A_1，A_{2A}受容体は，線条体にある報酬系のドーパミン作動性神経を抑制する。また，A_{2A}受容体は，睡眠の発現中枢として知られる視床下部の腹外側視索前野において睡眠を促進する。これらアデノシンA_1とA_{2A}受容体の作用を阻害するカフェインは，報酬系を促進すると同時に，睡眠系を抑制することにより，眠気の防止と覚醒の向上をもたらしている（林・堀，2007）。

カフェインは，睡眠慣性に対しても効果的に作用することが報告されている（Van Dongen et al., 2001）。ただし，カフェインは服用してもすぐには効果が現われないことに留意しなければならない。カフェインは，経口投与してからおよそ45分以内に胃

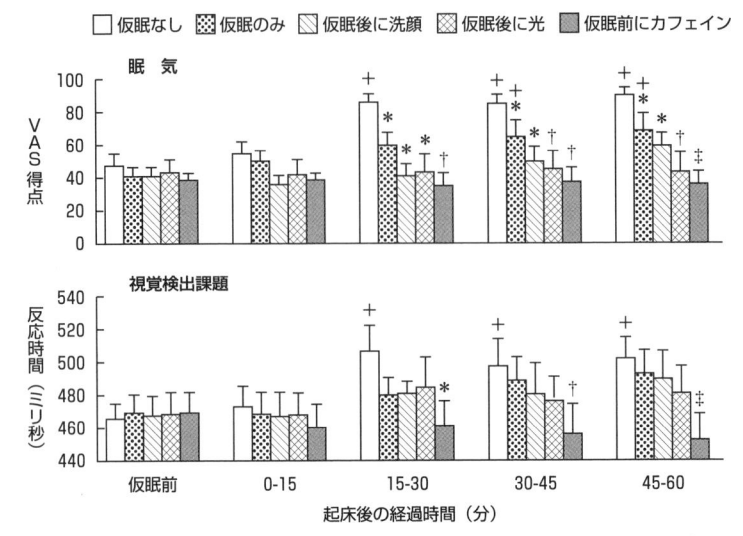

図21-5 5条件の仮眠条件における眠気と課題成績 (Hayashi et al., 2003b)

＋：仮眠前より有意（$p<.05$）に上昇。
＊：同じ時間内において仮眠なし条件よりも有意（$p<.05$）に低下。
†：同じ時間内において，仮眠なし条件，仮眠のみ条件の両方よりも有意（$p<.05$）に低下。
‡：同じ時間内において，仮眠なし，仮眠のみ，仮眠後に洗顔の3つの条件よりも有意（$p<.05$）に低下。

や腸から99％が吸収され，投与後15〜120分で血漿濃度が最大になる（Arnand, 1998）。つまり，カフェインを服用してもその効果が現われるには15〜30分はかかることになる。睡眠慣性は，通常30分以内で消失することから，起床してからカフェインを服用しても，その薬効が現われる頃には睡眠慣性の影響はすでに消失していることになる。

そこで，短時間仮眠をとる前にカフェインを服用すれば，起床する頃にはカフェインの効果が現われ，睡眠慣性の低減に効果的であることが考えられる。Hayashiら（2003b）は，カフェインレスのインスタントコーヒー100 mlに200 mgのカフェインを投入し，飲用後1分以内に20分の仮眠をとらせた。図21-5は，その結果を示したものである。カフェインは投入せず，それと同様の容量のカフェインレスコーヒーを摂取した条件と比較したところ，カフェインを服用した条件は，睡眠慣性を低減したばかりでなく，仮眠直後に洗顔や2,000ルクスの高照度光を照射した条件よりも覚醒効果が高かった。もちろんカフェインを服用しただけでも覚醒効果は認められるが，カフェインと短時間仮眠を組み合わせたほうが眠気の予防効果が高いことが報告されている（Reyner & Horne, 1997）。

2．高照度光

夜間に2,000ルクス以上の高照度光を照射すると，メラトニンの分泌が抑制される

ことが知られている。夜間に分泌されるメラトニンは，概日リズムを調整する作用があると考えられており，メラトニンの分泌抑制によって体温の上昇と覚醒水準の上昇がもたらされると考えられている（Cajochen et al., 2000）。日中では，メラトニンはほとんど分泌されないが，日中に高照度光を照射した場合でも，日中の眠気を抑制し（Kaida et al., 2006b），作業成績を向上させる（Phipps-Nelson et al., 2003）ことが報告されている。

　高照度光照射は，短時間仮眠後の睡眠慣性の低減にも有効である（図21-5）。20分間の短時間仮眠から起床した直後の1分間，2,000ルクスの光照射を行なったところ，睡眠慣性が低減していた（Hayashi et al., 2003b）。

3. 洗顔

　起床後に水で顔を洗うことは，睡眠慣性を低減する方法として一般的によく用いられている方法である。短時間仮眠の直後に洗顔を行なった場合には，仮眠直後の睡眠慣性は低減できたが，洗顔による覚醒効果は洗顔直後の一時的なものであった（図21-5）。顔への冷刺激として，Reyner & Horne（1998）は，運転中，顔に冷風を吹きつける方法を検討しているが，この方法も一時的な覚醒効果しかもたないようである。

4. 音楽

　興奮的な楽曲や（岩城ら，1996），好みの高い楽曲は（Bonnet & Arand, 2000），覚醒水準を上昇させることが明らかになっている。このことから，好みの高い興奮的な楽曲を呈示すれば睡眠慣性の低減に有効に作用すると考えられる。そこで，Hayashiら（2004b）は，20分間の短時間仮眠後に，好みの高い興奮的楽曲を呈示した場合と，興奮的楽曲ではあるが好みの低い楽曲を呈示した場合の効果を調べた。その結果，興奮的な楽曲であれば，好みにかかわらず起床後の眠気は低減し，睡眠慣性を防止することができた。しかし，好みの高い楽曲であれば，さらに起床時の快適性を高め，その後の作業成績も向上していた。このことから短時間仮眠の有効性をさらに高めるためには，単に睡眠慣性を低減することだけでなく，作業環境における快適性を高めることも重要であると考えることができる。

5. 自己覚醒法

　目覚まし時計などの外的手段を用いることなく，あらかじめ意図した時刻に目覚める自己覚醒法（17章参照）を用いると，仮眠中は，睡眠が急激に深まることはなく（Kaida et al., 2003b），覚醒3分前から心拍数が予期的に上昇するため（Kaida et al., 2003a），スムーズに目覚め，睡眠慣性も低減する（甲斐田ら，2001）。

　先述のように，起床時における交感神経系活動の亢進や高血圧は，午前中だけでな

く，午後に仮眠をとった場合にも起こる可能性がある．Kaidaら（2005）は，高齢者を対象として20分間の仮眠をとってもらい自己覚醒の効果を調べた．実験者が強制的に起こした場合には，心拍数，収縮期血圧，拡張期血圧が仮眠前より上昇したが，自己覚醒を行なった場合には，心拍数や血圧は上昇していなかった．この結果から，短時間仮眠法に自己覚醒法を組み合わせれば，中高年における高血圧や虚血性心疾患の予防にも有効であると考えられる．

6節　夜勤における仮眠の効果

勤務中や，夜勤明け，また，夜勤に入る前にとられている仮眠は，必ずしも十分な

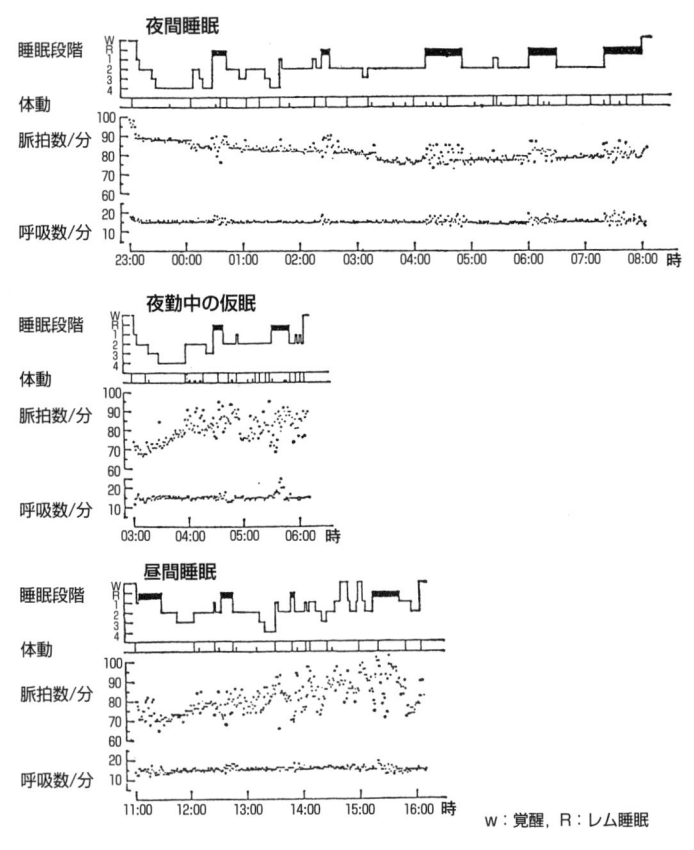

図21-6　一昼夜交代勤務者の夜間睡眠，仮眠，および昼間睡眠のポリグラム
（Matsumoto et al., 1982）

回復効果が得られるものとはいえない。図21-6は，交代制勤務者（41歳男性）の夜間睡眠，夜勤中の仮眠，および夜勤明けの昼間睡眠を示している（Matsumoto et al., 1982）。上段の夜間睡眠の経過は，睡眠段階，自律神経系活動ともに健常である。これと比較すると，中段の夜勤中の仮眠では，睡眠経過には特段の問題はみられないが，脈拍には，激しい変動がみられ，睡眠全体を通して交感神経系活動が亢進していることがわかる。下段の夜勤明けの昼間睡眠では，徐波睡眠はほとんど出現せず，入眠直後にレム睡眠が出現している。睡眠段階の変化が激しく，中途覚醒が多く，脈拍も夜勤中の睡眠と同様大きな変動が認められる。夜勤明けは，明るさや騒音などの睡眠妨害要因も多く存在するが，そもそも午前中は体温の上昇期にあたるため（Czeisler et al., 1980），夜勤で疲れていても，睡眠が持続しにくく，目が覚めやすい。そのため，回復感に乏しい睡眠になりやすい。そこで，夜勤明けに睡眠をとることはもちろんのこと，休日には十分な夜間睡眠を確保することが必要となる。

一方，夜勤中に起こる眠気を防止する目的で，夜勤に入る前，夕方に予防的仮眠をとっている人が多い。しかし，午後6時～8時頃は，1日のうちで体温が最も高くなる時間帯であり，睡眠禁止時刻（forbidden zone）に相当する（19章参照）。そのため，この時刻に眠ろうとしてもほとんど眠ることができない（斉藤・佐々木，1998）。そこで，夜勤前に予防的仮眠をとるのであれば，最高体温前のもっと早い時刻に仮眠をとるようにすべきである。

佐々木（2001）は，以上の点を踏まえて，夜勤中になるべく仮眠をとることを推奨している。早朝は体温が最も低い時刻であるため，この時間帯は眠気や疲労感が著しい。この時期に積極的に仮眠をとったほうが，疲労感が少なくてすむという。ただし，夜勤中の仮眠は，通常の夜間睡眠に比べて睡眠時間が短く，図21-6中段のように交感神経系活動の亢進が認められる場合もあり，通常の夜間睡眠とまったく同様の回復効果が得られるというわけではない。また，早朝の体温最低点付近で仮眠をとると，他の時刻と比べて，起床直後の睡眠慣性が最も強く現われることから（Naitoh et al., 1982），夜勤中の仮眠を敬遠する人もいる。しかし，夜勤の前後では睡眠がほとんど確保できない状況を勘案すると，もし夜勤中に仮眠をとることが許される環境であるならば，夜勤による健康への影響を少なくするためにも，なるべく仮眠をとるようにすべきであろう。

しかし，仮眠をとることができるかどうかは，休憩時間の長さによる。佐々木ら（1993）は，深夜勤務の看護師を対象として休憩時間の長さと仮眠取得の可能性について調査を行なった。深夜勤務中の休憩時間が30分未満では，仮眠をとろうとする人は皆無であった。休憩時間が30～60分になると30％を超え，60～90分の場合でも，90分以上の場合でも，仮眠をとろうとする人は約80％であった。この結果から彼らは，仮眠をとることができるような休憩時間として90分は必要であると述べている。しか

し，本章で述べてきた短時間仮眠法については，午後の眠気対策だけに限らず，夜勤中においても（Hayashi et al., 2006; Smith et al., 2007），64時間にわたる連続作業時においても（Naitoh et al., 1992），有効であることが報告されている。したがって，休憩時間が30分しかない場合でも，その休憩時間を仮眠にあてることは，勤務中の眠気や作業成績の低下，居眠りの予防に効果的であると考えられる。

引用文献

■1章

Asada, T., Motonaga, T., Yamagata, Z., Uno, M., & Takahashi, K. 2000 Associations between retrospectively recalled napping behavior and later development of Alzheimer's disease: association with APOE genotypes. *Sleep*, 23, 629-634.

Aserinsky, E., & Kleitman, N. 1953 Regularly occurring periods of eye motility, and concomitant phenomena during sleep. *Science*, 118, 273-274.

Beh, H. C., & Barrat, P. E. H. 1965 Discrimination and conditioning during sleep as indicated by the electroencephalogram. *Science*, 147, 1470-1471.

Blake, H., & Gerard, R. W. 1937 Brain potentials during sleep. *American Journal of Physiology*, 119, 692-703.

Dement, W., Henry, P., Cohen, H., & Ferguson, J. 1967 Studies on the effect of REM deprivation in humans and in animals. In S. S. Kety, E. V. Evarts & H. L. Williams (Eds.) *Sleep and Altered States of Consciousness*. Baltimore: Williams & Wilkins. Pp. 456-468. (discussion: Pp. 498-505.)

Dement, W., & Kleitman, N. 1957 The relation of eye movements during sleep to dream activity. An objective method for the study of dreaming. *Journal of Experimental Psychology*, 53, 339-346.

Foulkes, D., Spear, P. S., & Symonds, J. D. 1966 Individual differences in mental activity at sleep onset. *Journal of Abnormal Psychology*, 71, 280-286.

藤沢　清　1997　睡眠心理学の歴史と発展　宮田　洋（監）新生理心理学　第2巻　生理心理学の応用分野　北大路書房　Pp. 64-73.

藤沢　清・保野孝弘　1994　断眠と睡眠調節　日本睡眠学会（編）睡眠学ハンドブック　朝倉書店　Pp. 134-139.

Gibbs, F. A., & Gibbs, E. L. 1950 *Atlas of electroencephalogrphy. Vol. 1. Methodology and controls*. 2nd ed. Cambridge: Addison-Wesley.

Gross, J., Byrne, J., & Fisher, C. 1965 Eye movements during emergent stage 1 EEG in subjects with lifelong blindness. *Journal of Nervous and Mental Disease*, 141, 365-370.

Hobson, J. A., & McCarley, R. W. 1977 The brain as a dream state generator: an activation-synthesis hypothesis of the dream process. *American Journal of Psychiatry*, 134, 1335-1348.

堀　忠雄（編）　1988　不眠　同朋舎出版

堀　忠雄（編）　2001　眠りたいけど眠れない　昭和堂

Jacobson, E. 1938 *You can sleep well. The A, B, C's of restful sleep for the average person*. New York: Whittlesey House. (Kleitman, 1963 より引用)

Jouvet, M. 1967 The states of sleep. *Scientific American*, 216, 62-72.

Jouvet, M. 1972 The role of monoamines and acetylcholine-containing neurons in the regulation of the sleep-waking cycle. *Ergebnisse der Physiologie*, 64, 166-307.

Jouvet, M., & Michel, F. 1959 Corrélations électromyographiques du sommeil chez le chat décortiqué et mésencephalique chronique. *Comptes Rendus des séances de la Société de Biologie (Paris)*, 153, 422-425. (Jouvet, 1972 より引用)

Kleitman, N. 1963 *Sleep and wakefulness*. 2nd ed. Chicago: University of Chicago Press.

Ladd, G. T. 1892 Contribution to the psychology of visual dreams. *Mind*, 1, 299-304. (Kleitman, 1963 より引用)

Lavie, P. 1985 Ultradian rhythms: gates of sleep and wakefulness. In H. Schulz & P. Lavie (Eds.) *Ultradian rhythms in physiology and behavior*. Berlin: Springer-Verlag. Pp. 148-164.

Loomis, A. L., Harvey, E. N., & Hobart, F. 1937 Cerebral states during sleep as studied by human brain potentials. *Journal of Experimental Psychology*, 21, 127-144.

松本淳治　1972　眠りと夢の世界　東洋経済新報社

Mavromatis, A. 1987 *Hypnagogia*. London: Routledge & Kegan Paul.

宮田　洋（監）　1997　新生理心理学　第2巻　生理心理学の応用分野　北大路書房

日本睡眠学会（編）　1994　睡眠学ハンドブック　朝倉書店

Ogilvie, R. D., & Harsh, J. R. (Eds.) 1994 *Sleep onset: normal and abnormal process*. Washington, DC: American Psychological Association.

Okuma, T. 1992 On the psychophysiology of dreaming: a 'sensory image'-'free association' hypothesis of the dream process. *Japanese Journal of Psychiatry and Neurology*, 46, 7-22.

太田龍朗・大川匡子・塩澤全司（編）　1999　臨床睡眠医学　朝倉書店

Oswald, I., Taylor, A. M., & Treisman, M. 1960 Discriminative responses to stimulation during human sleep. *Brain*, 83, 440-453.

Rechtschaffen, A., & Kales, A. 1968 *A manual of standardized terminology, techniques and scoring systems for sleep stages of human subjects*. Los Angeles: Service/Brain Research Institute. 清野茂博（訳）睡眠脳波アトラ

引用文献

ス—標準用語，手技，判定法　1971　医歯薬出版
Saint-Denys, H. de. 1867 *Les Revés et Comment les Diriger*. (*Dream and how to guide them*). 1982 London: Dickworth.)
斉藤　一（監）　1979　交替制勤務　労働科学研究所
高橋清久（編）　2003　睡眠学—眠りの科学・医歯薬学・社会学　じほう
高橋正也　2001　交代制夜勤の生活管理　堀　忠雄（編）　眠りたいけど眠れない　昭和堂　Pp. 164-189.
Zulley, J., & Campbell, S. 1985 Napping behavior during 'spontaneous internal desynchronization': sleep remains in synchrony with body temperature. *Human Neurobiology*, 4, 123-126.
Williams, H. L. 1967 The problem of defining depth of sleep. In S. S. Kety, E. V. Evarts & H. L. Williams (Eds.) *Sleep and altered states of consciousness*. Baltimore: Williams & Wilkins. Pp. 277-287.

■2章

Alster, J., Shemesh, Z., Ornan, M., & Attias, J. 1993 Sleep disturbance associated with chronic tinnitus. *Biological Psychiatry*, 34, 84-90.
Bonnet, M. H., & Johnson, L. C. 1978 Relationship of arousal threshold to sleep stage distribution and subjective estimates of depth and quality of sleep. *Sleep*, 1, 161-168.
Buysse, D. J., Reynolds Ⅲ, C. F., Monk, T. M., Berman, S. R., & Kupfer, D. J. 1989 The Pittsburgh sleep quality index: a new instrument for psychiatric practice and research. *Psychiatry Research*, 28, 193-213.
Cole, R. J., Kripke, D. F., Gruen, W., Mullaney, D. J., & Gillin, J. C. 1992 Technical note. Automatic sleep/wake identification from wrist activity. *Sleep*, 15, 461-469.
土井由利子・箕輪真澄・内山　真・大川匡子　1998　ピッツバーグ睡眠質問票日本語版の作成　精神科治療学, 13, 755-763.
Ellis, B. W., Johns, M. W., Lancaster, R., Raptopoulos, P., Angelopoulos, N., & Priest, R. G. 1981 The St. Mary's hospital sleep questionnaire: a study of reliability. *Sleep*, 4, 93-97.
堀　忠雄　1998　睡眠習慣の実態調査と睡眠問題の発達的検討　平成7年度～平成9年度文部省科学研究費補助金（基盤研究（A））研究成果報告書
Horne, J. A., & Östberg, O. 1976 A self-assessment questionnaire to determine morningness-eveningness in human circadian rhythms. *International Journal of Chronobiology*, 4, 97-110.
石原金由・宮下彰夫・犬上　牧・福田一彦・山崎勝男・宮田　洋　1986　日本語版朝型－夜型（Morningness-Eveningness）質問紙による調査結果　心理学研究, 57, 87-91.
Kushida, C. A., Chang, A., Gadkary, C., Guilleminault, C., Carrillo, O., & Dement, W. C. 2001 Comparison of actigraphic, polysomnographic, and subjective assessment of sleep parameters in sleep-disordered patients. *Sleep Medicine*, 2, 389-396.
Leigh, T. J., Bird, H. A., Hindmarch, I., Constable, P. D. L., & Wright, V. 1988 Factor analysis of the St. Marry's hospital sleep questionnaire. *Sleep*, 11, 448-453.
宮下彰夫　1994　睡眠調査（生活習慣調査）　日本睡眠学会（編）　睡眠学ハンドブック　朝倉書店　Pp. 533-538.
Monk, T. H., Flaherty, J. F., Frank, E., Hoskinson, K., & Kupfer, D. J. 1990 The social rhythm metric: an instrument to quantify the daily rhythms of life. *Journal of Nervous and Mental Disease*, 178, 120-126.
Monk, T. H., Frank, E., Potts, J. M., & Kupfer, D. J. 2002 A simple way to measure daily lifestyle regularity. *Journal of Sleep Research*, 11, 183-190.
小栗　貢・白川修一郎・阿住一雄　1985　OSA睡眠調査票の開発　睡眠感評定のための統計的尺度構成と標準化　精神医学, 27, 791-799.
Sadeh, A., Flint-Ofir, E., Tand, T., & Tikotzky, L. 2007 Infant sleep and parental sleep-related cognitions. *Journal of Family Psychology*, 21, 74-87.
Sadeh, A., Hauri, P. J., & Kripke, D. F. 1995 The role of actigraphy in the evaluation of sleep disorders. *Sleep*, 18, 288-302.
白川修一郎・鍛冶　恵・高瀬美紀　1998　中年期の生活・睡眠習慣と睡眠健康　堀　忠雄（代表）　平成7年度～平成9年度文部省科学研究費補助金（基礎研究（A））研究成果報告書　睡眠習慣の実態調査と睡眠問題の発達的検討　Pp. 58-68.
白川修一郎・田中秀樹　1999　検査法（睡眠記録，評価法，評価尺度）　太田龍朗・大川匡子（編）　睡眠障害臨床精神医学講座13　中山書店　Pp. 83-95.
田中秀樹　2000　睡眠を測る—コンピュータを用いた睡眠の心理学・行動的評価　不眠研究会抄録　Pp. 137-156.
田中秀樹　2007　意外と知られていないこと　連載　眠りの科学1　看護研究, 40, 77-88.
Tanaka, H., & Shirakawa, S. 2004 Sleep health, lifestyle and mental health in the Japanese elderly. Ensuring sleep to promote a healthy brain and mind. *Journal of Psychosomatic Research*, 56, 465-477.
内山　真・大田克也・大川匡子　1999　睡眠および睡眠障害の評価尺度　太田龍朗・大川匡子（編）　睡眠障害臨床精神医学講座13　中山書店　Pp. 489-495.

Webb, W., Bonnet, M., & Blume, G. 1976 A post-sleep inventory. *Perceptual and Motor Skills*, 43, 987-993.
Weitzman, E. D., Czeisler, C. A., Coleman, R. M., Spielman, A. J., Zimmerman, J. C., Dement, W., Richardson, G., & Pollak, C. P. 1981 Delayed sleep phase syndrome. A chronobiological disorder with sleep-onset insomnia. *Archives of General Psychiatry*, 38, 737-746.
山本由華吏・田中秀樹・高瀬美紀・山崎勝男・阿住一雄・白川修一郎 1999 中高年・高齢者を対象とした OSA 睡眠調査票（MA 版）の開発と標準化 脳と精神の医学, 10, 401-409.
山本由華吏・田中秀樹・山崎勝男・白川修一郎 2003 入眠感調査票の開発と入眠影響要因の解析 心理学研究, 74, 140-147.

■3章

ASDA 1992 EEG arousals: scoring rules and examples: a preliminary report from the Sleep Disorders Atlas Task Force of the American Sleep Disorders Association. *Sleep*, 15, 173-184.
Fogel, S. M., & Smith, C. T. 2006 Learning-dependent changes in sleep spindles and Stage 2 sleep. *Journal of Sleep Research*, 15, 250-255.
早河敏治 1999 終夜睡眠ポリグラフィ 太田龍朗・大川匡子・塩澤全司（編） 睡眠臨床医学 朝倉書店 Pp. 81-94.
Hirshkowtiz, M., Moore, C. A., Hamilton Ⅲ, C. R., Rando, K. C., & Karacan, I. 1992 Polysomnography of adults and elderly: Sleep architecture, respiration, and leg movement. *Journal of Clinical Neurophysiology*, 9, 56-62.
堀 浩・下河内 稔・西浦信博・高橋光雄・井上 健 1999 脳波・筋電図用語事典 新訂第 2 版 永井書店
堀 忠雄 2000 睡眠中の注意（見張り番機構）と事象関連電位 基礎心理学研究, 19, 60-65.
Hori, T., Hayashi, M., & Morikawa, T. 1994 The topographical changes of EEG and the hypnagogic experience. In R. D. Ogilvie & J. R. Harsh (Eds.) *Sleep onset: normal and abnormal processes*. Washington, DC: American Psychological Association. Pp. 237-253.
Johnson, L. C. 1973 Are stages of sleep related to waking behavior? *American Scientist*, 61, 326-338.
JSSR: Sleep computing committee of the Japanese Society of Sleep Research 2001 Proposed supplements and amendments to 'A Manual of Standerdized Terminology, Techniques and Scoring System for Sleep Stages of Human Subjects', the Rechtschaffen & Kales (1968) standard. *Psychiatry and Clinical Neurosciences*, 55, 305-310.
日本睡眠学会コンピュータ委員会（編） 1999 学習用 PSG チャート 睡眠ポリグラフ記録の判読法と解説
Ogilvie, R. D., & Wilkinson, R. T. 1984 The detection of sleep onset: behavioral and physiological convergence. *Psychophysiology*, 21, 510-520.
大熊輝雄 1968 夢の精神生理―最近の夢研究の方法論をめぐって 綜合臨牀, 17, 2467-2472.
大熊輝雄 1999 臨床脳波学 第 5 版 医学書院
Rechtschaffen, A., & Kales, A. 1968 *A manual of standardized terrminology, techniques and scoring system for sleep stages of human subjects*. Washington, DC: Public Health Service, U. S. Government Printing Office.
白川修一郎・田中秀樹 1999 検査法（睡眠記録，評価法，評価尺度） 太田龍朗・大川匡子（編） 睡眠障害 臨床精神医学講座13 中山書店 Pp. 83-95.
Takahara, M., Kanayama, S., Nittono, H., & Hori, T. 2006 REM sleep EEG pattern: examination by a new EEG scoring system for REM sleep period. *Sleep and Biological Rhythms*, 4, 105-110.
Tamaki, M., Matsuoka, T., Nittono, H., & Hori, T. (in press) Fast sleep spindle (13-15 Hz) activity correlates with sleep-dependent improvements in a visuomotor skill. *Sleep*.
Ueda K., Nittono, H., Hayashi, M., & Hori, T. 2001 Spatiotemporal changes of slow wave activities before and after 14Hz/12Hz sleep spindles during stage 2 sleep. *Psychiatry and Clinical Neurosciences*, 55, 183-184.
Webb, W. B. 1980 The natural onset of sleep. In L. Popoviciu, B. Açgian & G. Badiu (Eds.) *Sleep 1978*. Forth European Congress on Sleep Research, Tîrgu Mureç. Basel: S. Karger. Pp. 19-23.
Williams, H. L. 1967 The problem of defining depth of sleep. In S. S. Kety, E. V. Evarts & H. L. Williams (Eds.) *Sleep and altered states of consciousness*. Baltimore: Williams & Wilkins. Pp. 277-287.

■4章

阿住一雄 1982 成人の正常睡眠とその随伴現象 上田英雄，島薗安雄，武内重五郎，豊倉康夫（編） 睡眠障害 南江堂 Pp. 1-41.
阿住一雄 1994 成人の睡眠 日本睡眠学会（編） 睡眠学ハンドブック 朝倉書店 Pp. 28-34.
Baharav, A., Kotagal, S., Gibbons, V., Rubin, B. K., Pratt, G., Karin, J., & Akselrod, S. 1995 Fluctuations in autonomic nervous activity during sleep displayed by power spectrum analysis of heart rate variability. *Neurology*, 45, 1183-1187.
Born, J., Hansen, K., Marshall, L., Mölle, M., & Fehm, H. L. 1999 Timing the end of nocturnal sleep. *Nature*, 397, 29-30.
Cajochen, C., Zeitzer, J. M., Czeisler, C. A., & Dijk, D. J. 2000 Dose-response relationship for light intensity and

引用文献

ocular and electroencephalographic correlates of human alertness. *Behavioural Brain Research*, 115, 75–83.
Cauter, E. V. 2005 Endocrine physiology. In M. H. Kryger, T. Roth & W. C. Dement (Eds.) *Principles and practice of sleep medicine. 4th ed.* Philadelphia: Elsevier. Pp. 266–282.
Czeisler, A. C., Zimmerman, J. C., Ronda, J. M., Moore-Ede, M. C., & Weitzman, E. D. 1980 Timing of REM sleep is coupled to the circadian rhythm of body temperature in man. *Sleep*, 2, 329–346.
Dang-Vu, T. T., Desseilles, M., Petit, D., Mazza, S., Montplaisir, J., & Maquet, P. 2007 Neuroimaging in sleep medicine. *Sleep Medicine*, 8, 349–372.
Dement, W. C., & Kleitman, N. 1957 Cyclic variations in EEG during sleep and their relation to eye movements, body motility and dreaming. *Clinical Neurophysiology*, 9, 673–690.
Dijk, D. J., & Edgar, D. M. 1999 Circadian and homeostatic control of wakefulness and sleep. In F. W. Turek & P. C. Zee (Ed.) *Regulation of sleep and circadian rhythms.* New York: Marcel Dekker. Pp. 111–147.
Elsenbruch, S., Harnish, M. J., & Orr, W. C. 1999 Heart rate variability during waking and sleep in healthy males and females. *Sleep*, 22, 1067–1071.
Fisher, C., Gross, J., & Zuch, J. 1965 Cycle of penile erection synchronous with dreaming (REM) sleep. *Archives of General Psychiatry*, 12, 29–45.
Gillberg, M., & Åkerstedt, T. 1982 Body temperature and sleep at different times of day. *Sleep*, 5, 378–388.
橋本聡子・本間研一　1999　生物リズム　鳥居鎮夫（編）　睡眠環境学　朝倉書店　Pp. 23–36.
本多和樹　2006　液性因子による睡眠覚醒制御　神経内科, 64, 225–232.
本多和樹　2007　現代の睡眠科学　本多和樹（監）　眠りの科学とその応用—睡眠のセンシング技術と良質な睡眠の確保に向けての研究開発　シーエムシー出版　Pp. 51–65.
Hori, T., Miyasita, A., & Niimi, Y. 1970 Skin potential activities and their regional differences during normal sleep in humans. *Japanese Journal of Physiology*, 20, 657–671.
Jeannerod, M., Mouret, J., & Jouvet, M. 1965 Secondary effects of visual deafferentation on ponto-geniculo-occipital phase electrical activity of paradoxical sleep. *Journal of Physiology (Paris)*, 57, 255–256.
Jones, B. E. 2005 From waking to sleeping: neuronal and chemical substrates. *Trends in Pharmacological Sciences*, 26, 578–586.
Knowles, J. B., MacLean, A. W., Salem, L., Vetere, C., & Coulter, M. 1986 Slow-wave sleep in daytime and nocturnal sleep. An estimate of the time course of 'Process S'. *Journal of Biological Rhythms*, 1, 303–308.
Krauchi, K., & Wirz-Justice, A. 1994 Circadian rhythm of heat production, heart rate, and skin and core temperature under unmasking conditions in men. *American Journal of Physiology*, 267, R819–R829.
Lavie, P. 1986 Ultrashort sleep-waking schedule. III. 'Gates' and 'Forbidden zones' for sleep. *Electroencephalography and clinical Neurophysiology*, 63, 414–425.
Maquet, P. 2000 Functional neuroimaging of normal human sleep by positron emission tomography. *Journal of Sleep Research*, 9, 207–231.
松本淳治・森田雄介・木内妙子　1975　乳児と成人における睡眠と皮膚温の関係　臨床脳波, 17, 301–307.
宮下章夫　1986　覚醒水準と知覚情報処理　新美良純・鈴木二郎（編）　皮膚電気活動　星和書店　Pp. 120–132.
宮下章夫・市原　信・宮内　哲・石原金由・新美良純　1978　夜間睡眠に及ぼす昼間睡眠の影響　脳波と筋電図, 6, 183–191.
Murphy, P. J., & Campbell, S. S. 1997 Nighttime drop in body temperature: a physical trigger for sleep onset? *Sleep*, 20, 505–511.
新美良純　1986　序論　新美良純・鈴木二郎（編）　皮膚電気活動　星和書店　Pp. 1–11.
Nishino, S., Ripley, B., Overeem, S., Lammers, G. J., & Mignot, E. 2000 Hypocretin (orexin) deficiency in human narcolepsy. *Lancet*, 355, 39–40.
小川徳雄　1986　中枢発現機序と体液性要因　新美良純・鈴木二郎（編）　皮膚電気活動　星和書店　Pp. 73–104.
Ogilvie, R. D., & Wilkinson, R. T. 1984 The detection of sleep onset: behavioral and physiological convergence. *Psychophysiology*, 21, 510–520.
奥平進之　1994　睡眠と自律神経機能　日本睡眠学会（編）　睡眠学ハンドブック　朝倉書店　Pp. 42–52.
苧坂満理子　2002　脳のメモ帳ワーキングメモリ　新曜社
Parker, D. C., Pekary, A. E., & Hershman, J. M. 1976 Effect of normal and reversed sleep-wake cycles upon nyctohemeral rhythmicity of plasma thyrotropin: evidence suggestive of an inhibitory influence in sleep. *The Journal of Clinical Endocrinology & Metabolism*, 43, 318–329.
Parker, D. C., Rossman, L. G., Pekary, A. E., & Hershman, J. M. 1987 Effect of 64-hour sleep deprivation on the circadian waveform of thyrotropin (TSH): further evidence of sleep-related inhibition of TSH release. *The Journal of Clinical Endocrinology & Metabolism*, 64, 157–161.
Sassin, J. F., Frantz, A. G., Kapen, S., & Weitzman, E. D. 1973 Nocturnal rise of human prolactin is dependent on sleep. *The Journal of Clinical Endocrinology & Metabolism*, 37, 436–440.
Sassin, J. F., Frantz, A. G., Weitzman, E. D., & Kapen, S. 1972 Human prolactin: 24-hour pattern with increased release during sleep. *Science*, 177, 1205–1207.

Sastre, J. P., & Jouvet, M. 1979 Le comportement onirique du chat. *Physiology & Behavior*, **22**, 979–989.
Scammell, T. E., Gerashchenko, D. Y., Mochizuki, T., McCarthy, M. T., Estabrooke, I. V., Sears, C. A., Saper, C. B., Urade, Y., & Hayaishi, O. 2001 An adenosine A2a agonist increases sleep and induces Fos in ventrolateral preoptic neurons. *Neuroscience*, **107**, 653–663.
Scheer, F. A., Cajochen, C., Turek, F. W., & Czeisler, C. A. 2005 Melatonin in the regulation of sleep and circadian rhythms. In M. H. Kryger, T. Roth & W. C. Dement (Eds.) *Principles and practice of sleep medicine. 4th ed.* Philadelphia: Elsevier. Pp. 395–404.
Scholz, U. J., Bianchi, A. M., Cerutti, T., & Kubicki, S. 1997 Vegetative background of sleep: spectral analysis of the heart rate variability. *Physiology & Behavior*, **62**, 1037–1043.
清水徹男 2002 睡眠にともなう自律神経機能の評価法 井上昌次郎（編） 快眠の科学 朝倉書店 Pp. 93–98.
Shimizu, T., Takahashi, Y., Suzuki, K., Kogawa, S., Tashiro, T., Takahasi, K., & Hishikawa, Y. 1992 Muscle nerve sympathetic activity during sleep and its change with arousal response. *Journal of Sleep Research*, **1**, 178–185.
Snyder, F., Hobson, J. A., Morrison, D. F., & Goldfrank, F. 1964 Changes in respiration, heart rate, and systolic blood pressure in human sleep. *Journal of Applied Physiology*, **19**, 417–422.
高橋康郎 1994 睡眠と内分泌機能 日本睡眠学会（編） 睡眠学ハンドブック 朝倉書店 Pp. 53–60.
高橋康郎・高橋清久 1978 睡眠覚醒サイクルと内分泌機能 伊藤正男・入沢 宏・小幡邦彦・鳥居鎮夫・松congregate 裕（編） 脳の統御機能, 生体リズム 医歯薬出版 Pp. 117–144.
内田 直・融 道男 1994 なぜ眠るのか―睡眠の脳内メカニズム こころの科学, **54**, 20–25.
裏出良博 2006 睡眠研究における日本人の貢献 睡眠医療, **1**, 46–51.
裏出良博・江口直美・黄 志力・曲 衛敏 2004 睡眠の分子機構 *Clinical Neuroscience*, **22**, 37–40.
Valladares, E. M., Eljammal, S. M., Motivala, S., Ehlers, C. L., & Irwin, M. R. 2007 (in press) Sex differences in cardiac sympathovagal balance and vagal tone during sleep. *Sleep Medicine*.
Wallis, J. D. 2007 Orbitofrontal cortex and its contribution to decision-making. *Annual Review of Neuroscience*, **30**, 31–56.
Weitzman, E. D., Weinberg, U., D'Eletto, R., Lynch, H., Wurman, R. J., Czeisler, C., & Erlich, S. 1978 Studies of the 24 hour rhythm of melatonin in man. *Journal of Neural Transmission*, **13**, Supplement, 325–337.
Williams, R. L., Karacan, I., & Hursch, C. 1974 *Electroencephalography (EEG) of human sleep: clinical applications.* New York: John Wiley & Sons.
Zeitzer, J. M., Dijk, D. J., Kronauer, R. E., Brown, E. N., & Czeisler, C. A. 2000 Sensitivity of the human circadian pacemaker to nocturnal light: melatonin phase resetting and suppression. *Journal of Physiology-London*, **526**, 695–702.

■5章

Adam, K., Tomeny, M., & Oswald, I. 1986 Physiological and psychological differences between good and poor sleepers. *Journal of Psychiatric Research*, **20**, 301–316.
Alapin, I., Fichten, C. S., Libman, E., Creti, L., Bailes, S., & Wright, J. 2000 How is good and poor sleep in older adults and college students related to daytime sleepiness, fatigue, and ability to concentrate? *Journal of Psychosomatic Research*, **49**, 381–390.
Asai, T., Kaneita, Y., Uchiyama, M., Takemura, S., Asai, S., Yokoyama, E., Miyake, T., Harano, S., Suzuki, K., Ibuka, E., Kaneko, A., Tsutsui, T., & Ohida, T. 2006 Epidemiological study of the relationship between sleep disturbances and somatic and psychological complaints among the Japanese general population. *Sleep and Biological Rhythms*, **4**, 55–62.
Baehr, E. K., Revelle, W., & Eastman, C. I. 2000 Individual differences in the phase and amplitude of the human circadian temperature rhythm: with an emphasis on morningness-eveningness. *Journal of Sleep Research*, **9**, 117–127.
Bertelson, A. D., & Monroe, L. J. 1979 Personality patterns of adolescent poor and good sleepers. *Journal of Abnormal Child Psychology*, **7**, 191–197.
Blake, M. J. 1967 Relationship between circadian rhythm of body temperature and introversion-extraversion. *Nature*, **215**(5103), 896–897.
Buysse, D. J., Reynolds III, C. F., Monk, T. H., Berman, S. R., & Kupfer, D. J. 1989 The Pittsburgh Sleep Quality Index: a new instrument for psychiatric practice and research. *Psychiatry Research*, **28**, 193–213.
Carney, C. E., Edinger, J. D., Meyer, B., Lindman, L., & Istre, T. 2006 Daily activities and sleep quality in college students. *Chronobiology International*, **23**, 623–637.
Carrier, J., Monk, T. H., Buysse, D. J., & Kupfer, D. J. 1997 Sleep and morningness-eveningness in the 'middle' years of life (20–59 y). *Journal of Sleep Research*, **6**, 230–237.
Fichten, C. S., Creti, L., Amsel, R., Brender, W., Weinstein, N., & Libman, E. 1995 Poor sleepers who do not complain of insomnia: myths and realities about psychological and lifestyle characteristics of older good and poor sleepers. *Journal of Behavioral Medicine*, **18**, 189–223.

引用文献

Foret, J., Touron, N., Benoit, O., & Bouard, G. 1985 Sleep and body temperature in 'morning' and 'evening' people. *Sleep*, **8**, 311-318.

福田一彦・犬上 牧・宮下彰夫 1984 長時間睡眠者と短時間睡眠者の睡眠内容の比較 脳波と筋電図, **12**, 129-136.

Fukuda, K., Ishihara, K., Takeuchi, T., Yamamoto, Y., & Inugami, M. 1999 Classification of the sleeping pattern of normal adults. *Psychiatry and Clinical Neurosciences*, **53**, 141-143.

古谷真樹・田中秀樹・上里一郎 2006 大学生におけるストレス反応および睡眠習慣の規則性と睡眠健康との関連—睡眠健康改善に有用なストレス・コーピングの検討 学校保健研究, **47**, 543-555.

Gaina, A., Sekine, M., Kanayama, H., Takashi, Y., Hu, L., Sengoku, K., & Kagamimori, S. 2006 Morning-evening preference: sleep pattern spectrum and lifestyle habits among Japanese junior high school pupils. *Chronobiology International*, **23**, 607-621.

Gau, S. F., & Soong, W. T. 2003 The transition of sleep-wake patterns in early adolescence. *Sleep*, **26**, 449-454.

Grandner, M. A., & Kripke, D. F. 2004 Self-reported sleep complaints with long and short sleep: a nationally representative sample. *Psychosomatic Medicine*, **66**, 239-241.

Hartmann, E., Baekeland, F., & Zwilling, G. R. 1972 Psychological differences between long and short sleepers. *Archives of General Psychiatry*, **26**, 463-468.

Hartmann, E., Baekeland, F., Zwilling, G., & Hoy, P. 1971 Sleep need: how much sleep and what kind? *The American Journal of Psychiatry*, **127**, 1001-1008.

林 光緒・田中秀樹・岩城達也・福田一彦・堀 忠雄 1997 青年期中・後期における睡眠生活習慣と睡眠実験における被験者の選定基準について 広島大学総合科学部紀要Ⅳ理系編, **23**, 1-11.

Hicks, R. A., Allen, J. G., Armogida, R. E., Gilliland, M. A., & Pellegrini, R. J. 1980 Reduction in sleep duration and type A behavior. *Bulletin of the Psychonomic Society*, **16**, 109-110.

Hicks, R. A., Grant, F., & Chancellor, C. 1986 Type A-B status, habitual sleep duration, and perceived level of daily life stress of college students. *Perceptual and Motor Skills*, **63**, 793-794.

Hicks, R. A., Pellegrini, R. J., Martin, S., Garbesi, L., Elliott, D., & Hawkins, J. 1979 Type A behavior and normal habitual sleep duration. *Bulletin of the Psychonomic Society*, **14**, 185-186.

堀 忠雄 1998 睡眠習慣の実態調査と睡眠問題の発達的検討 平成7年度〜平成9年度文部省科学研究費補助金（基盤研究（A））研究成果報告書

堀 忠雄 2000 快適睡眠のすすめ 岩波書店

Horne, J. A., & Östberg, O. 1976 A self-assessment questionnaire to determine morningness-eveningness in human circadian rhythms. *International Journal of Chronobiology*, **4**, 97-110.

Horne, J. A., & Östberg, O. 1977 Individual differences in human circadian rhythms. *Biological Psychology*, **5**, 179-190.

Hyyppa, M. T., Kronholm, E., & Mattlar, C. E. 1991 Mental well-being of good sleepers in a random population sample. *The British Journal of Medical Psychology*, **64**, 25-34.

Ishihara, K., Honma, Y., & Miyake, S. 1990 Investigation of the children's version of the morningness-eveningness questionnaire with primary and junior high school pupils in Japan. *Perceptual and Motor Skills*, **71**, 1353-1354.

Ishihara, K., Miyasita, A., Inugami, M., Fukuda, K., & Miyata, Y. 1987 Differences in sleep-wake habits and EEG sleep variables between active morning and evening subjects. *Sleep*, **10**, 330-342.

石原金由・宮下彰夫・犬上 牧・福田一彦・山崎勝男・宮田 洋 1986 日本語版朝型-夜型（Morningness-Eveningness）質問紙による調査結果 心理学研究, **57**, 87-91.

Jean-Louis, G., Kripke, D. F., & Ancoli-Israel, S. 2000 Sleep and quality of well-being. *Sleep*, **23**, 1115-1121.

Jones, B. T., Macphee, L. M., Broomfield, N. M., Jones, B. C., & Espie, C. A. 2005 Sleep-related attentional bias in good, moderate, and poor (primary insomnia) sleepers. *Journal of Abnormal Psychology*, **114**, 249-258.

Kerkhof, G. A. 1985 Inter-individual differences in the human circadian system: a review. *Biological Psychology*, **20**, 83-112.

Kerkhof, G. A. 1991 Differences between morning-types and evening-types in the dynamics of EEG slow wave activity during night sleep. *Electroencephalography and Clinical Neurophysiology*, **78**, 197-202.

Kerkhof, G. A. 1998 The 24-hour variation of mood differs between morning- and evening-type individuals. *Perceptual and Motor Skills*, **86**, 264-266.

Kerkhof, G. A., & Lancel, M. 1991 EEG slow wave activity, REM sleep, and rectal temperature during night and day sleep in morning-type and evening-type subjects. *Psychophysiology*, **28**, 678-688.

Kerkhof, G. A., & Van Dongen, H. P. 1996 Morning-type and evening-type individuals differ in the phase position of their endogenous circadian oscillator. *Neuroscience Letters*, **218**, 153-156.

Kleitman, N. 1939 *Sleep and Wakefulness*. Chicago: Chicago University Press.

Kripke, D. F., Garfinkel, L., Wingard, D. L., Klauber, M. R., & Marler, M. R. 2002 Mortality associated with sleep duration and insomnia. *Archives of General Psychiatry*, **59**, 131-136.

Lavie, P., & Segal, S. 1989 Twenty-four-hour structure of sleepiness in morning and evening persons investigated by ultrashort sleep-wake cycle. *Sleep*, **12**, 522-528.
Marks, P. A., & Monroe, L. J. 1976 Correlates of adolescent poor sleepers. *Journal of Abnormal Psychology*, **85**, 243-246.
宮下彰夫　1984　睡眠の心理学　鳥居鎮夫（編）　睡眠の科学　朝倉書店　Pp. 87-105.
宮下彰夫　1994　短時間睡眠者・長時間睡眠者　日本睡眠学会（編）　睡眠学ハンドブック　朝倉書店　Pp. 34-36.
Mongrain, V., Carrier, J., & Dumont, M. 2005 Chronotype and sex effects on sleep architecture and quantitative sleep EEG in healthy young adults. *Sleep*, **28**, 819-827.
Monk, T. H. 1991 Sleep and circadian rhythms. *Experimental Gerontology*, **26**, 233-243.
Monk, T. H., Petrie, S. R., Hayes, A. J., & Kupfer, D. J. 1994 Regularity of daily life in relation to personality, age, gender, sleep quality and circadian rhythms. *Journal of Sleep Research*, **3**, 196-205.
Monk, T. H., Reynolds Ⅲ, C. F., Buysse, D. J., DeGrazia, J. M., & Kupfer, D. J. 2003 The relationship between life-style regularity and subjective sleep quality. *Chronobiology International*, **20**, 97-107.
Monk, T. H., Reynolds Ⅲ, C. F., Kupfer, D. J., Hoch, C. C., Carrier, J., & Houck, P. R. 1997 Differences over the life span in daily life-style regularity. *Chronobiology International*, **14**, 295-306.
Monroe, L. J. 1967 Psychological and physiological differences between good and poor sleepers. *Journal of Abnormal Psychology*, **72**, 255-264.
Monroe, L. J., & Marks, P. A. 1977 MMPI differences between adolescent poor and good sleepers. *Journal of Consulting and Clinical Psychology*, **45**, 151-152.
NHK放送文化研究所　2006　2005年度国民生活時間調査　日本放送出版協会
NHK放送文化研究所世論調査部　1995　生活時間の国際比較　大空社
太田美音　2006　さらなる利活用を目指して―平成18年社会生活基本調査の集計及び13年社会生活基本調査特別会計から　統計　Pp. 35-40.
Park, Y. M., Matsumoto, K., Seo, Y. J., Kang, M. J., & Nagashima, H. 2002 Changes of sleep or waking habits by age and sex in Japanese. *Perceptual and Motor Skills*, **94**, 1199-1213.
Park, Y. M., Matsumoto, K., Seo, Y. J., & Shinkoda, H. 1999 Sleep and chronotype for children in Japan. *Perceptual and Motor Skills*, **88**, 1315-1329.
Rosenthal, L., Day, R., Gerhardstein, R., Meixner, R., Roth, T., Guido, P., & Fortier, J. 2001 Sleepiness/alertness among healthy evening and morning type individuals. *Sleep Medicine*, **2**, 243-248.
白川修一郎　2000　人間の睡眠・覚醒リズムと光　照明学会誌, **84**, 354-361.
田中秀樹・林　光緒・堀　忠雄　1997　青年期における睡眠問題の発達的検討―教育現場での臨床的応用をめざして　広島大学総合科学部紀要Ⅳ理系編, **23**, 141-154.
Taub, J. M. 1978 Behavioral and psychophysiological correlates of irregularity in chronic sleep routines. *Biological Psychology*, **7**, 37-53.
Taub, J. M., & Hawkins, D. R. 1979 Aspects of personality associated with irregular sleep habits in young adults. *Journal of Clinical Psychology*, **35**, 296-304.
Webb, W. B., & Agnew, H. W., Jr. 1970 Sleep stage characteristics of long and short sleepers. *Science*, **168**, 146-147.
Webb, W. B., & Friel, J. 1970 Characteristics of 'natural' long and short sleepers: a preliminary report. *Psychological Reports*, **27**, 63-66.
Webb, W. B., & Friel, J. 1971 Sleep stage and personality characteristics of 'natural' long and short sleepers. *Science*, **171**, 587-588.

■6章
荒川泰寿・林　光緒・高木正人・堀　忠雄　1992　喫煙行動に及ぼすウルトラディアン変動の影響　広島大学総合科学部紀要Ⅳ理系編, **18**, 63-72.
Broughton, R. 1975 Biorhythmic variations in consciousness and psychological functions. *Canadian Psychological Review*, **16**, 217-238.
Broughton, R. J. 1989 Chronobiological aspects and models of sleep and napping. In D. F. Dinges & R. J. Broughton (Eds.) *Sleep and alertness: chronobiological, behavioral, and medical aspects of napping.* New York: Raven Press. Pp. 71-98.
Broughton, R., & Mullington, J. 1992 Circasemidian sleep propensity and the phase-amplitude maintenance model of human sleep/wake regulation. *Journal of Sleep Research*, **1**, 93-98.
Cajochen, C., Zeitzer, J. M., Czeisler, C. A., & Dijk, D. J. 2000 Dose-response relationship for light intensity and ocular and electroencephalographic correlates of human alertness. *Behavioural Brain Research*, **115**, 75-83.
Christ, G., De Koninck, J., Hébert, M., Carrier, J., Lamarche, C., & Dufour, S. 1996 Body temperature and the return of slow wave activity in extended sleep. *Electroencephalography and Clinical Neurophysiology*, **98**, 42-

引用文献

50.
Czeisler, C. A., Duffy, J. F., Shanahan, T. L., Brown, E. N., Mitchell, J. F., Rimmer, D. W., Ronda, J. M., Silva, E. J., Allan, J. S., Emens, J. S., Dijk, D-J., & Kronauer, R. E. 1999 Stability, precision, and near-24-hour period of the human circadian pacemaker. *Science*, 284, 2177-2181.

Czeisler, C. A., Johnson, M. P., Duffy, J. F., Brown, E. N., Ronda, J. M., & Kronauer, R. E. 1990 Exposure to bright light and darkness to treat physiologic maladaptation to night work. *New England Journal of Medicine*, 322, 1253-1259.

Czeisler, C. A., Richardson, G. S., Zimmerman, J. C., Moore-Ede, M. C., & Weitzman, E. D. 1981 Entrainment of human circadian rhythms by light-dark cycles: a reassessment. *Photochemistry and Photobiology*, 34, 239-247.

遠藤拓郎・本間研一　2000　ヒトの概日リズムと睡眠　生理心理学と精神生理学, 18, 3-8.

福原浩之　1996　鼻呼吸のウルトラディアンリズム―新しい測定法による検討　心理学研究, 66, 437-442.

Garbarino, S., Nobili, L., Beelke, M., Phy, F. D. C., & Ferrillo, F. 2001 The contributing role of sleepiness in highway vehicle accidents. *Sleep*, 24, 203-206.

Gillberg, M., & Åkerstedt, T. 1982 Body temperature and sleep at different times of day. *Sleep*, 5, 378-388.

Gopher, D., & Lavie, P. 1980 Short term rhythms in the performance of a simple motor task. *Journal of Motor Behavior*, 12, 207-219.

Halberg, F. 1959 Physiologic 24-hour periodicity: general and procedural considerations with reference to the adrenal cycle. *Zeitschrift für Vitamin-, Hormon-und Fermentforschung*, 10, 225-296.

Halberg, F., Engeli, M., & Hamburger, C. 1965 The 17-ketosteroid excretion of a healthy man on weekdays and weekends. *Experimental Medicine and Surgery*, 23, 61-69.

Hasegawa, M., & Kern, E. B. 1977 The human nasal cycle. *Mayo Clinic Proceedings*, 52, 28-34.

林　光緒・堀　忠雄　1988　脳波を指標とした大脳半球機能差のウルトラディアン・リズム　広島大学総合科学部紀要Ⅲ情報行動科学研究, 12, 15-22.

Hayashi, M., & Hori, T. 1990 Basic ultradian components of daytime sleepiness in human subjects. *Japanese Psychological Research*, 32, 128-136.

Hayashi, M., Minami, S., & Hori, T. 1998 Masking effect of motivation on ultradian rhythm. *Perceptual and Motor Skills*, 86, 127-136.

Hayashi, M., Morikawa, T., & Hori, T. 2002 Circasemidian 12 h cycle of slow wave sleep under constant darkness. *Clinical Neurophysiology*, 113, 1505-1516.

Hayashi, M., Sato, K., & Hori, T. 1994 Ultradian rhythms in task performance, self-evaluation, and EEG activity. *Perceptual and Motor Skills*, 79, 791-800.

Hiatt, J. F., & Kripke, D. D. 1975 Ultradian rhythms in waking gastric activity. *Psychosomatic Medicine*, 37, 320-325.

Honma, K., Honma, S., Kohsaka, M., & Fukuda, N. 1992 Seasonal variation in the human circadian rhythm: dissociation between sleep and temperature rhythm. *American Journal of Physiology Regulatory Integrative and Comparative Physiology*, 262, R885-R891.

Hori, T. 1988 Ultradian rhythms of interhemispheric activity during waking and sleeping. *The Japanese Journal of Psychiatry and Neurology*, 42, 181-183.

Hori, T. 1989 Ultradian rhythms in spatial and verbal cognitive performance. *The Japanese Journal of Psychiatry and Neurology*, 43, 266-267.

堀　忠雄　1990　頭の働きに24時間より短い周期がある　高橋三郎・高橋清久・本間研一（編）臨床時間生物学　朝倉書店　Pp. 112-121.

堀　忠雄　1998　睡眠習慣の実態調査と睡眠問題の発達的検討　平成7年度～平成9年度文部省科学研究費補助金（基盤研究（A））研究成果報告書

堀　忠雄・林　光緒・森川俊雄　1989　空間的および言語的認知課題の遂行に及ぼすウルトラディアン・リズムの影響　昭和62・63年度科学研究費補助金（一般研究C）研究成果報告書　日中の行動に及ぼすウルトラディアン・リズムの影響に関する生理心理学的研究（代表　堀　忠雄）Pp. 1-9.

堀　忠雄・林　光緒・杉本助男　1988　覚醒脳波の半球差とウルトラディアン変動　脳波と筋電図, 16, 328-335.

井深信男　1990　行動の時間生物学　朝倉書店

井深信男　1991　哺乳類の概年リズム　千葉喜彦・高橋清久（編）時間生物学ハンドブック　朝倉書店　Pp. 235-243.

彼末一之　2005　体温とその調節　小澤瀞司・福田康一郎・本間研一・大森治紀・大橋俊夫（編）標準生理学　医学書院　Pp. 831-842.

Khalsa, S. B. S., Jewett, M. E., Cajochen, C., & Czeisler, C. A. 2003 A phase response curve to single bright light pulses in human subjects. *The Journal of Physiology*, 549, 945-952.

Klein, R., & Armitage, R. 1979 Rhythms in human performance: 1 1/2 hour oscillations in cognitive style. *Sci-*

ence, **204**, 1326-1328.
Kleitman, N. 1963 *Sleep and wakefulness. 2nd ed.* Chicago: University of Chicago press.
香坂雅子・福田紀子・小林理子・本間裕士 2002 女性に特有な睡眠問題とその調整法 井上昌次郎（編） 快眠の科学 朝倉書店 Pp. 21-26.
Krauchi, K., & Wirz-Justice, A. 1994 Circadian rhythm of heat production, heart rate, and skin and core temperature under unmasking conditions in men. *American Journal of Physiology*, **267**, R819-R829.
Kripke, D. F., Fleck, P. A., Mullaney, D. J., & Levy, M. L. 1983 Behavioral analogs of the REM-non REM cycle. *Advances in Biological Psychiatry*, **11**, 72-79.
黒島晨汎 2005 生殖 小澤瀞司・福田康一郎・本間研一・大森治紀・大橋俊夫（編） 標準生理学 医学書院 Pp. 943-971.
Lavie, P. 1982 Ultradian rhythms in human sleep and wakefulness. In W. B. Webb (Ed.) *Biological rhythms, sleep, and performance*. Wiley. Pp. 239-272.
Lavie, P. 1985 Ultradian rhythms: gates of sleep and wakefulness. In H. Schulz & P. Lavie (Eds.) *Ultradian rhythms in physiology and behavior*. Berlin: Springer-Verlag. Pp. 148-164.
Lavie, P. 1986 Ultrashort sleep-waking schedule. Ⅲ. 'gates' and 'forbidden zones' for sleep. *Electroencephalography and Clinical Neurophysiology*, **63**, 414-425.
Lavie, P. 1989 Ultradian rhythms in arousal-the problem of masking. *Chronobiology International*, **6**, 21-28.
Lavie, P., & Kripke, D. F. 1977 Ultradian rhythms in urine flow in waking humans. *Nature*, **269**, 142-144.
Manseau, C., & Broughton, R. J. 1984 Bilateral synchronous ultradian EEG rhythms in awake adult humans. *Psychophysiology*, **21**, 265-273.
Middleton, B., Arendt, J., & Stone, B. M. 1996 Human circadian rhythms in constant dim light (8 lux) with knowledge of clock time. *Journal of Sleep Research*, **5**, 69-76.
Minors, D. S., & Waterhouse, J. M. 1981 Anchor sleep as a synchronizer of rhythms on abnormal routines. *International Journal of Chronobiology*, **7**, 165-188.
見附 梢・林 光緒 2007 睡眠制限夜前にとる予防的睡眠（寝だめ）の効果について 生理心理学と精神生理学, **25**, 161.
Monk, T. H., Buysse, D. J., Reynolds Ⅲ, C. F., & Kupfer, D. J. 1996 Circadian determinants of the post-lunch dip in performance. Chronobiology International, **13**, 123-133.
守 和子 1991 交替勤務 千葉喜彦・高橋清久（編） 時間生物学ハンドブック 朝倉書店 Pp. 309-318.
大川匡子 1999 生活リズムの調節 鳥居鎮夫（編） 睡眠環境学 朝倉書店 Pp. 56-67.
Okawa, M., Matousek, M., & Petersén, I. 1984 Spontaneous vigilance fluctuations in the daytime. *Psychophysiology*, **21**, 207-211.
Oswald, I., Merrington, J., & Lewis, H. 1970 Cyclical 'on demand' oral intake in adults. *Nature*, **225**, 959-960.
Pack, A. I., Pack, A. M., Rodgman, E., Cucchiara, A., Dinges, D. F., & Schwab, C. W. 1995 Characteristics of crashes attributed to the driver having fallen asleep. *Accident Analysis and Prevention*, **27**, 769-775.
Richardson, G. S., Carskadon, M. A., Orav, E. J., & Dement, W. C. 1982 Circadian variation of sleep tendency in elderly and young adult subjects. *Sleep*, **5**, S82-S94.
佐々木三男 1991 時差ぼけ 千葉喜彦・高橋清久（編） 睡眠学ハンドブック 朝倉書店 Pp. 328-337.
佐々木三男・松永直樹 1994 時間帯域変化症候群 日本睡眠学会（編） 睡眠学ハンドブック Pp. 244-249.
高橋敏治 2007 人工的昼夜 本間研一・彼末一之（編） 環境生理学 北海道大学出版会 Pp. 187-202.
Tuji, Y., & Kobayashi, T. 1988 Short and long ultradian EEG componets in daytime arousal. *Electroencephalography and Clinical Neurophysiology*, **70**, 110-117.
辻 陽一・小林敏孝・遠藤四郎 1986 主成分分析による覚醒時脳波のウルトラディアン・リズムの構造解析 脳波と筋電図, **14**, 166-175.
和田 勝 1991 鳥類の概年リズム 千葉喜彦・高橋清久（編） 時間生物学ハンドブック 朝倉書店 Pp. 223-234.
Werntz, D. A., Bickford, R. G., Bloom, F. E., & Shannahoff-Khalsa, D. S. 1983 Alternating cerebral hemispheric activity and the lateralization of autonomic nervous function. *Human Neurobiology*, **2**, 39-43.
Wever, R. A. 1979 *The circadian system of man.* Berlin: Springer-Verlag.
Yoneyama, S., Hashimoto, S., & Honma, K. 1999 Seasonal changes of human circadian rhythms in Antarctica. *American Journal of Physiology - Regulatory Integrative and Comparative Physiology*, **277**, R1091-R1097.
Zeitzer, J. M., Dijk, D-J., Kronauer, R. E., Brown, E. N., & Czeisler, C. A. 2000 Sensitivity of the human circadian pacemaker to nocturnal light: melatonin phase resetting and suppression. *Journal of Physiology*, **526**, 695-702.
Zulley, J., & Campbell, S. S. 1985 Napping behavior during 'spontaneous internal desynchronization': sleep remains in synchrony with body temperature. *Human Neurobiology*, **4**, 123-126.

引用文献

■ 7章

朝日新聞 2006 眠気の損失，年3兆5千億円ナリ 効率低下，欠勤，遅刻… 日大教授が試算 2006年6月8日付朝刊
Bamford, F. N., Bannister, R. P., Benjamin, C. M., Hillier, V. F., Ward, B. S., & Moore, W. M. 1990 Sleep in the first year of life. *Developmental Medicine and Child Neurology*, **32**, 718-724.
Bixler, E. O., Kales, A., Jacoby, J. A., Soldatos, C. R., & Vela-Bueno, A. 1984 Nocturnal sleep and wakefulness: effects of age and sex in normal sleepers. *International Journal of Neuroscience*, **23**, 33-42.
Carskadon, M. A., & Dement, W. C. 1987 Daytime sleepiness: quantification of a behavioral state. *Neuroscience and Biobehavioral Reviews*, **11**, 307-317.
Coons, S., & Guilleminault, C. 1982 Development of sleep-wake patterns and non-rapid eye movement sleep stages during the first six months of life in normal infants. *Pediatrics*, **69**, 793-798.
Dement, W. C., Miles, L. E., & Carskadon, M. A. 1982 'White paper' on sleep and aging. *Journal of the American Geriatrics Society*, **30**, 25-50.
Dinges, D. F., Orne, M. T., Whitehouse, W. G., & Orne, E. C. 1987 Temporal placement of a nap for alertness: contributions of circadian phase and prior wakefulness. *Sleep*, **10**, 313-329.
Doi, Y., Minowa, M., Okawa, M., & Uchiyama, M. 2000 Prevalence of sleep disturbance and hypnotic medication use in relation to sociodemographic factors in the general Japanese adult population. *Journal of Epidemiology*, **10**, 79-86.
Feinberg, I. 1974 Changes in sleep cycle patterns with age. *Journal of Psychiatric Research*, **10**, 283-306.
福田一彦 2001 お昼寝がつくる幼児の夜更かし 堀 忠雄（編）眠りたいけど眠れない 昭和堂 Pp. 1-21.
福田一彦 2003 教育と睡眠問題 高橋清久（編）睡眠学 じほう Pp. 169-184.
福田一彦 2005 学童・学生の睡眠の実態とその問題点 小児看護，**28**，1464-1467.
Fukuda, K., & Ishihara, K. 1997 Development of human sleep and wakefulness rhythm during the first six months of life: discontinuous changes at the 7th and 12th week after birth. *Biological Rhythm Research*, **28**, Supplement 1, 94-103.
福島保喜（編） 1994 老年病 図説臨床看護医学 第13巻 同朋社
早石 修・井上昌次郎（編） 2000 快眠の医学 日本経済新聞社
林 泰・遠藤四郎・大友英一・渡辺晴雄 1981 高齢者の終夜睡眠ポリグラフィ 臨床脳波，**23**，155-161.
Hellbrügge, T. 1960 The development of circadian rhythms in infants. *Cold Spring Harbor Symposia on Quantitative Biology*, **25**, 311-323.
Hoppenbrouwers, T., Hodgman, J. E., Harper, R. M., & Sterman, M. B. 1982 Temporal distribution of sleep states, somatic activity, and autonomic activity during the first half year of life. *Sleep*, **5**, 131-144.
星野 命 1981 ライフ・スタイル 新版心理学事典 平凡社 Pp. 806.
ICSD International classification of sleep disorders 1990 *Diagnostic and coding manual*. Diagnostic Classification Steering Committee. Thorpy, M. J., Chairman. Rochester: American Sleep Disorders Association. 日本睡眠学会診断分類委員会（訳） 1994 睡眠障害国際分類診断とコードの手引 日本睡眠学会
井口義信・小林敏孝・山本卓二 1991 日中の身体的，精神的負荷が睡眠脳波の徐波成分に及ぼす影響 臨床脳波，**33**，590-594.
石原金由 2000 乳児期における睡眠－覚醒リズムの発達 生理心理学と精神生理学，**18**，27-34.
石原金由 2001 夜型社会が子どもの世界まで広がった 堀 忠雄（編）眠りたいけど眠れない 昭和堂 Pp. 23-40.
石原金由 2005 乳幼児期の睡眠の実態とその問題点 小児看護，**28**，1459-1463.
石原金由・福田一彦 2004 思春期―睡眠習慣とその問題点 診断と治療，**92**，1201-1205.
石原金由・本間由佳子・三宅 進 1990 生後6ヵ月間における乳児の睡眠・覚醒リズムの発達 ノートルダム清心女子大学紀要生活経営学・児童学・食品・栄養学編，**14**，7-13.
柄澤昭秀 1983 睡眠障害：老人の睡眠と睡眠障害 治療学，**11**，69-74.
川井 尚 2001 平成12年度幼児健康度調査について 小児保健研究，**60**，543-587.
河野寿美代・城田 愛・甲斐田幸佐・林 光緒・堀 忠雄 2003 新生児の活動―休止リズムと母親のリズムの比較 広島大学総合科学部紀要IV理系編，**29**，53-62.
香坂雅子 2004 女性に特有な睡眠障害 診断と治療，**92**，1207-1212.
厚生省（編） 2000 平成12年版厚生白書：新しい高齢者像をもとめて―21世紀の高齢社会を迎えるにあたって ぎょうせい
厚生労働省 2000 平成12年保健福祉動向調査
厚生労働省 2003 平成14年労働者健康状況調査
厚生労働省 2005 平成17年就労条件総合調査
Lazarus, L. W. (Ed.) 1988 Essentials of geriatric psychiatry: a guide for health professionals. New York: Springer. 松下正明（訳） 1996 老年精神医学ガイドブック 金剛出版
簑輪眞澄・土井由利子 2002 日本人の睡眠問題とその調整法 井上昌次郎（編）快眠の科学 朝倉書店

引用文献

Pp. 2-10.
三島和夫 1994 加齢に伴う睡眠・覚醒リズム障害―アルツハイマー型老年痴呆および多発梗塞型痴呆のリズム障害特性 臨床脳波, 36, 219-224.
文部科学省 2002 児童生徒の心の健康と生活習慣に関する調査報告書
Monk, T. H., Reynolds Ⅲ, C. F., Buysse, D. J., Hoch, C. C., Jarrett, D. B., Jennings, J. R., & Kupfer, D. J. 1991 Circadian characteristics of healthy 80-year-olds and their relationship to objectively recorded sleep. *Journal of Gerontology: Medical Sciences*, 46, 171-175.
内閣府 2007 平成17年度低年齢少年の生活と意識に関する調査
Naylor, E., Penev, P. D., Orbeta, L., Janssen, I., Ortiz, R., Colecchia, E. F., Keng, M., Finkel, S., & Zee, P. C. 2000 Daily social and physical activity increases slow-wave sleep and daytime neuropsychological performance in the elderly. *Sleep*, 23, 87-95.
NHK放送文化研究所 2006 2005年国民生活時間調査報告書
日本学校保健会 2006 平成16年度児童生徒の健康状態サーベイランス事業報告書
Nishihara, K., & Horiuchi, S. 1998 Changes in sleep patterns of young women from late pregnancy to postpartum: relationships to their infants' movements. *Perceptual & Motor Skills*, 87, 1043-1056.
大川匡子 1992 加齢と生体リズム―痴呆老年者の睡眠リズム異常とその新しい治療 神経研究の進歩, 36, 1010-1019.
奥平進之 1984 睡眠と加齢 鳥居鎮夫（編） 睡眠の科学 朝倉書店 Pp. 184-207.
大熊輝雄 1977 睡眠の臨床 医学書院
大熊輝雄 1999 臨床脳波学 第5版 医学書院
Parmelee, A. H. Jr., Wenner, W. H., & Schulz, H. R. 1964 Infant sleep patterns: from birth to 16 weeks of age. *Journal of Pediatrics*, 65, 576-582.
Roffwarg, H. P., Muzio, J. N., & Dement, W. C. 1966 Ontogenic development of the human sleep-dream cycle: the prime role of dreaming sleep in early life may be in the development of the central nervous system. *Science*, 152, 604-619.
Scott, A. J., Monk T. H., & Brink, L. L. 1997 Shiftwork as a risk factor for depression: a pilot study. *International Journal of Occupational and Environmental Health*, 3, S2-S9.
瀬川昌也 1999 幼児の眠りの調整 鳥居鎮夫（編） 睡眠環境学 朝倉書店 Pp. 110-123.
島田三恵子・瀬川昌也・日暮 眞・木村留美子・奥起久子・山南貞夫・赤松 洋 1999 最近の乳児の睡眠時間の月齢変化と睡眠覚醒リズムの発達 小児保健研究, 58, 592-598.
白川修一郎 2006 現代日本人の睡眠事情と健康 白川修一郎（編） 睡眠とメンタルヘルス ゆまに書房 Pp. 3-21.
Shirota, A., Tamaki, M., Nittono, H., Hayashi, M., & Hori, T. 2001 Volitional lifestyle and nocturnal sleep in the healthy elderly. *Sleep Research Online*, 4, 91-96.
総務省 2002 平成13年社会生活基本調査
Stampi, C. 1992 The effects of polyphasic and ultrashort sleep schedules. In C. Stampi（Ed.）*Why We Nap. Evolution, chronobiology, and functions of polyphasic and ultrashort sleep.* Boston: Birkhäuser. Pp. 137-179.
高橋正也 2004 勤務者 診断と治療, 92, 1213-1218.
高橋祥友 1998 老化と社会心理 本間 昭・武田雅俊（編） 臨床精神医学講座 第12巻 老年期精神障害 中山書店 Pp. 3-9.
玉木宗久・城田 愛・林 光緒・堀 忠雄 1999 高齢者における30分間の昼寝の回復効果 老年精神医学雑誌, 10, 1309-1317.
Tamaki, M., Shirota, A., Hayashi, M., & Hori, T. 2000 Restorative effects of a short afternoon nap (<30 min) in the elderly on subjective mood, performance and EEG activity. *Sleep Research Online*, 3, 131-139.
Tamaki, M., Shirota, A., Tanaka, H., Hayashi, M., & Hori, T. 1999 Effects of a daytime nap in the aged. *Psychiatry and Clinical Neuroscience*, 53, 273-275.
田中秀樹・城田 愛・林 光緒・堀 忠雄 1996 高齢者の意欲的なライフスタイルと睡眠生活習慣についての検討 老年精神医学雑誌, 7, 1345-1350.
東京都教育委員会 2004 平成14年度児童・生徒の健康に関するアンケート調査報告書
Wauquier, A., van Sweden, B., Kerkhof, G. A., & Kamphuisen, H. A. 1991 Ambulatory first night sleep effect recording in the elderly. *Behavioral Brain Research*, 42, 7-11.
Webb, W. B. 1995 The cost of sleep-related accidents: a reanalysis. *Sleep*, 18, 276-280.
Webb, W. B., & Levy, C. M. 1982 Age, sleep deprivation, and performance. *Psychophysiology*, 19, 272-276.
Weissbluth, M. 1995 Naps in children: 6 months- 7 years. *Sleep*, 18, 82-87.
Yoshimatsu, S., & Hayashi, M. 2004 Bedtime and lifestyle in primary school children. *Sleep and Biological Rhythms*, 2, 153-155.

引用文献

■8章

Aeschbach, D., Dijk, D. J., & Borbély, A. A. 1997 Dynamics of EEG spindle frequency activity extended sleep in humans: relationship to slow-wave activity and time of day. *Brain Research*, 748, 131-136.
Bonnet, M., & Moore, S. E. 1982 The threshold of sleep: perception of steep as a function of time asleep and auditory threshold. *Sleep*, 5, 267-276.
Broughton, R. J. 1989 Evoked potentials and sleep-wake states in man. In J. Horne (Ed.) *Sleep '88*. Stuttgart: Gustav Fisher Verlag. Pp. 6-10.
Campbell, K., Bell, I., & Bastien, C. 1992 Evoked potential measures of information processing during natural sleep. In R. J. Broughton & R. D. Ogilvie (Eds.) *Sleep, arousal and performance*. Boston: Birkhäuser. Pp. 88-116.
Campbell, K. B., McGarry, P. A., & Bell, I. 1988 Information processing during sleep: the effects of high stimulus intensity. In W. P. Koella, F. Obal, H. Schulz & P. Visser (Eds.) *Sleep '86*. Stuttgart: Gustav Fischer Verlag. Pp. 376-378.
Cooper, R., Osselton, J. W., & Shaw, J. C. 1980 *EEG technology, 3rd ed.* Butterworth. 石崎　博・斎藤正己・畑田耕志 (訳)　1984　EEGテクノロジー　星和書店
Foulkes, D., & Vogel, G. 1965 Mental activity at sleep onset. *Journal of Abnormal Psychology*, 70, 231-243.
Gibbs, F. A., & Gibbs, E. L. 1950 *Atlas of electroencephalography*. Vol. 1. Methodology and controls. 2nd ed. Cambridge: Addison-Wesley.
Harsh, J., Voss, U., Hull, J., Schrepfer, S., & Badia, P. 1994 ERP and behavioral changes during the wake/sleep transition. *Psychophysiology*, 31, 244-252.
広重佳治　1987　入眠期指標としての緩徐眼球運動の変動　生理心理学と精神生理学, 5, 11-19.
Hiroshige, Y., & Dorokhov, V. B. 1997 Hemispheric asymmetry and regional differences in electroencephalographic alpha activity at the wake-sleep transition. *Japanese Psychological Research*, 39, 75-86.
堀　忠雄　1979　入眠時の脳波の主成分分析　脳波と筋電図, 7, 140-147.
Hori, T. 1982 Electrodermal and electro-oculographic activity in a hypnagogic state. *Psychophysiology*, 19, 668-672.
堀　忠雄　1984　入眠期の精神生理学的研究と展望　早稲田心理学年報, 16, 1-8.
Hori, T. 1985 Spatiotemporal changes of EEG activity during waking-sleeping transition period. *International Journal of Neuroscience*, 27, 101-114.
Hori, T., Hayashi, M., & Morikawa, T. 1990 Topography and coherence analysis of the hypnagogic EEG. In J. Horne (Ed.) *Sleep '90*. Bochum: Pontenagel. Pp. 10-12.
Hori, T., Hayashi, M., & Morikawa, T. 1994 Topographic EEG changes and the hypnagogic experience. In R. D. Ogilvie & J. R. Harsh (Eds.) *Sleep onset: normal and abnormal processes*. Washington, DC: American Psychological Association. Pp. 237-254.
Johnson, L. C. 1975 Sleep. In P. H. Venables & M. J. Christie (Eds.) *Research in psychophysiology*. New York: Wiley. Pp. 125-152.
Johnson, L., Naitoh, P., Nute, C., Lubin, A., Martin, B., & Viglione, S. 1971 EEG spectral and coherence analyses during awake and sleep. *Electroencephalography and Clinical Neurophysiology*, 31, 293-294.
Kamiya, J. 1961 Behavioral, subjective and physiological aspects of drowsiness and sleep. In D. W. Fiske & S. R. Maddi (Eds.) *Functions of varied experience*. Homewood: Dorsey. Pp. 145-174.
Kleitman, N. 1963 *Sleep and Wakefulness*. Chicago: University of Chicago Press.
Lagerlund, T. D., Sharbrough, F. W., Busacker, N. E., & Cicora, K. M. 1995 Interelectrode coherences from nearest-neighbor and spherical harmonic expansion computation of laplacian of scalp potential. *Electroencephalography and Clinical Neurophysiology*, 95, 178-188.
前田敏博　1993　意識の神経機序　脳と精神の医学, 4, 389-394.
Miles, W. 1929 Horizontal eye movements at the onset of sleep. *Psychological Review*, 36, 122-141.
森川俊雄　2004　覚醒－睡眠移行期の脳波のトポグラフィ特徴と時間変動特性の検討　広島大学総合科学部紀要　IV理系編, 30, 119-122.
森川俊雄・林　光緒・堀　忠雄　1989　入眠期の脳波のコヒーレンス解析　広島大学総合科学部紀要, 13, 81-89.
森川俊雄・林　光緒・堀　忠雄　1993　入眠期の脳波の時間的・空間的変化　脳波と筋電図, 21, 328-336.
森川俊雄・林　光緒・堀　忠雄　1994　入眠期における脳波トポグラムの時間的・空間的変化　脳波と筋電図, 22, 360-368.
Morikawa, T., Hayashi, M., & Hori, T. 1997 Auto power and coherence analysis of delta-theta band EEG during the waking-sleeping transition period. *Electroencephalography and Clinical Neurophysiology*, 103, 633-641.
Morikawa, T., Hayashi, M., & Hori, T. 2002 Spatio-temporal variations of alpha and sigma band EEG in waking sleeping transition period. *Perceptual and Motor Skills*, 95, 131-154.
Naifeh, K. H., & Kamiya, J. 1981 The nature of respiratory changes associated with sleep onset. *Sleep*, 4, 49-59.
Naitoh, P., Johnson, L. C., Lubin, A., & Wyborney, G. 1971 Brain wave 'generating' processes during waking and sleeping. *Electroencephalography and Clinical Neurophysiology*, 31, 294.

Naitoh, P., & Lewis, G. W. 1981 Statistical analysis of extracted features. In N. Yamaguchi & K. Fujisawa (Eds.) *Recent advances in EEG and EMG data processing.* North Holland: Elsevier Biomedical Press. Pp. 179-194.
Niedermeyer, E., Baker, F., Freund, G., & Takahashi, T. 1981 EEG, drowsiness and cerebrovascular disorder. *Electroencephalography and Clinical Neurophysiology,* 51, 42.
Nittono, H., Momose, D., & Hori, T. 2001 The vanishing point of the mismatch negativity at sleep onset. *Clinical Neurophysiology,* 112, 732-739.
Ogilvie, R. D. 2001 The process of falling asleep. *Sleep Medicine Reviews,* 5, 247-270.
Ogilvie, R. D., McDonagh, D. M., Stone, S. N., & Wilkinson, R. T. 1988 Eye movements and the detection of sleep onset. *Psychophysiology,* 25, 81-91.
Ogilvie, R. D., Simons, I. A., Kuderian, R. H., MacDonald, T, & Rustenburg, J. 1991 Behavioral, event-related potential, and EEG/FFT changes at sleep onset. *Psychophysiology,* 28, 54-64.
Ogilvie, R. D., & Wilkinson, R. T. 1984 The detection of sleep onset: behavioral and physiological convergence. *Psychophysiology,* 21, 510-520.
Ogilvie, R. D., Wilkinson, R. T., & Allison, S. 1989 The detection of sleep onset: behavioral, physiological, and subjective convergence. *Sleep,* 12, 458-474.
大熊輝雄 1999 臨床脳波学 第5版 医学書院
Perry, T. J., & Goldwater, B. C. 1987 A passive behavioral measure of sleep onset in high-alpha and low-alpha subjects. *Psychophysiology,* 24, 657-665.
Polich, J., & Kok, A. 1995 Cognitive and biological determinants of P300: an integrative review. *Biological Psychology,* 41, 103-146.
Rechtschaffen, A., & Kales, A. 1968 *A manual of standardized terminology, techniques, and scoring system for sleep stages of human subjects.* Washington, DC: Public Health Service, U. S. Government Printing Office.
Schacter, D. L. 1976 The hypnagogic state: a critical review of the literature. *Psychological Bulletin,* 73, 20-29.
Scheuler, W., Kubicki, S., Scholz, G., & Marquardt, J. 1990 Two different activities in the sleep spindle frequency band: discrimination based on the topographical distribution of spectral power and coherence. In J. Horne (Ed.) *Sleep '90.* Bochum: Pontenagel. Pp. 13-16.
Shaw, J. C. 1984 Correlation and coherence analysis of the EEG: a selective tutorial review. *International Journal of Psychophysiology,* 1, 255-266.
塩月正雄・市野義夫・清水健太郎 1954 睡眠と脳波（第1報），終夜睡眠の脳波 日本外科学会雑誌, 3, 322-331.
田中秀樹・林 光緒・堀 忠雄 1995 入眠期脳波の頭皮上分布とその構造の分析 脳波と筋電図, 23, 49-58.
Tanaka, H., Hayashi, M., & Hori, T. 1996 Statistical features of hypnagogic EEG measured by a new scoring system. *Sleep,* 19, 731-738.
Timmons, B., Salamy, J., Kamiya, J., & Girton, D. 1972 Abdominal-thoracic respiratory movements and levels of arousal. *Psychonomic Science,* 27, 173-175.
上田一貴・入戸野 宏・林 光緒・堀 忠雄 2000 睡眠段階2における14Hz・12Hz睡眠紡錘波の電位分布 広島大学総合学部紀要IV理系編, 26, 1-11.
Webb, W. B. 1980 The natural onset of sleep. In L. Popoviciu, B. Açgian & G. Badiu (Eds.) *Sleep 1978, Fourth European Congress on Sleep Research.* Basel: Kager. Pp. 19-23.
Werth, E., Achermann, P., Dijk, D. J., & Borbély, A. 1997 Spindle frequency activity in the sleep EEG: individual differences and topographic distribution. *Electroencephalography and Clinical Neurophysiology,* 103, 535-542.

■9章
Bastien, C., & Campbell, K. B. 1992 The evoked K-complex: all-or-none phenomenon? *Sleep,* 3, 65-72.
Bosinelli, M. 1991 Recent research trends in sleep onset mentation. In S. J. Ellman & J. S. Antrobus (Eds.) *The Mind in Sleep.* 2nd ed. New York: John Wiley & Sons. Pp. 137-142.
Bosinelli, M., Cavallero, C., & Cicogna, P. 1982 Self-representation in dream experiences during sleep onset and REM sleep. *Sleep,* 5, 290-299.
Braun, A. R., Balkin, T. J, Wesensten, N. J., Carson, R. E., Varga, M., Baldwin, P., Selbie, S., Belenky, G., & Herscovitch, P. 1997 Regional cerebral blood flow throughout the sleep-wake cycle. An H215O PET study. *Brain,* 120, 1173-1197.
Cicogna, P., Natale, V., Occhionero, M., & Bosinelli, M. 1998 A comparison of mental activity during sleep onset and morning awaking. *Sleep,* 21, 462-470.
Farah, M. J., Weisberg, L. L., Monheit, M., & Peronnet, F. 1989 Brain activity underlying mental imagery: event-related potentials during mental image generation. *Journal of Cognitive Neuroscience,* 1, 302-316.
Foulkes, D., & Vogel, G. 1965 Mental activity at sleep onset. *Journal of Abnormal Psychology,* 70, 231-243.
Germain, A., & Nielsen, T. A. 2001 EEG power associated with early sleep onset images differing in sensory content. *Sleep Research Online,* 4, 83-90.

引用文献

Gibson, E., Perry, F., Redington, D., & Kamiya, J. 1982 Discrimination of sleep onset stages: behavioral responses and verbal reports. *Perceptual and Motor Skills*, 55, 1023-1037.
Goldenberg, G. 1989 The ability of patients with brain damage to generate mental visual images. *Brain*, 112, 305-325.
Goldenberg, G., Podreka, I., Steiner, M., & Willmes, K. 1987 Patterns of regional cerebral blood flow related to memorizing of high and low imagery words: an emission computer tomography study. *Neuropsychologia*, 25, 473-485.
Grass, P., Lehmann, D., Meier, B., Meier, C. A., & Pal, I. 1987 Sleep onset: factorization and correlations of spectral EEG parameters and mentation rating parameters. *Sleep Research*, 16, 231.
林　光緒・加藤孝一・堀　忠雄　1998　脳波段階と入眠時心像の変化　広島大学総合科学部紀要Ⅳ理系編，24, 59-73.
Hayashi, M., Katoh, K., & Hori, T. 1999 Hypnagogic imagery and EEG activity. *Perceptual and Motor Skills*, 88, 676-678.
広重佳治　1995　入眠期の主観的体験　生理心理学と精神生理学，13, 66-76.
本多　裕　1982　ナルコレプシーとその近縁傾眠疾患　上田英雄・島薗安雄・武内重五郎・豊倉康夫（編）　睡眠障害　南江堂　Pp. 199-224.
堀　忠雄　1995　睡眠中の心理的体験　臨床精神医学，24, 815-824.
堀　忠雄　2000　睡眠中の注意（見張り番機構）と事象関連電位　基礎心理学研究，19, 60-65.
Hori, T., Hayashi, M., & Morikawa, T. 1994 Topographical EEG changes and the hypnagogic experience. In R. D. Ogilvie & J. R. Harsh (Eds.) *Sleep onset. normal and abnormal processes.* Washington, DC: American Psychological Association. Pp. 237-253.
Lehmann, D., Grass, P., & Meier, B. 1995 Spontaneous conscious covert cognition states and brain electric spectral states in canonical correlations. *International Journal of Psychophysiology*, 19, 41-52.
Lehmann, D., Henggeler, B., Koukkou, M., & Michel, C. M. 1993 Source localization of brain electric field frequency bands during conscious, spontaneous, visual imagery and abstract thought. *Cognitive Brain Research*, 1, 203-210.
Lehmann, D., Meier, B., Meier, C. A., Mita, T., & Brandeis, D. 1988 Sleep onset mentation characteristics related to lateralized EEG spectral power. *Sleep Research*, 17, 105.
Marks, D. F., & Isaac, A. R. 1995 Topographical distribution of EEG activity accompanying visual and motor imagery in vivid and non-vivid imagers. *British Journal of Psychology*, 86, 271-282.
Michida, N., Ebata, A., Tanaka, H., Hayashi, M., & Hori, T. 1999 Changes of amplitude and topographical characteristics of event-related potentials during the hypnagogic period. *Psychiatry and Clinical Neurosciences*, 53, 163-165.
Michida, N., Hayashi, M., & Hori, T. 2005 Effects of hypnagogic imagery on the event-related potential to external tone stimuli. *Sleep*, 28, 813-818.
Niiyama, Y., Fushimi, M., Sekine, A., & Hishikawa, Y. 1995 K-complex evoked in NREM sleep is accompanied by a slow negative potential related to cognitive process. *Electroencephalography and Clinical Neurophysiology*, 95, 27-33.
大熊輝雄　1993　入眠体験　加藤正明・保崎秀夫・笠原　嘉・宮本忠雄・小此木啓吾（編）　新版精神医学事典　弘文堂　Pp. 605.
Rechtschaffen, A., & Kales, A. 1968 *A manual of standardized terminology, techniques and scoring system for sleep stages of human subjects.* Washington, DC: Public Health Service, U. S. Government Printing Office.
Schacter, D. L. 1976 The hypnagogic state: a critical review of the literature. *Psychological Bulletin*, 83, 452-481.
Ujszászi, J., & Halász, P. 1988 Long latency evoked potential components in human slow wave sleep. *Electroencephalography and Clinical Neurophysiology*, 69, 516-522.
Vogel, G. W. 1991 Sleep-onset mentation. In S. J. Ellman & J. S. Antrobus (Eds.) *The Mind in Sleep. 2nd ed.* New York: John Wiley & Sons. Pp. 125-137.

■10章

Abe, T., Ogawa, K., Nittono, H., & Hori, T. 2004 Lack of presaccadic positivity before rapid eye movements in human REM sleep. *NeuroReport*, 15, 735-738.
Aserinsky, E., & Kleitman, N. 1953 Regularly occurring periods of eye motility and concomitant phenomena during sleep. *Science*, 118, 273-274.
Barlow, J. S., & Cigánek, L. 1969 Lambda responses in relation to visual evoked responses in man. *Electroencephalography and Clinical Neurophysiology*, 26, 183-192.
Braun, A. R., Balkin, T. J., Wesensten, N. J., Gwadry, F., Carson, R. E., Varga, M., Baldwin, O., Belenky, G., & Herscovitch, P. 1998 Dissociated pattern of activity in visual cortices and their projections during human rapid eye movement sleep. *Science*, 279, 91-95.

引用文献

Dement, W., & Kleitman, N. 1957 The relation of eye movements during sleep to dream activity: an objective method for the study of dreaming. *Journal of Experimental Psychology*, 53, 339–346.
Dement, W., & Welpert, E. A. 1958 The relation of eye movements, body motility, and external stimuli to dream content. *Journal of Experimental Psychology*, 55, 543–553.
Esslen, M., Pascual-Marqui, R. D., Hell, D., Kochi, K., & Lehmann, D. 2004 Brain areas and time course of emotional processing. *NeuroImage*, 21, 1189–1203.
Foulkes, D. 1996 Dream Research: 1953–1993. *Sleep*, 19, 609–624.
Fukuda, K., Miyasita, A., & Inugami, M. 1987 Sleep onset REM period observes after sleep interruption in normal short and normal long sleeping subjects. *Electroencephalography and Clinical Neurophysiology*, 67, 508–513.
Grosbras, M. H., Laird, A. R., & Paus, T. 2005 Cortical regions involved in eye movements, shifts of attention, and gaze perception. *Human Brain Mapping*, 25, 140–154.
Gross, J., Byrne, J., & Fisher, C. 1965 Eye movements during emergent stage 1 EEG in subjects with lifelong blindness. *Journal of Nervous and Mental Disease*, 141, 365–70.
Hobson, J. A., Goldfrank, F., & Snyder, F. 1965 Respiration and mental activity in sleep. *Journal of Psychiatry Research*, 3, 79–90.
Hobson, J. A., & McCarley, R. W. 1977 The brain as a dream state generator: an activation-synthesis hypothesis of the dream process. *American Journal of Geriatric Psychiatry*, 134, 1335–1348.
Hobson, J. A., Pace-Schot, E. F., & Stickgold, R. 2000 Dreaming and the brain: toward a cognitive neuroscience of conscious states. *The Behavioral and Brain Sciences*, 23, 793–842.
Hobson, J. A., & Stickgold, R. 1994 Dreaming: a neurocognitive approach. *Consciousness and Cognition*, 3, 1–15.
本多　裕　1982　ナルコレプシーとその近縁傾眠疾患　上田英雄・島薗安雄・武内重五郎・豊倉康夫（編）　睡眠障害　南江堂　Pp. 199–224.
堀　忠雄　1997　睡眠状態と生理心理学　柿木昇治・山崎勝男・藤澤　清（編）　新生理心理学　第2巻　生理心理学の応用分野　Pp. 88–97.
ICSD 1990 *International classification of sleep disorders: Diagnostic and coding manual.* Thorpy, M. J., Chairman. Rochester, Minnesota: American Sleep Disorders Association.
Jeannerod, M., Mouret, J., & Jouvet, M. 1965 Secondary effects of visual deafferentation on ponto-geniculo-occipital phase electrical activity of paradoxical sleep. *Journal of Physiology (Paris)*, 57, 255–256.
Jouvet, M. 1962 Recherches sur les structures et les mecanismes responsables des differentes phases du sommeil physiologique. *Archives Italiennes de Biologie*, 100, 125–206.
Jouvet, M. 1965 Paradoxical sleep: a study of its nature and mechanism. *Progress in Brain Research*, 18, 20–62.
LaBerge, S. P., Nagel, L. E., Dement, W. C., Zarcone, V. P. Jr. 1981 Evidence for lucid dreaming during REM sleep. *Sleep Research*, 10, 148.
Lim, A. S., Lozano, A. M., Moro, E., Hamani, C., Hutchison, W. D., Dostrovsky, J. O., Lang, A. E., Wennberg, R. A., & Murray, B. J. 2007 Characterization of REM-sleep associated Ponto-Geniculo-Occipital waves in the human pons. *Sleep*, 30, 823–827.
Madsen, P. L., Holm, S, Vorstrup, S., Friberg, L., Lassen, N. A., & Wildschiodtz, G. 1991 Human regional cerebral blood flow during rapid-eye movement sleep. *Journal of Cerebral Blood Flow and Metabolism*, 11, 502–507.
Maquet, P., Peters, J. M., Aerts, J., Delfiore, G., Degueldre, C., Luxen, A., & Franck, G. 1996 Functional neuroanatomy of human rapid-eye-movement sleep and dreaming. *Nature*, 383, 163–166.
Miyasita, A., Fukuda, K., & Inugami, M. 1989a Effects of sleep interruption on REM-NREM cycle in nocturnal human sleep. *Electroencephalography and Clinical Neurophysiology*, 73, 107–116.
Miyasita, A., Fukuda, K., Inugami, M., & Ishihara, K. 1989b Appearance rate of sleep onset REM period and preawakening NREM duration. *Sleep research*, 18, 141.
Miyauchi, S., Takino, R., & Azakami, M. 1990 Evoked potentials during REM sleep reflect dreaming. *Electroencephalography and Clinical Neurophysiology*, 76, 19–28.
Miyauchi, S., Takino, R., Fukuda, H., & Torii, S. 1987 Electrophysiological evidence for dreaming: human cerebral potentials associated with rapid eye movement during REM sleep. *Electroencephalography and Clinical Neurophysiology*, 66, 383–390.
Molinari, S., & Foulkes, D. 1969 Tonic and phasic events during sleep: psychological correlates and implications. *Perceptual and motor skills*, 29, 343–368.
Moster, M. L., & Goldberg, G. 1990 Topography of scalp potentials preceding self-initiated saccades. *Neurology*, 40, 644–648.
Ogawa, K., Nittono, H., & Hori, T. 2005 Brain potentials before and after rapid eye movements: an electrophysiological approach to dreaming in REM sleep. *Sleep*, 28, 1077–1082.
Ogawa, K., Nittono, H., & Hori, T. 2006 Cortical regions activated after rapid eye movements during REM sleep. *Sleep and Biological Rhythms*, 28, 1077–1082.

引用文献

Okuma, T. 1992 On the psychophysiology of dreaming: A sensory image-free association hypothesis of the dream process. *The Japanese Journal of Psychiatry and Neurology*, 46, 7-22.

大熊輝雄 1993 夢 加藤正明・保崎秀夫・笠原 嘉・宮本忠雄・小此木啓吾・浅井昌弘・海老原英彦・太田龍朗・大野 裕・柏瀬宏隆・加藤 敏・北村俊則・北山 修・冨永 格・中河原通夫・中澤欽哉・中谷陽二・渡辺久子（編）新版精神医学辞典 弘文堂

大熊輝雄 1994 睡眠と夢 日本睡眠学会（編）睡眠学ハンドブック 朝倉書店 Pp. 66-71.

Pascual-Marqui, R. D., Michel, C. M., & Lehmann, D. 1994 Low resolution electromagnetic tomography: a new method for localizing electrical activity in the brain. *International Journal of Psychophysiology*, 18, 49-65.

Rechtschaffen, A., & Dement, W. 1967 Studies on the relation of narcolepsy, cataplexy, and sleep with low voltage random EEG activity. *Research Publications-Association for Research in Nervous Mental Disease*, 45, 488-505.

Roland, P. E., & Gulyas, B. 1995 Visual memory, visual imagery, and visual recognition of large field patterns by the human brain: functional anatomy by positron emission tomography. *Cerebral Cortex*, 5, 79-93.

酒井一弥 1995 逆説睡眠の中枢機構―最近の進歩 神経進歩, 39, 41-55.

坂田桐子・林 光緒 1999 科学的教育が金縛り現象に関する超常的新年の変容に及ぼす効果 広島大学総合科学部紀要Ⅳ理系編, 25, 151-160.

Scott, D. F., & Bickford, R. G. 1967 Electrophysiologic studies during scanning and passive eye movements in humans. *Science*, 155, 101-102.

Stephan, K. M., Fink, G. R., Passingham, R. E., Sibersweig, D., Ceballos-Baumann, A. O., Frith, C. D., & Frackowiak, R. S. 1995 Functional anatomy of the mental representation of upper extremity movements in healthy subjects. *Journal of Neurophysiology*, 73, 373-386.

Takeuchi, T., Miyasaka, A., Sasaki, Y., Inugami, M., & Fukuda, K. 1992 Isolated sleep paralysis elicited by sleep interruption. *Sleep*, 15, 217-225.

Tyson, P. D., Ogilvie, R. D., & Hunt, H. T. 1984 Lucid, prelucid, and nonlucid dreams related to the amount of EEG alpha activity during REM sleep. *Psychophysiology*, 21, 442-451.

Wehrle, R., Czisch, M., Kaufmann, C., Wetter, T. C., Holsboer, H., Auer, D. P., & Pollämcher, T. 2005 Rapid eye movement-related brain activation in human sleep: a function magnetic resonance imaging study. *NeuroReport*, 16, 853-857.

Wolpert, E. A. 1960 Studies in psychophysiology of dreams: an electromyographic study of dreaming. *Archives of General Psychiatry*, 2, 231-241.

Yamanaka, T., Morita, Y., & Matsumoto, J. 1982 Analysis of the dream contents in Japanese college students by REMP-awakening technique. *Folia Psychiatorica et Neurological Japonica*, 36, 33-52.

■11章

Atienza, M., & Cantero, J. L. 2001 Complex sound processing during human REM sleep by recovering information from long term memory as revealed by the mismatch negativity (MMN). *Brain Research*, 901, 151-160.

Atienza, M., Cantero, J. L., & Escera, C. 2001 Auditory information processing during human sleep as revealed by event-related brain potentials. *Clinical Neurophysiology*, 112, 2031-2045.

Bastien, C., & Campbell, K. B. 1992 The evoked K-complex: all-or-none phenomenon? *Sleep*, 3, 65-72.

Brualla, J., Romero, M. F., Serrano, M., & Valdizán, J. R. 1998 Auditory event-related potentials to semantic priming during sleep. *Electroencephalography and Clinical Neurophysiology*, 108, 283-290.

Burton, S. A., Harsh, J. R., & Badia, P. 1988 Cognitive activity in sleep and responsiveness to external stimuli. *Sleep*, 11, 61-68.

Buzsáki, G. 1998 Memory consolidation during sleep: a neurophysiological perspective. *Journal of Sleep Research*, 7, Supplement 1, 17-23.

Campbell, K., Bell, I., & Bastien, C. 1992 Evoked potential measures of information processing during natural sleep. In R. J. Broughton & R. D. Ogilvie (Ed.) *Sleep, arousal, and performance*. Boston: Birkhäuser. Pp. 88-116.

Cheour, M., Martynova, O., Näätänen, R., Erkkola, R., Sillanpää, M., Kero, P., Raz, A., Kaipio, M. L., Hiltunen, J., Aaltonen, O., Savela, J., & Hämäläinen 2002 Speech sounds learned by sleeping newborns. *Nature*, 415, 599-600.

Cherry, E. C. 1953 Some experiments on the recognition of speech, with one and with two ears. *Journal of Acoustic Society of America*, 25, 975-979.

Cote, K., & Campbell, K. 1999a P300 to high intensity stimuli during REM sleep. *Clinical Neurophysiology*, 110, 1345-1350.

Cote, K., & Campbell, K. 1999b The effects of varying stimulus intensity on P300 during REM sleep. *NeuroRe-

引用文献

port, 10, 2313-2318.
Crowley K. E., & Colrain, I. M. 2004 A review of the evidence for P2 being an independent component process: age, sleep and modality. *Clinical Neurophysiology*, 115, 732-744.
de Lugt, D., Loewy, D., & Campbell, K. 1996 The effect of sleep onset on event related potentials with rapid rates of stimulus presentation. *Electroencephalography and Clinical Neurophysiology*, 98, 484-492.
Dement, W. C. 1958 The occurrence of low voltage, fast, electroencephalogram patterns during behavioral sleep in the cat. *Electroencephalography and Clinical Neurophysiology*, 10, 291-296.
Donchin, E., Kramer, A. F., & Wickens, C. D. 1986 Application of brain event-related potentials to problems in engineering psychology. In M. G. H. Coles, E. Donchin & S. W. Porges (Eds.) *Psychophysiology: systems, processes, and applications*. New York: Guilford Press. Pp. 702-718.
Duncan-Johnson, C. C., & Donchin, E. 1977 On quantifying surprise: the variation of event-related potentials with subjective probability. *Psychophysiology*, 14, 456-467.
Fischler, I., Jin, Y. S., Boaz, T. L., Perry, N. W. Jr., & Childers, D. G. 1987 Brain potential related to seeing one's own name. *Brain and Language*, 30, 245-62.
Gora, J., Colrain, I. M., & Trinder, J. 2001 The investigation of K-complex and vertex sharp wave activity in response to mid-inspiratory occlusions and complete obstructions to breathing during NREM sleep. *Sleep*, 24, 81-89.
Hillyard, S. A., & Kutas, M. 1983 Electrophysiology of cognitive processing. *Annual Review of Psychology*, 34, 33-61.
Hillyard, S. A., Squires, K. C., Bauer, J. W., & Lindsay, P. H. 1971 Evoked potential correlates of auditory signal detection. *Science*, 172, 1357-1360.
Hobson, J. A. 1988 *The dreaming brain*. New York: Basic Books.
堀　忠雄　2000　睡眠中の注意（見張り番機構）と事象関連電位　基礎心理学研究, 19, 60-65.
Hori, T., Kataoka, N., Nittono, H., & Hayashi, M. 2001 Topographical changes of late positive components of the event-related potential in the sleep onset period. *Actas de Fisiología*, 7, 176.
Hori, T., Matsuzaki, A., & Nittono, H. 2002 Effects of frequency and salience of auditory stimuli on N300-N550 components of the K-complex. *International Journal of Psychophysiology*, 45, 168-169.
Ibáñez, A., Lópaez, V., & Cornejo, C. 2006 ERPs and contextual semantic discrimination: degrees of congruence in wakefulness and sleep. *Brain and Language*, 98, 264-275.
Jouvet, M. 1962 Recherches sur les structures nerveuses et les mécanismes responsables des différentes phases du sommeil physiologique. *Archives Italiennes de Biologie*, 100, 125-206.
Kahneman, D. 1973 *Attention and effort*. Englewood Cliffs, NJ: Prentice-Hall.
北浜邦夫　2006　睡眠と夢，記憶，認知　白川修一郎（編）　睡眠とメンタルヘルス　ゆまに書房　Pp. 105-127.
Koulack, D., & Schultz, K. J. 1974 Task performance after awakening from different stages of sleep. *Perceptual and Motor Skills*, 39, 792-794.
Kutas, M., & Hillyard, S. A. 1980 Reading senseless sentences: brain potentials reflect semantic incongruity. *Science*, 207, 203-205.
Loewy, D., Campbell, K., & Bastien, C. 1996 The mismatch negativity to frequency deviant stimuli during natural sleep. *Electroencephalography and Clinical Neurophysiology*, 98, 493-501.
Maquet, P., & Ruby, P. 2004 Insight and the sleep committee. *Nature*, 427, 304-305.
Marshall, L., Helgadóttir, H., Mölle, M., & Born, J. 2006 Boosting slow oscillations during sleep potentiates memory. *Nature*, 444, 610-613.
Michida, N., Ebata, A., Tanaka, H., Hayashi, M., & Hori, T. 1999 Changes of amplitude and topographical characteristics of event-related potentials during the hypnagogic period. *Psychiatry and Clinical Neurosciences*, 53, 163-165.
Näätänen, R. 1992 *Attention and brain function*. Hillsdale: Lawrence Erlbaum Associates.
Näätänen, R., Gaillard, A. W. K., & Mäntysalo, S. 1978 Early selective-attention effect on evoked potential reinterpreted. *Acta Psychologica*, 42, 313-329.
入戸野　宏　2005　心理学のための事象関連電位ガイドブック　北大路書房
Nittono, H., Momose, D., & Hori, T. 2001 The vanishing point of the mismatch negativity at sleep onset. *Clinical Neurophysiology*, 112, 732-739.
Okuma, T., Nakamura, K., Hayashi, A., & Fujimori, M. 1966 Psychophysiological study on the depth of sleep in normal human subjects. *Electroencephalography and Clinical Neurophysiology*, 21, 140-147.
大熊輝雄　1977　ヒトの睡眠の諸特性　睡眠の臨床　医学書院　Pp. 58-87.
Oswald, I., Taylor, A. M., & Treisman, M. 1960 Discriminative responses to stimulation during human sleep. *Brain*, 83, 440-453.
Perrin, F., Bastuji, H., & García-Larrea, L. 2002 Detection of verbal discordances during sleep. *NeuroReport*, 13, 1345-1349.

引用文献

Perrin, F., Bastuji, H., Mauguiere, F., & Garcia-Larrea, L. 2000 Functional dissociation of the early and late portions of human K-complexes. *Neuro Report*, 11, 1637-1640.
Perrin, F., García-Larrea, L., Mauguière, F., & Bastuji, H. 1999 A differential brain response to the subject's own name persists during sleep. *Clinical Neurophysiology*, 110, 2153-2164.
Polich, J. (Ed.) 2003 *Detection of Change: event-Related Potential and fMRI Findings*. Massachusetts: Springer.
Pratt, H., Berlad, I., & Lavie, P. 1999 'Oddball' event-related potentials and information processing during REM and non-REM sleep. *Clinical Neurophysiology*, 110, 53-61.
Price, L., & Kreman, I. 1980 Variations in behavioral response threshold within the REM period of human sleep. *Psychophysiology*, 17, 133-140.
Rechtschaffen, A., & Kales, A. 1968 *A manual of standardized terminology, techniques and scoring system for sleep stages of human subjects*. Washington, DC: Public Health Service, U. S. Government Printing Office.
Sallinen, M., Kaartinen, J., & Lyytinen, H. 1996 Processing of auditory stimuli during tonic and phasic periods of REM sleep as revealed by event-related brain potentials. *Journal of Sleep Research*, 5, 220-228.
Sutton, S., Braren, M., Zubin, J., & John, E. R. 1965 Evoked-potential correlates of stimulus uncertainty. *Science*, 150, 1187-1188.
高原　円・片岡奈央・入戸野　宏・堀　忠雄　2002　REM 睡眠期と入眠期の事象関連電位の比較　広島大学総合科学部紀要 IV 理系編, 28, 1-11.
Takahara, M., Miyamoto, O., Nittono, H., & Hori, T. 2004 Auditory event-related potentials from a single-stimulus paradigm during rapid eye movement sleep. *Sleep and Biological Rhythms*, 2, 150-152.
Takahara, M., Nittono, H., & Hori, T. 2006a Effect of voluntary attention on auditory processing during REM sleep. *Sleep*, 29, 975-982.
Takahara, M., Nittono, H., & Hori, T. 2006b Effect of stimulus intervals on late positive potential during the tonic and phasic periods of REM sleep. *Journal of Sleep Research*, 15, Supplement 1, 244.
Voss, U. 2004 Function of sleep architecture and the concept of protective fields. *Reviews in Neurosciences*, 15, 33-46.
Wehrle, R., Kaufmann, C., Wetter, T. C., Holsboer, F., Auer, D. P., Pollmächer, T., & Czisch, M. 2007 Functional microstates within human REM sleep: first evidence from fMRI of a thalamocortical network specific for phasic REM periods. *European Journal of Neuroscience*, 25, 863-871.
Williams, H. L. 1967 The problem of defining depth of sleep. In S. S. Kety, E. V. Evarts & H. L. Williams (Eds.) *Sleep and altered states of consciousness*. Baltimore: Williams & Wilkins. Pp. 277-287.

■12章

Ambrosini, M. V., & Giuditta, A. 2001 Learning and sleep: the sequential hypothesis. *Sleep Medicine Reviews*, 5, 477-490.
Aserinsky, E., & Kleitman, N. 1953 Regularly occurring periods of eye motility and concomitant phenomena during sleep. *Science*, 118, 273.
Benington, J. H., & Frank, M. G. 2003 Cellular and molecular connections between sleep and synaptic plasticity. *Progress in Neurobiology*, 69, 71-101.
Clemens, Z., Fabo, D., & Halasz, P. 2005 Overnight verbal memory retention correlates with the number of sleep spindles. *Neuroscience*, 132, 529-535.
Clemens, Z., Fabo, D., & Halasz, P. 2006 Twenty-four hours retention of visuospatial memory correlates with the number of parietal sleep spindles. *Neuroscience Letters*, 403, 52-56.
Fischer, S., Hallschmid, M., Elsner, A. L., & Born, J. 2002 Sleep forms memory for finger skills. *Proceedings of the National Academy of Sciences of the United States of America*, 99, 11987-11991.
Fogel, S. M., & Smith, C. T. 2006 Learning-dependent changes in sleep spindles and Stage 2 sleep. *Journal of Sleep Research*, 15, 250-255.
Gais, S., & Born, J. 2004 Low acetylcholine during slow-wave sleep is critical for declarative memory consolidation. *Proceedings of the National Academy of Sciences of the United States of America*, 101, 2140-2144.
Gais, S., & Born, J. 2006 Declarative memory consolidation: mechanisms acting during human sleep. *Learning & Memory*, 11, 679-685.
Gais, S., Mölle, M., Helms, K., & Born, J. 2002 Learning-dependent increases in sleep spindle density. *The Journal of Neuroscience*, 22, 6830-6834.
Gais, S., Plihal, W., Wagner, U., & Born, J. 2000 Early sleep triggers memory for early visual discrimination skills. *Nature Neuroscience*, 3, 1335-1339.
Giuditta, A., Ambrosini, M. V., Montagnese, P., Mandile, P., Cotugno, M., Grassi Zucconi, G., & Vescia, S. 1995 The sequential hypothesis of the function of sleep. *Behavioural Brain Research*, 69, 157-166.
Hobson, R. 1992 A new model of brain-mind state: activation level, input source, and mode of processing (AIM).

In J. S. Antrobus & M. Bertini (Eds.) *The neuropsychology of sleep and dreaming.* New Jersey: Lawrence Erlbaum Associates. Pp. 227-245.
Huber, R., Ghilardi, M. F., Massimini, M., & Tononi, G. 2004 Local sleep and learning. *Nature,* 430, 78-81.
Jenkins, J. G., & Dallenbach, K. M. 1924 Obliviscence during sleep and waking. *The American Journal of Psychology,* 35, 605-612.
Langella, M., Colarieti, L., Ambrosini, M. V., & Giuditta, A. 1992 The sequential hypothesis of sleep function. Ⅳ. A correlative analysis of sleep variables in learning and nonlearning rats. *Physiology & Behavior,* 51, 227-238.
Laureys, S., Peigneux, P., Phillips, C., Fuchs, S., Degueldre, C., Aerts, J., Del Fiore, G., Petiau, C., Luxen, A., Van der Linden, M., Cleeremans, A., Smith, C., & Maquet, P. 2001 Experience-dependent changes in cerebral functional connectivity during human rapid eye movement sleep. *Neuroscience,* 105, 521-525.
Lewin, I., & Glaubman, H. 1975 The effect of REM deprivation: Is it detrimental, beneficial, or neutral? *Psychophysiology,* 12, 349-353.
Louie, K., & Wilson, M. A. 2001 Temporally structured replay of awake hippocampal ensemble activity during rapid eye movement sleep. *Neuron,* 29, 145-156.
Mandile, P., Vescia, S., Montagnese, P., Piscopo, S., Cotugno, M., & Giuditta, A. 2000 Post-trial sleep sequences including transition sleep are involved in avoidance learning of adult rats. *Behavioural Brain Research,* 112, 23-31.
Maquet, P., Laureys, S., Peigneux, P., Fuchs, S., Petiau, C., Phillips, C., Aerts, J., Del Fiore, G., Degueldre, C., Meulemans, T., Luxen, A., Franck, G., Van der Linden, M., Smith, C., & Cleeremans, A. 2000 Experience-dependent changes in cerebral activation during human REM sleep. *Nature Neuroscience,* 3, 831-836.
Maquet, P., Peigneux, P., Laureys, S., Boly, M., Dang-Vu, T., Desseilles, M., & Cleeremans, A. 2003 Memory processing during human sleep as assessed by functional neuroimaging. *Revue Neurologique,* 159, 6S27-6S29.
Marshall, L., Helgadottir, H., Mölle, M., & Born, J. 2006 Boosting slow oscillations during sleep potentiates memory. *Nature,* 444, 610-613.
小澤瀞司　2005　中枢神経シナプス伝達の可塑性　小澤瀞司・福田康一郎・本間研一・大森治紀・大橋俊夫（編）標準生理学　第6版　医学書院　Pp. 168-170.
Peigneux, P., Laureys, S., Fuchs, S., Destrebecqz, A., Collette, F., Delbeuck, X., Phillips, C., Aerts, J., Del Fiore, G., Degueldre, C., Luxen, A., Cleeremans, A., & Maquet, P. 2003 Learned material content and acquisition level modulate cerebral reactivation during posttraining rapid-eye-movements sleep. *Neuroimage,* 20, 125-134.
Plihal, W., & Born, J. 1997 Effects of early and late nocturnal sleep on declarative and procedural memory. *Journal of Cognitive Neuroscience,* 9, 534-547.
Schabus, M., Gruber, G., Parapatics, S., Sauter, C., Klosch, G., Anderer, P., Klimesch, W., Saletu, B., & Zeitlhofer, J. 2004 Sleep spindles and their significance for declarative memory consolidation. *Sleep,* 27, 1479-1485.
Schmidt, C., Peigneux, P., Muto, V., Schenkel, M., Knoblauch, V., Munch, M., de Quervain, D. J., Wirz-Justice, A., & Cajochen, C. 2006 Encoding difficulty promotes postlearning changes in sleep spindle activity during napping. *The Journal of Neuroscience,* 26, 8976-8982.
Smith, C., & MacNeill, C. 1994 Impaired motor memory for a pursuit rotor task following Stage 2 sleep loss in college students. *Journal of Sleep Research,* 3, 206-213.
Stickgold, R. 2004 Dissecting sleep-dependent learning and memory consolidation. Comment on Schabus, M. et al. Sleep spindles and their significance for declarative memory consolidation. *Sleep,* 27, 1443-1445.
Stickgold, R., James, L., & Hobson, J. A. 2000 Visual discrimination learning requires sleep after training. *Nature Neuroscience,* 3, 1237-1238.
玉置應子　2007　ヒトにおける遂行能力と睡眠　Cognition & Dementia, 6, 16-21.
Tamaki, M., Matsuoka, T., Nittono, H., & Hori, T. (in press) Fast sleep spindle (13-15 Hz) activity correlates with sleep-dependent improvement in visuomotor performance. *Sleep.*
Tamaki, M., Nittono, H., & Hori, T. 2007 Efficacy of overnight sleep for a newly acquired visuomotor skill. *Sleep and Biological Rhythms,* 5, 110-115.
Walker, M. P., Brakefield, T., Hobson, J. A., & Stickgold, R. 2003 Dissociable stages of human memory consolidation and reconsolidation. *Nature,* 425, 616-620.
Walker, M. P., Brakefield, T., Morgan, A., Hobson, J. A., & Stickgold, R. 2002 Practice with sleep makes perfect: sleep-dependent motor skill learning. *Neuron,* 35, 205-211.

■13章
Agnew, H. W., Webb, W. B., & Williams, R. L. 1966 The first night effect: an EEG study of sleep. *Psychophysiology,* 2, 263-266.

引用文献

Åkerstedt, T., Billiard, M., Bonnet, M., Ficca, G., Garma, L., Mariotti, M., Salzarulo, P., & Schulz, H. 2002a Awakening from sleep. *Sleep Medicine Reviews*, 6, 267-286.

Åkerstedt, T., Fredlund, P., Gillberg, M., & Jansson, B. 2002b A prospective study of fatal occupational accidents: relationship to sleeping difficulties and occupational factors. *Journal of Sleep Research*, 11, 69-71.

American Academy of Sleep Medicine 2005 *The international classification of sleep disorders: diagnostic and coding manual. 2nd ed.* Westchester: American Sleep Disorders Association.

Baekeland, F., Koulack, D., & Lasky, R. 1968 Effects of a stressful presleep experience on electroencephalograph-recorded sleep. *Psychophysiology*, 4, 436-443.

Bonnet, M. H., & Arand, D. L. 1996 The consequences of a week of insomnia. *Sleep*, 19, 453-461.

Buysse, D. J., Reynolds Ⅲ, C. F., Kupfer, D. J., Thorpy, M. J., Bixler, E., Manfredi, R., Kales, A., Vgontzas, A., Stepanski, E., Roth, T., Hauri, P., & Mesiano, D. 1994 Clinical diagnoses in 216 insomnia patients using the International Classification of Sleep Disorders (ICSD), DSM-Ⅳ and ICD-10 categories: a report from the APA/NIMH DSM-Ⅳ Field Trial. *Sleep*, 17, 630-637.

Canon, W. B. 1935 Stresses and stain of homeostasis. *The American Journal of the Medical Sciences*, 189, 1-14.

Cropanzano, R., James, K., & Konovsky, M. A. 1993 Dispositional affectivity as a predictor of work attitudes and job performance. *Journal of organizational behavior*, 14, 595-606.

Diagnostic Classification Steering Committee 1990 *The International classification of sleep disorders: diagnostic and coding manual.* American Sleep Disorders Association. Thorpy, M. J., Chairman. Rochester: American Sleep Disorders Association. 日本睡眠学会診断分類委員会（訳）1994 睡眠障害国際分類診断とコードの手引き

Doi, Y. 2005 An epidemiologic review on occupational sleep research among Japanese workers. *Industrial Health*, 43, 3-10.

Doi, Y., Minowa, M., & Tango, T. 2003 Impact and correlates of poor sleep quality in Japanese white-collar employees. *Sleep*, 26, 467-471.

Doi, Y., Minowa, M., Uchiyama, M., & Okawa, M. 2001 Subjective sleep quality and sleep problems in the general Japanese adult population. *Psychiatry and Clinical Neurosciences*, 55, 213-215.

Dow, B. M., Kelsoe, J. R. Jr., & Gillin, J. C. 1996 Sleep and dreams in Vietnam PTSD and depression. *Biological Psychiatry*, 39, 42-50.

Drewes, A. M., Nielsen, K. D., Arendt-Nielsen, L., Birket-Smith, L., & Hansen, L. M. 1997 The effect of cuetaneous and deep pain on the electroencephalogram during sleep: an experimental study. *Sleep*, 20, 632-640.

Duffy, M. K., Ganster, D. C., & Shaw, J. D. 1998 Positive affectivity and negative outcomes: the role of tenure and job satisfaction. *Journal of Applied Psychology*, 83, 950-959.

Edinger, J. D., Fins, A. I., Sullivan, R. J. Jr., Marsh, G. R., Dailey, D. S., Hope, T. V., Young, M., Shaw, E., Carlson, D., & Vasilas, D. 1997 Sleep in the laboratory and sleep at home: comparisons of older insomniacs and normal sleepers. *Sleep*, 20, 1119-1126.

Edinger, J. D., & Means, M. K. 2005 Overview of insomnia: definitions, epidemiology, differential diagnosis, and assessment. In M. H. Kryger, T. Roth & W. C. Dement (Eds.) *Principles and practice of sleep medicine*. New York: Elsevier. Pp. 702-713.

Edinger, J. D., & Wohlgemuth, W. K. 1999 The significance and management of persistent primary insomnia: the past, present and future of behavioral insomnia therapies. *Sleep Medicine Reviews*, 3, 101-118.

Fortunato, V. J. 2004 A comparison of the construct validity of three measures of negative affectivity. *Educational and Psychology Measurement*, 64, 271-289.

Fortunato, V. J., & Harsh, J. 2006 Stress and sleep quality: the moderating role of negative affectivity. *Personality and Individual Differences*, 41, 825-836.

Harvey, A. G., Jones, C., & Schmidt, D. A. 2003 Sleep and posttraumatic stress disorder: a review. *Clinical Psychology Review*, 23, 377-407.

Hauri, P. 1968 Effects of evening activity on early night sleep. *Psychophysiology*, 4, 266-277.

Hauri, P. 1969 The influence of evening activity on the onset of sleep. *Psychophysiology*, 5, 426-430.

Hauri, P., & Fisher, J. 1986 Persistent psychophysiologic (learned) insomnia. *Sleep*, 9, 38-53.

Haynes, S. N., Adams, A., & Franzen, M. 1981 The effects of presleep stress on sleep-onset insomnia. *Journal of Abnormal Psychology*, 90, 601-606.

Hori, T., Hayashi, M., & Morikawa, T. 1994 Topographical EEG changes and the hypnagogic experience. In R. D. Ogilvie & J. R. Harsh (Eds.) *Sleep onset: normal and abnormal processes*. Washington, DC: American Psychological Association. Pp. 237-253.

堀　忠雄・宮下彰夫　1969　脳波の推移よりみた睡眠実験室順応現象　心理学研究，40, 39-44.

Houkes, I., Janssen, P. P. M., de Jonge, J., & Bakker, A. B. 2003 Personality, work characteristics and employee well-being: a longitudinal analysis of additive and moderating effects. *Journal of Occupational Health Psychology*, 8, 20-38.

引用文献

Inman, D. J., Silver, S. M., & Doghramji, K. 1990 Sleep disturbance in post-traumatic stress disorder: a comparison with non-PTSD insomnia. *Journal of Traumatic Stress*, 3, 429-437.
Kato, H., Asukai, N., Miyake, Y., Minakawa, K., & Nishiyama, A. 1996 Post-traumatic symptoms among younger and elderly evacuees in the early stages following the 1995 Hanshin-Awaji earthquake in Japan. *Acta Psychiatrica Scandinavica*, 93, 477-481.
Kecklund, G., & Åkerstedt, T. 2004 Apprehension of the subsequent working day is associated with a low amount of slow wave sleep. *Biological Psychology*, 66, 169-176.
Kim, K., Uchiyama, M., Okawa, M., Liu, X., & Ogihara, R. 2000 An epidemiological study of insomnia among the Japanese general population. *Sleep*, 23, 41-47.
Kirmil-Gray, K., Eagleston, J. R., Thoresen, C. E., & Zarcone, V. P. Jr. 1985 Brief consultation and stress management treatments for drug-dependent insomnia: effects on sleep quality, self-efficacy, and daytime stress. *Journal of Behavioral Medicine*, 8, 79-99.
駒田陽子・山本由華吏・白川修一郎・山崎勝男 2001 入眠困難性の生理的・心理的特性に関する研究 臨床神経生理学, 29, 335-341.
Koulack, D., Prevost, F., & De Koninck, J. 1985 Sleep, dreaming, and adaptation to a stressful intellectual activity. *Sleep*, 8, 244-253.
Krakow, B., Schrader, R., Tandberg, D., Hollifield, M., Koss, M. P., Yau, C. L., & Cheng, D. T. 2002 Nightmare frequency in sexual assault survivors with PTSD. *Journal of Anxiety Disorders*, 16, 175-190.
Krystal, A. D., Edinger, J. D., Wohlgemuth, W. K., & Marsh, G. R. 2002 NREM sleep frequency spectral correlates of sleep complaints in primary insomnia subtypes. *Sleep*, 25, 626-636.
Lamarche, C. H., & Ogilvie, R. D. 1997 Electrophysiological changes during the sleep onset period of psychophysiological insomniacs, psychiatric insomniacs, and normal sleepers. *Sleep*, 20, 724-733.
Lavie, P. 1996 *The enchanted world of sleep*. New Haven: Yale University Press. 大平裕司（訳）1998 20章でさぐる睡眠の不思議 朝日選書
Lazarus, R. S. 1984 Puzzles in the study of daily hassles. *Journal of Behavioral Medicine*, 7, 375-389.
Le Bon, O., Staner, L., Hoffmann, G., Dramaix, M., San Sebastian, I., Murphy, J. R., Kentos, M., Pelc, I., & Linkowski, P. 2001 The first-night may last more than one night. *Journal of Psychiatric Research*, 35, 165-172.
Lester, B. K., Burch, N. R., & Dossett, R. C. 1967 Nocturnal EEG-GSR profiles: the influence of presleep states. *Psychophysiology*, 3, 238-248.
Mellman, T. A., Kumar, A., Kulick-Bell, R., Kumar, M., & Nolan, B. 1995 Nocturnal/daytime urine noradrenergic measures and sleep in combat-related PTSD. *Biological Psychiatry*, 38, 174-179.
Merica, H., Blois, R., & Gaillard, J. M. 1998 Spectral characteristics of sleep EEG in chronic insomnia. *European Journal of Neuroscience*, 10, 1826-1834.
Morin, C. M. 2000 The nature of insomnia and the need to refine our diagnostic criteria. *Psychosomatic Medicine*, 62, 483-485.
Murata, C., Yatsuya, H., Tamakoshi, K., Otsuka, R., Wada, K., & Toyoshima, H. 2007 Psychological factors and insomnia among male civil servants in Japan. *Sleep Medicine*, 8, 209-214.
National Heart Lung, and Blood Institute 1998 *Insomnia: assessment and management in primary care*. National Institutes of Health Publication No. 98-4088.
National Institutes of Health 2005 National Institutes of Health state of the science conference statement on manifestations and management of chronic insomnia in adults. *Sleep*, 28, 1049-1057.
Ohayon, M. M., & Shapiro, C. M. 2000 Sleep disturbances and psychiatric disorders associated with posttraumatic stress disorder in the general population. *Comprehensive Psychiatry*, 41, 469-478.
Perlis, M. L., Kehr, E. L., Smith, M. T., Andrews, P. J., Orff, H., & Giles, D. E. 2001a Temporal and stagewise distribution of high frequency EEG activity in patients with primary and secondary insomnia and in good sleeper controls. *Journal of Sleep Research*, 10, 93-104.
Perlis, M. L., Smith, M. T., Andrews, P. J., Orff, H., & Giles, D. E. 2001b Beta/gamma EEG activity in patients with primary and secondary insomnia and good sleeper controls. *Sleep*, 24, 110-117.
Perlis, M. L., Smith, M. T., & Pigeon, W. R. 2005 Etiology and pathophysiology of insomnia. In M. H. Kryger, T. Roth & W. C. Dement (Eds.) *Principles and practice of sleep medicine*. New York: Elsevier. Pp. 714-725.
Rechtschaffen, A., & Kales, A. 1968 *A manual of standardized terminology, techniques and scoring system for sleep stages of human subjects*. Washington, DC.: Public Health Service, U. S. Government Printing Office. 清野茂博（訳）1971 睡眠脳波アトラス標準用語・手技・測定法 医歯薬出版
Ross, R. J., Ball, W. A., Dinges, D. F., Kribbs, N. B., Morrison, A. R., Silver, S. M., & Mulvaney, F. D. 1994 Rapid eye movement sleep disturbance in posttraumatic stress disorder. *Biological Psychiatry*, 35, 195-202.
Roth, T., & Ancoli-Israel, S. 1999 Daytime consequences and correlates of insomnia in the United States: results of the 1991 National Sleep Foundation Survey. II. *Sleep*, 22, S354-S358.
Selye, H. 1936 A syndrome produced by diverse noxious agents. *Nature*, 138, 32.

引用文献

Smith, S., & Trinder, J. 2000 The effect of arousals during sleep onset on estimates of sleep onset latency. *Journal of Sleep Research*, **9**, 129-135.
Tachibana, H., Izumi, T., Honda, S., & Takemoto, T. 1998 The prevalence and pattern of insomnia in Japanese industrial workers: relationship between psychosocial stress and type of insomnia. *Psychiatry and Clinical Neurosciences*, **52**, 397-402.
Tamaki, M., Nittono, H., Hayashi, M., & Hori, T. 2005a Examination of the first-night effect during the sleep-onset period. *Sleep*, **28**, 195-202.
Tamaki, M., Nittono, H., Hayashi, M., & Hori, T. 2005b Spectral analysis of the first-night effect on the sleep-onset period. *Sleep and Biological Rhythms*, **3**, 122-129.
Tamaki, M., Nittono, H., & Hori, T. 2005c The first-night effect occurs at the sleep-onset period regardless of the temporal anxiety level in healthy students. *Sleep and Biological Rhythms*, **3**, 92-94.
Theorell, T., & Rahe, C. R. 1975 Life change events, ballistocardiography and coronary death. *Journal of Human Stress*, **1**, 18-24.
Webb, W. B., & Campbell, S. S. 1979 The first night effect revisited with age as a variable. *Waking and Sleeping*, **3**, 319-324.
Woodward, S. H., Friedman, M. J., & Bliwise, D. L. 1996 Sleep and depression in combat-related PTSD inpatients. *Biological Psychiatry*, **39**, 182-192.
山本由華吏・田中秀樹・前田素子・山崎勝男・白川修一郎 2000 睡眠感に影響を及ぼす性格特性 健康心理学研究, **13**, 13-22.
山本由華吏・田中秀樹・山崎勝男・白川修一郎 2003 入眠感調査票の開発と入眠影響要因の解析 心理学研究, **74**, 140-147.

■14章

Ansfield, M. E., Wegner, D. M., & Bowser, R. 1996 Ironic effects of sleep urgency. *Behavioral Research and Therapy*, **34**, 523-531.
荒井潤一郎・石渡貴之・吉川肖子・岡本誉士夫 2005 温熱環境制御による快眠誘導、睡眠中の環境温度の動的制御による「深部体温」、「睡眠深度」コントロール 日本生理人類学会誌, **10**, 24-25.
Atkinson, G., & Davenne, D. 2007 Relationships between sleep, physical activity and human health. *Physiology & Behavior*, **90**, 229-235.
Bonnet, M. 1982 Performance during sleep. In W. B. Webb (Ed.) *Biological rhythms, sleep and performance*. New York: John Wiley & Sons. Pp. 111-141.
Bunnell, D. E., Bevier, W. C., & Horvath, S. M. 1983 Nocturnal sleep, cardiovascular function, and adrenal activity following maximum-capacity exercise. *Electroencephalography and Clinical Neurophysiology*, **56**, 186-189.
Cajochen, C., Zeitzer, J. M., Czeisler, C. A., & Dijk, D. J. 2000 Dose-response relationship for light intensity and ocular and electroencephalographic correlates of human alertness. *Behavioural Brain Research*, **115**, 75-83.
Deborah, E. 1987 Slow wave sleep deficiency insomnia: a problem in thermo-down regulation at sleep onset. *Psychophysiology*, **24**, 200-215.
Driver, H. S., & Taylor, S. R. 2000 Exercise and sleep. *Sleep Medicine Reviews*, **4**, 387-402.
Gilbert, S. S., Heuvel, C. J., Ferguson, S. A., & Dawson, D. 2004 Thermoregulation as a sleep signaling system. *Sleep Medicine Reviews*, **8**, 81-93.
Gitanjali, B. 1998 Effect of the Karnatic music raga 'Neelambari' on sleep architecture. *Indian Journal of Physiology and Pharmacology*, **42**, 119-122.
Griefahn, B. 1991 Environmental noise and sleep-review-need for further research. *Applied Acoustics*, **32**, 255-268.
Hanser, S. B. 1990 A music therapy strategy for depressed older adults in the community. *Journal of Applied Gerontology*, **9**, 283-298.
Hashimoto, S., Nakamura, K., Honma, S., Tokura, H., & Honma, K. 1996 Melatonin rhythm is not shifted by lights that suppress nocturnal melatonin in humans under entrainment. *The American Journal of Physiology*, **270**, 1073-1077.
平縁晶子・長弘千恵・長家智子・篠原純子 2002 入浴の人体に及ぼす生理的影響—安全な入浴をめざして 九州大学医療技術短期大学部紀要, **29**, 9-16.
Horne, J. A., & Moore, V. J. 1985 Sleep EEG effects of exercise with and without additional body cooling. *Electroencephalography and Clinical Neurophysiology*, **60**, 33-38.
Horne, J. A., & Reid, A. J. 1985 Night-time sleep EEG changes following body heating in a warm bath. *Electroencephalography and Clinical Neurophysiology*, **60**, 154-157.
本間研一・本間さと・橋本聡子 1998 自然睡眠：最近の考え方 臨床脳波, **40**, 209-212.
石原金由・浅野摂子・本間由佳子・村主由紀・三宅 進 1992 音響刺激が入眠に及ぼす影響 ノートルダム清心女子大学紀要生活経営学・児童学・食品・栄養学編, **16**, 101-103.

引用文献

石渡貴之・奥川太志・三品由紀・田中浩一・吉川肖子・荒井潤一郎・本田智子・柳箸隆哉 2005 頭部への動的温度制御による快眠効果の可能性 日本生理人類学会誌, 10, 116-117.
伊藤武夫・小山恵美 2000 生体リズムを考慮した最近の医療福祉施設の照明 照明学会誌, 84, 362-367.
岩城達也・田中秀樹・堀 忠雄 1999 入眠促進のための音楽使用に関する探索的調査 バイオミュージック学会誌, 17, 200-209.
Iwaki, T., Tanaka, H., & Hori, T. 2003 The effects of preferred familiar music on falling asleep. *Journal of Music Therapy*, 40, 15-26.
Kaida, K., Takahashi, M., Haratani, T., Otsuka, Y., Fukasawa, K., & Nakata, A. 2006 Indoor exposure to natural bright light prevents afternoon sleepiness. *Sleep*, 29, 462-469.
勝浦哲夫 2000 光の質で人間の生理反応は影響されるのか 照明学会誌, 84, 350-353.
Kayumov, L., Soare, K., Serbine, O., Kotlyar, B., Simkhovich, Z., Goldstein, Y., Gavrilov, D., Levin, Y. & Shapiro, C. M. 2002 'Brain Music' for treatment of insomnia and anxiety. *Sleep*, 25, Supplement, 241.
Khalsa, S. B. S., Jewett, M. E., Cajochen, C., & Czeisler, C. A. 2003 A phase response curve to single bright light pulses in human subjects. *Journal of Physiology*, 549, 945-952.
北堂真子 2005 良質な睡眠のための環境づくり—就寝前のリラクゼーションと光の活用 バイオメカニズム学会誌, 29, 194-198.
小林敏孝 1999 眠りの質を高めるには 鳥居鎮夫(編)睡眠環境学 朝倉書店 Pp.39-55.
小林敏孝 2002 夜間スポーツ普及型快眠技術の確立 井上昌次郎(編)快眠の科学 朝倉書店 Pp.62-66.
木暮貴政 2005 寝具と睡眠 バイオメカニズム学会誌, 29, 189-193.
香坂雅子・小山恵美・橋本聡子・穂積 慧・本間裕士・三島和夫 1999 光と健康 松下電工
神山 潤 2004 眠りを奪われた子どもたち 岩波書店
小山恵美 1999 光 鳥居鎮夫(編)睡眠環境学 朝倉書店 Pp.127-145.
Kozaki, T., Kitamura, S., Higashihara, Y., Ishibashi, K., Noguchi, H., & Yasukouchi, A. 2005 Effect of color temperature of light sources on slow-wave sleep. *Journal of Physiological Anthropology and Applied Human Science*, 24, 183-186.
Kräuchi, K., Cajochen, C., Pache, M., Flammer, J., & Wirz-Justice, A. 2006 Thermoregulatory effects of melatonin in relation to sleepiness. *Chronobiology International*, 23, 475-484.
Kräuchi, K., Cajochen, C., Werth, E., & Wirz-Justice, A. 2000 Functional link between distal vasodilation and sleep-onset latency? *American Journal of Physiology-Regulatory, Integrative and Comparative Physiology*, 278, R741-R748.
Kubitz, K. A., Landers, D. M., Petruzzello, S. J., & Han, M. 1996 The effects of acute and chronic exercise on sleep: a meta-analytic review. *Sports Medicine*, 4, 277-291.
黒川嘉子 2004 移行対象・移行現象に関する二つの視点 心理臨床学研究, 22, 285-296.
Levin, Y. I. 1998 'Brain music' in the treatment of patients with insomnia. *Neuroscience and Behavioral Physiology*, 28, 330-335.
Lewy, A. J., Sack, R. L., Miller, L. S., & Hoban, T. M. 1987 Antidepressant and circadian phase-shifting effects of light. *Science*, 235, 352-354.
Liao, W. C. 2002 Effects of passive body heating on body temperature and sleep regulation in the elderly: a systematic review. *International Journal of Nursing Studies*, 39, 803-810.
Lowden, A., Åkerstedt, T., & Wibom, R. 2004 Suppression of sleepiness and melatonin by bright light exposure during breaks in night work. *Journal of Sleep Research*, 13, 37-43.
McGinty, D., & Szymusiak, R. 2003 Hypothalamic regulation of sleep and arousal. *Frontiers in Bioscience*, 8, S1074-S1083.
美和千尋・岩瀬 敏・小出陽子・杉山由樹・松川俊義・間野忠明 1998 入浴時の浴室温が循環動態と体温調節に及ぼす影響 総合リハビリテーション, 27, 353-358.
宮沢モリエ・荒井礼子・梁瀬度子 1974 季節による寝床気候と睡眠経過の関係について 家政学研究, 21, 99-106.
森 由紀・伊神久美子・杉田明子・木岡悦子 2005 生体反応からとらえたパジャマ素材(羅布麻混)の着心地について 日本家政学会誌, 56, 233-240.
長家智子・樗木晶子・長弘千恵・赤司千波・小島夫美子・藤島和孝・堀田 昇・安達隆博・久保山克己・小野順子・増本賢治 2003 安全な入浴方法開発のための基礎的研究 九州大学医学部保健学科紀要, 2, 17-24.
中川眞一 1994 特殊環境下の睡眠調節騒音 日本睡眠学会(編)睡眠学ハンドブック 朝倉書店 Pp.145-147.
中山栄純・小林宏光・滝内隆子 2004 睡眠の援助としての足浴の効果に関する文献的検討 石川看護雑誌, 1, 65-68.
野口公喜・白川修一郎・駒田陽子・小山恵美・阪口敏彦 2001 天井照明を用いた起床前漸増光照射による目覚めの改善 照明学会誌, 85, 315-322.
小田史郎 2006 運動介入が睡眠に及ぼす影響の大きさと就寝時における生理的変化の関係 北海道大学大学院教育学研究科紀要, 99, 113-121.

引用文献

小川徳雄　1999　温浴と運動　鳥居鎮夫（編）睡眠環境学　朝倉書店　Pp. 203-209.
大井尚行・富松奈々　2005　生活行為と室内照度・色温度の好ましさ　照明学会全国大会講演論文集，**38**，113-114.
Okamoto-Mizuno, K., Tsuzuki, K., Mizuno, K., & Iwaki, T. 2005a Effects of partial humid heat exposure during different segments of sleep on human sleep stages and body temperature. *Physiology and Behavior*, **83**, 759-765.
Okamoto-Mizuno, K., Tsuzuki, K., Ohshiro, Y., & Mizuno, K. 2003 Effects of head cooling on human sleep stages and body temperature. *International Journal of Biometeorology*, **48**, 98-102.
Okamoto-Mizuno, K., Tsuzuki, K., Ohshiro, Y., & Mizuno, K. 2005b Effects of an electric blanket on sleep stages and body temperature in young men. *Ergonomics*, **48**, 749-757.
Remé, C. E., Wirz-Justice, A., & Terman, M. 1991 The visual input stage of the mammalian circadian pacemaking system: I. Is there a clock in the mammalian eye? *Journal of Biological Rhythms*, **6**, 5-29.
Rutter, S., & Waring-Paynter, K. 1992 Prebedtime activity and sleep satisfaction of short and long sleepers. *Perceptual and Motor Skills*, **75**, 122.
Saito, Y., Shimizu, T., Takahashi, Y., Mishima, K., Takahashi, K., Ogawa, Y., Kogawa, S., & Hishikawa, Y. 1996 Effect of bright light exposure on muscle sympathetic nerve activity in human. *Neuroscience Letters*, **219**, 135-137.
Saltin, B., & Hermansen, L. 1966 Esophageal, rectal and muscle temperature during exercise. *Journal of Applied physiology*, **21**, 1757-1762.
Sanchez, R., & Bootzin, R. R. 1985 A comparison of white noise and music: effects of predictable and unpredictable sounds on sleep. *Sleep Research*, **14**, 121.
薩本弥生・竹内正顯　2001　快適な療養生活のために　生理人類学への招待（8）寝具の快適性　訪問看護と介護，**16**，928-933.
Setokawa, H., Hayashi, M., & Hori, T. 2007 Facilitating effect of the occipital region cooling on nocturnal sleep. *Sleep and Biological Rhythms*, **5**, 166-172.
白川修一郎・小林敏孝・荒川一成・亀井雄一・津村豊明・小栗　貢　1997　起床前漸増光照射の目覚め感に対する効果　第6回日本睡眠環境学会大会報告集　Pp. 3-6.
白川修一郎・高瀬美紀・田中秀樹・山本由華吏　1999　計画的昼寝の不眠高齢者に対する夜間睡眠改善効果　臨床脳波，**41**，708-712.
睡眠文化研究所　2000　現代日本の眠り小物に関する調査結果
睡眠文化研究所　2003　現代日本の寝室に関する調査結果
鈴木浩明　1999　快適さを測る—その心理・行動・生理的影響の評価　日本出版サービス
高橋啓介　2006　照明の色温度と照度とが室内環境評価に及ぼす効果　医療福祉研究，**2**，36.
登倉尋實　2000　光の量と質，その人体生理学上の意義　照明学会誌，**84**，46-49.
都築和代　2002　高温多湿の環境での快適睡眠の構築法　井上昌次郎（編）快眠の科学　朝倉書店　Pp. 67-70.
Tsuzuki, K., Okamoto-Mizuno, K., Mizuno, K., & Iwaki, T. (in press) Effects of airflow on body temperatures and sleep stages in a warm humid climate. *International Journal of Biometeorology*.
内山　真・大川匡子・渋谷佳代・金　圭子・工藤吉尚・亀井雄一・早川達郎・浦田重治郎　1998　概日リズム睡眠障害の病態　脳と精神の医学，**9**，93-102.
Watkins, G. R. 1997 Music therapy: proposed physiological mechanisms and clinical implications. *Clinical Nurse Specialist*, **11**, 43-50.
Wever, R. 1979 *The Circadian System of Man. Results of experiments under temporal isolation*. New York: Springer.
Winnicott, D. W. 1971 *Playing and reality*. London: Tavistok Publications.　橋本雅雄（訳）1978　遊ぶことと現実　岩崎学術出版
梁瀬度子　1984　寝具　鳥居鎮夫（編）睡眠の科学　朝倉書店　Pp. 117-126.
梁瀬度子　1994　寝室環境と睡眠　日本睡眠学会（編）睡眠学ハンドブック　朝倉書店　Pp. 97-100.
梁瀬度子　1999　温熱環境　鳥居鎮夫（編）睡眠環境学　朝倉書店　Pp. 152-156.
Yang, C. M., & Spielman, A. J. 1999 The role of behavioural treatment in the management of insomnia. *Disease Management and Health Outcomes*, **5**, 209-224.
横山寿子・梁瀬度子　1992　寝室の温熱環境条件が睡眠に及ぼす影響について　第8回睡眠環境シンポジウム報告集　Pp. 78-81.
Yoshida, H., Ishikawa, T., Shiraishi, F., & Kobayashi, T. 1998 Effects of timing of exercise on the night sleep. *Psychiatry and Clinical Neurosceince*, **52**, 139-140.
Zeitzer, J. M., Dijk, D-J., Kronauer, R. E., Brown, E. N., & Czeisler, C. A. 2000 Sensitivity of the human circadian pacemaker to nocturnal light: melatonin phase resetting and suppression. *Journal of Physiology*, **526**, 695-702.

引用文献

■15章

足達淑子・川上憲人・山上敏子・田中秀樹 2005 行動科学に基づく簡便な生活習慣改善プロラムの開発と効果の検討 厚生労働科学研究費助成金 健康科学総合研究事業報告書(主任代表者 足達淑子)
足達淑子・山上敏子 2002 慢性不眠の行動療法 日本精神神経学雑誌, **104**, 513-528.
Ancoli-Israel, S. 2000 Insomnia in the elderly: a review for the primary care patients. *Sleep*, **22**, Supplement 1, S23-S30.
Ancoli-Israel, S., Lianqi, Q. L., & Cohen-Zion, M. 2003 *Diagnosis and Treatment of Sleep Disorders in the Elderly.*
足立浩祥・立花直子(訳) 睡眠関連疾患の診療 高齢者の場合 綜合臨床, **52**, 3015-3026.
Belanger, L., Savard, J., & Morin, C. M. 2006 Clinical management of insomnia using cognitive therapy. *Behavioral Sleep Medicine*, **4**, 179-202.
Bernstein, D., & Borkovec, T. 1973 *Progressive relaxation training.* Champaigh, Ⅲ: Research Press.
Bootzin, R. R., Epstein, D., & Wood, J. M. 1991 Stimulus control instructions. In P. Hauri (Ed.) *Case studies in insomnia.* New York: Plenum Medical. Pp. 19-23.
Bootzin, R. R., & Nicassio, P. 1978 Behavioral treatment for insomnia. In M. Hersen, R. Eisler & P. Miller (Eds.) *Progress in behavior modification.* New York: Academic Press. Pp. 1-45.
Borbély, A. A. 1981 The sleep process: circadian and homeostatic aspects. *Advances in physiological Sciences*, **18**, 85-91.
Campbell, S. S., Terman, M., Lewy, A. J., Dijk, D. J., Eastman, C. I., & Boulos, Z. 1995 Light treatment for sleep disorders; consensus report. V. Age-related disturbances. *Journal of Biological Rhythms*, **10**, 151-154.
Chesson, A. L., Anderson, W. N., Littner, M., Davila, D., Hartse, K., & Wise, M. 1999 Practice parameters for the nonpharmacologic treatment of chronic insomnia. An American Academy of Sleep Medicine report. Standards of Practice Committee of American Academy of Sleep Medicine. *Sleep*, **22**, 1128-1133.
Cohen, J. 1988 *Statistical power analysis for the behavioral sciences.* 2nd ed. Hillsdale: Lawrence Erlbaum Associates.
Czeisler, C. A., Richardson, G. S., Coleman, R. M., Zimmerman, J. C., Moore-Ede, M. C., Dement, W. C., & Weitzman, E. D. 1981 Chronotherapy: resetting the circadian clocks of patients with delayed sleep phase insomnia. *Sleep*, **4**, 1-21.
Davies, R., Lacks, P., Storandt, M., & Bertelson, A. D. 1986 Countercontrol treatment of sleep-maintenance insomnia in relation to age. *Psychology and Aging*, **1**(3), 233-238.
De Gennaro, L., Ferrara, M., & Bertini, M. 2000 Muscle twitch activity during REM sleep. Effect of sleep deprivation and relation with rapid eye movement activity. *Psychobiology*, **28**, 432-436.
Edinger, J. D., Wohlgemuth, W. K., & Radtke, R. A. 2001 Cognitive behavioral therapy for chronic primary insomnia: a randomized controlled trial. *The Journal of the American Medical Association*, **285**, 1856-1864.
Espie, C. A., Inglis, S. J., & Harvey, I. 2001 Predicting clinically significant response to cognitive behavior therapy for chronic insomnia in general medical practice: analysis of outcome data at 12 months post treatment. *Journal of Consulting and Clinical Psychology*, **69**, 58-66.
Gallasch, J., & Gradisar, M. 2007 Relationships between sleep knowledge, sleep practice and sleep quality. *Sleep and Biological Rhythms*, **5**, 63-73.
Harvey, A. G. 2002 A cognitive model of insomnia. *Behavioral Research and Therapy*, **40**, 869-893.
Hauri, P. J. 1991 *Case studies in insomnia.* New York: Plenum.
Hauri, P. J. 1997 Can we mix behavioral therapy with hypnotics when treating insomniacs? *Sleep*, **20**, 1111-1118.
Jacobs, G., Benson, H., & Friedman, R. 1993 Home-based central nervous assessment of multifactor behavioral intervention for chronic sleep onset insomnia. *Behavior Therapy*, **24**, 159-174.
Jacobson, E. 1938 *You can sleep well.* New York: McGraw-Hill.
Kupfer, D. J., & Reynolds Ⅲ, C. F. 1997 Management of insomnia. *New England Journal of Medicine*, **336**(5), 341-346.
Lichstein, K. L., Riedel, B. W., Wilson, N. M., Lester, K. W., & Aguillard, R. N. 2001 Relaxation and sleep compression for late-life insomnia: a placebo-controlled trial. *Journal of Consulting and Clinical Psychology*, **69**(2), 227-239.
Lucidi, F., Devoto, A., Violani, C., Mastracci, P., & Bertini, M. 1997 Effects of different sleep duration on delta sleep in recover nights. *Psychophysiology*, **34**, 227-233.
Miles, L. E, & Dement, W. C. 1980 *Sleep and Aging.* New York: Raven.
Mishima, K., Okawa, M., & Shimizu, T. 2001 Diminished melatonin secretion in the elderly caused by insufficient environmental illumination. *Journal of Clinical Endocrinology & Metabolism*, **86**, 129-134.
Montgomery, P., & Dennis, J. 2002 Cognitive behavioral interventions for sleep problems in adults aged 60+ (Review). *Cochrane database of systematic reviews*, (2). CD003161.
Morin, C. M., & Azrin, N. H. 1988 Behavioral and cognitive treatments of geriatric insomnia. *Journal of Consulting and Clinical Psychology*, **56**(5), 748-753.

引用文献

Morin, C. M., Beaulieu-Bonneau, S., LeBlanc, M., & Savard, J. 2005 Self-help treatment for insomnia: a randomized controlled trial. *Sleep*, **28**, 1319-1327.
Morin, C. M., Culbert, J. P., & Schwartz, S. M. 1994 Nonpharmacological intervention for insomnia: a meta-analysis of treatment efficacy. *The American Journal of Psychiatry*, **151**, 1172-1180.
Morin, C. M., Hauri, P. J., Espie, C. A., Spielman, A. J., Buyss, D. J., & Bootzin, R. 1999 Nonpharmacologic treatment of chronic insomnia. *Sleep*, **22**, 1134-1156.
Morin, C. M., Kowatch, R. A., Barry, T., & Walton, E. 1993 Cognitive-behavior therapy for late-life insomnia. *Journal of Consulting and Clinical Psychology*, **61**, 137-146.
宗澤岳史・井上雄一 2007 不眠症に対する認知行動療法 睡眠医療, **2**, 96-103.
Murtagh, D. R. R., & Greenwood, M. 1995 Identifying effective psychological treatment for insomnia: A meta-analysis. *Journal of Consulting and Clinical Psychology*, **63**, 79-89.
National Institutes of Health 1998 *Insomnia assessment and management in primary care*. NIH.
尾崎章子・内山 真（編）2004 すこやかな眠りを導くための看護実践ハンドブック 健康日本21推進のための睡眠保健指導マニュアル研究会 社会保険研究所
Pallesen, S., Nordhus, I. H., Kvale, G., Nielsen, G. H., Havik, O. E., Johnsen, B. H., & Skjotskift, S. 2003 Behavioral treatment of insomnia in older adults: an open clinical trial comparing two interventions. *Behaviour Research and Therapy*, **41**, 31-48.
Perlis, M. L., Smith, M. T., & Pigeon, W. R. 2006 Etiology and pathophysiology of insomnia. In M. H. Kryger, T. Roth & W. C. Dement（Eds.）*Principles and practice of sleep medicine*. New York: Elsevier. Pp. 714-725.
Poppen, R. 1988 *Behavioral relaxation training and assessment*. New York: Pergamon.
Resenthal, N. E., Sack, D. A., Gillin, J. C., Lewy, A. J., Goodwin, F. K., Davenport, Y., Mueller, P. S., Newsome, D. A., & Wehr, T. A. 1984 Seasonal affective disorder: a description of the syndrome and preliminary findings. *Archives of General Psychiatry*, **41**, 72-81.
Reynolds III, C. F., Kupfer, D. J., Buysse, D. J., Coble, P., & Yeager, A. 1991 Subtyping DSM-III-R primary insomnia: a literature review by the DSM-IV work group on sleep disorders. *American Journal of Psychiatry*, **148**, 432-438.
Sivertsen, B., Omvik, S., Pallesen, S., Bjorvatn, B., Havik, O. E., Kvale, G., Nielsen, G. H. & Nordhus, I. H. 2006 Cognitive behavioral therapy vs zopiclone for treatment of chronic primary insomnia in older adults: a randomized controlled trial. *The Journal of the American Medical Association*, **295**, 2851-2858.
Spielman, A. J., Saskin, P., & Thirpy, M. J. 1987 Treatment of chronic insomnia by restriction of time in bed. *Sleep*, **10**, 45-56.
田中秀樹 2004 脳と心身のヘルスプロモーションとしての睡眠指導介入と自己管理法 診断と治療, **92**, 1219-1225.
内山 真（代表）睡眠障害の診断・治療ガイドライン研究会 2002 非薬物療法 睡眠障害の診断 治療ガイドライン じほう Pp. 121-142.
Webb, W. B., & Agnew, H. W. 1975 The effects on subsequent sleep of an acute restriction of sleep length. *Psychophysiology*, **12**, 367-370.

■16章
荒川雅志・平良一彦・田中秀樹・守山茂樹 2004 ストレッチング，レジスタンス運動を中心とした高齢者向け体操プログラムの開発とその評価 保健の科学, **46**, 769-774.
Asada, T., Motonaga, T., Yamagata, Z., Uno, M., & Takahashi, K. 2000 Associations between retrospectively recalled napping behavior and later development of Alzheimer's disease: association with APOE genotypes. *Sleep*, **23**, 629-634.
Atkinson, G., & Reilly, T. 1996 Circadian variation in sports performance. *Sports Medicine*, **21**, 292-312.
Bliwise, D. L. 2000 Normal aging. In M. H. Kryger, T. Roth, & W. C. Dement（Eds.）*Principles and practice of sleep medicine*. 3rd ed. Philadelphia: WB Saunders. Pp. 26-39.
福田一彦 2003 教育と睡眠問題 高橋清久（編）睡眠学－眠りの科学・医歯薬学・社会学 じほう Pp. 89-96.
Fukuda, K., & Ishihara, K. 2002 Routine evening naps and nighttime sleep in junior high and school students. *Psychiatryand Clinical Neurosciences*, **56**, 231-232.
福原俊一・鈴鴨よしみ 2004 SF-36v2 日本語版マニュアル NPO 健康医療評価研究機構
堀 忠雄・宮下彰夫・白川修一郎・石原金由・福田一彦・林 光緒 1998 睡眠習慣の実態調査と睡眠問題の発達的検討 平成7年度～平成9年度文部省科学研究費補助金基盤研究（A）課題番号 07301013
Huttenlocher, P. R., & Dabholkar, A. S. 1997 Regional differences in synaptogenesis in human cerebral cortex. *The Journal of Comparative Neurology*, **387**, 167-178.
石原金由・福田一彦 2004 思春期－睡眠習慣とその問題点 診断と治療, **92**, 1201-1205.
岩田アリチカ（監）2005 ビデオ教材 きれいに歳をとる方法 快眠生活のススメ 上巻：解説編，下巻：ぐ

っすり体操　実践編　東京法規出版
Kim, K., Uchiyama, M., Osaka, M., Liu, X., & Ogihara, R. 2000 An epidemiological study of insomnia among the Japanese general population. *Sleep*, **23**, 41-47.
神山　潤　2005　「夜ふかし」の脳科学―子どもの心と体を壊すもの　中央公論新社
松下正輝・田中秀樹　2006　地域住民（成人・高齢者）における睡眠改善に有効な習慣行動に関する研究　広島国際大学心理臨床センター紀要，**4**，49-60.
Mishima, K., Okawa, M., & Shimizu, T. 2001 Diminished melatonin secretion in the elderly caused by insufficient environmental illumination. *Journal of Clinical Endocrinology & Metabolism*, **86**, 129-134.
Montgomery, P., & Dennis, J. 2004 A systematic review of non-pharmacological therapies for sleep problems in later life. *Sleep Medicine Reviews*, **8**, 47-62.
Morin, C. M., Beaulieu-Bonneau, S., LeBlanc, M., & Savard, J. 2005 Self-help treatment for insomnia: a randomized controlled trial. *Sleep*, **28**, 1319-1327.
Roehrs, T., Merlotti, L., Zorick, F., & Roth, T. 1994 Sedative, memory, and performance effects of hypnotics. *Psychopharmacology*, **116**, 130-134.
白川修一郎・駒田陽子・高原　円　2006　高齢社会日本の課題と展望　田中秀樹（編）　高齢期の心を活かす―衣・食・住・遊・眠，美と認知症・介護予防　ゆまに書房　Pp. 3-22.
白川修一郎・高瀬美紀・田中秀樹・山本由華吏　1999a　計画的昼寝の不眠高齢者に対する夜間睡眠改善効果　臨床脳波，**41**，101-105.
白川修一郎・田中秀樹　1999　睡眠・覚醒障害の生活習慣指導　井上雄一・岸本　朗（編）　精神科治療の理論と技法　星和書店　Pp. 158-167.
白川修一郎・田中秀樹・山本由華吏　1999b　高齢者の睡眠障害と心の健康　精神保健研究，**45**，15-23.
Shirota, A., Tamaki, M., Nittono, H., Hayashi, M., & Hori, T. 2001 Volitional lifestyle and nocturnal sleep in the healthy elderly. *Sleep Research Online*, **4**, 91-96.
Shirota, A., Tanaka, H., Nittono, H., Hayashi, M., & Hori, T. 2002 Volitional lifestyle in healthy elderly: its relevance to rest-activity cycle, nocturnal sleep, and daytime napping. *Perceptual and Motor Skills*, **95**, 101-108.
Stokkan, K. A., Yamazaki, S., Tei, H., Sakaki, Y., & Menaker, M. 2001 Entrainment of the circadian clock in the liver by feeding. *Science*, **291**, 490-493.
田中秀樹　2002a　睡眠確保からの脳とこころのヘルスプロモーション，睡眠・ライフスタイルと脳・心身の健康　地域保健，**6**，5-26.
田中秀樹　2002b　快適睡眠と生活習慣病，痴呆予防―眠りを楽しみ，豊かな熟年期を過ごすためのライフスタイルと地域活動！　小西美智子（編）　介護ハンドブック　関西看護出版　Pp. 90-135.
田中秀樹　2004a　脳と心身のヘルスプロモーションとしての睡眠指導介入と自己管理法　診断と治療，**92**，1219-1225.
田中秀樹　2004b　高齢者に快眠をもたらす健康教室・睡眠健康活動の提案―快眠ミニデイサービスを実践して　生活教育，**47**，39-48.
田中秀樹　2004c　しっかりぐっすり，さわやか宣言！―高齢期のための快眠読本　東京法規出版
田中秀樹　2005　睡眠習慣と健康心理臨床　ライフスタイルにおける健康の心理臨床的な問題　小林芳郎（編）　健康のための心理学　保育出版社　Pp. 173-179.
田中秀樹　2006　思春期の睡眠と心身健康―睡眠健康教育の必要性　上島国利（編）　睡眠障害診断のコツと落とし穴　中山書店　Pp. 98-101.
田中秀樹　2007a　高齢者の睡眠改善―眠りの科学2　看護研究，**40**，79-84.
田中秀樹　2007b　意外と知られていないこと―眠りの科学1　看護研究，**40**，171-176.
田中秀樹・荒川雅志　2005　認知症，転倒予防のための快眠術　短い昼寝と夕方の福寿体操のススメ　東京法規出版
田中秀樹・荒川雅志・古谷真紀・松下正輝・平野貴司・松尾　藍・中元恭子・上里一郎・白川修一郎　2004　地域における睡眠健康とその支援方法の探索的研究　臨床脳波，**46**，574-582.
田中秀樹・古谷真樹　2006　思春期と睡眠―生活習慣と睡眠，不登校　白川修一郎（編）　睡眠とメンタルヘルス　ゆまに書房　Pp. 235-268.
田中秀樹・古谷真樹　2007　生活リズムとストレスの評価―眠りの科学5　看護研究，**40**，561-570.
田中秀樹・古谷真樹・松尾　藍　2006a　高齢者の睡眠へのアプローチ　野村豊子（編）　高齢者の「生きる場」を求めて―福祉，心理，看護の現場から　ゆまに書房　Pp. 145-189.
田中秀樹・松下正輝　2007　高齢者の睡眠とライフスタイル・QOL―認知・行動的介入と自己調整法による睡眠改善　*Geriatric Medicine*, **45**, 669-674.
田中秀樹・松下正輝・古谷真樹　2006b　快眠とストレス緩和のための習慣づくり―ライフスタイル改善からの脳・心身のヘルスアップの普及　田中秀樹（編）高齢期の心を活かす―衣・食・住・遊・眠，美と認知症・介護予防　ゆまに書房　Pp. 285-320.
田中秀樹・松下正輝・古谷真樹　2007　認知・行動的介入による高齢者の睡眠健康改善　生理心理学と精神生理学．**25**，61-71.

引用文献

Tanaka, H., & Shirakawa, S. 2004 Sleep health, lifestyle and mental health in the Japanese elderly Ensuring sleep to promote a healthy brain and mind. *Journal of Psychosomatic Research*, 56, 465-477.
田中秀樹・白川修一郎 2004 現在の子供の睡眠 *Clinical Neuroscience*, 22, 86-88.
田中秀樹・城田　愛・林　光緒・堀　忠雄 1996 高齢者の意欲的なライフスタイルと睡眠生活習慣についての検討 老年精神医学雑誌, 7, 1345-1350.
田中秀樹・平良一彦・荒川雅志・嘉手刈初子・上江洲榮子・山本由華吏・堀　忠雄・白川修一郎 2000a 思春期における心身の健康保全に係わる適正な睡眠確保の為の生活習慣についての検討 学校メンタルヘルス, 3, 57-62.
田中秀樹・平良一彦・荒川雅志・渡久地洋樹・知念尚子・浦崎千佐江・山本由華吏・上江洲榮子・白川修一郎 2000b 不眠高齢者に対する短時間昼寝・軽運動による生活指導介入の試み 老年精神医学雑誌, 11, 1139-1147.
Tanaka, H., Taira, K., Arakawa, M., Urasaki, C., Yamamoto, Y., Okuma, H., Uezu, E., Sugita, Y., & Shirakawa, S. 2002 Short nap and exercise improve sleep quality and mental health in the elderly. *Psychiatry and Clinical Neuroscience*, 56, 233-234.
田中秀樹・平良一彦・上江洲榮子・亀井雄一・中島常夫・堀　忠雄・白川修一郎 2000c 長寿県沖縄と大都市東京の高齢者の睡眠健康と生活習慣についての地域間比較による検討 老年精神医学雑誌, 11, 425-433.
Wanger, U., Gais, S., Haider, H., Verleger, R., & Born, J. 2004 Sleep inspires insight. *Nature*, 427, 352-355.
Wolfson, A. R., & Carskadon, M. A. 1998 Sleep schedules and daytime functioning in adolescents. *Child Development*, 69, 875-887.

■17章

Åkerstedt, T., Billiard, M., Bonnet, M., Ficca, G., Garma, L., Mariotti, M., Salzarulo, P., & Schulz, H. 2002 Awakening from sleep. *Sleep Medicine Reviews*, 6, 267-286.
Åkerstedt, T., & Gillberg, M. 1986 A dose-response study of sleep loss and spontaneous sleep termination. *Psychophysiology*, 23, 293-297.
Åkerstedt, T., & Knutsson, A. 1997 Cardiovascular disease and shift work. *Scandinavian Journal of Work and Environmental Health*, 23, 241-242.
有竹静夏・栗山健一・鈴木博之・譚　新・渋井佳代・金　圭子・尾崎章子・亀井雄一・大久保善郎・多ヶ谷浩邦・内山　真 2002 夜間睡眠中の時間認知 脳と精神の医学, 13, 317-323.
ASDA 1992 EEG arousals: scoring rules and examples: a preliminary report from the Sleep Disorders Atlas Task Force of the American Sleep Disorders Association. *Sleep*, 15, 173-184.
Balkin, T. J., & Badia, P. 1988 Relationship between sleep inertia and sleepiness: cumulative effects of four nights of sleep disruption/restriction on performance following abrupt nocturnal awakenings. *Biological Psychology*, 27, 245-258.
Bastuji, H., Perrin, F., & Garcia-Larrea, L. 2003 Event-related potentials during forced awakening: a tool for the study of acute sleep inertia. *Journal of Sleep Research*, 12, 189-206.
Bell, C. C. 1980 States of consciousness. *Journal of the National Medical Association*, 72, 331-334.
Blanchard, J., & Sawers, S. J. 1983 The absolute bioavailability of caffeine in man. *European Journal of Clinical Pharmacology*, 24, 93-98.
Born, J., Hansen, K., Marshall, L., Molle, M., & Fehm, H. L. 1999 Timing the end of nocturnal sleep. *Nature*, 397, 29-30.
Bruck, D., & Pisani, D. L. 1999 The effects of sleep inertia on decision-making performance. *Journal of Sleep Research*, 8, 95-103.
Dinges, D. F. 1992 Adult napping and its effects on ability to function. In C. Stampi (Ed.) *Why we nap. Evolution, chronobiology, and functions of polyphasic and ultrashort sleep.* Boston: Birkhäuser. Pp. 118-134.
Ferrara, M., Curcio, G., Fratello, F., Moroni, F., Marzano, C., Pellicciari, M. C., & Gennaro, L. D. 2006 The electroencephalographic substratum of the awakening. *Behavioral Brain Research*, 167, 237-244.
Hayashi, M., & Hori, T. 1998 The effects of a 20-min nap before post-lunch dip. *Psychiatry and Clinical Neurosciences*, 52, 203-204.
Hayashi, M., Masuda, A., & Hori, T. 2003 The alerting effects of caffeine, bright light and face washing after a short daytime nap. *Clinical Neurophysiology*, 114, 2268-2278.
Hayashi, M., Motoyoshi, N., & Hori, T. 2005 Recuperative power of a short daytime nap with or without stage 2 sleep. *Sleep*, 28, 829-836.
Hono, T., Hiroshige, Y., & Miyata, Y. 1991 Nocturnal sleep at a predetermined time in health undergraduate student. *Kawasaki Medical Welfare Journal*, 1, 209-215.
Horne, J. A., & Reyner, L. A. 1996 Counteracting driver sleepiness: effects of napping, caffeine, and placebo. *Psychophysiology*, 33, 306-309.
Jewett, M. E., Wyatt, J. K., Ritz-De Cecco, A., Bir Khalsa, S., Dijk, D. J., & Czeisler, C. A. 1999 Time course of

sleep inertia dissipation in human performance and alertness. *Journal of Sleep Research*, 8, 1-8.
Kaida, K., Nittono, H., Hayashi, M., & Hori, T. 2003 Effects of self-awakening on sleep structure of a daytime short nap and on subsequent arousal levels. *Perceptual and Motor Skills*, 97, 1073-1084.
Kaida, K., Ogawa, K., Hayashi, M., & Hori, T. 2005 Self-awakening prevents acute rise in blood pressure and heart rate at the time of awakening in elderly people. *Industrial Health*, 43, 179-185.
甲斐田幸佐・小川景子・松浦倫子・高橋正也・堀　忠雄　2006　高齢者の仮眠習慣および自己覚醒と特性的自己効力感の関係　健康心理学研究, 19, 1-9.
Kaida, K., Ogawa, K., Nittono, H., Hayashi, M., Takahashi, M., & Hori, T. 2006a Self-awakening, sleep inertia, and P3 amplitude in elderly people. *Perceptual and Motor Skills*, 102, 339-351.
Kaida, K., Takahashi, M., Haratani, T., Ostuka, Y., Fukasawa, K., & Nakata, A. 2006b Indoor exposure to natural bright light prevents afternoon sleepiness. *Sleep*, 29, 462-469.
Lavie, P., Oksenberg, A., & Zomer, J. 1979 'It's time, you must wake up now'. *Perceptual and Motor Skills*, 49, 447-450.
Martin, S. E., Engleman, H. M., Kingshott, R. N., & Douglas, N. J. 1997 Microarousals in patients with sleep apnoea/hypopnoea syndrome. *Journal of Sleep Research*, 6, 276-280.
松浦倫子・林　光緒・堀　忠雄　2002　習慣的自己覚醒が終夜睡眠の経過と主観的評価に及ぼす影響　生理心理学と精神生理学, 20, 61-69.
Moorcroft, W. H., Kayser, K. H., & Griggs, A. J. 1997 Subjective and objective confirmation of the ability to self-awaken at a self-predetermined time without using external means. *Sleep*, 20, 40-45.
Morin, C. 2000 The nature of insomnia and the need to refine our diagnostic criteria. *Psychosomatic Medicine*, 62, 483-485.
Okuma, T., Nakamura, K., Hayashi, A., & Fujimori, M. 1966 Psychophysiological study on the depth of sleep in normal human subjects. *Electroencephalography and Clinical Neurophysiology*, 21, 140-147.
Phipps-Nelson, J., Redman, J. R., Dijk, D. J., & Rajaratnam, S. M. 2003 Daytime exposure to bright light, as compared to dim light, decreases sleepiness and improves psychomotor vigilance performance. *Sleep*, 26, 695-700.
Pitson, D., Chhina, N., Knijn, S., van Herwaaden, M., & Stradling, J. 1994 Changes in pulse transit time and pulse rate as markers of arousal from sleep in normal subjects. *Clinical Science*, 87, 269-273.
Rechtschaffen, A., & Kales, A. 1968 *A manual of standardized terminology, techniques and scoring system for sleep stage of human subjects.* Washington DC: National Institute of Health.
Sallinen, M., Kaartinen, J., & Lyytinen, H. 1996 Processing of auditory stimuli during tonic and phasic periods of REM sleep as revealed by event-related brain potentials. *Journal of Sleep Research*, 5, 220-228.
Sforza, E., Chapotot, F., Pigeau, R., Paul, P. N., & Buguet, A. 2004 Effects of sleep deprivation on spontaneous arousals in humans. *Sleep*, 27, 1068-1075.
Somers, V. K., Dyken, M. E., Mark, A. L., & Abboud, F. M. 1993 Sympathetic-nerve activity during sleep in normal subjects. *New England Journal of Medicine*, 328, 303-307.
Stampi, C. 1992 The effects of polyphasic and ultrashort sleep schedules. In C. Stampi (Ed.) *Why We Nap. Evolution, chronobiology, and functions of polyphasic and ultrashort sleep.* Boston: Birkhäuser. Pp. 137-179.
Stampi, C., Mullington, J., Rivers, M., Campos, J. P., & Broughton, R. 1990 Ultrashort sleep schedules: sleep architecture and recuperative value of 80-, 50- and 20 min naps. In J. Horne (Ed.) *Sleep '90.* Bochum: Pontenagel Press. Pp. 71-74.
Takahara, M., Nittono, H., & Hori, T. 2006 Effect of voluntary attention on auditory processing during REM sleep. *Sleep*, 29, 975-982.
Takahashi, M., & Arito, H. 2000 Maintenance of alertness and performance by a brief nap after lunch under prior sleep deficit. *Sleep*, 23, 813-819.
Tassi, P., Bonnefond, A., Engasser, O., Hoeft, A., Eschenlauer, R., & Muzet, A. 2006 EEG spectral power and cognitive performance during sleep inertia: the effect of normal sleep duration and partial sleep deprivation. *Physiology and Behavior*, 87, 177-184.
Tassi, P., & Muzet, A. 2000 Sleep inertia. *Sleep Medicine Reviews*, 4, 341-353.
Van Dongen, H. P., Price, N. J., Mullington, J. M., Szuba, M. P., Kapoor, S. C., & Dinges, D. F. 2001 Caffeine eliminates psychomotor vigilance deficits from sleep inertia. *Sleep*, 24, 813-819.
Vaschide, N. 1911 *Le sommeil et les rêves.* Paris: Flammarion.
渡辺　博　1969　注意睡眠の神経機序に関する臨床的研究　精神神経学雑誌, 71, 631-652.
Wertz, A. T., Ronda, J. M., Czeisler, C. A., & Wright, K. P. Jr. 2006 Effects of sleep inertia on cognition. *The Journal of the American Medical Association*, 295, 163-164.
Williams, H. L., Hammack, J. T., Daly, R. L., Dement, W. C., & Lubin, A. 1964 Responses to auditory stimulation, sleep loss and the EEG stages of sleep. *Electroencephalography and Clinical Neurophysiology*, 16, 269-279.

引用文献

■18章

Åkerstedt, T. 1992 Work hours and continuous monitoring of sleepiness. In R. J. Broughton & R. D. Ogilvie (Eds.) *Sleep, arousal, and performance*. Boston: Birkhäuser. Pp. 63-72.

Åkerstedt, T., & Gillberg, M. 1990 Subjective and objective sleepiness in the active individual. *International Journal of Neuroscience*, 52, 29-37.

Baddeley, A. D. 1968 A 3-min reasoning task based on grammatical transformation. *Psychonomic Science*, 10, 341-342.

Bond, A., & Lader, M. 1974 The use of analogue scales in rating subjective feelings. *British Journal of Medical Psychology*, 47, 211-218.

Carskadon, M. A., & Dement, W. C. 1979 Effects of total sleep loss on sleep tendency. *Perceptual and Motor Skills*, 48, 495-506.

Carskadon, M. A., & Dement, W. C. 1982 The multiple sleep latency test: what does it measure? *Sleep*, 5, S67-S72.

Carskadon, M. A., Dement, W. C., Mitler, M. M., Roth, T., Westbrook, P. R., & Keenan, S. 1986 Guidelines for the multiple sleep latency test (MSLT): a standard measure of sleepiness. *Sleep*, 9, 519-524.

Casagrande, M., Violani, C., Curcio, G., & Bertini, M. 1997 Assessing vigilance through pencil and paper letter cancellation task (LCT): effects of one night of sleep deprivation and of the time of day. *Ergonomics*, 40, 613-630.

Cluydts, R., De Valck, E., Verstraeten, E., & Theys, P. 2002 Daytime sleepiness and its evaluation. *Sleep Medicine Reviews*, 6, 83-96.

Cohen, J., & Polich, J. 1997 On the number of trials needed for P300. *International Journal of Psychophysiology*, 25, 249-255.

De Gennaro, L., Ferrara, M., Ferlazzo, F., & Bertini, M. 2000 Slow eye movement and EEG power spectra during wake-sleep transition. *Clinical Neurophysiology*, 111, 2107-2115.

Deighton, M., Tobias, J. S., & Wilkinson, R. T. 1972 The effects of sleep deprivation on signal detection parameters. *The Quarterly Journal of Experimental Psychology*, 23, 449-452.

Dinges, D. F. 1992 Probing the limits of functional capability: the effects of sleep loss on short-duration tasks. In R. J. Broughton & R. D. Ogilvie (Eds.) *Sleep, arousal, and performance*. Boston: Birkhäuser. Pp. 176-188.

Dinges, D. F., Orne, E. C., Evans, F. J., & Orne, M. T. 1981 Performance after naps in sleep-conductive and alerting environments. In L. Johnson, D. Tepas, W. Colquhoun & M. Colligan (Eds.) *Biological rhythms, sleep and shiftwork. Advances in sleep research*, 7. New York: Spectrum. Pp. 539-551.

Dinges, D. F., Pack, F., Williams, K., Gillen, K. A., Powell, J. W., Ott, G. E., Aptowicz, C., & Pack, A. I. 1997 Cumulative sleepiness, mood disturbance, and psychomotor vigilance performance decrements during a week of sleep restricted to 4-5 hours per night. *Sleep*, 20, 267-277.

Dinges, D. F., & Powell, J. W. 1985 Microcomputer analyses of performance on a portable, simple visual RT task during sustained operations. *Behavior Research Methods, Instruments, & Computers*, 17, 652-655.

Doghramji, K., Mitler, M. M., Sangal, R. B., Shapiro, C., Taylor, S., Walsleben, J., Belisle, C., Erman, M. K., Hayduk, R., Hosn, R., O'Malley, E. B., Sangal, J. M., Schutte, S. L., & Youakim, J. M. 1997 A normative study of the maintenance of wakefulness test (MWT). *Electroencephalography and Clinical Neurophysiology*, 103, 554-562.

Drake, C. L., Rice, M. F., Roehers, T. A., Rosenthal, L., Guido, P., & Roth, T. 2000 Scoring reliability of the multiple sleep latency test in a clinical population. *Sleep*, 23, 911-913.

Duncan-Johnson, C. C., & Donchin, E. 1977 On quantifying surprise: the variation of event-related potentials with subjective probability. *Psychophysiology*, 14, 456-467.

Englund, C. E., Ryman, D. H., Naitoh, P., & Hodgdon, J. A. 1985 Cognitive performance during successive sustained physical work episodes. *Behavior Research Methods, Instruments,* & Computers, 17, 75-85.

Folkard, S., Knauth, P., Monk, T. H., & Rutenfranz, J. 1976 The effect of memory load on the circadian variation in performance efficiency under a rapidly rotating shift system. *Ergonomics*, 19, 479-488.

Folstein, M. D., & Luria, R. 1973 Reliability, validity, and clinical application of the visual analogue mood scale. *Psychophysiology*, 3, 479-486.

Freyd, M. 1923 The graphic rate scale. *British Journal of Educational Psychology*, 14, 83-102.

福原俊一・竹上未紗・鈴鴨よしみ 2006 日本語版 the Epworth Sleepiness Scale (JESS), これまで使用されていた多くの「日本語版」との主な差異と改訂 日本呼吸器学会誌, 44, 896-898.

Hayashi, M., Chikazawa, Y., & Hori, T. 2004 Short nap versus short rest: recuperative effects during VDT work. *Ergonomics*, 47, 1549-1560.

Hayashi, M., Kako, N., Hisamura, K., & Hori, T. 1995 Early morning nap on performance and self-evaluation. In T. Kikuchi, H. Sakuma, I. Saito, & K. Tsuboi (Eds.) *Biobehavioral self-regulation: eastern and western perspectives*. Tokyo: Springer. Pp. 456-461.

引用文献

広重佳治・宮田　洋　1990　昼間睡眠時の緩徐眼球運動と睡眠段階の移行期間　心理学研究, 60, 378-385.
Hoddes, E., Zarcone, V., Smythe, H., Phillips, R., & Dement, W. C. 1973 Quantification of sleepiness: a new approach. *Psychophysiology*, 10, 431-436.
Horne, J. A., Anderson, N. R., & Wilkinson, R. T. 1983 Effects of sleep deprivation on signal detection measures of vigilance: Implications for sleep function. *Sleep*, 6, 347-358.
Horne, J. A., & Reyner, L. A. 1996 Counteracting driver sleepiness: effects of napping, caffeine, and placebo. *Psychophysiology*, 33, 306-309.
石原金由・齋藤　敬・宮田　洋　1982　眠けの尺度とその実験的検討　心理学研究, 52, 362-365.
Johns, M. W. 1991 A new method for measuring daytime sleepiness: the Epworth sleepiness scale. *Sleep*, 14, 540-545.
Kaida, K., Nittono, H., Hayashi, M., & Hori, T. 2003 Effects of self-awakening on sleep structure of a daytime short nap and on subsequent arousal levels. *Perceptual and Motor Skills*, 97, 1073-1084.
Kaida, K., Takahashi, M., Åkerstedt, T., Nakata, A., Otsuka, Y., Haratani, T., & Fukasawa, K. 2006 Validation of the Karolinska sleepiness scale against performance and EEG variables. *Clinical Neurophysiology*, 117, 1574-1581.
近藤英明・神林　崇・清水徹男　2006　MSLT と MWT の方法と判定　日本睡眠学会（編）　臨床睡眠検査マニュアル　ライフ・サイエンス　Pp. 152-156.
Lavie, P. 1986 Ultrashort sleep-waking schedule. Ⅲ. 'gates' and 'forbidden zones' for sleep. *Electroencephalography and Clinical Neurophysiology*, 63, 414-425.
Lavie, P. 1991 The 24-hour sleep propensity function (SPF): practical and theoretical implications. In T. H. Monk (Ed.) *Sleep, sleepiness and performance*. Chichester: Wiley. Pp. 65-93.
Lisper, H., & Kjellberg, A. 1972 Effects of 24-hour sleep deprivation on rate of decrement in a 10-minute auditory reaction time task. *Journal of Experimental Psychology*, 96, 287-290.
Mackworth, J. F. 1969 *Vigilance and habituation*. Tokyo: Charls E. Tuttle.
Mackworth, N. H. 1950 Researches in the measurement of human performance. M. R. C. Special Report, 268. H. M. S. Q. Reprinted in H. W. Sinaiko (Ed.) 1961 *Selected papers on human factors in the design and use of control systems*. Dover Publications. Pp. 174-331.
McNair, D. M., Lorr, M., & Droppleman, L. F. 1971 *Manual for the profile of mood states* (POMS). San Diego: Educational and Industrial Testing Service.
Mitler, M. M., Carskadon, M. A., & Hirshkowitz, M. 2005 Evaluating sleepiness. In M. H. Kryger, T. Roth & W. C. Dement (Eds.) *Principles and practice of sleep medicine, 4th ed*. Philadelphia: Elsevier. Pp. 1417-1423.
Mitler, M. M., Gujavarty, K. S., & Browman, C. P. 1982 Maintenance of wakefulness test: a polysomnographic technique for evaluating treatment efficacy in patients with excessive somnolence. *Electroencephalography and Clinical Neurophysiology*, 53, 658-661.
Monk, T. H. 1987 Subjective ratings of sleepiness the underlying circadian mechanisms. *Sleep*, 10, 343-353.
Monk, T. H. 1989 A visual analog scale technique to measure global vigor and affect. *Psychiatry Research*, 27, 89-99.
入戸野　宏　2005　心理学のための事象関連電位ガイドブック　北大路書房
Ogilvie, R. D., McDonagh, D. M., Stone, S. N., & Wilkinson, R. T. 1988 Eye movements and the detection of sleep onset. *Psychophysiology*, 25, 81-91.
大熊輝雄　1999　臨床脳波学　第 5 版　医学書院
Owen, A. M., McMillan, K. M., Laird, A. R., & Bullmore, E. 2005 N-back working memory paradigm: a meta-analysis of normative functional neuroimaging studies. *Human Brain Mapping*, 25, 46-59.
Polich, J., & Kok, A. 1995 Cognitive and biological determinants of P300: an integrative review. *Biological Psychology*, 41, 103-146.
Roehrs, T., Carskadon, M. A., Dement, W. C., & Roth, T. 2005 Daytime sleepiness and alertness. In M. H. Kryger, T. Roth & W. C. Dement (Eds.) *Principles and practice of sleep medicine. 4th ed*. Philadelphia: Elsevier. Pp. 39-50.
Roehrs, T., Shore, E., Papineau, K., Rosenthal, L., & Roth, T. 1996 A two-week sleep extension in sleepy normals. *Sleep*, 19, 576-582.
Roehrs, T., Timms, V., Zwyghuizen-Doorenbos, A., Buzenski, R., & Roth, T. 1990 Polysomnographic, performance and personality differences of sleepy and alert normals. *Sleep*, 13, 395-402.
Smith, J. L., Johnstone, S. J., & Barry, R. J. 2007 Response priming in the Go/NoGo task: The N2 reflects neither inhibition nor conflict. *Clinical Neurophysiology*, 118, 343-355.
Stampi, C., Stone, P., & Michimori, A. 1995 A new quantitative method for assessing sleepiness: the alpha attenuation test. *Work and Stress*, 9, 368-376.
Thorpy, M. J. 1992 The clinical use of the multiple sleep latency test. *Sleep*, 15, 268-276.
Tietzel, A. J., & Lack, L. C. 2002 The recuperative value of brief and ultra-brief naps on alertness and cognitive

performance. *Journal of Sleep Research*, 11, 213-218.
Violani, C., Lucidi, F., Robusto, E., Devoto, A., Zucconi, M., & Strambi, L. F. 2003 The assessment of daytime sleep propensity: a comparison between the Epworth sleepiness scale and a newly developed resistance to sleepiness scale. *Clinical Neurophysiology*, 114, 1027-1033.
Webb, W. B., & Levy, C. M. 1982 Age, sleep deprivation, and performance. *Psychophysiology*, 19, 272-276.
Wechsler, D. 1958 *The measurement and appraisal of adult intelligence. 4th ed*. Baltimore: Williams Wilkins.
Wilkinson, R. T. 1969 Sleep deprivation: performance tests for partial and selective sleep deprivation. In L. E. Abt & B. F. Riess (Eds.) *Progress in clinical psychology*, 8. New York: Grune and Stratton. Pp. 28-43.
Wilkinson, R. T., & Houghton, D. 1975 Portable four-choice reaction time test with magnetic tape memory. *Behavior Research Methods, & Instrumentation*, 7, 441-446.
Williams, H. L., & Lubin, A. 1967 Speeded addition and sleep loss. *Journal of Experimental Psychology*, 73, 313-317.
八木昭宏　1997　知覚と認知　培風館
横山和仁　2005　POMS短縮版手引きと事例解説　金子書房
横山和仁・荒記俊一　1994　日本語版POMS手引　金子書房
Zwyghuizen-Doorenbos, A., Roehrs, T., Schaefer, M., & Roth, T. 1988 Test-retest reliability of the MSLT. *Sleep*, 11, 562-565.

■19章

Åkerstedt, T. 1988 Sleepiness as a consequence of shift work. *Sleep*, 11, 17-34.
Åkerstedt, T. 1992 Work hours and continuous monitoring of sleepiness. In R. J. Broughton & R. D. Ogilvie (Eds.) *Sleep, arousal, and performance*. Boston: Birkhäuser. Pp. 63-72.
Anch, A. M., Browman, C. P., Mitler, M. M., & Walsh, J. K. 1988 *Sleep: a scientific perspective*. New Jersey: Englewood Cliffs.
Broughton, R. J. 1982 Performance and evoked potential measures of various state of daytime sleepiness. *Sleep*, 5, S135-S146.
Broughton, R. J. 1989a Chronobiological aspects and models of sleep and napping. In D. F. Dinges & R. J. Broughton (Eds.) *Sleep and alertness: chronobiological, behavioral, and medical aspects of napping*. New York: Raven Press. Pp. 71-98.
Broughton, R. J. 1989b Sleep attacks, naps, and sleepiness in medical sleep disorders. In D. F. Dinges & R. J. Broughton (Eds.) *Sleep and alertness: chronobiological, behavioral and medical aspects of napping*. New York: Raven Press. Pp. 267-298.
Broughton, R. J. 1992 Qualitatively different states of sleepiness. In R. J. Broughton & R. D. Ogilvie (Eds.) *Sleep, arousal, and performance*. Boston: Birkhäuser. Pp. 45-59.
Carskadon, M. A. 1989 Ontogeny of human sleepiness as measured by sleep latency. In D. F. Dinges & R. J. Broughton (Eds.) *Sleep and alertness: chronobiological, behavioral, and medical aspects of napping*. New York: Raven Press. Pp. 53-69.
Carskadon, M. A., & Dement, W. C. 1982 Nocturnal determinants of daytime sleepiness. *Sleep*, 5, S73-S81
Carskadon, M. A., & Dement, W. C. 1992 Multiple sleep latency tests during the constant routine. *Sleep*, 15, 396-399.
Christ, G., De Koninck, J., Hébert, M., Carrier, J., Lamarche, C., & Dufour, S. 1996 Body temperature and the return of slow wave activity in extended sleep. *Electroencephalography and Clinical Neurophysiology*, 98, 42-50.
De Gennaro, L., Ferrara, M., Ferlazzo, F., & Bertini, M. 2000 Slow eye movement and EEG power spectra during wake-sleep transition. *Clinical Neurophysiology*, 111, 2107-2115.
Dement, W. C., & Carskadon, M. A. 1982 Current perspectives on daytime sleepiness: the issues. *Sleep*, 5, S56-S66.
Dement, W. C., Seidel, W., & Carskadon, M. 1982 Daytime alertness, insomnia, and benzodiazepines. *Sleep*, 5, S28-S45.
Garbarino, S., Nobili, L., Beelke, M., Phy, F. D. C., & Ferrillo, F. 2001 The contributing role of sleepiness in highway vehicle accidents. *Sleep*, 24, 203-206.
George, C. F. P., & Smiley, A. 1999 Sleep apnea & automobile crashes. *Sleep*, 22, 790-795.
Häkkänen, H., & Summala, H. 2000 Sleepiness at work among commercial truck drivers. *Sleep*, 23, 49-57.
Harnish, M. J., Greenleaf, S. R., & Orr, W. C. 1998 A comparison of feeding to cephalic stimulation on postprandial sleepiness. *Physiology & Behavior*, 64, 93-96.
林　光緒　2004　睡眠と事故　*Clinical Neuroscience*, 22, 89-91.
Hayashi, M., Kako, N., Hisamura, K., & Hori, T. 1995 Effect of early morning nap on performance and self-

引用文献

evaluation. In T. Kikuchi, H. Sakuma, I. Saito & K. Tsuboi (Eds.) *Biobehavioral self-regulation: eastern and western perspectives.* Tokyo: Springer. Pp. 456-461.
Hayashi, M., Minami, S., & Hori, T. 1998 The masking effect of motivation on ultradian rhythm. *Perceptual and Motor Skills*, **86**, 127-136.
Hayashi, M., Morikawa, T., & Hori, T. 2002 Circasemidian 12 h cycle of slow wave sleep under constant darkness. *Clinical Neurophysiology*, **113**, 1505-1516.
Hayashi, M., Sato, K., & Hori, T. 1994 Ultradian rhythms in task performance, self-evaluation and EEG activity. *Perceptual and Motor Skills*, **79**, 791-800.
Hebb, D. O. 1972 *Textbook of psychology.* 3rd ed. Saunders. 白井　常（監訳）1975　行動学入門紀伊国屋書店
本多　裕　1982　ナルコレプシーとその近縁傾眠疾患　上田英雄・島薗安雄・武内重五郎・豊倉康夫（編）睡眠障害　南江堂　Pp. 199-224.
堀　忠雄　2003　交通事故と睡眠障害　高橋清久（編）睡眠学　じほう　Pp. 137-150.
堀　忠雄・林　光緒　1998　日中の眠気と仮眠の効果　臨床精神医学, **27**, 129-135.
Horne, J. A., & Reyner, L. A. 1995 Sleep related vehicle accidents. *British Medical Journal*, **310**(6979), 565-567.
Horne, J. A., & Wilkinson, S. 1985 Chronic sleep reduction: daytime vigilance performance and EEG measures of sleepiness, with particular reference to 'practice' effects. *Psychophysiology*, **22**, 69-78.
Javierre, C., Ventura, J. L., Segura, R., Calvo, M., & Garrido, E. 1996 Is the post-lunch dip in sprinting performance associated with the timing of food ingestion? *Journal of Physiology and Biochemistry*, **52**, 247-254.
Jewett, M. E., Dijk, D. J., Kronauer, R. E., & Dinges, D. F. 1999 Dose-response relationship between sleep duration and human psychomotor vigilance and subjective alertness. *Sleep*, **22**, 171-179.
Johns, M. W. 2000 A sleep physiologist's view of the drowsy driver. *Transportation Research Part F*, **3**, 241-249.
警察庁交通局　2007　平成18年度中の交通事故の発生状況　平成19年2月23日
Lavie, P. 1989a To nap, perchance to sleep ultradian aspects of napping. In D. F. Dinges & R. J. Broughton (Eds.) *Sleep and alertness: chronobiological, behavioral, and medical aspects of napping.* New York: Raven Press. Pp. 99-120.
Lavie, P. 1989b Ultradian rhythms in arousal-the problem of masking. *Chronobiology International*, **6**, 21-28.
Lavie, P. 1992 Beyond circadian regulation: ultradian components of sleep-wake cycles. In C. Stampi (Ed.) *Why we nap. Evolution, chronobiology, and functions of polyphasic and ultrashort sleep.* Boston: Birkhäuser. Pp. 102-117.
Leger, D. 1994 The cost of sleep-related accidents: a report for the National Commission on Sleep Disorders Research. *Sleep*, **17**, 84-93.
Mackworth, J. F. 1969 *Vigilance and habituation.* Tokyo: Charls E. Tuttle. 福島脩美・井深信男（訳）1975　ヴィジランスと慣れ　岩崎学術出版社
McCartt, A. T., Rohrbaugh, J. W., Hammer, M. C., & Fuller, S. Z. 2000 Factors associated with falling asleep at the wheel among long-distance truck drivers. *Accident Analysis and Prevention*, **32**, 493-504.
丸山康則　1991　交通事故の周期性　千葉喜彦・高橋清久（編）時間生物学ハンドブック　朝倉書店　Pp. 470-478.
松村　明（編）1995　大辞林　第二版　三省堂
松村　明（監）1995　大辞泉　小学館
Mitler, M. A., Carskadon, M. A., Czeisler, C. A., Dement, W. C., Dinges, D. F., & Graeber, R. C. 1988 Catastrophes, sleep, and public policy: consensus report. *Sleep*, **11**, 100-109.
Moore-Ede, M. 1993 *Twenty-hour society.* New York: Addison-Wesley Publishing. 青木　薫（訳）1994　大事故は夜明け前に起きる　講談社
National Center on Sleep Disorders Research (NCSDR) and the National Highway Traffic Safety Administration (NHTSA) 1998 *Drowsy driving and automobile crashes.* Report of the NCSDR/NHTSA Expert Panel on Driver Fatigue and Sleepiness.
日本国語大辞典第2版編集委員会　2001　日本国語大辞典　第2版　小学館
Orr, W. C., Shadid, G., Harnish, M. J., & Elsenbruch, S. 1997 Meal composition and its effect on postprandial sleepiness. *Physiology & Behavior*, **62**, 709-712.
Pack, A. I., Pack, A. M., Rodgman, E., Cucchiara, A., Dinges, D. F., & Schwab, C. W. 1995 Characteristics of crashes attributed to the driver having fallen asleep. *Accident Analysis and Prevention*, **27**, 769-775.
Phillips, R. 2000 Sleep, watchkeeping and accidents: a content analysis of incident at sea reports. *Transportation Research Part F*, **3**, 229-240.
Randazzo, A. C., Muehlback, M. J., Schweitzer, P. K., & Walsh, J. K. 1998 Cognitive function following acute sleep restriction in children ages 10-14. *Sleep*, **21**, 861-868.
Shen, J., Barbera, J., & Shapiro, C. M. 2006 Distinguishing sleepiness and fatigue: focus on definition and measurement. *Sleep Medicine Reviews*, **10**, 63-76.
新村　出（編）1998　広辞苑, 第五版　岩波書店

引用文献

Stahl, M. L., Orr, W. C., & Bollinger, C. 1983 Postprandial sleepiness: objective documentation via polysomnography. *Sleep*, 6, 29-35.
Stepanski, E. J. 2002. Controversies in the measurement of daytime sleepiness. *Sleep Medicine Reviews*, 6, 79-81.
Tassi, P., Bonnefond, A., Hoeft, A., Eschenlauer, R., & Alain Muzet, A. 2003 Arousal and vigilance: do they differ? study in a sleep inertia paradigm. *Sleep Research Online*, 5, 83-87.
朝日新聞 2006 眠気の損失, 年3兆5千億円ナリ 効率低下, 欠勤, 遅刻…日大教授が試算 2006年6月8日付朝刊
梅棹忠夫・金田一春彦・阪倉篤義・日野原重明(監) 1995 日本語大辞典 第二版 講談社
Van Dongen, H. P. A., & Dinges, D. F. 2005 Circadian rhythms in sleepiness, alertness, and performance. In M. H. Kryger, T. Roth & W. C. Dement (Eds.) *Principles and practice of sleep medicine. 4th ed.* Philadelphia: Elsevier. Pp. 435-443.
Wells, A. S., Read, N. W., Idzikowski, C., & Jones, J. 1998 Effects of meals on objective and subjective measures of daytime sleepiness. *Journal of Applied Physiology*, 84, 507-515.
Yerkes, R. M., & Dodson, J. D. 1908 The relation of strength of stimulus to rapidity of habit-formation. *Comparative Neurological Psychology*, 18, 459-482.

■20章

Åkerstedt, T., Fredlund, P., Gillberg, M., & Jansson, B. 2002 Work load and work hours in relation to disturbed sleep and fatigue in a large representative sample. *Journal of Psychosomatic Research*, 53, 585-588.
Åkerstedt, T., & Kecklund, G. 2001 Age, gender and early morning highway accidents. *Journal of Sleep Research*, 10, 105-110.
Ayas, N. T., White, D. P., Manson, J. E., Stampfer, M. J., Speizer, F. E., Malhotra, A., & Hu, F. B. 2003 A prospective study of sleep duration and coronary heart disease in women. *Archives of Internal Medicine*, 163, 205-209.
Belenky, G., Wesensten, N. J., Thorne, D. R., Thomas, M. L., Sing, H. C., Redmond, D. P., Russo, M. B., & Balkin, T. J. 2003 Patterns of performance degradation and restoration during sleep restriction and subsequent recovery: a sleep dose-response study. *Journal of Sleep Research*, 12, 1-12.
Bernton, E., Hoover, D., Galloway, R., & Popp, K. 1995 Adaptation to chronic stress in military trainees. Adrenal androgens, testosterone, glucocorticoids, IGF-1, and immune function. *Annals of the New York Academy of Sciences*, 774, 217-231.
Borbély, A. A. 1984 Das Geheimnis des Schlafs: Neue Wege und Erkenntnisse der Forschung. Deutsche Verlags-Anstalt GmbH. 井上昌次郎(訳) 1985 眠りの謎 どうぶつ社
Carskadon, M. A. 1993 Microsleep. In M. A. Carskadon, A. Rechtschaffen, G. Richardson, T. Roth & J. Siegel (Eds.) *Encyclopedia of sleep and dreaming.* New York: Macmillan. Pp. 373-374.
Carskadon, M. A., & Dement, W. C. 1981 Cumulative effects of sleep restriction on daytime sleepiness. *Psychophysiology*, 18, 107-113.
Dawson, D., & Reid, K. 1997 Fatigue, alcohol and performance impairment. *Nature*, 388, 235.
Dement, W. C., & Vaughan, C. 1999 *The promise of sleep.* New York: Random House.
Dinges, D. F., Douglas, S. D., Zaugg, L., Campbell, D. E., McMann, J. M., Whitehouse, W. G., Orne, E. C., Kapoor, S. C., Icaza, E., & Orne, M. T. 1994 Leukocytosis and natural killer cell function parallel neurobehavioral fatigue induced by 64 hours of sleep deprivation. *Journal of Clinical Investigation*, 93, 1930-1939.
Dinges, D. F., Pack, F., Williams, K., Gillen, K. A., Powell, J. W., Ott, G. E., Aptowicz, C., & Pack, A. I. 1997 Cumulative sleepiness, mood disturbance, and psychomotor vigilance performance decrements during a week of sleep restricted to 4-5 hours per night. *Sleep*, 20, 267-277.
Dorrian, J., Lamond, N., Holmes, A. L., Burgess, H. J., Roach, G. D., Fletcher, A., & Dawson, D. 2003 The ability to self-monitor performance during a week of simulated night shifts. *Sleep*, 26, 871-877.
Durmer, J. S., & Dinges, D. F. 2005 Neurocognitive consequences of sleep deprivation. *Seminars in Neurology*, 25, 117-129.
Fairclough, S. H., & Graham, R. 1999 Impairment of driving performance caused by sleep deprivation or alcohol: a comparative study. *Human Factors*, 41, 118-128.
Folkard, S., Lombardi, D. A., & Tucker, P. T. 2005 Shiftwork: safety, sleepiness and sleep. *Industrial Health*, 43, 20-23.
Folkard, S., & Tucker, P. 2003 Shift work, safety and productivity. *Occupational Medicine*, 53, 95-101.
Gangwisch, J. E., Heymsfield, S. B., Boden-Albala, B., Buijs, R. M., Kreier, F., Pickering, T. G., Rundle, A. G., Zammit, G. K., & Malaspina, D. 2006 Short sleep duration as a risk factor for hypertension: analyses of the first National Health and Nutrition Examination Survey. *Hypertension*, 47, 833-839.
Gangwisch, J. E., Malaspina, D., Boden-Albala, B., & Heymsfield, S. B. 2005 Inadequate sleep as a risk factor for obesity: analyses of the NHANES I. *Sleep*, 28, 1289-1296.

引用文献

Gupta, N. K., Mueller, W. H., Chan, W., & Meininger, J. C. 2002 Is obesity associated with poor sleep quality in adolescents? *American Journal of Human Biology*, 14, 762-768.
Harrison, Y., & Horne, J. A. 2000 The impact of sleep deprivation on decision making: a review. *Journal of Experimental Psychology-Applied*, 6, 236-249.
Horne, J., & Reyner, L. 1999 Vehicle accidents related to sleep: a review. *Occupational & Environmental Medicine*, 56, 289-294.
Irwin, M., Mascovich, A., Gillin, J. C., Willoughby, R., Pike, J., & Smith, T. L. 1994 Partial sleep deprivation reduces natural killer cell activity in humans. *Psychosomatic Medicine*, 56, 493-498.
Kaida, K., Åkerstedt, A., Kecklund, G., Nilsson, J., & Axelsson, J. 2007a The effects of asking for verbal ratings of sleepiness on sleepiness and its masking effects on performance. *Clinical Neurophysiology*, 118, 1324-1331.
甲斐田幸佐・小川景子・松浦倫子・高橋正也・堀　忠雄　2006　高齢者の仮眠習慣および自己覚醒と特性的自己効力感の関係　健康心理学研究, 19, 1-9.
Kaida, K., Takahashi, M., Åkerstedt, T., Nakata, A., Otsuka, Y., Haratani, T., & Fukasawa, K. 2006 Validation of the Karolinska sleepiness scale against performance and EEG variables. *Clinical Neurophysiology*, 117, 1574-1581.
Kaida, K., Takahashi, M., & Otsuka, Y. 2007b A short nap and natural bright light exposure improve positive mood status. *Industrial Health*, 45, 301-308
Kripke, D. F., Garfinkel, L., Wingard, D. L., Klauber, M. R., & Marler, M. R. 2002 Mortality associated with sleep duration and insomnia. *Archives of General Psychiatry*, 59, 131-136.
Krueger, J. M., & Majde, J. A. 2006 Sleep and the immune response. In L. Teofilo Lee-Chiong (Ed.) *Sleep: A Comprehensive Handbook*. Hoboken: John Wiley & Sons.
Lange, T., Perras, B., Fehm, H. L., & Born, J. 2003 Sleep enhances the human antibody response to hepatitis A vaccination. *Psychosomatic Medicine*, 65, 831-835.
Leproult, R., Colecchia, E. F., Berardi, A. M., Stickgold, R., Kosslyn, S. M., & Van Cauter, E. 2003 Individual differences in subjective and objective alertness during sleep deprivation are stable and unrelated. *American Journal of Physiology - Regulatory Integrative and Comparative Physiology*, 284, R280-R290.
Matsumoto, Y., Mishima, K., Satoh, K., Tozawa, T., Mishima, Y., Shimizu, T., & Hishikawa, Y. 2001 Total sleep deprivation induces an acute and transient increase in NK cell activity in healthy young volunteers. *Sleep*, 24, 804-809.
Maycock, G. 1996 Sleepiness and driving: the experience of UK car drivers. *Journal of Sleep Research*, 5, 229-237.
Melamed, S., & Oksenberg, A. 2002 Excessive daytime sleepiness and risk of occupational injuries in non-shift daytime workers. *Sleep*, 25, 315-322.
Mitler, M. M., Carskadon, M. A., Czeisler, C. A., Dement, W. C., Dinges, D. F., & Graeber, R. C. 1988 Catastrophes, sleep, and public policy: consensus report. *Sleep*, 11, 100-109.
Mitler, M. M., Miller, J. C., Lipsitz, J. J., Walsh, J. K., & Wylie, C. D. 1997 The sleep of long-haul truck drivers. *New England Journal of Medicine*, 337, 755-761.
Pack, I. P., Pack, A. M., Rodgman, E., Cucchiara, A., Dinges, D. F., & Schwab, C. 1995 Characteristics of crashes attributed to the driver having fallen asleep. *Accident Analysis and Prevention*, 6, 769-775.
Patel, S.R, Ayas, N. T., Malhotra, M. R., White, D. P., Schernhammer, E. S., Speizer, F. E., Stampfer, M. J., & Hu, F. B. 2004 A prospective study of sleep duration and mortality risk in women. *Sleep*, 27, 440-444.
Patel, S. R., Malhotra, A., Gottlieb, D. J., White, D. P., & Hu, F. B. 2006 Correlates of long sleep duration. *Sleep*, 29, 881-889.
Pilcher, J. J., & Huffcutt, A. I. 1996 Effects of sleep deprivation on performance: a meta-analysis. *Sleep*, 19, 318-326.
Rechtschaffen, A., Gilliland, M. A., Bergmann, B. M., & Winter, J. B. 1983 Physiological correlates of prolonged sleep deprivation in rats. *Science*, 221, 182-184.
Sekine, M., Yamagami, T., Hamanishi, S., Handa, K., Saito, T., Nanri, S., Kawaminami, K., Tokui, N., Yoshida, K., & Kagamimori, S. 2002a Parental obesity, lifestyle factors and obesity in preschool children: results of the Toyama Birth Cohort study. *Journal of Epidemiology*, 12, 33-39.
Sekine, M., Yamagami, T., Handa, K., Saito, T., Nanri, S., Kawaminami, K., Tokui, N., Yoshida, K., & Kagamimori, S. A. 2002b A dose-response relationship between short sleeping hours and childhood obesity: Results of the Toyama Birth Cohort Study. *Child Care Health and Development*, 28, 163-170.
Spiegel, K., Knutson, K., Leproult, R., Tasali, E., & Van Cauter, E. 2005 Sleep loss: a novel risk factor for insulin resistance and Type 2 diabetes. *Journal of Applied Physiology*, 99, 2008-2019.
Spiegel, K., Leproult, R., & Van Cauter, E. 1999 Impact of sleep debt on metabolic and endocrine function. *Lancet*, 354, 1435-1439.
Spiegel, K., Sheridan, J. F., & Van Cauter, E. 2002 Effect of sleep deprivation on response to immunization. *The*

Journal of the American Medical Association, **288**, 1471-1472.
Spiegel, K., Tasali, E., Penev, P., & Van Cauter, E. 2004 Brief communication: Sleep curtailment in healthy young men is associated with decreased leptin levels, elevated ghrelin levels, and increased hunger and appetite. *Annals of Internal Medicine*, 141, 846-850.
Staessen, J., Bulpitt, C. J., O'Brien, E., Cox, J., Fagard, R., Stanton, A., Thijs, L., Van Hulle, S., Vyncke, G., & Amery, A. 1992 The diurnal blood pressure profile: A population study. *American Journal of Hypertension*, 5, 386-392.
Tamakoshi, A., & Ohno, Y. 2004 Self-reported sleep duration as a predictor of all-cause mortality: results from the JACC study, Japan. *Sleep*, 27, 51-54.
Tochikubo, O., Ikeda, A., Miyajima, E., & Ishii, M. 1996 Effects of insufficient sleep on blood pressure monitored by a new multibiomedical recorder. *Hypertension*, 27, 1318-1324.
Toth, L. A, Tolley, E. A., & Krueger, J. M. 1993 Sleep as a prognostic indicator during infectious disease in rabbits. *Proceedings of the Society for Experimental Biology and Medicine*, 203, 179-192.
Van Dongen, H. P., Baynard, M. D., & Maislin, G., Dinges, D. F. 2004 Systematic interindividual differences in neurobehavioral impairment from sleep loss: evidence of trait-like differential vulnerability. *Sleep*, 27, 423-433.
Van Dongen, H. P., Maislin, G., Mullington, J. M., & Dinges, D. F. 2003 The cumulative cost of additional wakefulness: dose-response effects on neurobehavioral functions and sleep physiology from chronic sleep restriction and total sleep deprivation. *Sleep*, 26, 117-126.
Van Helder, T., Symons, J. D., & Radomski, M. W. 1993 Effects of sleep deprivation and exercise on glucose tolerance. *Aviation Space and Environmental Medicine*, 64, 487-492.

■21章
阿部晃子・林　光緒・堀　忠雄　2006　座位姿勢における午後の短時間仮眠効果—仮眠の長さが仮眠効果に与える影響　日本睡眠学会第31回定期学術集会プログラム・抄録集, 120.
Arnaud, M. J. 1998 Pharmacokinetics and metabolism of caffeine. In J. Snel & M. M. Lorist (Eds.) *Nicotine, caffeine, and social drinking*. Amsterdam: Harwood Academic. Pp. 153-165.
Asada, T., Motonaga, T., Yamagata, Z., Uno, M., & Takahashi, K. 2000. Associations between retrospectively recalled napping behavior and later development of Alzheimer's disease: association with APOE genotypes. *Sleep*, 23, 629-634.
Asplund, R. 1996 Daytime sleepiness and napping amongst the elderly in relation to somatic health and medical treatment. *Journal of Internal Medicine*, 239, 261-267.
Bonnet, M. H., & Arand, D. L. 2000 The impact of music upon sleep tendency as measured by the multiple sleep latency test and maintenance of wakefulness test. *Physiology & Behavior*, 71, 485-492.
Brooks, A., & Lack, L. 2006 A brief afternoon nap following nocturnal sleep restriction: which nap duration is most recuperative? *Sleep*, 29, 831-840.
Bursztyn, M., Ginsberg, G., & Stessman, J. 2002 The siesta and mortality in the elderly: effect of rest without sleep and daytime sleep duration. *Sleep*, 25, 187-191.
Cajochen, C., Zeitzer, J. M., Czeisler, C. A., & Dijk, D. J. 2000 Dose-response relationship for light intensity and ocular and electroencephalographic correlates of human alertness. *Behavioural Brain Research*, 115, 75-83.
Czeisler, C. A., Weitzman, E. D., & Moore-Ede, M. C. 1980 Human sleep: its duration and organization depend on its circadian phase. *Science*, 210, 1264-1267.
Daly, J. W., & Fredholm, B. B. 1998 Caffeine: an atypical drug of dependence. *Drug and Alcohol Dependence*, 51, 199-206.
Dinges, D. F. 1992 Adult napping and its effects on ability to function. In C. Stampi (Ed.) *Why we nap. Evolution, chronobiology, and functions of polyphasic and ultrashort sleep*. Boston: Birkhäuser. Pp. 118-134.
Dinges, D. F. 1993 Napping. In M. A. Carskadon, A. Rechtschaffen, G. Richardson, T. Roth & J. Siegel (Eds.) *Encyclopedia of sleep and dreaming*. New York: Macmillan Publishing. Pp. 392-395.
Dinges, D. F., Orne, M. T., Whitehouse, W. G., & Orne, E. C. 1987 Temporal placement of a nap for alertness: contributions of circadian phase and prior wakefulness. *Sleep*, 10, 313-329.
福岡県立明善高等学校　2005　午睡　http://meizen.fku.ed.jp/news/gosui2.html(2007年8月28日閲覧)
Gillberg, M., Kecklund, G., Axelsson, J., & Åkerstedt, T. 1996 The effects of a short daytime nap after restricted night sleep. *Sleep*, 19, 570-575.
Hayashi, M., Chikazawa, Y., & Hori, T. 2004a Short nap versus short rest: recuperative effects during VDT work. *Ergonomics*, 47, 1549-1560.
Hayashi, M., Fukushima, H., & Hori, T. 2003a The effects of short daytime naps for five consecutive days. *Sleep Research Online*, 5, 13-17.
林　光緒・堀　忠雄　2007　午後の眠気対策としての短時間仮眠　生理心理学と精神生理学, 25, 45-59.

引用文献

Hayashi, M., Ito, S., & Hori, T. 1999a The effects of a 20-min nap at noon on sleepiness, performance and EEG activity. *International Journal of Psychophysiology*, 32, 173-180.

Hayashi, M., Kako, N., Hisamura, K., & Hori, T. 1995 Effect of early morning nap on performance and self-evaluation. In T. Kikuchi, H. Sakuma, I. Saito & K. Tsuboi (Eds.) *Biobehavioral self-regulation: eastern and western perspectives*. Tokyo: Springer. Pp. 456-461.

Hayashi, M., Kawamoto, N., & Hori, T. 2006 The effects of a 20-min nocturnal nap on performance and sleepiness during the night. *Journal of Sleep Research*, 15, S1, 131.

Hayashi, M., Masuda, A., & Hori, T. 2003b The alerting effects of caffeine, bright light and face washing after a short daytime nap. *Clinical Neurophysiology*, 114, 2268-2278.

Hayashi, M., Motoyoshi, N., & Hori, T. 2005 Recuperative power of a short daytime nap with or without stage 2 sleep. *Sleep*, 28, 829-836.

Hayashi, M., Uchida, C., Shoji, T., & Hori, T. 2004b The effects of the preference of music for sleep inertia after a short daytime nap. *Sleep and Biological Rhythms*, 2, 184-191.

Hayashi, M., Watanabe, M., & Hori, T. 1999b The effects of a 20-min nap in the mid-afternoon on mood, performance and EEG activity. *Clinical Neurophysiology*, 110, 272-279.

堀　忠雄・林　光緒　1998　日中の眠気と仮眠の効果　臨床精神医学, 27, 129-135.

Horne, J. A., & Reyner, L. A. 1996 Counteracting driver sleepiness: effects of napping, caffeine, and placebo. *Psychophysiology*, 33, 306-309.

岩城達也・林　光緒・堀　忠雄　1996　感情評価の異なる楽曲が脳波に及ぼす覚醒調整効果の検討　脳波と筋電図, 24, 30-37.

Kaida, K., Nakano, E., Nittono, H., Hayashi, M., & Hori, T. 2003a The effects of self-awakening on heart rate activity in a short afternoon nap. *Clinical Neurophysiology*, 114, 1896-1901.

甲斐田幸佐・入戸野　宏・林　光緒・堀　忠雄　2001　自己覚醒法による短時間仮眠後の睡眠慣性抑制効果　生理心理学と精神生理学, 19, 7-14.

Kaida, K., Nittono, H., Hayashi, M., & Hori, T. 2003b Effects of self-awakening on sleep structure of a daytime short nap and on subsequent arousal levels. *Perceptual and Motor Skills*, 97, 1073-1084.

Kaida, K., Ogawa, K., Hayashi, M., & Hori, T. 2005 Self-awakening prevents acute rise of blood pressure and heart rate at the time of awakening in elderly people. *Industrial Health*, 43, 179-185.

Kaida, K., Takahashi, M., Haratani, T., Otsuka, Y., Fukasawa, K., & Nakata, A. 2006b Indoor exposure to natural bright light prevents afternoon sleepiness. *Sleep*, 29, 462-469.

Maas, J. B. 1998 *Power sleep: the revolutionary program that prepares your mind for peak performance*. New York: Villard Books.

前田素子・有ój良二・白川修一郎　1993　短時間の昼寝仮眠の効果　睡眠と環境, 1, 63-68.

Matsumoto, K., Matsui, T., Kawamori, M., & Kogi, K. 1982 Effect of nighttime naps on sleep patterns of shiftworkers. *Journal of Human Ergology*, 11, S279-289.

宮下章夫・市原　信・宮内　哲・石原金由・新美良純　1978　夜間睡眠に及ぼす昼間睡眠の影響　脳波と筋電図, 6, 183-191.

Naitoh, P., Englund, C. E., & Ryman, D. 1982 Restorative power of naps in designing continuous work schedules. *Journal of Human Ergology*, 11 Supplment, 259-278.

Naitoh, P., Kelly, T. L., & Babkoff, H. 1992 Napping, stimulant, and four-choice performance. In R. J. Broughton & R. D. Ogilvie (Eds.) *Sleep, arousal, and performance*. Boston: Birkhäuser. Pp. 198-219.

Naska, A., Oikonomou, E., Trichopoulou, A., Psaltopoulou, T., & Trichopoulos, D. 2007 Siesta in healthy adults and coronary mortality in the general population. *Archives of Internal Medicine*, 167, 296-301.

Phipps-Nelson, J., Redman, J. R., Dijk, D. J., & Rajaratnam, S. M. W. 2003 Daytime exposure to bright light, as compared with dim light, decreases sleepiness and improves psychomotor vigilance performance. *Sleep*, 26, 695-700.

Reyner, L. A., & Horne, J. A. 1997 Suppression of sleepiness in drivers: combination of caffeine with a short nap. *Psychophysiology*, 34, 721-725.

Reyner, L. A., & Horne, J. A. 1998 Evaluation of 'in-car' countermeasures to sleepiness: cold air and radio. *Sleep*, 21, 46-51.

斉藤良夫・佐々木　司　1998　病院看護婦が日勤―深夜勤の連続勤務時にとる仮眠の実態とその効果　産業衛生学雑誌, 40, 67-74.

佐々木　司　2001　ナースという職業とサーカディアンリズム，医療事故防止の観点から　看護技術, 47, 78-84.

佐々木　司・菊池安行・新藤悦子　1993　看護婦が深夜勤務時にとる仮眠の効果（Ⅲ）―生活時間調査と質問紙調査の分析　人間工学, 29, 223-230.

白川修一郎・高瀬美紀・田中秀樹・山本由華吏　1999　計画的昼寝の不眠高齢者に対する夜間睡眠改善効果　臨床脳波, 41, 708-712.

引用文献

Smith, S. S., Kilby, S., Jorgensen, G., & Douglas, J. A. 2007 Napping and nightshift work: effects of a short nap on psychomotor vigilance and subjective sleepiness in health workers. *Sleep and Biological Rhythms*, 5, 117–125.
Spiegel, R. 1981. *Sleep and sleeplessness in advanced age*. New York: Spectrum.
Stampi, C., Mullington, J., Rivers, M., Campos, J. P., & Broughton, R. 1990 Ultrashort sleep schedules: sleep architecture and recuperative value of 80-, 50- and 20-min naps. In J. Horne (Ed.) *Sleep' 90*. Bochum: Pontenagel Press. Pp. 71–74.
Takahashi, M., & Arito, H. 2000 Maintenance of alertness and performance by a brief nap after lunch under prior sleep deficit. *Sleep*, 23, 813–819.
Takahashi, M., Fukuda, H., & Arito, H. 1998 Brief naps during post-lunch rest: effects on alertness, performance, and autonomic balance. *European Journal of Applied Physiology*, 78, 93–98.
Takahashi, M., Nakata, A., Haratani, T., Ogawa, Y., & Arito, H. 2004 Post-lunch nap as a worksite intervention to promote alertness on the job. *Ergonomics*, 47, 1003–1013.
玉木宗久・城田 愛・林 光緒・堀 忠雄 1999 高齢者における30分間の昼寝の回復効果 老年精神医学雑誌, 10, 1309–1317.
Tamaki, M., Shirota, A., Hayashi, M., & Hori, T. 2000 Restorative effects of a short afternoon nap (<30 min) in the elderly on subjective mood, performance and EEG activity. *Sleep Research Online*, 3, 131–139.
Tanaka, H., & Shirakawa, S. 2004 Sleep health, lifestyle and mental health in the Japanese elderly ensuring sleep to promote a healthy brain and mind. *Journal of Psychosomatic Research*, 56, 465–477.
Tanaka, H., Taira, K., Arakawa, M., Urasaki, C., Yamamoto, Y., Okuma, H., Uezu, E., Sugita, Y., & Shirakawa, S. 2002 Short naps and exercise improve sleep quality and mental health in the elderly. *Psychiatry and Clinical Neurosciences*, 56, 233–234.
Taub, J. M., Tanguay, P. E., & Clakson, D. 1976 Effect of daytime naps on performance and mood in a college student population. *Journal of Abnormal Psychology*, 85, 210–217.
Tietzel, A. J., & Lack, L. C. 2001 The short-term benefits of brief and long naps following nocturnal sleep restriction. *Sleep*, 24, 293–300.
Tietzel, A. J., & Lack, L. C. 2002 The recuperative value of brief and ultra-brief naps on alertness and cognitive performance. *Journal of Sleep Research*, 11, 213–218.
Van Dongen, H. P. A., Price, N. J., Mullington, J. M., Szuba, M. P., Kapoor, S. C., & Dinges, D. F. 2001 Caffeine eliminates psychomotor vigilance deficits from sleep inertia. *Sleep*, 24, 813–819.
Williams, R. L., Karacan, I., & Hursch, C. J. 1974 *Electroencephalography (EEG) of human sleep: clinical applications*. New York: Wiley.
Zarcone, V. P. 2000 Sleep hygiene. In M. H. Kryger, T. Roth & W. C. Dement (Eds.) *Principles and practice of sleep medicine. 3rd ed*. Philadelphia: W. B. Saunders. Pp. 657–661.

索　引

●あ

アイゼンク人格目録（Eysenck personality inventory: EPI）　77
アクチグラフ（actigraph）　30
アクチグラフィ（actigraphy）　30
朝型（morning type）　78
朝型─夜型質問紙（Morningness-eveningness questionnaire: MEQ）　17
朝の高血圧（morning hypertension）　295
アセスメント（assessment）　223
アセチルコリン（acetylcholine）　175
アラートネス（alertness）　270
アルコール（alcohol）　280
アルファ減衰（alpha attenuation）　43
アルファ帯域（alpha band）　258
アルファ波（α波：alpha wave）　42, 258
アルファ波減衰係数（alpha attenuation coefficient: AAC）　259
アルファ波不連続期（alpha wave intermittent）　119
アルファ波連続期（alpha wave train）　119
アンカー睡眠（anchor sleep）　90
安眠型（good sleeper）　76

●い

ESS（Epworth sleepiness scale）　254
位相後退（phase delay）　86
位相前進（phase advance）　86
位相反応曲線（phase response curve）　86
居眠り（doze, nodding off, cat nap, unintended sleep）　108, 280
居眠り運転（drowsy driving, doze of at the wheel）　99
居眠り事故（sleep-related accident）　270
イメージ訓練（image training）　214
意欲（volition）　113
色温度（color temperature）　199
インスリン（insulin）　285
インピーダンス（電極接触抵抗）（impedance）　37
インフォームドコンセント（informed consent）　35
インフラディアンリズム（infradian rhythm）　84
インポテンス（勃起不全）（impotence）　62

●う

ウィークリーリズム（weekly rhythm）　92
VAS（visual analog scale）　253
ヴィジランス（vigilance）　269
ヴィジランス課題（vigilance task）　263, 269
VDT作業（visual display terminal work）　187
ウェクスラー成人知能検査（Wechsler adult intelligence scale: WAIS）　265
うつ病（depression）　110
ウルトラディアンリズム（ultradian rhythm）　7, 84
運動（excise）　201, 226
運動技能学習（motor skill learning）　173
運動時間（movement time: MT）　51

●え

HF成分（high frequency）　60
AAT（alpha attenuation test）　259
SSS（Stanford sleepiness scale）　251
SPT（sleep propensity test）　257
N1　118
n-back課題（n-back task）　266
N400　167
Fmシータ波（frontal midline theta activity）　258
MSLT（multiple sleep latency test）　255
MWT（maintenance of wakefulness test）　257
LF成分（low frequency）　60

●お

OSA睡眠感調査（OSA sleep inventory）　12
遅い紡錘波（slow spindle）　120
オドボール課題（odd-ball task）　259
オドボールパラダイム（odd-ball paradigm）　160
オペラント条件づけ（operant conditioning）　217

索引

音楽 (music) 207, 299
温度 (temperature) 198
温熱環境 (thermal environment) 197
温熱性発汗 (thermal sweating) 59

● か

外因性リズム (exogenous rhythm) 85
概日ライティング (circadian lighting) 200
概日リズム (circadian rhythm) 6, 7, 84
外傷後ストレス障害 (post-traumatic stress disorder: PTSD) 189
快適性 (amenity) 208
介入 (intervention) 223
概年リズム (circannual rhythm) 93
概半日リズム (circasemidian rhythm) 7, 99
過覚醒 (hyper arousal) 215
学習効果 (practice effect) 282
覚醒 (arousal) 3, 42, 242, 269
覚醒維持力 (ability to stay awake) 257
覚醒感 (sense of staying awake) 130
覚醒水準 (arousal level) 269
覚醒反応 (arousal response) 243
カクテルパーティ効果 (cocktail party effect) 167
加算課題 (addition task) 265
過剰な日中の眠気 (excessive daytime sleepiness) 256
活性化・合成仮説 (activation-synthesis hypothesis) 6, 151
金縛り体験 (kanashibari experience, isolated sleep paralysis) 5, 154
加熱効果 (body heating) 201
カフェイン (caffeine) 246, 297
仮眠 (nap) 108
仮眠習慣 (habit of napping) 293
過眠症 (hypersomnia) 256
カリフォルニア人格検査 (California psychological inventory: CPI) 74
加齢 (aging) 111
カロリー摂取量 (calorie intake) 284
感覚映像・自由連想仮説 (sensory image-free association hypothesis) 6, 151
感覚モダリティ (sense modality) 134
感受性 (sensitivity) 283
感情価 (affectivity) 133
緩徐眼球運動 (slow eye movement: SEM) 41, 44
眼電図 (electrooculogram: EOG) 38

● き

記憶探索課題 (memory and search task) 265
基準電極法 (reference recording) 39
季節リズム (seasonal rhythm) 93
規則型 (regular sleeper) 81
基礎的休息活動周期 (basic rest-activity cycle: BRAC) 94
機能的磁気共鳴画像 (functional magnetic resonance imaging: fMRI) 146
機能分析 (functional analysis) 223
逆説睡眠 (paradoxical sleep) 2, 164
逆説的志向 (paradoxical intention) 219
客観的眠気 (objective sleepiness) 268
急性効果 (acute effect) 281
急性ストレス障害 (acute stress disorder: ASD) 189
急速眼球運動 (rapid eye movement: REM) 41, 49, 141
急速眼球運動前陰性電位 (pre-REM negativity: PRN) 150
虚血性心疾患 (ischemic heart disease) 285, 295
鋸歯状波 (sawtooth wave) 44, 50
筋交感神経系活動 (muscle nervous sympathetic activity: MSA) 63
筋電図 (electromyogram: EMG) 38

● く

ぐっすり・すっきりセミナー 233
ぐっすり・すっきり宣言 230
グレリン (Ghrelin) 284

● け

傾眠 (sleep propensity, sleep tendency) 258
KSS (Karolinska sleepiness scale) 253
KSS-J (The Japanese version of the Karolinska sleepiness scale) 253
KSS (Kwansei-gakuin sleepiness scale) 252
KDT (Karolinska drowsiness test) 259
K複合 (K-complex) 4, 45
血圧 (blood pressure) 61
月経 (menstruation) 110

月経周期（menstrual cycle）　93
結節乳頭核（tuberomammillary nucleus: TMN）　67
ケルビン（kelvin: K）　199
検出課題（detection task）　264

● こ

効果サイズ（effect size）　215
交感神経系（sympathetic nervous system）　60
高血圧（hypertension）　285
抗重力筋（antigravity muscle）　50
恒常環境（constant environment）　85
甲状腺刺激ホルモン（thyroid stimulating hormone: TSH）　67
高照度光（bright light）　90, 246, 298
高速フーリエ変換（fast Fourier transformation: FFT）　123, 258
黄体形成ホルモン（luteinizing hormone: LH）　66
交代制勤務（shirt work）　90
交通事故（traffic accident）　271
行動的入眠点（behavioral sleep onset）　118
行動療法（behavioral therapy）　210
更年期障害（menopausal disorder）　111
幸福感（well-being）　286
高齢者（elderly, the aged）　111, 226
コーネル・メディカル・インデックス（Cornel Medical Index: CMI）　74
Go/No-go 課題（Go/No-go task）　264
コーピング（coping）　83
呼吸（respiration）　117
国際10-20電極配置法（international ten-twenty electrode system）　39
午後の眠気（afternoon sleepiness）　267
コヒーレンス（coherence）　124
コリン作動性神経系（cholinergic neuron）　67
コルチゾール（cortisol）　65

● さ

サーカディアンリズム（circadian rhythm）　6, 7, 84
サーカセプタンリズム（circaseptan rhythm）　92
サーカセミディアンリズム（circasemidian rhythm）　7, 99
サーカトリジンタンリズム（circatrigintan rhythm）　93
サーカニュアルリズム（circannual rhythm）　93
最適水準（optimal level）　269
サッカード（saccadic eye movements）　148
サッカード前陰性電位（pre-saccadic negativity: PSN）　150
サッカード前陽性電位（pre-saccadic positivity: PSP）　150

● し

シータ帯域（theta band）　258
シータ波（θ 波：theta wave）　45, 258
シータ波期（ripples）　122
JESS（Japanese version of ESS）
シエスタ（siesta）　99, 276, 288
自覚症調べ　254
視覚探索課題（Visual search task）　266
弛緩法（relaxation training）　211
時間療法（chronotherapy）　235
磁気共鳴画像（magnetic resonance imaging: MRI）　146
刺激制御法（stimulus control method）　211
思考的体験（thought-like experience）　143
自己覚醒（self-awakening）　246, 299
自己効力感（self efficacy）　286
自己調整法（self regulation）　222, 230
時差症候群（jet lag syndrome）　88
事象関連電位（event-related potential: ERP）　118, 159, 260
自然覚醒（natural awakening）　247
湿度（humidity）　198
時定数（time constant）　38
自動思考（automatic thoughts）　220
死亡率（mortality）　286
習慣行動（habitual behavior）　239
習慣的仮眠（habitual nap）　288
自由継続リズム（free-running rhythm）　85
就寝前活動（pre-sleep activity）　196
主観的眠気（subjective sleepiness）　268
瞬目（eye blink）　260
状態眠気（state sleepiness）　254
照度（illumination）　199
情動性（emotionality）　134
情動脱力発作（cataplexy）　154, 267
照明（lighting, illumination）　199

食事（meal）　274
食欲（appetite）　284
徐波（slow wave）　47
徐波睡眠（slow wave sleep: SWS）　47
処理資源（processing resource）　137
自律訓練法（autogenic training）　214
自律神経系の嵐（autonomic storm）　60
信号検出理論（signal detection theory）　262
深睡眠（deep sleep）　47
新生児（neonate）　101
身体加熱（body heating）　203
心拍数（heart rate: HR）　60
心拍変動（heart rate variability）　60
深部体温（core body temperature）　196

● す

睡眠医歯薬学（sleep medicine）　8
睡眠衛生（sleep hygiene）　220
睡眠衛生教育（sleep hygiene education）　211
睡眠科学（sleep science）　8
睡眠学（somnology）　8
睡眠―覚醒リズム（sleep-wake rhythm）　87
睡眠感（sense of having slept）　130, 245
睡眠環境（sleep environment）　196
睡眠慣性（sleep inertia）　244, 295
睡眠儀式（pre-sleep ritual）　204
睡眠禁止時刻（forbidden zone）　60, 276
睡眠傾向（sleep tendency, sleep propensity）　255, 268
睡眠ゲート（sleep gate）　276
睡眠健康（sleep health）　27, 113, 230
睡眠健康危険度（risk of sleep health）　27
睡眠効率（sleep efficiency）　52, 219
睡眠時間制限法（sleep restriction method）　211
睡眠時無呼吸症候群（sleep apnea syndrome）　246
睡眠社会学（sleep sociology）　8
睡眠習慣調査票（sleep habit inventory）　17
睡眠周期（sleep cycle）　55
睡眠状態誤認（sleep state misperception）　183
睡眠深度（depth of sleep）　3, 158
睡眠心理学（sleep psychology）　9
睡眠段階（sleep stage）　1, 42
睡眠段階1（sleep stage）　1, 43

睡眠段階2（sleep stage 2）　45
睡眠段階3（sleep stage 3）　47
睡眠段階4（sleep stage 4）　47
睡眠中断法（sleep interruption）　155
睡眠日誌（sleep log）　29
睡眠の定義（definition of sleep）　1
睡眠負債（sleep debt）　282
睡眠不足（insufficient sleep）　107, 218, 272, 279
睡眠変数（sleep variable）　51
睡眠発作（sleep attack）　154, 267
睡眠ポリグラフィ（polysomnography: PSG）　35
睡眠ポリグラム（polysomnogram）　3, 35
睡眠麻痺（sleep paralysis）　154
睡眠薬（hypnotic drug）　224
睡眠欲求（need for sleep, sleep need）　268
数唱（digit span）　265
頭蓋頂鋭波（vertex sharp wave）　44, 45
頭蓋頂鋭波期（vertex sharp wave）　122
スキーマ（schema）　220
ストレス（stress）　83, 156, 186, 197
ストレス反応（stress response）　186
ストレッサー（stressor）　186
スペクトル圧縮連続記録（compressed spectral array: CSA）　125
スリープマネージメント（sleep management）　235

● せ

生活習慣（sleep habit）　230, 238
生活習慣の規則性尺度（social rhythm metric: SRM）　19
生活の規則性（lifestyle regularity）　19
生活の質（quality of life: QOL）　74, 111, 225
精神運動ヴィジランス課題（psychomotor vigilance task: PVT）　264
精神健康（mental health）　228
精神性発汗（mental sweating）　59
精神生理性不眠（psychophysiological insomnia）　184
静睡眠（quiet sleep）　102
生体リズム（biological rhythm）　7, 84
成長ホルモン（growth hormone）　65
正答率　262
生物リズム（biological rhythm）　84

生理的覚醒（physiological arousal）　269
セロトニン作動性神経系（serotonergic neuron）　67
洗顔（face washing）　246, 299
宣言的記憶（declarative memory）　170
漸進的筋弛緩法（progressive relaxation）　214
セントマリー病院睡眠質問票（St. Mary's hospital sleep questionnaire）　24
全般的活力（global vigor）　253
全般的情動（global affect）　253

● そ

騒音（noise）　207
双極導出法（bipolar recording）　39
走査仮説（scanning hypothesis）　6, 147
総就床時間（time in bed: TIB）　52
総睡眠時間（total sleep time: TST）　52

● た

第1夜効果（実験室効果）（first night effect）　190
体温調節（thermoregulation）　204
体温リズム（rhythm of body temperature）　87
大脳半球交替賦活仮説（cerebral hemisphere altering activation hypothesis）　96
タイプA行動（type A behavior）　74
対連合課題（paired-associate task）　174
多相性の睡眠―覚醒パターン（polyphasic sleep-wake pattern）　101
単一発生源（single generator）　127
短期記憶（short term memory）　170
短時間仮眠（short nap）　289
短時間睡眠者（短眠型）（short sleeper）　72
単相性の睡眠―覚醒パターン（monophasic sleep-wake pattern）　101
断眠（sleep deprivation）　279
断眠性幻覚（hallucination after sleep deprivation）　281

● ち

遅刻　235
注意睡眠（sommeil attentif）　247
注意容量（attentional capacity）　166
中途覚醒（wake time after sleep onset: WASO）　52, 242
長期記憶（long term memory）　170

長期増強（long-term potentiation: LTP））　166, 177
長期抑圧（long-term depression: LDT）　177
長時間睡眠者（長眠型）（long sleeper）　72
超短時間睡眠覚醒スケジュール（ultra short sleep-wake schedule）　258

● て

定位反応（orienting response）　206
デイサービス（day-care service）　234
適応（adaptation）　113
手続的記憶（procedural memory）　170
デルタ波（delta wave）　47
電極（electrode）　39
天井効果（ceiling effect）　257

● と

動睡眠（active sleep）　102
同調（entrainment）　85
同調因子（Zeitgeber, synchronizer, time cue）　85
等電位図（contour map）　125
糖尿病（diabetes）　285
冬眠（hibernation）　93
ドーパミン作動性神経（dopaminergic neuron）　297
特性眠気（trait sleepiness）　254
tonic期（tonic period）　50, 144
トレードオフ（trade off）　262

● な

内因性リズム（endogenous rhythm）　84
内的脱同調（internal desynchronization）　88, 229
ナチュラルキラー細胞（natural killer cell）　285
ナルコレプシー（narcolepsy）　154
慣れ（habituation）　263

● に

二重過程仮説（dual process hypothesis）　176
2段階仮説（two-step model）　178
乳児（infant）　101
入眠（sleep onset）　115
入眠感　14
入眠感調査票　14

入眠期（sleep onset period, hypnagogic state, hypnagogic period） 4, 114
入眠期の心像体験（hypnagogic imagery） 5
入眠時幻覚（hypnagogic hallucination） 155
入眠時心像（hypnagogic imagery） 132
入眠時レム睡眠期（sleep onset REM period: SOREMP） 5, 50, 154
入眠潜時（sleep latency） 51
入浴（bathing） 202
妊娠（pregnancy） 111
認知行動療法（cognitive behavioral therapy: CBT） 211
認知症（dementia） 228
認知療法（cognitive therapy） 211

● ね

ネガティブ性（negativity） 188
寝だめ 92
寝床内気候（bed climate） 198
ねぼけ 244
眠気（sleepiness） 267
眠り小物 205

● の

脳幹（brain stem） 145
脳機能イメージング（imaging of brain function） 146
脳と心の癒し塾 230
脳波（electroencephalogram: EEG） 38
脳波段階（EEG stage） 121
脳波トポグラム（EEG topogram） 124, 126
ノルアドレナリン作動性神経系（noradrenergic neuron） 67
ノンレム睡眠（Non-REM sleep） 3, 49

● は

バイオフィードバック（biofeedback） 215
白色雑音（ホワイトノイズ）（white noise） 207
パッケージ療法（package therapy） 220
速い紡錘波（fast spindle） 120
パワーナップ（power nap） 289
パワースペクトル（power spectrum） 123, 258
反応時間（reaction time: RT） 262
反応時間課題（reaction time task） 263
反応遅延（lapse） 262

● ひ

POMS（profile of mood states） 254
P3 118, 160, 259
P300 160
PGO波（PGO wave） 70, 144
光（light） 199
光療法（light therapy） 223
鼻周期（nasal cycle） 96
微小覚醒（micro arousal） 184, 242
微小睡眠（micro sleep） 281
ヒスタミン作動性神経系（histaminergic neuron） 67
必須睡眠（core sleep） 283
ピッツバーグ睡眠質問票（Pittsburgh sleep quality index: PSQI） 24
皮膚電気活動（electrodermal activity） 64
肥満（obesity） 284
非薬物療法（non-pharmacotherapy） 221
標準判定基準（standard criteria） 42
昼寝（daytime nap） 7, 108

● ふ

不安（anxiety） 77
phasic期（phasic period） 50, 144
フォン（phon） 207
付加的仮眠（appetitive nap） 288
付加的睡眠（additional sleep） 283
不規則型（irregular sleeper） 81
腹外側視索前野（ventrolateral preoptic area: VLPO） 69
副交感神経系（parasympathetic nervous system） 60
福寿体操 227
副腎皮質刺激ホルモン（adrenocorticotrophic hormone :ACTH） 65, 247
複数振動体（multi-oscillator） 88
複数振動体仮説（multi oscillation theory） 95
複数発生源（multi-generator） 127
符号課題（digit-symbol substitution task: DSST） 265
不定愁訴（unidentified complaint） 107
不定睡眠（indeterminate sleep） 102
不眠（insomnia, sleeplessness） 111, 183, 210
不眠型（poor sleeper） 76
不眠症（insomnia） 183

不眠の認知的モデル（cognitive model of insomnia） 185
プラセボ（placebo） 221
フラッシュバック（flashback） 189
フリッカーパラダイム（flicker paradigm） 78
ブルーマンデー（blue Monday） 91
プロラクチン（黄体刺激ホルモン）（prolactin, luteotropic hormone: LTH） 66

● へ

平坦期（EEG flattening） 119, 122
ベータ波（β波: beta wave） 43

● ほ

紡錘波（spindle） 45
紡錘波期（spindles） 122
保護域（protective field） 161
ポジティブ性（positivity） 188
母子同室（rooming-in） 104
ポジトロン断層撮影法（positron emission tomography: PET） 146
補償的仮眠（replacement nap） 288
post-lunch dip 98
ホメオスタシス（恒常性）（homeostasis） 57, 186, 297
ポリソムノグラム（polysomnogram: PSG） 35

● ま

マスキング（masking） 85, 278
マスキング効果（masking effect） 261
慢性効果（chronic effect） 281

● み

ミスマッチ陰性電位（mismatch negativity: MMN） 118, 160
ミネソタ多面的人格目録（Minnesota multiphasic personality inventory: MMPI） 74
見張り番機構（night-watching system） 161

● む

夢幻様行動（oneiric behavior） 69

● め

明晰夢（lucid dream） 152
瞑想（meditation） 214
目覚め（awakening） 242

メタ分析（meta-analysis） 215
メラトニン（melatonin） 66, 298
免疫（immunity） 285

● も

モーズレイ性格検査（Maudsley personality inventory: MPI） 82
文字抹消課題（letter cancellation task） 266

● や

ヤーキーズ＝ドッドソンの法則（Yerkes-Dodson law） 269
夜勤（night shift） 90, 300

● ゆ

床つき効果（floor effect） 257
夢（dream） 143
夢見（dreaming） 143
夢様体験（dream-like experience） 143

● よ

幼児（infant） 101
予防的仮眠（prophylactic nap） 288
夜型（evening type） 78
夜型化 105

● ら

ライフスタイル（life style） 112
ラムダ反応（lambda response） 148
ラムダ様反応（lambda-like response） 148

● り

リラクセーション（relaxation） 197, 215

● れ

レプチン（Leptin） 284
レム睡眠（stage REM, REM sleep） 3, 49
レム睡眠圧（REM sleep pressure） 156
レム睡眠固定化仮説（REM sleep memory consolidation hypothesis） 175
レム潜時（REM latency） 54
レム密度（REM density） 54
攣縮（twitch） 49
連続減算課題（descending subtraction task: DST） 265
連続処理仮説（sequential hypothesis） 176

● ろ

ロレッタ法（low resolution brain electromagnetic tomography: LORETA） 149
論理推論課題（logical reasoning task） 265

● わ

ワーキングメモリ（working memory） 170
渡り（migration） 93

執筆者一覧（執筆順）

堀　　忠雄	編　者		1
田中　秀樹	広島国際大学健康科学部心理学科		2, 3, 15, 16
林　　光緒	広島大学大学院総合科学研究科		4, 6, 18, 19, 21
上田　一貴	東京大学先端科学技術研究センター		5
城田　　愛	元 広島福祉専門学校		7-1・4
玉木　宗久	国立特別支援教育総合研究所		7-2・3
森川　俊雄	広島県警察本部刑事部科学捜査研究所		8
道田奈々江	マツダ株式会社技術研究所		9
小川　景子	広島大学大学院人間社会科学研究科		10
高原　　円	福島大学共生システム理工学類		11
玉置　應子	特定国立研究開発法人理化学研究所		12, 13
岩城　達也	駒澤大学文学部心理学科		14
甲斐田幸佐	国立研究開発法人産業技術総合研究所		17, 20

■編著者紹介

堀　忠雄（ほり　ただお）

1944年　北海道に生まれる
1972年　早稲田大学大学院文学研究科博士課程中退
　　　　広島大学大学院総合科学研究科教授，広島大学名誉教授を経て，
　　　　福山通運渋谷長寿健康財団睡眠研究所所長（医学博士）
2021年　逝去
主著・論文
　　生理心理学の応用分野（新 生理心理学2巻）（分担執筆）　北大路書房　1997年
　　睡眠環境学（分担執筆）　朝倉書店　1999年
　　快適睡眠のすすめ　岩波書店（岩波新書）　2000年
　　眠りたいけど眠れない（編著）　昭和堂　2001年
　　睡眠学―眠りの科学・医歯薬学・社会学（分担執筆）　じほう　2003年

睡眠心理学

| 2008年2月10日 | 初版第1刷発行 | 定価はカバーに表示 |
| 2023年7月20日 | 初版第3刷発行 | してあります。 |

編 著 者　　堀　　　忠　雄
発 行 所　　㈱北大路書房
〒603-8303　京都市北区紫野十二坊町12-8
電　話（075）431-0361㈹
Ｆ Ａ Ｘ（075）431-9393
振　替　01050-4-2083

© 2008　　印刷・製本／創栄図書印刷㈱
　　　　　検印省略　落丁・乱丁本はお取り替えいたします。
　　　　　ISBN978-4-7628-2589-7　　　Printed in Japan

・ JCOPY 〈㈳出版者著作権管理機構 委託出版物〉
本書の無断複写は著作権法上での例外を除き禁じられています。
複写される場合は，そのつど事前に，㈳出版者著作権管理機構
（電話 03-5244-5088, FAX 03-5244-5089, e-mail: info@jcopy.or.jp）
の許諾を得てください。